21世纪社区护士岗位培训教材

社区护理知识与技能

（上　册）

主　编　陶月仙

副主编　缪群芳

ZHEJIANG UNIVERSITY PRESS
浙江大学出版社

图书在版编目（CIP）数据

社区护理知识与技能：全 2 册 / 章冬瑛，陶月仙主
编. —3 版. —杭州：浙江大学出版社，2016.7(2019.1 重印)
　21 世纪社区护士岗位培训教材
　ISBN 978-7-308-15990-6

　Ⅰ.①社… Ⅱ.①章… ②陶… Ⅲ.①社区－护理学
－岗位培训－教材 Ⅳ.①R473.2

中国版本图书馆 CIP 数据核字（2016）第 141644 号

21世纪社区护士岗位培训教材
编写人员

主　　编　陶月仙

副 主 编　缪群芳

编写人员　（按姓氏笔画排序）

孙曙青　陆　斐　来　红　倪国华

陶月仙　夏秋欣　曹梅娟　缪群芳

前　言

　　21 世纪社区护士岗位培训教材《社区护理导论》《社区特殊人群护理》《社区护理知识与技能》（上、下册）自 2003 年出版以来，在社区护士岗位培训工作中发挥了积极的作用，得到了广大学员的肯定，为社区护理的发展起到了较好的推动作用，收到了良好的社会效益。随着国家医疗卫生体制改革的不断深化，社区卫生服务快速发展，社区护理实践逐步推进。为了更好地适应形势发展、总结社区护理实践经验、完善教材体系，吸取实际教学工作中的宝贵意见，于 2008 年对原书作了重要的补充、调整和修改。

　　再版教材使用至今又过了八年，期间，国家出台了许多与社区护理相关的医疗卫生政策和规范，如《国家基本公共卫生服务技术规范》、医养结合政策、"二孩"政策、长期照护保险制度建设试点以及有利于社区护士职称晋升的《关于进一步改革完善基层卫生专业技术人员职称评审工作的指导意见》等，教材需要再次调整。为此，我们在原版的基础上，由主编负责对教材进行重新整编。

　　《社区护理知识与技能》（上册）以社区护士的实际需求为导向，以人的健康为中心，突出社区护理特点，注重理论联系实际，强调社区护理的基本知识与技能。《社区护理知识与技能》（上册）由社区护理基础知识和常用技能、社区急救、社区精神卫生与护理三大章构成。新版教材根据当前护理学科的发展，更新了各类数据，增加了开放式膀胱冲洗方法、酒精依赖和鸦片类物质滥用的治疗等内容，并根据急救学科的发展，强调广义的社会化院前急救，使教材的内容更加完善和丰富。

　　希望社区护士完成社区护理基本知识和基本技能训练之后,继续学习,不断实践和创新,努力提升护理技能,以适应人口老龄化和疾病谱的改变,满足社区人群日益提高的健康需求。

　　由于编者水平有限,书中疏漏和不足之处在所难免,恳请广大读者批评指正,使本教材不断完善,为提升社区护士护理水平发挥积极的作用。本书在编写过程中得到了资深教师和广大同仁的支持和帮助,在此表示诚挚的感谢。

　　　　　　　　　　　　　　　　　杭州师范大学　陶月仙
　　　　　　　　　　　　　　　　　2016 年 4 月 10 日

目　　录

第一章　社区护理基础知识和常用技能……………………………………… 1

第一节　健康评估…………………………………………………………… 2

一、健康评估方法 ………………………………………………………… 2

二、身体评估 ……………………………………………………………… 4

三、实验室检查 …………………………………………………………… 8

四、器械检查 ……………………………………………………………… 11

五、X 线与磁共振检查 …………………………………………………… 12

第二节　疾病筛检…………………………………………………………… 13

一、心血管疾病 …………………………………………………………… 13

二、糖尿病 ………………………………………………………………… 15

三、肿　瘤 ………………………………………………………………… 15

四、新生儿疾病 …………………………………………………………… 18

第三节　基础护理…………………………………………………………… 20

一、清洁与消毒灭菌 ……………………………………………………… 20

二、无菌技术 ……………………………………………………………… 23

三、社区隔离技术 ………………………………………………………… 26

四、常用注射方法 ………………………………………………………… 29

五、药物过敏试验法 ……………………………………………………… 33

六、生命体征的观察与护理 ……………………………………………… 36

七、皮肤护理 ……………………………………………………………… 46

第四节　各种插管及造口护理……………………………………………… 50

一、鼻　饲 ………………………………………………………………… 50

二、胆道 T 型管引流 …………………………………………………… 53

三、留置导尿 …………………………………………………… 56

四、膀胱造瘘 …………………………………………………… 58

五、永久性结肠造口（人工肛门） ………………………… 59

六、气管切开 …………………………………………………… 63

第五节　特殊人群常用药物的给药监测及注意事项 ………… 66

一、婴儿和儿童用药 ………………………………………… 66

二、老年人用药 ……………………………………………… 71

三、抗肿瘤药物常见不良反应及护理 …………………… 76

四、安全用药 ………………………………………………… 80

第二章　社区急救 ……………………………………………… 83

第一节　心搏骤停 ……………………………………………… 83

一、概　述 …………………………………………………… 83

二、护理评估 ………………………………………………… 84

三、急救措施 ………………………………………………… 84

第二节　休　克 ………………………………………………… 86

一、概　述 …………………………………………………… 87

二、护理评估 ………………………………………………… 88

三、急救措施 ………………………………………………… 89

第三节　喉阻塞 ………………………………………………… 92

一、概　述 …………………………………………………… 92

二、护理评估 ………………………………………………… 92

三、急救措施 ………………………………………………… 94

第四节　昏　迷 ………………………………………………… 97

一、概　述 …………………………………………………… 97

二、护理评估 ………………………………………………… 98

三、急救措施 ………………………………………………… 101

第五节　损　伤 ………………………………………………… 103

一、创　伤 …………………………………………………… 103

二、烧　伤 …………………………………………………… 109

三、骨　折 ……………………………… 114

四、急救技术 …………………………… 118

第六节　触　电 …………………………… 128

一、概　述 ……………………………… 128

二、护理评估 …………………………… 128

三、急救措施 …………………………… 128

第七节　中　暑 …………………………… 129

一、概　述 ……………………………… 129

二、护理评估 …………………………… 131

三、急救措施 …………………………… 132

第八节　中　毒 …………………………… 133

一、中毒的概念及急救护理操作 ……… 133

二、食物中毒 …………………………… 134

三、酒精中毒 …………………………… 135

四、药物中毒 …………………………… 136

五、农药中毒 …………………………… 137

六、有害气体中毒 ……………………… 140

第三章　社区精神卫生与护理 …………… 145

第一节　社区常见心理社会问题及护理干预 …… 146

一、精神活性物质滥用 ………………… 146

二、暴力行为 …………………………… 152

三、自杀行为 …………………………… 154

四、单亲家庭的心理和行为问题 ……… 156

五、网络综合征 ………………………… 159

第二节　社区常见精神障碍与护理 ……… 161

一、神经症与护理 ……………………… 161

二、人格障碍与护理 …………………… 166

三、性心理障碍与护理 ………………… 169

四、急性精神障碍患者的护理 ………… 171

　　五、慢性精神障碍患者的护理 …………………………… 175

　第三节　社区心理健康促进…………………………………… 178

　　一、心理咨询 ……………………………………………… 178

　　二、常用心理治疗方法简介 ……………………………… 183

　　三、工娱和康复治疗与护理 ……………………………… 187

　　四、家庭治疗与护理 ……………………………………… 190

参考文献………………………………………………………… 191

第一章　社区护理基础知识和常用技能

学习目标

1. 叙述护理健康评估的基本方法和评估内容。
2. 叙述常用实验室检查的正常值,标本采集方法。
3. 叙述社区中常见疾病的筛检。
4. 说明清洁、消毒灭菌的概念和常用方法。
5. 说出并解释无菌技术的操作原则、隔离原则并应用于社区护理实践中。
6. 阐述注射原则并运用于注射给药中。
7. 说明常用注射方法的目的、部位及注意事项。
8. 说明药物过敏试验的方法及试验结果的判断。
9. 说出药物过敏反应的表现并能妥善预防和急救处理。
10. 说出生命体征的正常值及异常变化的临床意义。
11. 说明生命体征的测量方法及注意事项。
12. 能正确地进行鼻饲和康复指导。
13. 叙述胆道 T 型管引流患者的护理措施,正确进行康复指导。
14. 叙述膀胱造瘘、留置导尿患者的护理措施。
15. 叙述永久性结肠造口患者的护理措施,正确进行康复指导。
16. 简述气管切开术后的护理措施。
17. 叙述婴儿、儿童用药的特殊性,临床常用药物的不良反应及用药护理。
18. 阐述常用药物对老年人的影响,以及用药的注意事项。
19. 说出抗肿瘤药物的常见不良反应及用药护理。
20. 说明安全用药的注意事项。

第一节　健康评估

　　健康评估是研究诊断个体、家庭或社区现存的或潜在的健康问题或生命过程的反应的基本理论、基本技能和临床思维方法的学科。健康评估的内容包括：健康评估方法、身体评估、实验室检查、X 线与磁共振检查、器械检查等。

一、健康评估方法

(一)健康资料的分类

　　评估者收集的健康资料分为两类：①主观资料。被评估者本人所提供的资料，也是最为可靠的，这是健康资料的主要来源。要按病人原话记录，不要带有护士自己的主观判断，以便分析整理。除了被评估者本人外，评估者还可从其他人员或记录中获得所需资料，如家庭成员、关系密切者、事件目击者、卫生保健人员、病历。②客观资料。是护士需要通过观察，或借助医疗仪器检出的体征。记录可按医学术语书写，但应语言简洁，书写清楚，避免使用只有自己才理解的词，以及模糊不清、无法衡量的词句。

(二)收集健康资料的方法

　　会谈和身体评估是获得完整评估资料最基本和最常用的方法。

　　1.会谈

　　通过与患者或其家属的交谈了解患者健康状况。在会谈中要注意：与患者建立良好的关系，态度和蔼、亲切；会谈的问题应选择易回答的开放性问题；为了证实或确认被评估者所述，可直接提问；当被评估者不能很好表达时，应运用沟通技巧予以启发；为了确保所获资料的准确性，应进行核实；保证会谈环境安静，注意会谈对象的文化背景、年龄等；病情许可时，应尽可能以被评估者为直接会谈的对象；病情危重时，在做扼要的询问和重点检查后，应立即实施抢救，详细健康史稍后补充或从其亲属处获得。

　　2.身体评估

　　(1)定义　身体评估是评估者运用自己的感官或借助听诊器、叩诊锤等简单的辅助工具对被评估者进行细致的观察和系统的检查，以了解其身体状况的一种最基本的检查方法。

　　(2)基本方法

　　视诊。评估者用视觉观察被评估者全身、局部状态的评估方法。一般在自然光线下检查,侧面光线下看血管搏动、肿块轮廓。

触诊。评估者通过手的感觉来感知被评估者身体某部有无异常的评估方法。触诊常用指腹和掌指关节的掌面。

叩诊。是评估者通过手指叩击或手掌拍击被评估者身体某部体表,使之震动而产生音响,根据所感到的震动和听到的音响特点评判被检查部位脏器状态的评估方法。常见的叩诊音包括:①清音,正常肺部叩诊音;②浊音,含气脏器边缘覆盖实质性脏器;③实音,实质性脏器如肝脏、心脏;④鼓音,空腔脏器有大量气体时产生,如胃泡所产生的鼓音;⑤过清音,介于鼓音、清音之间,见于肺气肿。

听诊。评估者直接用耳或借助听诊器听取身体各部发出的声音进行评估的方法。

嗅诊。评估者用嗅觉来辨别发自被评估者的各种气味及与其健康状况关系的一种评估的方法。评估者用手将发自患者的气味扇向自己的鼻部,来辨别气味的特点和性质。常见的异常气味有血腥味,见于大咯血;恶臭味,见于厌氧菌感染;脓液带有恶臭味,见于气性坏疽;呼气味异常,如酒味、蒜味、烂苹果味、氨味、肝臭味、苦杏仁味等。

（三）健康史内容

（1）一般资料　姓名、性别、年龄、民族、婚姻状况等。

（2）主诉　被评估者自述的最主要、最明显的症状或体征及其性质和持续时间。

（3）现病史　围绕主诉详细描述被评估者自患病以来健康问题的发生、发展及应对的全过程。

（4）既往健康史　包括患病史、住院史、手术史、过敏史。

（5）目前用药史　包括药物名称、用药时间、用法等。

（6）成长发育史　包括生长发育情况、月经史、婚姻史、生育史。

（7）家族健康史　主要了解被评估者直系亲属及其配偶的健康状况及患病情况,特别注意询问遗传病史。

（8）心理社会状况　有关患者的人格特征、认知、情绪等,还有患者的家庭、社交、经济、文化背景、支持系统等情况。

（9）系统回顾史　通过询问被评估者各系统或与各健康功能有关症状的有无及其特点,全面系统地评估被评估者以往发生患病的健康问题及其与本次健康问题的关系。

（四）资料分析

将所收集的主、客观资料进行分类，检查有无遗漏，与正常者进行比较、归纳、总结患者的基本情况。通过资料的分析整理，初步考虑以下几个问题：患者现在和过去的健康状况，现在和过去的应对方式，存在的问题和潜在的问题。

二、身体评估

（一）一般状态评估

它包括性别、年龄、生命体征、发育与体型、营养状态、意识状态、面容与表情、体位、姿势、步态等。

（二）皮肤、浅表淋巴结评估

1.皮肤

（1）颜色　皮肤颜色与色素量、血液充盈度及皮下脂肪的厚薄有关。常见的异常颜色有苍白、发红、发绀、黄染、色素沉着、色素脱落。其中黄染主要见于黄疸。

（2）湿度　有出汗增多、冷汗、盗汗、无汗等病理情况。

（3）温度　包括全身发热、局部发热。

（4）弹性　与年龄、营养状态、皮下脂肪及组织间隙所含液体有关。

（5）皮疹　常见于传染病、过敏、皮肤病等。

（6）皮肤、黏膜出血　皮肤、黏膜出血，可呈不同形态，直径小于2mm为瘀点，直径3～5mm为紫癜，直径5mm以上为瘀斑，片状出血伴隆起为血肿。

（7）蜘蛛痣　为皮肤小动脉末端分支性扩张所形成的血管痣。与体内雌激素增高有关，一般主要出现在上腔静脉分布的区域。

（8）水肿　以指压局部组织后出现凹陷，为凹陷性水肿；指压局部组织后不出现凹陷，为非凹陷性水肿。

2.浅表淋巴结

（1）评估方法　评估时，被评估者最好取坐位，受检部位充分放松。评估者由浅入深进行滑动触摸，自上而下，按耳前、耳后、乳突区、枕骨下区、颈后三角、颈前三角、锁骨上窝、滑车上、腹股沟、腘窝等顺序进行。

（2）淋巴结肿大的临床意义　①局部淋巴结肿大。见于非特异性淋巴结炎、淋巴结结核、恶性肿瘤淋巴结转移（胃癌向左锁骨上转移，肺癌向右锁骨上转移，乳癌向腋下转移，鼻咽癌向颈部转移）。②全身淋巴结肿大。可见于白血病、淋巴瘤等。

（三）头部评估

1. 头发

注意观察颜色、数量、分布、质地及有无脱发等。

2. 头皮

注意观察有无皮屑、炎症、外伤、瘢痕。

3. 头颅

测量时应从眉间通过枕骨粗隆进行。常见的异常有小颅、巨颅、方颅。

（四）面部评估

1. 眼

（1）眼睑　注意观察眼睑有无水肿、闭合障碍、眼睑下垂等。

（2）结膜　注意观察有无充血、出血、苍白，有无沙眼。

（3）巩膜　巩膜黄染是黄疸的表现。

（4）角膜　有无白斑、云翳、溃疡等。

（5）眼球　评估时注意眼球外形和运动。

（6）瞳孔　瞳孔可提供中枢神经的一般功能状况，为重危患者的重要监测项目。评估时要注意：①瞳孔大小。正常人瞳孔等大、等圆，直径 3～4mm，光反射存在。病理情况下，瞳孔缩小见于虹膜炎症、中毒（有机磷类农药中毒）、药物反应（吗啡、氯丙嗪）等；瞳孔扩大见于外伤、青光眼绝对期、药物反应（阿托品、可卡因）等；瞳孔大小不等，提示颅内病变，如颅内出血及脑疝等。②瞳孔对光反射。正常人瞳孔经光照射后立即缩小，离开光源后，瞳孔迅速恢复正常；瞳孔对光反射迟钝或消失，见于昏迷患者。双侧瞳孔散大并伴光反射消失为濒死状态的表现。

2. 耳

注意外耳有无分泌物、乳突有无压痛、听力有无减退等。

3. 鼻

检查鼻部皮肤颜色、外形，鼻道是否通畅等。

4. 口腔

注意检查口唇的颜色，如有无发绀、苍白、樱桃红色，有无疱疹，有无口角歪斜、糜烂等；观察口咽黏膜有无发红，扁桃体有无肿大。扁桃体肿大一般分为三度：未超出咽腭弓者为Ⅰ度，超出咽腭弓者为Ⅱ度，达到或超过咽后壁者为Ⅲ度。

（五）颈部评估

1.颈部血管

注意观察有无颈静脉怒张、颈动脉搏动和颈静脉搏动。

2.甲状腺

凡能看到或能触及甲状腺均提示甲状腺肿大。甲状腺肿大可分为三度：Ⅰ度为不能看到但能触到；Ⅱ度为能看到又能触到；Ⅲ度为超过胸锁乳突肌外缘者。

3.气管

检查气管位置是否居中，有无移位。

（六）胸部评估

1.胸部的体表标志

（1）骨骼标志　胸骨、胸骨柄、胸骨角（与第二肋软骨相连）、剑突、胸骨下角、肋骨与肋间隙、肩胛骨、脊柱棘突、肋脊角。

（2）自然陷窝　胸骨上窝、锁骨上下窝、腋窝、腘窝。

（3）人工画线和分区　前正中线、锁骨中线、腋前线、腋中线、腋后线、后正中线、肩胛下角线，肩胛上区、肩胛下区、肩胛间区、肩胛区等。

2.胸廓

（1）胸廓外形　正常人大致对称，呈椭圆形。常见的异常胸廓有：①扁平胸，胸廓扁平，前后径短于左右径的一半；②桶状胸，胸廓桶状，前后径与左右径几乎相等，呈圆桶胸；③佝偻病胸，胸廓前后径略大于左右径，胸部上下长度较短，常见的有鸡胸、串珠、漏斗胸。

（2）胸廓局部隆起及凹陷　单侧隆起，见于胸腔积液、气胸等患者；局部性凹陷，见于肺不张、胸膜粘连等患者。

3.肺和胸膜

（1）视诊　①观察呼吸运动类型、有无呼吸困难及纵隔反常运动；②观察呼吸频率和深度，如有无过速、过缓；③观察呼吸节律的变化，异常的呼吸节律有潮式呼吸、间停呼吸、叹息样呼吸等。

（2）触诊　触觉语颤检查时，将双手掌平放于患者胸廓两侧对称部位，让患者低声说"一、二、三"，此时声带震动产生声波，并沿气管传至胸壁，检查的手即感细微震动。正常人两侧语颤相等。

（3）叩诊　间接叩诊法自上而下叩击患者胸部，边叩边作左、右对照或上、下对照。

（4）听诊　①正常呼吸音，有支气管呼吸音、支气管肺泡呼吸音、肺泡呼吸音;②啰音,是正常呼吸音以外的附加音,包括干啰音和湿啰音;③胸膜摩擦音。

4.心脏

(1)视诊　心尖搏动位置,正常人位于左侧第五肋间锁骨中线内侧 0.5～1.0cm 处,搏动的直径约 2.0～2.5cm。心尖搏动位置改变的病理因素有心脏疾病、胸部疾病、腹部疾病等。

(2)听诊　心脏听诊是比较复杂而重要的方法。应掌握以下内容:①瓣膜听诊区。常见的有二尖瓣听诊区、肺动脉瓣听诊区、主动脉瓣听诊区、三尖瓣听诊区。②听诊内容,心音、心率、心律、心脏杂音等。

(七)腹部评估

1.视诊

正常人腹部平坦,两侧对称,平卧时稍凹陷,站立时稍隆起。常见的异常有腹部膨隆、腹部凹陷、腹式呼吸消失等。

2.触诊

触诊主要检查:

(1)腹壁紧张度、压痛及反跳痛　压痛局限于一点,称之压痛点,压痛点往往正是病变所在部位,故有定位诊断价值。反跳痛是腹膜壁层已受炎症累及的征象。

(2)腹部肿块。

(3)肝脏检查　检查肝脏时注意肝脏的大小、质地、表面光滑度及边缘、压痛。

(4)脾脏触诊　脾脏肿大可分为轻度肿大,脾下缘在肋缘下不超过 3cm;中度肿大,脾下缘在肋缘下 3cm 至脐水平线;重度肿大,脾下缘超过脐水平线。

3.叩诊

(1)腹部叩诊音　正常腹部叩诊大部分区域呈鼓音。

(2)移动性浊音　当游离腹水超过 1000mL 时,可查得移动性浊音,见于肝硬化腹水、结核性腹膜炎等。

4.听诊

(1)肠鸣音　正常人的肠鸣音每分钟约 4～5 次,以脐周最明显。若每分钟超过 10 次,称为肠鸣音亢进,见于急性肠炎;若持续 3～5min 以上才听到一次或听不到一次,称为肠鸣音减弱或消失,见于急性腹膜炎引起的肠麻痹。

(2)振水音　正常人仅在饭后或多饮水时出现。如空腹或饭后 6～8h 以上,胃部仍有振水音,提示胃排空不良,见于幽门梗阻等。

(八)神经系统评估

神经反射:①浅反射有角膜反射、腹壁反射等;②深反射有膝腱反射、跟腱反射等;③病理反射有 Babinski 征、Oppenheim 征、Gordon 征等,出现病理反射提示锥体束有病损;④脑膜刺激征有颈强直、Kernig 征、Brudzinski 征,为脑膜受激惹的表现,见于各种脑膜炎、蛛网膜下腔出血等。

三、实验室检查

(一)血液一般检查

血液一般检查包括红细胞(RBC)计数、血红蛋白(Hb)测定、白细胞(WBC)计数及分类、红细胞比积(HCT)、红细胞容积分布宽度(RDW)、网织红细胞(Ret)计数、血小板(PLt)计数等项目。

检查方法有两种:一种是传统、单项进行的手工操作方法,手工操作对实验结果的精确性、准确性有一定影响;另一种方法是目前医院普遍使用的血细胞(血液)分析仪法。

1. 血红蛋白测定

(1)参考值　成年男性:120~160g/L(12~16g/dl)

成年女性:110~150g/L(11~15g/dl)

新生儿:170~200g/L(17~20g/dl)

(2)临床意义　血红蛋白增多见于血液浓缩,组织缺氧,严重的慢性心、肺疾病等;血红蛋白减少见于各种原因所致的贫血。

2. 红细胞计数

(1)参考值　成年男性:$(4.0 \sim 5.5) \times 10^{12}/L(400 \text{ 万} \sim 550 \text{ 万}/mm^3)$

成年女性:$(3.5 \sim 5.0) \times 10^{12}/L(350 \text{ 万} \sim 500 \text{ 万}/mm^3)$

新生儿:$(6.0 \sim 7.0) \times 10^{12}/L(600 \text{ 万} \sim 700 \text{ 万}/mm^3)$

(2)临床意义　同血红蛋白测定的临床意义一致。

3. 白细胞计数及分类计数

(1)参考值　白细胞计数:$(4 \sim 10) \times 10^9/L$

白细胞分类计数:中性粒细胞0.50~0.75,嗜酸性粒细胞0.005~0.05,嗜碱性粒细胞 0~0.01,淋巴细胞 0.20~0.40,单核细胞 0.03~0.08。

(2)临床意义　白细胞数高于 $10 \times 10^9/L$ 称为白细胞增多,见于急性感染、组织损伤、急性大出血、中毒等；白细胞数低于 $4×10^9/L$ 称为白细胞减少，见于病毒感染性疾病、化学药物副作用或放射线损伤、脾功能亢进等。白细胞增多或减少与中性粒细胞增多或减少有密切关系和相同意义。

4. 网织红细胞计数

(1)参考值　成人：0.5%～1.5%

(2)临床意义　网织红细胞计数是反应骨髓造血功能敏感的指标。网织红细胞增多见于溶血性贫血、出血性贫血等；网织红细胞减少见于再生障碍性贫血。

5. 血小板计数

(1)参考值　$(100～300)×10^9/L$

(2)临床意义　血小板计数增多见于骨髓增生性疾病、癌症等；血小板计数减少见于再生障碍性贫血、特发性血小板减少性紫癜等。

(二)尿液检查

1. 标本采集方法

用清洁容器随时留取新鲜尿液 $100～200mL$。肾脏疾患或做早期妊娠诊断试验，以晨尿为好。成人女性留取标本时，应避免月经与白带混入尿内。做尿细菌培养应用清洁中段尿采集法。

2. 检查内容及临床意义

(1)性状检查　①颜色，正常人为淡黄色透明液体。病理情况下尿色可有变化，如胆红素尿、血尿、血红蛋白尿等。②透明度，正常新鲜尿液均为透明，如刚排出的尿液即呈混浊常见于尿液感染。③气味，正常新鲜尿液的气味来自尿内挥发性酸。④酸碱反应，正常尿液一般为弱酸性。

(2)化学检查　①蛋白质定性检查，正常人尿内蛋白质含量极微，用通常定性方法不能测出。如果检查尿液发现有蛋白质，称为蛋白尿，多为病理情况，如肾实质病变、肾淤血等。②尿糖定性检查，正常人尿内可有微量葡萄糖，用通常定性方法不能测出，如能测出，称为糖尿。

(3)显微镜检查　①红细胞，正常人尿内无或偶见红细胞，如每高倍视野中平均见到 3 个以上红细胞，称为镜下血尿，常见于急、慢性肾炎等。②白细胞及脓细胞，正常人尿内可有少量白细胞，如每高倍视野中超过 5 个以上白细胞，称为镜下脓尿，常见于泌尿系统炎症。③上皮细胞，正常人尿内偶见上皮细胞，如出现大量上皮细胞，常表示泌尿系统有炎症。④管型，正常人尿内不应有管型，当尿内出现多量管型时，表示肾实质有病理性改变。

（三）粪便检查

1.标本采集方法

留取似蚕豆大粪便一块，置于清洁不吸水的容器内，标本必须新鲜，防止尿液混入。注意留取有病理意义的成分，如含有血、黏液、脓等病变成分的标本或多部位取材送检。

2.检查内容及临床意义

（1）性状检查　①颜色，正常成人粪便为黄褐色圆柱状软便。病理情况下可有变化，如黏液便、脓血便、柏油样便、白陶土样便等。②气味，正常粪便的气味因含有吲哚及粪臭素，故有臭味；慢性胰腺炎、肠道消化不良可有恶臭味。

（2）显微镜检查　①可以找到寄生虫卵及原虫。②细胞，镜检见红细胞，为肠道炎症或出血；镜检见白细胞，见于肠道炎症。③食物残渣，了解胃肠道消化功能。

（3）粪便隐血检查　当上消化道出血量较少时，粪便外观无异常改变；当怀疑有上消化道少量出血时应进行粪便隐血检查。粪便隐血检查阳性常提示消化性溃疡、消化道癌症等。

（四）肝功能检查

肝功能检查所有项目常用血清标本，对标本的采集和保存有一定的要求：①嘱病人在抽血前至少8h内不能进食，保持空腹状态。②抽血和标本离心时应注意避免溶血。③标本应置于阴凉干燥处，避免阳光直射。

1.血清蛋白总量及白蛋白（清蛋白）与球蛋白测定

（1）参考值　正常人血清蛋白总量：60～80g/L，其中白蛋白（清蛋白）为40～55g/L，球蛋白为20～30g/L。白蛋白（清蛋白）球蛋白之比为1.5～2.5：1。

（2）临床意义　白蛋白显著降低见于肝细胞损害、消耗性疾病等。球蛋白增高见于慢性肝炎、肝硬化、血吸虫病等。

2.血清转氨酶测定

作为肝功能检验的转氨酶主要有两种：丙氨酸氨基转移酶（ALT）、天门冬氨酸氨基转移酶（AST）。

（1）参考值　ALT：0～35U/L（比色法），6～40U/L（37℃，速率法）

　　　　　　　AST：8～28U/L（37℃，速率法）

（2）临床意义　ALT、AST增高见于急性病毒性肝炎、慢性肝炎、脂肪肝、肝硬化等。

四、器械检查

(一)心电图检查

心电图主要反映心脏激动的电学活动,由此可对各种心律失常具有决定性诊断价值,明确显示心肌受损、供血和坏死现象;并可观察药物在应用过程中对心肌的影响。对手术患者和危重患者提供监测;对人工心脏起搏器的安装和随访提供有价值的资料。

正常人心电图:窦性 P 波,P 波在Ⅰ导联、Ⅱ导联、AVF 导联直立,AVR 导联倒置,其余导联可以多向。心率 60～100 次/min。P-R 间期为 0.12～0.20s;QRS 波时间为 0.06～0.10s,无宽大畸形,T 波与主波方向一致。

心电图描记注意事项:

(1)了解患者是否做过心电图检查,如系第一次检查,应使患者明确是无创伤性检查,消除紧张情绪。

(2)取下金属饰品及电子表,以防电波受干扰。

(3)患者取仰卧位,暴露上下肢及胸前安置电极部位。注意保暖。

(4)将电极板用酒精或盐水棉球涂擦后,将电极板贴在皮肤上固定,松紧适度。将导联线与各电极板相连接。通常规定:红色导线接右上肢,黄色导线接左上肢,蓝色(或绿色)导线接左下肢,黑色导线接右下肢,白色导线接胸部。

(5)打开电源开关,定标准电压。调拨导联选择器开关,按Ⅰ、Ⅱ、Ⅲ、AVR、AVL、AVF、V_1、V_2、V_3、V_4、V_5 导联顺序描记。

(6)描记完关闭电源,取下电极,并将局部皮肤擦拭干净,帮助患者下床。并立即在心电图纸的前部注明受检者的姓名、性别、年龄及记录时间。

(二)纤维内镜检查

纤维内镜广泛用于临床诊断与治疗。常用的有上消化道内镜检查、结肠镜检查、纤维支气管镜检查等。

1.上消化道内镜检查注意事项

(1)术前向病人说明检查目的、操作过程、有关配合事项,消除紧张情绪,取得合作;术前当天禁食 8h,在空腹时进行,同时询问有无麻醉药过敏史。

(2)术后待麻醉作用消失后,可先饮少量水,如无呛咳可饮食,以温凉流质或半流质饮食为宜。

2.结肠镜检查注意事项

(1)术前向病人说明检查目的,取得合作;检查前一天流质饮食,检查晨禁食;做好肠道清洁准备。

(2)术后 3 天内少渣饮食,注意观察腹胀、腹痛、排便情况。

3.纤维支气管镜检查注意事项

(1)术前向病人说明检查目的、配合事项,消除紧张情绪,取得合作;术前当天禁食禁水 4h。

(2)术后禁食 2h,以防误吸气管,2h 后温凉流质或半流质饮食,密切观察病情变化;有无发热、声音嘶哑、胸痛、呼吸道出血情况。

(三)超声检查

超声波是一种频率甚高的机械震动,其频率超过人耳听阈高限。超声检查是医学上应用超声波的指向性、反射和散射性、吸收和衰减性等某些物理特性进行临床诊断的一种非侵入性检查。

超声检查前准备:①腹部检查。包括胆囊、胰腺及胃肠的检查。要求检查前一天晚餐清淡饮食,晚餐后即禁食,次日晨起排便后进行检查。对便秘或肠胀气者,前一天晚服缓泻剂,第二天必须排便后再进行检查。②盆腔检查。包括子宫、附件、膀胱、前列腺等检查。事先需多饮水,保持膀胱充盈。

五、X 线与磁共振检查

(一)X 线检查

X 线是一种波长甚短的电磁波,利用它的穿透性、荧光作用、摄影作用、电离作用,进行摄片、透视、放疗,为临床提供诊断和治疗服务。CT 检查是利用X 线束对人体选定层面进行扫描,取得信息,经计算机处理获得重建图像,提高了病变的检出率和诊断的准确率。

X 线检查最常用于肺部检查,肺部基本病变如下:

(1)渗出　　为急性炎症反应,见于肺部炎症、积液、肺不张等。

(2)增殖　　为慢性炎症反应,见于不同期的肺结核。

(3)纤维化　　为慢性炎症愈合之一,见于慢性肺结核。

(4)钙化　　为坏死病灶愈合的后果,见于肺结核痊愈阶段。

(5)空洞　　为肺组织坏死液化与支气管相通经排出而形成,见于肺脓疡、肺结核后期。

(6)肿块　　为肺组织内有实质性组织填充所致,可形成肿块性阴影,见于肺癌等。

X 线检查前准备:向患者说明检查目的和需要配合的姿势,应尽量除去厚层衣服及影响 X 线穿透的物品,如发夹、金属饰品等。

（二）磁共振检查

磁共振检查（MRI）是利用原子核在强磁场内产生的信号，经图像重建的一种成像技术，已广泛应用于神经系统、头颈部、胸腹部及关节等部位疾病的诊断。

（三）核医学检查

核医学是利用放射性核素及其标记的化合物进行疾病诊断和治疗的一门学科。

核医学检查广泛用于甲状腺功能测定、甲状腺显影、脑血流灌注显影、脑葡萄糖代谢显影、肾动态显影、肾静态显影等。

（孙曙青）

第二节　疾病筛检

疾病筛检是对高危人群普查或对某些有早期症状和体征者进行必要的检查，达到早期发现、早期诊断和早期治疗的目的。社区护士在社区卫生管理、健康教育、疾病咨询工作中，经常会遇到疾病筛检的问题。本节主要介绍心血管疾病、糖尿病、肿瘤、新生儿疾病的初步筛检。

一、心血管疾病

（一）原发性高血压

高血压是以体循环动脉压增高为主要表现的临床综合征，是最常见的心血管疾病。高血压的诊断标准是收缩压≥18.7kPa（140mmHg）和（或）舒张压≥12.0kPa（90mmHg）。

在绝大多数患者中，高血压的病因不明。有以下因素者为高危人群：有高血压家族史者；有不良生活习惯及饮食者，如摄入过多钠盐、过量饮酒，摄饱和脂肪酸过多；肥胖和超体重者；从事脑力劳动和紧张工作者；高年龄者。

高血压通常起病缓慢，早期多无症状，偶于体检时发现血压增高。高血压患者可有头昏、头晕、眼花、耳鸣等症状，但常在得知患有高血压后才注意到。

对上述高危人群与有临床表现者应做下述检查：①多次测血压达到高血压诊断标准者可以确诊。②血常规、尿常规、肾功能检查，早期患者上述检查可无异常，后期可出现尿蛋白增多、肾功能异常等。这些检查有助于判断有无靶器官损害，如有无肾功能衰竭等。

(二)冠心病

冠心病是指冠状动脉粥样硬化使血管腔狭窄或阻塞,和(或)冠状动脉功能性改变(痉挛)导致心肌缺血、缺氧或坏死而引起的心脏病。本病分五型:无症状型冠心病、心绞痛型冠心病、心肌梗死型冠心病、缺血性心肌病型冠心病、猝死型冠心病。本节重点讨论心绞痛和心肌梗死。

1.心绞痛

心绞痛是一种由于冠状动脉供血不足,导致心肌急剧的、暂时的缺血与缺氧所引起的,以发作性胸痛或胸部不适为主要表现的临床综合征。

本病的病因未明。目前认为是多种因素共同作用所致。有以下因素者为高危人群:40 岁以上的中老年人、高血脂者、高血压者、吸烟者。

心绞痛典型的临床表现有心前区疼痛,疼痛呈压迫性不适,紧缩感或窒息感。可为体力劳动或情绪改变所诱发,也有在饱餐、寒冷、阴雨天气、吸烟时发病。平时一般无异常体征,心绞痛发作时可有面色苍白、皮肤湿冷或出汗、血压升高等体征。对上述高危人群与有临床表现者应做下述检查:

(1)心电图检查

1)心绞痛发作时心电图可出现暂时性心肌缺血引起的 ST 段压低 0.1mV 以上,发作缓解后恢复,有时出现 T 波倒置。

2)静息时心电图约半数患者在正常范围,也可出现非特异性 ST-T 改变,如 ST 段抬高或压低。为进一步明确诊断可做心电图运动负荷试验,运动方法主要有分级踏板或蹬车,心电图改变主要以 ST 段水平型或下斜型压低 ≥ 0.1mV 持续 2min 作为阳性标准。

3)心电图连续监测:常用方法是让患者佩带慢速转动的记录装置,连续记录 24h 心电图。可从中发现心电图 ST-T(ST 段抬高或压低,T 波倒置)改变和各种心律失常,出现时间可与患者的活动时间和症状相对应。心电图中显示缺血性 ST-T 改变而当时并无心绞痛称为无痛性心绞痛。

(2)冠状动脉造影　对上述心电图检查无明显异常者可用冠状动脉造影,以明确诊断。

2.心肌梗死

心肌梗死是冠状动脉供血急剧减少或中断,使相应的心肌严重而持久地缺血导致心肌坏死。临床表现有持久的胸骨后剧烈疼痛、发热、白细胞计数和血清心肌酶增高以及心电图进行性改变;可发生心律失常、休克和心力衰竭,属冠心病的严重类型。

约有 50%～81% 的患者在起病前数日至数周有乏力、胸部不适、活动时心悸、气急、烦躁等前驱症状。心绞痛发作较以往频繁,程度较重,时间较长,硝酸甘油疗效较差,诱发因素不明显。疼痛时伴有恶心、呕吐、大汗和心动过速,或伴有心功能不全、严重心律失常,同时心电图 ST 段一时性抬高或压低,T 波倒置或增高,应警惕近期内发生心肌梗死的可能,应做下述检查。

(1)心电图检查　①有 Q 波心肌梗死者,其心电图特点为,宽而深的 Q 波(病理性 Q 波),在面向透壁心肌坏死区的导联上出现;ST 段抬高呈弓背向上型,在面向坏死区周围心肌损伤区的导联上出现;T 波倒置,在面向损伤区周围心肌缺血区的导联上出现。②在无 Q 波心肌梗死者,心内膜下心肌梗死的特点为,无病理性 Q 波,有普通性 ST 段压低≥0.1mV,但 aVR 导联 ST 段抬高,或有对称性 T 波倒置。

(2)血清心肌酶含量测定　①肌酸激酶(CK)在起病 6h 内升高,24h 达高峰,3～4 日恢复正常;②天门冬酸氨基转移酶(AST)在起病 6～12h 后升高,24～48h 达高峰,3～6 日降至正常;③乳酸脱氢酶(LDH)在起病 8～10h 后升高,达高峰时间在 2～3 日,持续 1～2 周才恢复正常。其中 CK 的同工酶 CK—MB 和 LDH$_1$ 诊断的特异性最高。

二、糖尿病

糖尿病是一种常见的内分泌—代谢疾病,有遗传倾向,其病理基础为胰岛素绝对或相对分泌不足或胰岛素抵抗所引起的代谢紊乱。糖尿病发病的高危人群有:有糖尿病家族遗传史者、高度肥胖者、高血压者、高血脂者、高年龄者。糖尿病的临床表现有:多尿、多饮、烦渴、易饥多食、消瘦、疲乏等。

对上述高危人群与有临床表现者应做下述检查。

(1)血糖检查　空腹≥7.0mmol/L 和(或)一天中任何时间血糖≥11.1mmol/L。需重复一次确认,可确诊为糖尿病。

(2)有糖尿病可疑而空腹或饭后血糖未达到上述诊断标准者,应进行口服葡萄糖耐量试验(OGTT),试验结果如下:2h 血糖≥11.1mmol/L 诊断糖尿病,<7.0mmol/L 排除糖尿病;血糖>7.8mmol/L 至<11.1mmol/L 为糖耐量异常,应继续定期检查 OGTT。

三、肿　瘤

(一)胃癌

胃癌是常见的消化道肿瘤。胃癌早期多无典型症状,患者常有上腹部饱胀、不适、隐痛等,但常被患者忽略,而延误诊断。当上腹部疼痛加重,食欲不振,消瘦乏力,甚至出现消化道出血、梗阻症状,病情已属晚期。凡 40 岁以上患者,尤其男性,近期出现上述症状;或胃溃疡经内科治疗无效,疼痛节律发生改变者;大便隐血试验持续阳性者,应进行钡餐 X 线检查和胃镜检查以早期明确诊断。

(二)食管癌

早期症状多不明显,偶有吞咽食物哽噎、停滞或异物感,胸骨后闷胀或疼痛,上述症状可反复出现。中晚期患者出现典型的进行性吞咽困难。怀疑为早期食管癌的患者首选食管纤维内镜检查,可直接观察病变形态和部位,采取活组织进行病理检查;也可选用食管吞钡造影,早期表现为局限性食管黏膜皱襞增粗、中断、小的充盈缺损及浅在龛影。食管癌具有明显的家族聚集现象,对高发区普查常用食管拉网脱落细胞检查,其阳性率可达 90% 左右。

(三)原发性肝癌

原发性肝癌起病隐匿,早期缺乏典型症状,常有持续性肝区疼痛,伴有食欲减退、腹胀、恶心、呕吐、腹泻等消化道症状,以及乏力消瘦。肝癌的患者中约 90% 有乙肝背景,因此,肝病患者的肝区疼痛转变为持续性疼痛,且逐渐加重,虽经休息或治疗,仍不见好转,应怀疑肝癌的可能。应首先作血清甲胎蛋白(AFP)测定。AFP>500μg/L,持续 4 周;或 AFP 由低浓度逐渐升高不降;或 AFP 在 200μg/L 以上的中度水平持续 8 周可确诊。慢性肝炎、肝硬化、睾丸或卵巢胚胎性肿瘤及怀孕等情况,AFP 也会增高,应注意排除。对于 AFP 阳性者,可配合 B 超、CT、核磁共振(MRI)等定位检查方法明确诊断。必要时剖腹探查。

(四)直肠癌

对便意频繁、便前肛门有下坠感、里急后重感、大便表面带血及黏液甚至脓血便者,尤其是有直肠癌家族史者,或有直肠腺瘤等癌前病变的高危人群,应怀疑为直肠癌患者。大便常规及潜血试验是普查或对高危人群的初筛手段,阳性者需作进一步检查。对有便血、大便习惯改变等症状者均应作直肠指检,70% 的患者指检能触及肿块。对指检阳性的患者,或虽指检未触及,但怀疑直肠癌位置较高,或直肠指检退出后指套沾有脓血者,应作直肠镜或乙状结肠镜检查,并作活组织病理学检查。

(五)肺癌

肺癌是最常见的肺部原发性恶性肿瘤,发病可能与吸烟、空气污染、电离辐射等有关。在社区中 40～45 岁以上者,长期吸烟或从事某些石棉、砷、烟尘、沥青、烟草的加工产业等职业的人群,属于高危人群。

　　肺癌的临床表现与癌肿的部位、大小、是否压迫邻近器官及有无转移等情况有关。早期肺癌特别是周围型肺癌常常无任何症状,大多在胸部 X 线检查时发现;中心型肺癌在较大支气管内生长,常出现刺激性咳嗽,痰中带血点、血丝或少量咯血,当造成较大支气管堵塞时,发生阻塞性肺炎或肺不张,出现胸闷、哮喘、气促、发热和胸痛症状。因此,对 40 岁以上成人,应定期进行胸部 X 线普查。中年以上久咳不愈或出现血痰者,应提高警惕。首先作胸部 X 线摄片检查,如发现肺部有肿块阴影,应首先考虑肺癌的诊断。中心型肺癌早期 X 线片可无异常征象,当癌肿阻塞支气管时,受累肺段或肺叶出现肺炎或肺不张 X 线征象。进一步检查方法有:CT 分辨率高,可显示肺野中 1cm 以下的肿块阴影;另外支气管镜能在支气管内直接观察中心型肺癌;MRI 能观察中心型肺癌与大血管关系;还可取胸水或痰作脱落细胞检查。必要时应剖胸探查。

　　(六)乳腺癌

　　乳腺癌是女性最常见的恶性肿瘤之一,大多数发生在绝经期前后(40~60岁)的妇女。乳腺癌发病高危人群包括未生育、晚生育或未哺乳妇女;月经初潮早于 12 岁,绝经迟于 55 岁者;有乳腺癌家族史,或一侧曾患乳腺癌者;乳腺良性病变的小叶上皮增生活跃者等。

　　乳腺癌早期最常见的表现是患侧乳房出现无痛、单发的小肿块,常发生在乳房的外上象限,患者多在无意中发现。肿块质硬,表面不光滑,边缘不整齐,与周围组织分界不清,早期尚可被推动。如癌块侵犯连接腺体与皮肤的Coopor 韧带,使之收缩,导致皮肤表面凹陷,称为"酒窝征";如癌肿侵犯近乳头的大乳管,则可使乳头偏移、抬高或内陷,造成两侧乳头位置不对称;当皮内或皮下淋巴管被癌细胞堵塞时,可出现皮肤淋巴水肿,在毛囊处形成许多点状凹陷,使皮肤呈"橘皮样"改变;少数患者出现乳头溢液症状,其性质多为血性液体。

　　乳房是体表器官,妇女每月自我检查乳房一次,乳腺癌早期发现并不困难。乳腺癌早期治疗的效果和预后均较满意。自查乳房最好选择在月经结束后 4~7 天进行,此时乳房最松弛,病变容易被检出。

　　如发现肿块,应及时到医院作进一步检查。

　　(1)影像学检查　钼靶 X 线摄影和硒静电 X 线摄影检查,对区别乳房肿块性质有一定的价值,可用于乳腺癌的普查;B 型超声显像能发现直径在 1cm以上的肿瘤,主要鉴别囊性肿块与实质性肿块。

　　(2)活体组织病理检查　对疑为乳腺癌者,应做好乳腺癌根治术的准备,在适当的麻醉下将肿块连同周围乳腺组织一并完整切除,术中做快速冰冻病理学检查,而不宜做切取活检。如确诊为乳腺癌,应及时施行根治性手术。

(七)子宫颈癌

子宫颈癌是最常见的妇科恶性肿瘤之一,多见于 40～50 岁妇女。据统计资料表明早婚、早育、宫颈糜烂、性生活紊乱及卫生习惯不良的妇女发病率高。早期宫颈癌常无症状,或仅表现为性交后有少量出血(接触性出血)、白带增多等。对生育期妇女应每年进行一次妇科病检查,宫颈刮片细胞学检查是宫颈癌普查的主要方法,有上述可疑症状者更应做此项检查。对宫颈刮片呈阳性的患者,应进一步做宫颈活组织病理学检查。

四、新生儿疾病

(一)新生儿黄疸

生理性黄疸:正常新生儿生后 2～3 天可以开始出现黄疸,4～5 天最明显,一般 7～14 天自然消退(早产儿可延迟 3～4 周)。黄疸程度较轻,通常先在面部,尤其在鼻部比较明显。如果一般情况良好,属生理性黄疸。

病理性黄疸:若黄疸在 24h 内出现,程度重,黄疸持续不退超过 2 周(早产儿超过 4 周),黄疸退而复现或进行性加重者均应考虑为病理性黄疸。

生理性黄疸与病理性黄疸难以鉴别时,建议去医院检查血清胆红素浓度。

(1)生理性黄疸血清胆红素浓度不超过 205.2μmol/L(12mg/dl);病理性黄疸血清胆红素浓度超过 205.2μmol/L(12mg/dl),早产儿超过 256.5μmol/L(15mg/dl)。

(2)新生儿生后 24h 内迅速出现黄疸和贫血并进行性加重,应检查红细胞计数、血红蛋白浓度、血清胆红素及未结合胆红素浓度,此外检查父母和小儿的血型及抗红细胞抗体。如果红细胞计数、血红蛋白浓度下降,血清胆红素及未结合胆红素浓度升高,则要考虑新生儿溶血症。

(3)新生儿黄疸过重,迟迟不退或退而复现,同时伴有体温变化、发绀或脐部红肿、化脓等感染征象,要考虑新生儿败血症及其他感染,建议做血常规、X线胸片、血培养或脐部脓液培养等检查。

(4)黄疸重并伴厌食、呕吐、体重不增等症状,建议检查血清丙氨酸氨基转移酶(ALT);若 ALT 升高且有肝炎接触史,要考虑新生儿肝炎。

(5)新生儿若黄疸进行性加重,大便灰白色,要考虑先天性胆道畸形。这时血中结合胆红素持续升高,[131]I 玫瑰红排泄试验有助诊断。

(6)母乳性黄疸。随着母乳喂养的逐渐普及,它的发生率有逐年上升趋势。常在出生后 3～8 天出现,黄疸一般持续 3～4 周,第 2 个月逐渐消退,少数可延至 10 周才退尽。一般为轻、中度黄疸,黄疸期间若停喂母乳 3～4 天,黄疸可明显减轻,胆红素下降≥50%。一般状况良好,无溶血或贫血表现。目前尚缺乏特殊实验室检测手段以确诊母乳性黄疸,只能先将各种引起新生儿黄疸的病因如母婴 ABO 血型不合、败血症、窒息、先天性甲状腺功能低下、半乳糖血症及遗传性葡萄糖醛酸转移酶缺乏症等少见病进行逐一排除后,才能做出诊断。

（二）新生儿败血症

本病症状无特征性。可表现为体温不稳定（发热或体温不升）、面色苍白或青灰,少吃甚至拒奶、精神萎靡、反应低下,易激惹、惊厥,黄疸可日渐加重,若并发脑膜炎,则有凝视、尖叫、呕吐、抽搐、前囟饱满等症状。如果原发感染灶在脐部,则脐窝有脓性分泌物、红肿等表现;如在皮肤或口腔黏膜,则可见局部有红肿、化脓或损伤。若有脓毒败血症时,还可出现其他脏器迁徙病灶,如肺炎、化脓性脑膜炎、蜂窝组织炎、肾盂肾炎等。

有上述临床表现的新生儿,应首先查血常规和血培养,一般新生儿败血症患儿周围血中白细胞计数升高,中性粒细胞增高,可有中毒颗粒;但病情严重时白细胞总数可减低。血培养阳性可确诊,阴性不能排除败血症。争取在用抗生素以前做培养,同时做药敏试验,为选用抗生素作参考。也可取局部化脓病灶的脓液做培养,协助确定病原菌,病原菌以葡萄球菌属最常见。若疑泌尿系统感染引起,可做尿常规和尿培养检查;疑有并发脑膜炎可做脑脊液检查;疑有肺部感染可摄胸片。

（三）新生儿颅内出血

新生儿颅内出血常常有窒息、缺氧和分娩损伤病史,症状出现时间可自出生后数小时至 1 周左右。症状、体征往往与出血部位及出血量等有关,临床上以窒息,中枢神经兴奋或抑制相继出现为特征。早期可出现兴奋状态,如烦躁不安、突然高声尖叫（脑性尖叫）、呕吐、抽搐等,病情较重时表现为嗜睡、昏迷、呼吸不规则或暂停等抑制症状,甚至死亡。症状轻重、出现早晚与出血量、出血部位、出血速度等有关。

有上述病史、症状患儿应首先做脑脊液检查。若蛛网膜下腔出血及脑室内出血,脑脊液中可出现较多的皱缩红细胞,但有时脑脊液正常仍不能排除本病。若脑脊液阴性或脑脊液穿刺失败,可进一步做头颅超声波检查、同位素脑部扫描及 CT,均有助于颅内出血的筛检和诊断。疑有硬膜下出血者可做硬脑膜下穿刺,既有助于诊断又能起治疗作用。

（四）吸入性肺炎

1.羊水吸入性肺炎

此类肺炎以足月儿和过期产儿多见。患儿出生时大多有窒息史，经抢救后可伴气促、青紫、呻吟等，一般无咳嗽。有的从口腔中流出液体或泡沫。

2.乳汁或分泌物吸入性肺炎

常常发生在吞咽反射较差的早产儿，或有食道闭锁和食道气管瘘的新生儿，可有喂乳呛咳，乳汁从口、鼻流出，同时伴气急、发绀等。

若有上述临床表现，应摄 X 线胸片检查。该病患儿两肺可有不规则斑片或粗大结节阴影，肺纹理增粗，可伴肺气肿或肺不张。

（五）感染性肺炎

新生儿可由宫内感染或出生后感染引起，症状常常不典型，可无明显呼吸道症状。主要表现为：一般情况差，呼吸浅促、鼻翼扇动、点头呼吸或口吐白沫、发绀，拒奶，体温异常等。严重时出现呼吸暂停，三凹症及呼吸衰竭、心力衰竭。

疑似病儿应摄胸片检查。胸片可见两肺纹理增粗，肺纹周围可见散在点片状浸润阴影。

（六）新生儿低血糖症

新生儿低血糖症易发对象，包括早产儿、小于胎龄儿及败血症、寒冷损伤、先天性心脏病、先天性内分泌和代谢缺陷病的患儿或母亲有糖尿病的新生儿。患儿无症状或无特异性症状，可表现为反应差或烦躁、喂养困难、哭声异常、激惹、呼吸暂停等。对可疑低血糖患儿可用纸片法，进行血糖监测。反复持续出现低血糖者，应进一步做内分泌、肝功能等相关检查。

（来　红）

第三节　基础护理

一、清洁与消毒灭菌

清洁：用物理的方法清除物品上的污秽，如尘埃、油脂、血迹和分泌物等。

消毒：是指消除或杀灭外环境中媒介物上除细菌芽孢以外的病原微生物，使之达到无害程度的过程。

灭菌:是指消除或杀灭外环境中媒介物上的一切微生物,包括细菌芽孢,使之达到无菌水平的过程。

消毒灭菌的常用方法如下:

(一)物理消毒灭菌法

利用热力或光照等物理作用,使微生物的蛋白质及酶变性凝固,达到消毒灭菌的目的。

1. 焚烧法(燃烧法)

多用于已带菌而又无保留价值的物品,如污染的纸张、特殊感染(破伤风、气性坏疽、绿脓杆菌感染等)者的敷料。搪瓷类物品如坐浴盆等,消毒时先将盆洗净擦干,再倒入 95% 酒精少许,点燃后慢慢转动盆,使其内面全部被火焰烧到。

注意事项:①注意安全,须远离易燃或易爆的物品,如氧气、乙醚、汽油等。②在火焰燃烧过程中不可添加酒精,以免引起烧伤或火灾。③锐利及贵重器械禁用燃烧法灭菌,以免锋刃变钝或器械被损坏。

2. 煮沸法

适用于不怕潮湿耐高温的搪瓷、金属、玻璃、橡胶类物品。一般地区把水煮沸至 100℃,保持 5~10min 可杀死细菌繁殖体,杀死芽孢需延长至 15min 至数小时;在高原地区因水沸点低,消毒时需延长煮沸时间。海拔每增高300m,灭菌时间延长 2min。如在水中加入碳酸氢钠至 1%~2% 浓度时,沸点可达 105℃,能增强杀菌作用,并可去污防锈。

注意事项:①煮沸前应将物品刷洗干净。②煮沸时必须将物品完全浸没在水中,有轴节的器械及带盖的容器应打开使其内面与水接触。大小相同的碗、盆必须隔开,不能重叠,使水能在两物之间流动,以保证杀菌效果。③水沸后开始计时,在煮沸过程中如再加入物品,则应在第二次水沸后重新计时。④玻璃类物品应用纱布包裹,冷水或温水时放入;有空腔的导管要先在腔内灌水,待水沸后放入,消毒后及时取出,以免橡胶变软。

3. 高压蒸汽灭菌法

高压蒸汽灭菌法是最常用的一种灭菌法,利用高压及饱和蒸汽所释放的潜热灭菌。当压力在 103~107kPa、温度达 121~126℃、经 20~30min 后,可杀灭一切微生物,包括芽孢,达到灭菌目的。适用于耐高温、耐高压、耐潮湿的物品,如敷料、手术器械、搪瓷类物品及药品、细菌培养基等的灭菌。

注意事项:①高压蒸汽灭菌时,无菌包不宜太大,包裹不宜过紧,以免阻碍蒸汽透入包内;物品不能装得太拥挤,以免排气时蒸汽不能迅速逸出而使敷料潮湿。②应将布类物品放在金属或搪瓷物品之上,以免蒸汽遇冷凝成水珠使敷料潮湿。③定时检查灭菌效果,可用留点温度计、高压灭菌指示胶带、嗜热脂肪芽孢杆菌生物指示剂、化学指示卡、硫磺粉管等方法监测。

4.光照消毒法

光照消毒法是利用紫外线照射,使菌体蛋白发生光解、变性,菌体内的氨基酸、核酸、酶遭到破坏而死亡。同时,紫外线通过空气时,使空气中的氧气电离产生臭氧,加强杀菌作用。

(1)日光曝晒法　　日光由于其热、干燥和紫外线的作用而具有一定的杀菌力。多用于床垫、被褥、衣服等的消毒。曝晒时把物品直接放在日光下,每隔2h翻动一次,使各面均同日光接触,一般曝晒6h可达消毒目的。

(2)紫外线杀菌灯消毒法　　紫外线灯是人工制造的低压汞的石英灯,将水银装入石英玻璃管内,通电后,水银气化放出紫外线。多用于空气及物体表面消毒。空气消毒时,有效距离不超过2m,照射30～60min;物品消毒时,在距离25～60cm时,照射20～30min。从灯亮5～7min开始计时(灯管需预热,因使空气中氧电离产生臭氧需一定时间)。

注意事项:①环境应清洁无尘,照射时停止人员走动,减少尘埃飞扬。②室温保持在10～25℃,相对湿度以不超过50%为宜。③因紫外线穿透力差,被消毒物品应摊开或挂起,经常翻动,不可有任何遮蔽。④紫外线灯管要保持清洁,一般每2周用无水酒精擦拭一次。其使用期达1000h应定时更换新管;当灯管强度低于$70\mu W/cm^2$时应予以更换。⑤使用时注意保护眼睛和皮肤,以免引起角膜炎、皮肤红斑等损害。⑥定期进行细菌培养,以检查消毒效果。

5.微波消毒灭菌法

微波是一种频率高、波长短的电磁波。在电磁波的高频交流电场中,物品中的极性分子发生极化,并频繁改变方向,互相摩擦,使温度迅速升高,达到消毒灭菌作用。常用于食品及餐具的消毒处理,医疗文件、药品和耐热非金属材料器械的消毒灭菌。

(二)化学消毒灭菌法

本法是利用化学药物渗透到菌体内,使其蛋白质凝固变性,酶蛋白失去活性,引起微生物代谢障碍,或破坏细胞膜的结构,改变其通透性,使细胞破裂、溶解,从而达到消毒灭菌作用。

1.化学消毒灭菌剂的使用原则

(1)能用物理方法消毒灭菌的,尽量不使用化学消毒灭菌法。

(2)消毒液应贮放于无菌容器中,易挥发性的消毒液应加盖保存,并定期检测以确保有效浓度。

（3）消毒液中不得放置纱布、棉花等物，以免吸附消毒剂，降低消毒液的效力。

（4）根据物品的性能及病原体的特性，选择合适的消毒剂。

（5）严格掌握消毒剂的有效浓度。消毒剂应定期更换，易挥发的要加盖，并定期检测、调整浓度。

（6）严格掌握消毒剂浸泡时间和使用方法。

（7）消毒物品要洗净擦干，浸没在消毒液内，注意打开物品的轴节或套盖。在使用前用无菌生理盐水冲洗，避免消毒剂刺激人体组织。

2.方法

（1）浸泡法　将物品浸没于消毒溶液中，在标准的浓度与时间内达到消毒灭菌目的。

（2）喷雾法　用喷雾器均匀喷洒消毒剂，进行空气和物体表面（如墙壁、地面）的消毒，在标准的浓度内达到消毒目的。

（3）擦拭法　用标准浓度的消毒剂擦拭物体的表面，如桌椅、地面、墙壁等，达到消毒目的。

（4）熏蒸法　将消毒剂加热或加入氧化剂，使消毒剂呈气体，在标准的浓度与时间里，达到消毒灭菌目的。

3.常用的化学消毒剂

按作用水平可分为以下三类。

（1）高效消毒剂　可以杀灭一切微生物，包括细菌繁殖体、细菌芽孢、真菌、结核杆菌和病毒。这类消毒剂可以用作灭菌剂，例如甲醛、戊二醛、过氧乙酸、环氧乙烷等。

（2）中效消毒剂　除不杀灭芽孢外，可杀灭各种微生物。例如乙醇、含氯消毒剂、碘伏等。

（3）低效消毒剂　可杀灭细菌繁殖体、真菌和亲脂性病毒，但不能杀灭细菌芽孢、结核杆菌和亲水病毒。例如新洁尔灭、氯己定（洗必泰）等。

二、无菌技术

（一）概念

无菌技术是指在医疗、护理操作中，防止一切微生物侵入人体和防止无菌物品、无菌区域被污染的操作技术。

无菌技术是防止感染发生的一项重要措施。社区护士必须加强无菌观念，正确、熟练地掌握无菌技术，严守操作规程，以保证患者的安全。

（二）无菌技术操作原则

1. 环境清洁

无菌操作前 30min，停止清扫地面，减少走动，以降低室内空气中的尘埃。

2. 工作人员

修剪指甲，洗手，戴好帽子、口罩。必要时穿无菌衣，戴无菌手套。

3. 物品保管

无菌物品和非无菌物品应分别放置。无菌物品必须存放在无菌容器或无菌包内，无菌包外要注明物品名称、灭菌日期，物品按有效期或失效期先后顺序安放。无菌包的保存期与储存环境的温、湿度及包装材料有关，一般为 7～14 天（未达到环境标准保存期为 7 天），过期或包布受潮均应重新灭菌。

4. 取无菌物

工作人员面向无菌区域，用无菌持物钳取无菌物，手臂须保持在腰部水平以上，注意不可跨越无菌区域。无菌物品一经取出，即使未使用，也不可放回无菌容器内。

5. 保持无菌

操作时，不可面对无菌区讲话、咳嗽、打喷嚏。怀疑无菌物品被污染，不可使用。

6. 一物一人

一套无菌物品，仅供一位患者使用，防止交叉感染。

（三）无菌技术基本操作法

1. 无菌持物钳的使用法

无菌持物钳是取用和传递无菌物品的器械，常用的有卵圆钳、三叉钳和长短镊子等。使用时应按以下方法操作：

（1）无菌持物钳浸泡在盛有消毒液的大口有盖容器内，容器深度与钳长度的比例合适，液面以浸没钳轴节以上 2～3cm 或镊子的 1/2 长为宜，每个容器只能放置一把持物钳。持物钳及其浸泡容器每周清洁、灭菌一次，同时更换消毒液。手术室、门诊换药室、注射室等使用次数较多的部门应每日清洁、灭菌。

（2）取、放无菌持物钳时，应将盖打开，钳端闭合，不可在盖孔中取、放，不可触及容器口缘及液面以上的容器内壁。使用时保持钳端向下，不可倒转向上，以免消毒液倒流而污染钳端，用后立即放回容器中，松开钳轴。如需取远处物品，应连同容器一起搬移，就地取出无菌物品。

（3）不能用无菌持物钳夹取油纱布，因粘于钳端的油污可形成保护层，影响消毒液渗透而降低消毒效果。不能用无菌持物钳换药或消毒皮肤,防止持物钳被污染。

2.无菌容器的使用法

(1)打开无菌容器盖时,将盖内面向上置于稳妥处或拿在手中,手不能触及容器的内面。用无菌持物钳从容器内取出无菌物品。取出物品后应立即将盖盖严,避免容器内无菌物品在空气中暴露过久。

(2)手持无菌容器(如无菌碗)应托住容器底部,手指不可触及容器边缘及内面。

3.无菌溶液取用法

核对瓶签上的药名、剂量、浓度和有效期,检查瓶子有无裂缝,瓶盖有无松动,以及溶液的澄清度,应无变色、无混浊、无沉淀等。确信质量好,方可使用。

密封瓶溶液取用法:打开无菌溶液瓶盖,用双手拇指将橡胶塞边缘向上翻起,再用食指和中指套住橡胶塞拉出,手不可以触及瓶口及瓶塞内面。倒溶液时将标签放于掌心,避免污染标签,先倒出少量溶液于弯盘中冲洗瓶口,再由原处倒出溶液至无菌容器中,倒后再用2%碘酊和70%乙醇消毒并立即塞好橡胶塞。记录开瓶日期、时间。已打开过的瓶内的溶液可保存24h。不可将无菌物品或非无菌物品伸入无菌溶液瓶内蘸取或在直接接触中倒液,以免污染瓶内的溶液。已倒出的溶液不可再倒回瓶内。

4.无菌包的使用法

打开无菌包前先要查看名称、灭菌日期、化学指示、胶带、包布外观。将包放在清洁、干燥、平坦处。解开系带,揭开包布,注意手不可触及包布内面及物品,用无菌持物钳取出所需物品,如包内物品没有用完,则按原折痕包好,并注明开包时间。24h后如仍未用完须重新灭菌。如需将小包物品全部取出,可将包托在手上打开,另一手将包布四角抓住,稳妥地将包内物品放入无菌区域内。

5.无菌盘铺巾法

无菌盘是将无菌巾铺在清洁干燥的治疗盘内,形成一无菌区,放置无菌物品,以供治疗之用。有效时限不超过4h。

(1)单层铺巾法　打开无菌包,用无菌钳取出一块无菌巾,放于治疗盘内;双手捏住无菌巾一边外面两角,轻轻抖开,双折铺于治疗盘上,上面一层向远端呈扇形折叠,开口边向外;放入无菌物品后,拉平扇形折叠层,盖于物品上,上下层边缘对齐。将开口处向上翻折两次,两侧边缘向下翻折一次,以保持无菌。

(2)双层铺巾法　取出无菌巾,双手捏住无菌巾一边的外面两角,从远到近，铺三折成双层底，上层呈扇形折叠，开口边向外。放入无菌物品后，拉平扇形折叠层，盖于物品上。

6. 戴无菌手套法

戴无菌手套前取下腕表，修剪指甲，将手洗净擦干，戴口罩，核对手套号码和灭菌日期，然后摊开手套袋，取出滑石粉包，用滑石粉润滑双手，注意勿将滑石粉或滑石粉包落于手套上。用一手抓起口袋开口处，另一手捏住手套翻折部分（手套内面），取出手套，对准五指戴上。再以戴着无菌手套的手指插入另一只手套的翻边内（手套外面），同法将手套戴好。

注意事项：①戴无菌手套时应注意未戴手套的手不可触及手套的外面（无菌面），已戴手套的手也不可触及未戴手套的手或另一只手套的里面（污染面）。戴手套后如发现有破裂，应立即更换。②脱无菌手套时先将手套上的污迹或血迹在消毒液中洗净，然后将手套口往下翻转脱下，不可强拉手套边缘或手指部分，以免损坏。

三、社区隔离技术

社区隔离是防止社区内感染的重要措施之一。因此，医护人员必须重视和认真做好隔离工作，严格执行隔离技术，并对患者及家属做好宣传，使其了解隔离的意义，正确对待各种隔离措施，自觉遵守隔离制度。

隔离是将传染病患者、带菌者和高度易感人群安置在指定地方，暂时避免和周围人群接触，对前两者采取传染源隔离，防止传染病病原体向外传播；对后者采取保护性隔离，保护高度易感人群免受感染。

（一）隔离区的设置及工作区的划分

1. 隔离区的设置

隔离区域应与普通病区有一定距离，远离水源、食堂和其他公共场所，这有利于消灭传染源，切断传播途径。隔离区域入口处应有工作人员更衣、换鞋的过渡区，备有足量的隔离衣、口罩、帽子、手套等必需品，还应有单独的接诊室、观察室、卫生处置室、治疗室、化验室等，并配有各种抢救设备。

理想的隔离区域是每位患者有其单独的病房与盥洗室，也可同病种患者住同一病室，与其他病种患者相隔离，每室以不超过 4 人为宜，床间距不少于 1.1m。凡可疑或已确诊混合感染及危重患者具强烈传染性者，应安排单独隔离。

2. 工作区的划分

传染病区内根据与患者接触与否分清洁区、半污染区及污染区。

（1）清洁区　凡未与患者直接接触、未被病原微生物污染的区域为清洁区，如会议室、值班室、库房等工作人员使用的场所。

（2）半污染区 位于清洁区与污染区之间，凡可能被病原微生物污染的区域称半污染区，如病区走廊与化验室等。

（3）污染区 指传染病患者和疑似传染病患者接受诊疗的区域，以及被其血液、体液、分泌物、排泄物污染的物品暂存和处理的场所，如病室、厕所、浴室等。

（二）隔离原则

（1）根据隔离种类，在病室或病床前挂隔离标志，并采取相应的隔离措施，如门口的消毒脚垫，门外的刷手池、消毒泡手用具及隔离衣悬挂架等。

（2）工作人员进入隔离单位应按规定戴口罩、帽子，穿隔离衣，护理血液、体液隔离患者时应戴眼罩，必要时戴手套，且只能在规定范围内活动。护士进入隔离单位作护理治疗前，须备齐用物并周密计划集中护理，以减少穿、脱隔离衣和刷手次数。

（3）凡患者接触过的物品或落地的物品应视为被污染。患者的衣物、稿件、钱币等经消毒后方能交家属带回。患者的排泄物、分泌物、呕吐物须经消毒处理方可排入公共下水道。

（4）每日消毒隔离室环境 空气消毒用紫外线照射或消毒液喷雾；床、床旁桌椅用消毒液擦拭。

（5）在严密执行隔离要求的同时，要对患者热情、关心，做好宣教，尽力解除患者因隔离而产生的恐惧、孤独、自卑等心理反应。

（6）传染性分泌物三次培养结果均为阴性或已度过隔离期，经医生开出医嘱，方可解除隔离。

（7）终末消毒，是指传染病患者因转院、解除隔离、死亡等原因离开病室时对患者及其所住房间、用物、医疗器械进行的消毒处理。

1）患者转科或出院前需洗澡，换清洁衣服。个人用物须消毒后方能带出。患者死亡，用消毒液擦尸体，必要时用消毒液棉球填塞口、鼻、耳、肛门等孔道，伤口处更换敷料，然后用一次性尸单包裹尸体，送传染科太平间。

2）病室单位消毒。被服放入污衣袋，消毒后再清洗；将棉被抖开，床垫、枕芯竖放，打开抽屉、柜门，紧闭门窗后用紫外线灯或消毒柜消毒，消毒后开门窗通气；用消毒液抹拭家具、墙面及地面。可将被、枕等送熏蒸室消毒或烈日下曝晒 6h。

（三）隔离技术操作法

1. 口罩的使用

目的是保护患者和工作人员，避免互相传染，并防止飞沫污染无菌物品或清洁食物等。

使用时先洗手后戴口罩，要罩住口鼻及下颌，系带方法可视情况而定。戴上口罩后，不可用污染的手接触口罩。

注意事项：①一般情况下，纱布口罩使用 4～8h 应更换。每次接触严密隔离的传染病患者后应立即更换。②使用一次性口罩不得超过 4h，用毕丢入污物桶。

2.手的消毒

目的是避免感染和交叉感染，避免污染无菌物品或清洁物品。

（1）卫生洗手法　适用于各种操作或接触患者前后的双手清洁。取肥皂或皂液，按刷手法自上而下顺序，以环形动作用力搓揉以产生泡沫，搓揉时间至少 15s，然后用流水冲洗，注意污水应从前臂流向指尖，洗毕，用小毛巾自上而下擦干双手或用干手机吹干。

（2）刷手法　适用于接触感染源后的双手消毒。用刷子蘸肥皂水将手彻底洗刷，按前臂、腕部、手掌、手背、指甲、指缝等处顺序刷洗。刷洗的范围应包括被污染的部位，并要超过一些。每只手刷半分钟后用流水冲净。再重复刷洗一次（共刷 2min）。用小毛巾自上而下擦干或用烘干机吹干。

如无洗手池设备，可将双手浸在消毒液盆中，用手刷刷洗 2min，再在清水盆内洗净，用毛巾擦干。

注意事项：①刷洗时身体勿靠洗手池，以免污染洗手池或水溅到身上。②流水洗手时，腕部要低于肘部，使污水从前臂流向指尖。③避免弄湿工作服，勿使水流入衣袖内。

3.穿脱隔离衣

目的是保护工作人员和患者，防止交叉感染。

（1）穿隔离衣步骤

1）戴好帽子、口罩，取下手表，卷袖过肘（冬季过前臂中部即可）。

2）手持衣领从衣钩上取下隔离衣，清洁面向自己，将衣领的两端向外折齐，对齐肩膀缝，露出袖子内口。

3）右手持衣领，左手伸入袖内，右手将衣领向上拉，使左手露出。换左手持衣领，右手伸入袖内，举手将袖抖上，注意衣袖勿触及面部。

4）两手持衣领，由领子中央顺着边缘至领后将领扣扣好（此时手已污染）。

5）将隔离衣一边（约在腰下 5cm 处）渐向前拉，直到看见边缘，捏起边缘，同法捏住另一侧的边缘（注意手勿触及衣的里面）。双手在背后将边缘对齐，向一侧折叠，以一手按住，另一手将腰带拉至背后压住折叠处，将腰带在背后交叉,回到前面打一活结,注意勿使折处松散。

（2）脱隔离衣步骤

1）解松腰带,在前面打一活结。

2）解开袖口,在肘部将部分衣袖塞入工作服袖下,使两手露出,然后消毒双手。

3）解开领口,一手伸入另一侧衣袖里拉下袖子过手,再用衣袖遮住的手在外面拉下另一衣袖,两手在袖内使袖子对齐,双臂逐渐退出。

4）双手持领,将隔离衣两边对齐,挂在衣钩上（如挂在半污染区,清洁面朝外;挂在污染区,污染面朝外）。不再穿的隔离衣,脱下后清洁面向外,卷好投入污物袋中。

注意事项:隔离衣长短要合适,要盖过工作服。隔离衣应每日更换,如沾湿或被污染应随时更换。

四、常用注射方法

注射给药是社区护理中常用的技术操作,以皮内、皮下、肌内和静脉注射最为常用。

由于社区环境的特点,很多时候需在家庭条件下完成注射,所以在操作前应作好护理评估,根据收集的资料,采取相应的护理技巧,以达到安全注射给药。

（一）注射前评估

（1）患者的年龄、疾病诊断、病情、精神状态,以及有无药物过敏史。

（2）注射的目的,注射药物的名称、剂量及性质。

（3）注射部位的组织状态,有无炎症、瘢痕、硬结,以及血管情况等。

（4）患者的自理能力、合作程度、表达能力。

（5）患者及其重要关系人对注射方法和药物治疗的知识水平。

（6）患者及其重要关系人对注射的心理反应。

（7）注射环境的清洁程度。

（二）注射原则

（1）严格遵守无菌操作原则。操作前必须洗手、戴口罩。在家庭环境下可选择清洁桌、椅作临时治疗台,并将一 50cm×50cm 大小纸巾铺于临时治疗台上以放置注射用物。将注射部位常规消毒,用棉签蘸 2% 碘酊,以注射点为中心,从中心向外螺旋涂擦,直径应在 5cm 以上,待干后,用 70% 乙醇同法脱碘,其范围要大于碘酊消毒面积,待干后方可注射。

(2)严格执行查对制度,做好"三查七对"工作。并仔细检查药液质量,如发现药液有变色、沉淀、混浊,药物有效期已过或安瓿有裂痕等现象,则不能使用。如需同时混合注射数种药物,应注意有无配伍禁忌。

(3)选择合适的注射器和针头,根据注射途径、药液量、黏稠度和药物刺激性强弱选择注射器和针头。注射器应完整无裂缝、不漏气。针头型号合适、锐利、无钩、无弯曲。注射器和针头衔接必须紧密。一次性注射器应在有效期内使用,包装应密封、不漏气。

(4)选择合适的注射部位,防止损害血管和神经。注射部位应无炎症、硬结、疤痕及皮肤病。对长期进行注射的患者,应经常更换注射部位。

(5)注射前,注射器内空气要排尽,防止空气进入血管形成气栓。排气时,防止浪费药液。

(6)进针后,应在注射药液前先抽动活塞,检查有无回血。静脉注射必须见有回血方可注射。皮下、肌内注射,如发现有回血应拔出针头重新进针,不可将药液注入血管内。

(7)注射药液应现用现配,防止药物效价降低或污染。

(8)运用无痛注射技术　①解除患者思想顾虑,分散其注意力。②取合适体位,使肌肉松弛,易于进针。③注射时做到"二快一慢",即进针快和出针快,推药慢,注药速度均匀。④刺激性强的药物,针头宜粗长,进针宜深,否则易造成注射部位硬结和疼痛。⑤同时注射多种药液时,应更换不同部位,分次注射,先注射刺激性较弱的药液,然后注射刺激性较强的药液。

(三)皮内注射法(ID)

将少量药液注射于真皮层的方法。

1.目的与部位

(1)皮内试验　取前臂掌侧下段,因该处皮肤较薄,易注射,且此处皮色较淡,如有局部反应易于辨认。

(2)预防接种　常选用上臂三角肌下缘(如卡介苗接种)。

(3)局麻的先行步骤　局麻穿刺点皮肤。

2.实施

(1)用物　注射盘、无菌1mL注射器、4~5号针头、药液、弯盘、速干手消剂等。

(2)步骤　①备齐用物携至患者床边,核对,向患者解释以取得合作。②做皮试前,详细询问有无过敏史。③用75%乙醇消毒皮肤,待干。④抽取药液,再核对,排尽空气。⑤左手绷紧前臂内侧皮肤,右手持注射器,针头斜面向上，与皮肤呈 5°角刺入皮内，待针头斜面进入皮内后，放平注射器，固定针栓，推注药液 0.1mL，使局部形成一圆形隆起的皮丘，皮肤变白，毛孔变大。注射毕，迅速拔出针头，切勿按揉。⑥再次核对，交待注意事项，嘱咐患者，不可用手去拭药液，不可按压皮丘。20min 内不可离开病房、不可剧烈活动。如有不适，及时报告。⑦清理用物，归还原处，注意观察反应。

注意事项：①若患者对需要注射的药物有过敏史，则不能做皮试。②忌用碘酊消毒，避免用力反复涂擦，进针勿过深，以免影响对结果的观察。

（四）皮下注射法（H）

将少量药液注入皮下组织的方法。

1. 目的

（1）不能经口服用的药物，要求在一定时间内发生疗效。

（2）预防接种。

（3）局部麻醉用药。

2. 部位

上臂三角肌下缘、腹部、后背、大腿前侧及外侧。

3. 实施

（1）用物　注射盘、无菌 1～2mL 注射器、5～6 号针头、药液弯盘、速干手消剂等。

（2）步骤　①同皮内注射。②选择注射部位，常规消毒皮肤，待干。③抽取药液，排尽空气。④再次核对，排尽注射器内空气，左手绷紧局部皮肤，右手持注射器，食指固定针栓，针头斜面向上，和皮肤呈 30°～40°角，过瘦者可捏起注射部位，迅速刺入针头的 2/3，松开左手，固定针栓，抽吸无回血后，即可推药。⑤注毕，用干棉签轻压针刺处，快速拔针。⑥再次核对，安置患者，清理用物。

注意事项：①针头刺入角度不宜超过 45°，以免刺入肌肉层。②尽量避免应用对皮肤有刺激作用的药液作皮下注射。注射药液少于 1mL 时，必须用 1mL 注射器抽吸药液，以保证剂量准确。③对需经常注射的患者，应更换注射部位，制订轮流交替注射部位的计划，以增加药液吸收。

（五）肌内注射法（IM）

将药液注入肌肉组织的方法。

1. 目的

（1）用于需在一定时间内产生药效而不能或不宜口服的药物。

（2）不宜或不能用其他注射方法，要求比皮下注射更迅速发生疗效时采用。

(3)用于注射刺激性较强或药量较大的药物。

2.部位

应选择肌肉较厚、离大神经及大血管较远的部位。臀大肌最常用,其次是臀中肌、臀小肌、股外侧肌及上臂三角肌。

(1)臀大肌注射定位法 ①十字法。从臀裂顶点向左或向右引一水平线,再以髂嵴最高点做一垂直平分线,将臀部分为4个象限,其外上象限并避开内角为注射区。②连线法。取髂前上棘和尾骨连线的外上1/3处即为注射部位。

(2)臀中肌、臀小肌注射定位法 ①构角法。以食指尖和中指尖分别置于髂前上棘和髂嵴下缘处,这样,髂嵴、食指、中指便构成了一个三角形,此处血管、神经较少,脂肪组织较薄,目前使用广泛。②三指法。髂前上棘外侧三横指处,以患者自己的手指宽度为标准。

(3)股外侧肌注射定位法 取大腿中段外侧,膝上10cm,髋关节下10cm,宽约7.5cm。此区大血管少,可注射范围广,适用于多次注射,尤其2岁以下幼儿注射。

(4)上臂三角肌注射定位法 取上臂外侧,肩峰下2~3横指处。此处肌肉少,只能作小剂量注射。

3.实施

(1)用物 注射盘、2mL或5mL无菌注射器、6~7号针头、药液、弯盘、速干手消剂等。

(2)步骤 ①②③同皮下注射。④左手拇指和食指分开并绷紧局部皮肤,右手持注射器,如握笔姿势,以中指固定针栓,针头和皮肤呈90°,快速刺入肌肉内,一般进针约2.5~3cm(针梗的2/3)。⑤松开左手,抽动活塞,如无回血,固定针头,注入药物。⑥注射毕,以干棉签按压针眼,快速拔针。再核对,助患者选择舒适体位,清理用物。

注意事项:①需要两种药液同时注射时,应注意配伍禁忌。②2岁以下婴幼儿不宜选用臀大肌注射,因幼儿在未能独立走路前,其臀部肌肉发育不好,臀大肌注射有损伤坐骨神经的危险,应选用臀中肌、臀小肌注射。

(六)静脉注射法(Ⅳ)

自静脉注入药液的方法。

1.目的

(1)使药液较迅速地发挥作用。

（2）做诊断性检查。

（3）输液、输血。

（4）静脉营养治疗。

2.部位

常用的四肢浅静脉有肘窝的贵要静脉、肘正中静脉、头静脉和手背、足背等处的浅静脉。

3.实施

（1）用物　注射盘、无菌注射器、6～7号针头或头皮针、止血带、塑料小枕、药液、弯盘、速干手消剂等。

（2）步骤　①备齐用物携至床边，核对，向患者解释以取得合作。②抽取药液，排尽空气。③选择合适的静脉，以手指探明静脉方向、深浅。在穿刺部位下方垫小枕，在穿刺部位上方约6cm处扎止血带，末端向上。常规局部消毒皮肤，嘱患者握拳，使静脉充盈。④查对，接头皮针并排尽空气，以左手拇指绷紧静脉下端皮肤，使静脉固定，右手持注射器，针头斜面向上，和皮肤呈15°～30°，由静脉上方或右侧方刺入皮下，再沿静脉方向潜行刺入。⑤见回血，证明已刺入静脉，可再顺静脉进针少许。松开止血带，嘱患者松拳，固定针头，缓慢注入药液。⑥注射毕，以干棉签按压穿刺点上方，迅速拔出针头，按压片刻，或嘱患者屈肘。再核对，安置患者，清理用物。

注意事项：①需长期静脉给药者，应有计划地由小到大、由远心端到近心端选择静脉。②根据病情及药物性质，掌握注入药液的速度，并随时听取患者主诉，观察注射局部及病情变化。③对组织有强烈刺激性的药物，应另备抽有生理盐水的注射器和头皮针，注射穿刺成功后，先注入少量生理盐水，证实针头确在静脉内，再换上抽有药液的注射器进行推药，以免药液外溢而致组织坏死。

五、药物过敏试验法

过敏体质的患者在使用某些药物时，可引起不同程度的过敏反应，甚至发生过敏性休克，如不及时抢救，可危及生命。因此，在使用可产生过敏反应的药物前，除详细询问患者用药史和过敏史外，还须做药物过敏试验，以防发生意外。

（一）青霉素过敏试验法

过敏反应系抗原和抗体在致敏细胞上相互作用而引起的。对青霉素过敏的人，任何给药途径、任何剂量和任何类型的制剂均可发生过敏反应。因此，在使用各种剂型的青霉素前应做过敏试验。对接受青霉素治疗的患者,停药3天以上,或在用药过程中药物批号更换时,都必须重做过敏试验方可再给药。已知有青霉素过敏史者,禁做过敏试验。

1. 皮内试验法

(1)试验药液的配制　以每毫升含200～500U青霉素G生理盐水溶液为标准,具体配制如下:

如青霉素1瓶为40万U,注入2mL生理盐水,则1mL含20万U。

取上液0.1mL,加生理盐水至1mL,则1mL含2万U。

取上液0.1mL,加生理盐水至1mL,则1mL含2000U。

取上液0.1～0.25mL,加生理盐水至1mL,则1mL含200～500U。

每次配制时均需将溶液混匀。

(2)步骤　①按皮内注射法在患者前臂掌侧注入青霉素试验液0.1mL。②注射20min后观察结果。③皮内试验结果判断。阴性:皮丘无改变,周围不红肿、红晕,无自觉症状。阳性:局部皮丘隆起,并出现红晕硬块,直径大于1cm,或红晕周围有伪足、痒感。严重时可发生过敏性休克。④记录试验结果。

2. 过敏反应的临床表现

(1)过敏性休克　可发生于用药后数秒钟或数分钟内,或半小时后,也有极少数患者发生于连续用药的过程中。一般在做青霉素过敏试验过程中,或注射药液后呈闪电式发生。

主要表现为:①呼吸道阻塞症状。由于喉头水肿和肺水肿所致,表现为胸闷、气急伴濒危感。②循环衰竭症状。表现为面色苍白、冷汗、发绀、脉细弱、血压下降等。③中枢神经系统症状。可能由于脑组织缺氧所致,表现为头晕、眼花、面及四肢麻木、烦躁不安、意识丧失、抽搐、大小便失禁等。

(2)血清病型反应　一般于用药7～12天内发生。临床表现和血清病相似,有发热、皮肤瘙痒、荨麻疹、关节肿痛、全身淋巴结肿大、腹痛。

(3)各器官或组织的过敏反应　①皮肤过敏反应。主要有皮疹(荨麻疹),严重时可发生剥脱性皮炎。②呼吸系统过敏反应。可引起哮喘或促使原有的哮喘发作。③消化系统过敏反应。可引起过敏性紫癜,以腹痛和便血为主要症状。

(二)链霉素过敏试验法

1. 试验药液的配制

皮内试验液的剂量以1mL含2500U链霉素生理盐水溶液为标准,具体配制如下：

链霉素 1 瓶为 1g(100 万 U)，用 3.5mL 生理盐水溶解后为 4mL，则 1mL 含 25 万 U。

取上液 0.1mL，加生理盐水至 1mL，则 1mL 含 2.5 万 U。

取上液 0.1mL，加生理盐水至 1mL，则 1mL 含 2500U。

2. 步骤

(1)取链霉素试验液 0.1mL(含 250U)做皮内注射。

(2)注射 20min 后观察结果。

(3)皮内试验结果判断，同青霉素过敏试验。

(4)记录试验结果。

(三)破伤风抗毒素(TAT)过敏试验法及脱敏疗法

破伤风抗毒素是一种免疫马血清，对人体是一种异性蛋白，具有抗原性，注射后也容易出现过敏反应，因此，在用药前应做过敏试验。曾用过破伤风抗毒素超过 7 天者，如再使用，须重做皮试。

1. 过敏试验方法

(1)试验药液的配制：取每支 1mL 含 1500IU 的破伤风抗毒素药液，抽取 0.1mL，加生理盐水稀释至 1mL(即含 150IU)。

(2)步骤：①按皮内注射法在患者前臂掌侧注入破伤风抗毒素试验液 0.1mL(含 15IU)。②注射 20min 后观察结果。③皮内试验结果判断。阴性：皮丘无红肿，无全身反应；阳性：局部皮丘红肿硬结，直径大于 1.5cm，红晕可超过 4cm，有时出现伪足、痒感。全身反应同青霉素过敏反应。④记录试验结果。

2. 阳性患者脱敏注射法

破伤风抗毒素过敏试验阳性者可用脱敏注射法，即多次小剂量多次脱敏注射药液，每隔 20min 注射一次，每次注射后均需密切观察。在脱敏过程中，如发现患者有全身反应，如气促、发绀、荨麻疹、过敏性休克时，应立即停止注射，并迅速对症处理。如反应轻微，待症状消退后，酌情将注射的次数增加，剂量减少，以达到顺利注入所需的全量。

(四)过敏反应的预防

(1)用药前询问过敏史、用药史和家庭史。对有青霉素等过敏史者应禁止做过敏的试验，对其他药物过敏史或变态反应疾病史者慎用。

(2)正确实施药物过敏试验。过敏试验药液的配制、皮内注入剂量及试验结果的判断都应正确。

(3)试验结果阳性的对策。试验结果阳性者禁用该药(如青霉素、链霉素），同时在医嘱单、病历卡、床头卡、注射卡醒目地注明，并告知患者及家属。TAT试验结果阳性者应正确实施脱敏注射法。

（4）药液现配现用。因青霉素水溶液在室温下易分解产生过敏物质，引起过敏反应，还可使药物效价降低，影响治疗效果。配制试验或稀释青霉素的等渗盐水应专用。

（5）加强工作责任心。工作人员必须严格执行查对制度。注射前要做好急救准备工作，注射后应观察30min，以防迟缓性过敏反应的发生。

（6）不宜空腹进行皮内试验或药物注射。

（五）过敏性休克的急救

（1）立即停药，使患者平卧，以利脑部血液供应，就地抢救，注意保暖。

（2）立即皮下注射0.1%盐酸肾上腺素0.5～1mL，病儿酌减。如症状不缓解，可每隔30min再皮下或静脉注射0.5mL，直至脱离危险期。此药是抢救过敏性休克的首选药物，它具有收缩血管、增加外周阻力、升高血压、兴奋心肌、增加心输出量及松弛支气管平滑肌的作用。

（3）改善缺氧症状，给予氧气吸入，呼吸受抑制时，应立即进行口对口人工呼吸，并肌内注射尼可刹米或山梗菜碱等呼吸兴奋剂。喉头水肿影响呼吸时，应立即准备气管插管或配合施行气管切开术。

（4）根据医嘱给药，给予地塞米松5～10mg静脉推注或氢化可的松200mg加5%～10%葡萄糖液500mL静脉滴注，此药有抗过敏作用，能迅速缓解症状。其他根据病情给予血管活性药物（如多巴胺、间羟胺等）、纠正酸中毒和抗组织胺类药物如肌内注射异丙嗪25～40mg或苯海拉明20mg等。链霉素过敏反应时，可静脉注射葡萄糖酸钙或氯化钙，因链霉素可与钙离子结合，使毒性症状减轻。

（5）发生心搏骤停，立即行胸外心脏按压，同时施行人工呼吸。

（6）纠正酸中毒。

（7）观察与记录，密切观察患者的意识、体温、脉搏、呼吸、血压、尿量及其他临床变化，并做好病情动态的记录。患者未脱离危险期，不宜搬动。

六、生命体征的观察与护理

生命体征是机体内在活动的一种客观反映，是衡量机体身心健康的基本指标。生命体征包括体温、脉搏、呼吸、血压。正常人生命体征相对稳定，有一定范围，相互之间也有内在联系。当机体出现异常时，生命体征可发生不同程度的变化。因此，正确观察生命体征可以为临床诊断、预防、治疗、护理提供第一手资料和依据。观察与测量生命体征是护理工作中重要的基本技能。

（一）体温的观察与测量

1.正常体温及生理变化

测量体温常以口腔、直肠或腋下温度为标准，所测温度与深部体温相近，其变动一般不超过平均数上下1℃。体温单位以℃或℉表示，其互换公式为1℃＝（℉－32）×5/9。正常值：口腔舌下温度为37.0℃（范围在36.3～37.2℃），直肠温度为37.5℃（36.5～37.7℃）（比口腔温度高0.3～0.5℃），腋下温度为36.5℃（36.0～37.0℃）（比口腔温度低0.3～0.5℃）。

体温可随年龄、性别、昼夜和情绪等因素变化而出现生理性波动，但此波动常在正常范围内。

（1）年龄　新生儿因体温调节功能不完善，其体温易受环境温度影响而随之波动；儿童因新陈代谢率高，体温高于成人，大约每增长10岁，体温约降低0.05℃；老年人则因新陈代谢率低，体温呈正常范围低值。

（2）昼夜时间　一般清晨2—6时体温最低，下午2—8时体温最高，但其波动范围不超过平均数上下0.5～1℃。

（3）性别　女性稍高于男性。在经前期和妊娠早期，体温可轻度升高，月经期体温下降0.2～0.5℃，一直持续至排卵期，排卵日升高0.3～0.6℃。

（4）其他　日常生活中运动、沐浴、进食、情绪激动、精神紧张等因素可使体温一过性增高，而安静、睡眠、饥饿可使体温下降。运动员大量运动后，体温可达39℃，运动结束后30min可恢复正常。

2.异常体温的观察及护理

（1）发热　由于致热原作用于体温调节中枢，或体温调节中枢功能障碍等原因，导致体温超出正常范围，称发热。发热可分为感染性和非感染性两类，以前者多见。

1）发热程度划分。以口腔温度为标准，将发热分为：低热37.3～38.0℃；中度热38.1～39.0℃；高热39.1～41.0℃；超高热41.0℃以上。

2）发热过程。体温上升期：特点为产热大于散热。患者表现为畏寒、皮肤苍白、无汗、皮肤温度下降、疲乏无力，部分患者有寒战，寒战之后体温上升，体温上升方式有骤升和渐升两种。发热持续期：特点为产热和散热在较高水平上趋于平衡。患者表现为颜面潮红、皮肤灼热、口唇干燥、呼吸和脉搏加快、全身乏力、食欲缺乏等。此期持续时间可因疾病和治疗效果而异。退热期：特点为散热大于产热，体温恢复至正常调节水平。患者表现为大量出汗和皮肤温度降低。退热方式有骤退和渐退两种。

3）热型。根据体温变动特点分类。稽留热：体温维持在 39～40℃ 的高水平，达数天或数周，24h 波动范围不超过 1.0℃。常见于大叶性肺炎、伤寒高热期。弛张热：体温波动幅度大，最高体温在 39℃ 以上，24h 波动范围超过 2.0℃，最低体温仍高于正常水平。常见于败血症、风湿热、严重化脓性感染。间歇热：体温骤然升高至 39℃ 以上，持续数小时后迅速降至正常，经过一天或数天间歇后体温又升高，高热与正常体温交替有规律地反复出现。常见于疟疾、急性肾盂肾炎。不规则热：体温在 1 天中变化无一定规律。见于流感、肿瘤性发热、肺结核、风湿热、支气管肺炎等。回归热：体温急骤上升达 39℃ 以上，持续数天后又骤降至正常水平，数天后又出现高热，如此规律地交替出现。见于回归热、霍奇金病等。波状热：指体温逐渐升高达 39℃ 以上，持续数天后又逐渐降至正常水平，数天后又逐渐上升，如此反复多次。常见于布氏杆菌病。

4）高热患者的护理。观察：高热患者应每 4h 测体温 1 次，体温降至 38.5℃（口腔温度）以下时，每天测 4 次，待体温恢复正常 3 天后，减为每日 2 次，同时观察其他生命体征的变化；用退热药或物理降温后 30min 测体温 1 次，并做好记录。保暖：体温上升期应适当保暖。但在高热持续期，衣着、卧具不能过多，以免影响散热。降温：较好的方法是物理降温，如头部及大动脉处用冰袋冷敷或乙醇擦浴等。体温超过 39℃，用冰袋敷头部；体温超过 39.5℃，酒精擦浴或大动脉处冷敷。补充营养和水分：给予营养丰富易消化的流质或半流质饮食，应少食多餐，鼓励患者多饮水。口腔护理：应在晨起、餐后及睡前协助患者漱口或用生理盐水棉球清洁口腔。卧床休息：体温每升高 1℃，新陈代谢率增快 7%，应卧床休息，同时调整室温，避免噪音，加强心理护理。

（2）体温过低　是指机体深部温度持续低于正常，体温在 35℃ 以下称体温过低。常见于早产儿及全身衰竭的危重患者。护理此类患者首先要设法提高室温（24～26℃ 为宜），避免室内有促进散热的空气对流；其次应采取相应的保暖措施，加温过程中，必须密切观察患者的体温变化和其他病情变化。

3. 体温的测量

（1）体温计种类

1）玻璃汞柱式体温计。为目前国内最常用，分口表、肛表和腋表。体温计由玻璃管和一端贮汞槽组成。口表、肛表的玻璃管似三棱镜状，腋表的玻璃管呈扁平状。口表、腋表的贮汞槽较细长，肛表的贮汞槽较粗短。

2）电脑数字式体温计。采用电子感温探头测量体温，所测温度值由数字显示器显示。此法读数直观，用法简便，测温准确。

3)可弃式化学体温计。体温计上涂有遇热可变色的许多化学药点,并标有温度数字。药点颜色从白色变为绿色或蓝色,最后出现绿色点即为测得的体温值,其标明的数字为准确温度。此体温计最大优点是用后即丢弃,无交叉感染和污染的危险。

(2)测量体温的方法

1)玻璃汞柱式体温计测量法。

口腔测温法:将已消毒的口表汞槽端斜放于舌下,嘱患者闭嘴用鼻呼吸,勿用牙咬体温计,3min 后取出读数。

腋下测温法:先擦干腋下汗液,将体温计汞槽端放于腋窝深处并紧贴皮肤,患者屈臂过胸夹紧体温计,10min 后取出读数。

直肠测温法:患者取侧卧位或俯卧位或屈膝仰卧位,露出臀部,用棉签蘸润滑剂润滑已消毒的肛表汞槽端,将肛表旋转并轻轻插入肛门 3～4cm,3min 后取出,用消毒液纱布擦净,读数。

2)电脑数字式体温计测量法。开启顶部电源键,体温计自动校准,显示器出现 L℃ 符号,将探头置于测温部位(口腔、腋下或肛门),当电子蜂鸣器发出蜂鸣音,再持续增长 3s 后,即读取体温值。测温后,用消毒剂擦拭体温计。

3)可弃式化学体温计测量法。松开封套,握住手持端,让患者张口,抬起舌头,将体温计感热端放置在舌系带左或右的"热袋"中,患者闭住嘴,体温计放置 45s 以上,取出观察。

注意事项:使用玻璃汞柱式体温计时需注意以下几点。

1)每次测体温前,均须检查水银柱的位置,只有在 35℃ 以下,方可测量。

2)清洗体温计前先消毒,每次使用后,体温计均须消毒。口表、肛表应分别消毒。切忌将体温计放在热水中清洗或水中煮沸,以防爆裂。

3)精神异常、昏迷、口鼻手术、呼吸困难、口腔感染者及 5 岁以下儿童均不宜采用口腔测温。刚进食或面颊冷热敷后,应间隔 30min 后方可口腔测温。

4)腹泻、直肠或肛门手术、心肌梗死患者不宜直肠测温。坐浴或灌肠者须待 30min 后才可直肠测温。

5)患者不慎咬碎体温计时,应立即清除玻璃碎屑,再口服蛋清或牛奶以延缓汞的吸收。病情允许时可食有韭菜等纤维素丰富的食物,以减少吸收,促进排泄。

(二)脉搏的观察与测量

1.正常脉搏的观察

(1)脉率　即每分钟搏动次数。正常成人在安静状态下每分钟搏动 60～

100次。可随年龄、性别、运动、情绪等因素而变化。幼儿比成人快,女性比男性快,同一人卧位时最慢,坐位其次,立位最快。身材细高者常比矮胖者脉率慢。

(2)脉律 均匀规则,间歇时间相等。

(3)脉搏强弱 取决于心搏输出量、外周血管阻力的大小和脉压大小。

(4)动脉壁的状态 动脉壁光滑柔软,有一定弹性。

(5)脉搏的紧张度 它与血压高低有关。

2.异常脉搏的观察及护理

(1)频率异常

1)速脉:成人脉率超过100次/min,称速脉。见于发热、大出血、疼痛、休克、甲状腺功能亢进、贫血、心功能不全等患者。发热时体温升高1℃,脉率增快10次/min左右。

2)缓脉:成人脉率低于60次/min,称缓脉。见于颅内压增高、阻塞性黄疸、病态窦房结综合征、房室传导阻滞、低温、血钾过高,或服用某些药物如地高辛、利血平、β受体阻滞剂。甲状腺功能减退等患者。若在40次/min以下,要做好抢救准备。

(2)节律异常

1)间歇脉:在一系列正常脉搏中出现一次提前而较弱的脉搏,其后有一较正常延长的间歇,也称过早搏动。见于正常人在过度疲劳、精神兴奋、体位改变时也偶尔出现间歇脉、各种心脏病或洋地黄中毒等患者。

2)二联律、三联律:每隔一个或两个正常搏动后出现一次过早搏动,分别称二联律或三联律。见于多种心脏疾病或洋地黄中毒。

3)绌脉:在同一单位时间内脉率少于心率,脉搏细弱,极不规则;听诊时心律完全不规则,心率快慢不一,心音强弱不等。常见于心房颤动患者。

(3)强弱异常

1)水冲脉:脉搏骤起骤落,有如潮水涨落,是由于周围血管扩张或在分流、反流所致。检查时,将患者前臂抬高过头,触其桡动脉,可感到急促而有力的冲击。见于主动脉瓣关闭不全、甲状腺功能亢进、先天性动脉导管未闭、动静脉瘘、严重贫血患者。

2)交替脉:脉搏强弱交替出现,而节律正常。常见于高血压性心脏病、急性心肌梗死、主动脉瓣关闭不全。

3)奇脉:平静吸气时脉搏显著减弱甚至消失,又称吸停脉。见于心包积液或缩窄性心包炎患者。

4)洪脉：当心输出量增加、周围动脉阻力较小、脉搏充盈度和脉压较大时，脉搏强大有力，称洪脉。见于高热、甲状腺功能亢进、主动脉瓣关闭不全等患者。

5)丝脉：当心输出量减少时、周围动脉阻力较大、动脉充盈度降低，脉搏细弱无力，扪之如细丝。见于大出血、主动脉瓣狭窄、休克、全身衰竭的患者。

6)脉搏消失：多发性大动脉炎时，由于大动脉闭塞，相应部位的脉搏触不到。常见于左侧桡动脉闭塞。这种脉搏消失的同时，该部位的血压也测不出，临床上称无脉病。

（4）动脉管壁异常　动脉硬化时，动脉壁可发生不同程度的改变。早期仅可触知动脉壁弹性消失，呈索条状，严重时动脉壁有钙质沉着，动脉壁不仅硬，且有迂曲和结节状。

（5）异常脉搏的护理　对于脉搏异常患者，应提供相应的心理护理，以缓解其紧张、恐惧心理；根据医嘱给药，观察药物疗效和不良反应；协助相关诊疗检查，必要时进行心电、血压监护。

3.脉搏的测量方法

（1）测量部位　检查脉搏时，一般选择身体表浅且靠近骨骼处的动脉。最常用的是桡动脉，其次是颞动脉、耳前动脉、颈动脉、肱动脉、腘动脉、股动脉、足背动脉等。

（2）测量方法

1)向患者解释以取得合作。诊脉前须保持安静，剧烈运动后休息 15～30min 再测。

2)以桡动脉为例，患者取坐位或卧位，手臂放于舒适位置，腕部伸展。偏瘫者应选择健侧肢体。

3)检查者以食指、中指和无名指（不可用拇指，因拇指小动脉搏动较强，易与患者脉搏相混淆）的指端放在桡动脉表面，压力大小以能清楚地触及脉搏为宜。一般情况下测 30s，将所得数值乘以 2，即为脉率。异常脉搏、危重患者应测 1～3min。当脉搏细弱不能摸清时，可用听诊器测心率 1min。以测量心率代替测脉搏的情况常见于心脏病、心律不齐或使用洋地黄类药物的患者，以及 2 岁以下儿童等。

4)对绌脉患者，应由两名护士同时测量，一人听心率，一人测脉搏。由听心率者发出"始"、"停"口令，计数 1min，以分数式记录心率/脉率。

（三）呼吸的观察与测量

1.正常呼吸的观察

正常成人安静情况下呼吸约 16～20 次/min，呼吸与脉率之比为 1∶4～

1∶5。频率和深浅可随年龄、性别、血压、温度、气压、活动、情绪等因素而改变。

2.异常呼吸的观察与护理

(1)频率异常

1)呼吸过速:成人在安静状态下呼吸频率每分钟超过 24 次,称呼吸过速。见于高热、贫血、疼痛、甲状腺功能亢进、心功能不全的患者。

2)呼吸过缓:成人在安静状态下每分钟低于 10 次,称呼吸过缓。见于颅内压增高、镇静剂过量、脑肿瘤等患者。

(2)节律异常

1)潮式呼吸:又称陈—施氏呼吸。其特点为呼吸由浅慢变成深快,然后再由深快变成浅慢,继之暂停,周而复始。潮式呼吸周期可长达 30s 至 2min,暂停期可持续 5~30s,须较长时间仔细观察。

2)间停呼吸:又称毕奥氏呼吸。表现为有规律呼吸几次后,突然停止一段时间,间隔一段较短时间后,又开始呼吸,如此反复交替。

以上两种呼吸节律性变化是由于呼吸中枢兴奋性降低,使调节呼吸的反馈失常所致。潮式呼吸多见于脑炎、脑膜炎、颅内压增高、糖尿病酮症酸中毒、巴比妥中毒等患者。间停呼吸较潮式呼吸严重,常在临终前发生。有些老年人在深睡时可出现潮式呼吸,一般认为是脑动脉硬化的表现。

(3)深浅度异常

1)深度呼吸:又称库斯莫呼吸。是一种深而规则的呼吸。见于糖尿病、尿毒症引起的代谢性酸中毒。

2)呼吸浅快:见于呼吸肌麻痹、严重腹胀、肺部疾病等,如同时伴有不规则的呼吸,有时呈叹息样,见于濒死患者。

(4)音响异常

1)蝉鸣样呼吸:即吸气时伴有一种高音调的音响,多因细支气管、小支气管堵塞,使空气进入发生困难。见于喉头水肿、喉头异物等患者。

2)鼾声呼吸:由于气管或支气管内有较多的分泌物蓄积,使呼气发生粗糙的鼾声。见于深昏迷、神经系统疾病的患者。

(5)呼吸困难

呼吸困难是指患者自觉空气不足、呼吸费力,客观上有呼吸频率、节律、深浅度的改变及呼吸肌力强收缩的表现。严重时出现鼻翼翕动、张口呼吸。

1)吸气性呼吸困难:由于上呼吸道、气管、大支气管的狭窄或梗阻而导致吸气费力、吸气时间显著长于呼气,严重时出现"三凹征"。见于喉头水肿、气管异物等患者。

2)呼气性呼吸困难:由于肺组织弹性减退及小支气管痉挛性狭窄而引起的呼气时间显著长于吸气,患者呼气费力。见于阻塞性肺气肿、支气管哮喘的患者。

3)混合性呼吸困难:由于某种原因呼吸面积的减少而引起呼气、吸气均费力,伴呼吸浅而快,见于肺炎、胸腔大量积液的患者。

(6)异常呼吸的护理

1)休息与环境:环境应安静、舒适、保持空气新鲜,适宜的温湿度,避免刺激性气体。

2)调整体位:根据病情需要,取半坐或端坐卧位。

3)心理安慰:稳定情绪以缓解症状。

4)保持口鼻清洁及呼吸道通畅:张口呼吸者每日清洁口腔2~3次。协助患者排除呼吸道分泌物,必要时给予吸痰。

5)根据病情给予适宜的氧疗,或使用人工呼吸机。

3.呼吸的测量方法

在测量脉搏之后,检查者手指仍放于原处,保持诊脉姿势(以分散患者的注意力),观察患者胸部或腹部的起伏,一吸一呼为一次。成人和儿童计数30s,所测值乘以2为呼吸频率。如患者呼吸不规则或患者是婴儿应测1min。当患者呼吸微弱不易观察时,可用少许棉花置于患者鼻孔前,观察棉花纤维被吹动的次数,计数1min。测呼吸频率同时,应注意节律和深浅度的变化。

(四)血压的观察与测量

血压是血液在血管内流动时对血管壁造成的侧压力。一般指动脉血压,如无特别注明,均指肱动脉的血压。测量血压时,是以血压和大气压作为比较,用血压高于大气压的数值表示血压的高度。血压计数单位,过去为毫米汞柱(mmHg),目前用千帕(kPa),两者换算公式:$1kPa = 7.55mmHg$,$1mmHg = 0.133kPa$。

1.正常血压及生理性变化

安静时,正常成人的血压为:$12.0kPa(90mmHg) \leqslant 收缩压 \leqslant 18.5kPa(139mmHg)$,$8.00kPa(60mmHg) \leqslant 舒张压 \leqslant 11.9kPa(89mmHg)$;脉压为$4.00 \sim 5.33kPa(30 \sim 40mmHg)$,平均动脉压$13.3kPa(100mmHg)$左右。血压可随年龄、体重、性别及其他生理状况而改变。

(1)年龄和性别　血压随年龄增长而增高,新生儿最低,小儿血压比成人低,中年以前女性较男性低。

（2）昼夜和睡眠　一般傍晚高于清晨，睡眠不佳时，血压稍增高。

（3）环境　寒冷环境中血压升高，高温环境可略下降。

（4）部位　下肢血压比上肢高2.67～5.33kPa（20～40mmHg），25%的人右上肢比左上肢高133～2.67kPa（10～20mmHg）。

（5）进食　进食后1h内血压可稍升高。

（6）精神状态　紧张、恐惧、兴奋、疼痛都可使收缩压升高，舒张压升高不明显。

（7）体形　通常高大、肥胖者血压较高。

（8）体位　一般卧位时收缩压比立位时约低1.1～1.7kPa（8～13mmHg）。

（9）其他　饮酒、摄盐过多、服用药物等也会引起血压变化。

2. 异常血压的观察与护理

（1）高血压　成人收缩压≥18.7kPa（140mmHg）和（或）舒张压≥12.0kPa（90mHg）。见于高血压病、肾脏疾病等患者。

（2）低血压　是指收缩压<90mmHg，舒张压<60mmHg。一般认为，血压低于正常范围且有明显的血容量不足的表现如脉搏细速、心悸、头晕等，即可诊断为低血压，常见于休克、大出血等患者。

（3）脉压异常　脉压增大：指脉压>5.3kPa（40mmHg），多见于主动脉瓣关闭不全、主动脉硬化等；脉压减小：指脉压<3.9kPa（30mmHg），多见于心包积液、缩窄性心包炎等。

（4）异常血压的护理　①血压异常时，检查者应保持镇静，与患者的基础血压值对照，给予合理的解释和指导。②如血压较高应让其卧床休息，按医嘱给予降压药物。③如血压过低，应迅速取休克卧位，并作相应处理。④根据血压的高低调整饮食中盐、脂肪、胆固醇的摄入，避免吃辛辣等刺激性食物，保持排便通畅。⑤稳定患者情绪，嘱患者生活作息规律，戒烟、酒。

3. 血压的测量方法

（1）血压计的种类　血压计有汞柱式血压计、表式血压计和电子血压计三种，以汞柱式最常用。

血压计由输气球及调节空气阀门、袖带、测压计三部分组成。常用袖带长24cm、宽12cm，外层布套长48cm。下肢袖带布套长135cm、宽14cm；小儿袖带是上臂直径的1/3～1/2。

（2）测量方法（以测肱动脉血压为例）

1）测量前，让患者安静休息5～10min，若患者运动、洗澡、吸烟、进食、情绪激动、紧张等，须让其休息 30min 后行血压测量。

2）向患者解释，取得合作。患者取坐位或仰卧位，卷衣袖露出一侧上臂（一般以右上肢血压为准），必要时脱衣袖。掌心向上，被测肢体与心脏同一水平（即坐位时肱动脉平第四肋软骨；仰卧位时肱动脉平腋中线），伸肘，并稍外展。

3）检查血压计性能。放平血压计，开启汞槽开关。将袖带气袋中部对着肘窝平整地缠于上臂，松紧以放入一指为宜，袖带下缘距肘窝 2～3cm，将末端整齐地塞入里圈内。

4）戴好听诊器，触知肱动脉搏动，将听诊器胸件置于肱动脉处并稍加压固定，胸件不可塞在袖带内。

5）向袖带内充气，边充气边听诊，待肱动脉搏动消失，再升高 2.6～4kPa（20～30mmHg），然后慢慢放开气门，以每秒 0.5kPa（4mmHg）的速度放气，使汞柱缓慢下降，双眼平视汞柱所指刻度。当听到第一次声响时的汞柱数值即为收缩压，然后声音突然减弱消失，此时所指的汞柱数值为舒张压（如声音不能消失，以突然变弱为舒张压）。

6）测量后，排尽袖带气体，关闭气门，整理袖带放入盒内。将血压计盒倾斜 45°，使汞柱回流槽内，关闭汞槽开关。

7）记录以分数式即收缩压/舒张压表示。口述应先读收缩压，后读舒张压。

下肢血压测量法与上肢血压测量法的区别之处为：

患者取仰卧、俯卧或侧卧位，露出大腿部。

将袖带缠大腿部，其下缘距腘窝 3～5cm。将听诊器胸件置于腘动脉搏动处。如用上肢袖带，可使测得血压之收缩压偏高，舒张压相差不大。

记录时应注明"下肢血压"。

（3）注意事项

1）保证测量的准确性和可比性。应做到四定：定时间、定部位、定体位、定血压计。

2）偏瘫、一侧肢体外伤或手术的患者测血压应选择健侧肢体，因患侧肢体肌张力减低及血循环障碍，不能真实反映血压的变化。

3）排除影响血压值的外界因素，袖带太窄使测得血压值偏高；袖带太宽使测得血压值偏低；袖带过松使测得血压值偏高；袖带太紧使测得血压值偏低。

4）如测得血压异常或血压的搏动音听不清时，应重复测量。先将袖带内气体驱尽，使汞柱降至"0"点，稍等片刻再行第二次测量，一般连测 2～3 次，取其最低值。

5）如发现患者血压异常时，应进行左右上肢、上下肢血压对比，以发现特殊病症。

七、皮肤护理

皮肤是身体的第一道防线，完整的皮肤具有保护机体、感觉、分泌、吸收、调节体温的功能。皮肤的清洁与护理有助于维持身体的完整性，保持局部清洁、干燥，预防感染及压疮的发生，在满足患者生理需要的同时也有利于患者维持良好的心理状态。

皮肤护理包括沐浴（淋浴、盆浴、床上沐浴）、背部护理等。对一般情况良好的患者，可行淋浴或盆浴。妊娠 7 个月以上的孕妇禁用盆浴。传染病患者的沐浴应根据病情、病种按隔离原则进行。对于活动受限的患者可采用床上沐浴的方法。

压疮是临床护理中较为常见的问题，一旦发生压疮不仅增加患者感染的机会，造成身体不适，而且可能威胁到患者生命。因而，预防压疮的发生就显得尤为重要。

（一）压疮发生的原因及易发部位

压疮是指局部组织长期受压，血液循环障碍，局部持续缺血、缺氧、营养不良而致的软组织溃烂和坏死。发生压疮的常见原因为：①长期卧床患者不能自行改变体位。②皮肤经常受潮湿、摩擦等刺激（如大小便失禁、床单皱褶不平），使皮肤抵抗力降低。③使用石膏绷带和夹板时，衬垫不当，松紧不适宜，致使局部血液循环不良。④全身营养不良、皮肤水肿及恶病质等。⑤意识状态改变或感觉障碍。⑥体温升高。⑦药物影响，如镇静、催眠药、镇痛药、血管收缩药、类固醇类药物等。⑧缺氧，如慢性阻塞性肺疾患、CO 中毒等。

压疮易发生在受压和缺乏脂肪组织保护、无肌肉包裹或肌层较薄的骨骼隆突处。根据体位和受压点的不同，好发部位也不同。

仰卧位时好发于枕骨粗隆、肩胛部、肘部、脊椎体隆突处、尾骶部、足跟部等部位。

侧卧位好发于耳部、肩峰、肘部、髋部、膝关节的内外侧、足跟内外踝等部位。

俯卧位好发于耳、颊部、肩部、乳房、男性生殖器、髂嵴、膝部、脚趾肋缘突出部等部位。

坐位好发于坐骨结节。

（二）压疮的分期与临床表现

1.第一期（淤血红润期）

此期为压疮初期,局部皮肤受压或受潮湿刺激后出现暂时性血液循环障碍,表现为红、肿、热、触痛或麻木。此期如能及时去除致病原因,则可阻止压疮的继续发展。

2.第二期（炎性浸润期）

红肿部位若继续受压,血液循环仍得不到改善,则静脉回流受阻,局部静脉淤血。受压表面呈紫红色,皮下产生硬结,皮肤因水肿而变薄,可出现水疱,此时极易破溃,如表皮松懈、剥脱,可显露出潮湿红润的创面。此期如不积极采取措施,压疮会继续发展。

3.第三期（浅度溃疡期）

表皮水疱逐渐扩大、破溃,真皮创面有黄色渗出液,感染后表面有脓液覆盖,致使浅层组织坏死。

4.第四期（坏死溃疡期）

坏死组织侵入真皮下层和肌肉层,脓液较多,坏死组织边缘呈黑色,有臭味。感染继续向周围和深部组织扩展,可达骨膜,严重者可引起脓毒败血症。

（三）压疮的预防

绝大多数压疮是可以预防的。通过精心科学的护理,将压疮的发生率降到最低程度,是护理工作者的重要职责。

1.避免局部长期受压

（1）间歇性解除压力是有效预防压疮的关键。经常更换卧床患者的体位是最简单、最有效解除压力的方法。鼓励和帮助患者经常翻身,一般每2h翻身一次,并视患者病情及局部受压情况及时调整。翻身时避免推、拖、拉等动作,防止擦伤皮肤,并观察皮肤情况。经常翻身能使骨隆突部位皮肤交替地减轻压迫,轮流承受身体的重量。

（2）针对患者的各种卧位,应采用软枕或其他设施架空骨隆突处,支持身体空隙。同时可采用"支被架",减轻盖被对足部的压力。也可用柔软通气的枕、垫支撑躯体或肢体,使受压部位悬空,避免受压,减少骨隆突处皮肤与床垫的摩擦。还可采用翻身床、气床、水床、电动旋转床等。

（3）对使用石膏、夹板或其他矫形器械的患者,衬垫应松软适度,尤其注意骨隆突起部位的衬垫,要仔细观察局部皮肤变化和肢端皮肤改变情况,认真听取患者反映,适当给予调节,如发现石膏绷带凹凸不平,应立即通知医生,及时调整。

2.促进局部血液循环，改善局部营养状况，防止组织营养不良

（1）对容易发生压疮的患者，经常检查受压部位，用温水擦浴、擦背或用热水行局部按摩，应避免对已发红的皮肤按摩，以免加重皮肤损伤，按摩时自上而下，压力由轻到重，再由重到轻。

（2）鼓励患者在不影响疾病治疗的情况下积极活动，参与自己力所能及的日常活动，防止因长期卧床不动而导致的各种并发症。对长期卧床的患者，每日应进行全范围关节运动，维持关节的活动性和肌肉张力，每2h为患者翻身一次，每1h为长久坐姿的患者更换姿势。

（3）对于长时间卧床的婴幼儿，臀部易受压或由于大小便刺激而导致的臀部发红者，则要保持皮肤干燥，避免受潮或大小便刺激，每天用温水洗臀三次，并用护肤霜涂敷。

3.保护患者的皮肤

（1）床铺应保持平整无皱褶，清洁干燥无渣屑。

（2）使用温水清洁皮肤，勿用肥皂。皮肤干燥者，尤其是老人，可加润肤油。皮肤清洁后，可用适量的乳液或乳霜轻拍皮肤以滋润皮肤。

（3）勿按摩骨突出处脆弱的皮肤。

（4）大小便失禁的患者，尾骶部容易受潮，在肛门周围的皮肤上涂擦皮肤保护剂。注意保持皮肤和床褥的干燥，及时更换尿垫，局部以清水清洗，涂油或凡士林保护皮肤。对瘫痪的肢体部位禁忌用刺激性强的清洁剂，用时不可用力擦拭，防止损伤皮肤。

对局部皮肤易出汗的部位如腋窝、腹股沟等，可使用爽身粉，但严禁在破损的皮肤上涂抹。不可让患者直接卧于橡胶单或者塑料布上。

4.增加患者营养，增强全身抵抗力

营养不良既是导致发生压疮的内因之一，也是直接影响压疮愈合的因素。良好的膳食是改善患者营养状况，促进创面愈合的重要条件。因此，对易出现压疮的患者按患者身高、体重及活动量评估每日所需摄取的总热量，若病情许可，可给予高热量、高蛋白、高维生素及矿物质饮食。不能自行进食者可用肠道外营养补给法、鼻饲法及静脉点滴补充，以保证正氮平衡，促进创面愈合。维生素C及锌在伤口愈合中起着很重要的作用，对于易发生压疮的患者应给予补充。

5.患者教育

对患者及家属进行卫生宣教，介绍压疮发生、发展及治疗护理的一般知识，如经常改变体位的重要性等，使患者及家属能积极参与自我护理。患者及家属应经常检查患者皮肤，在卧位或坐位时应采用减轻压力的方法等，有计

划、适量地活动全身,保持皮肤及床褥的清洁卫生。

（四）压疮的治疗与护理

压疮发生后,应积极治疗原发病,避免受压,增加全身营养,加强局部治疗和护理。

1. 淤血红润期

此期应积极采取措施,使之不再继续发展。除去致病原因,增加翻身次数,防止局部受压,避免摩擦、潮湿和排泄物的刺激,改善局部血液循环,加强营养的摄入以增强机体抵抗力。

2. 炎性浸润期

此期应保护皮肤,避免感染。除继续加强上述措施外,有水疱时,避免水疱破溃,可以贴上水胶体敷料,以减少局部渗出,改善血液供应或用碘伏涂皮肤一日 4 次,防止破裂感染,使其自行吸收。大水疱用无菌注射器抽出疱内液体,千万不要撕破表皮。

3. 浅度溃疡期

浅表创面还可采用缓肤敷料或中草药、胰岛素、氨基酸、鸡蛋内膜、纤维蛋白膜、骨胶原膜等贴于创面治疗。因内膜含有一种溶菌酶,能分解异种生物的细胞壁,杀死细菌,破坏入侵细菌的作用,故可视为消炎和杀菌剂。同时内膜含有蛋白质,能在疮面表层形成无色薄膜覆盖疮面,防止污染和刺激,减轻疼痛,促进炎症局限化,具有明显的收敛作用。以新鲜鸡蛋内膜为例,将其剪成邮票大小,平整紧贴于疮面。如鸡蛋内膜下有气泡,应以无菌棉球轻轻挤压使之排除,再以无菌敷料覆盖其上,1～2 天更换一次,直至创面愈合为止。鸡蛋内膜覆盖创面具有防止水分和热量散失,避免细菌感染和有利于上皮生长的作用。

4. 坏死溃疡期

一般要清除坏死组织,保持引流通畅或利用中药去腐生肌,促进愈合。当创面有感染时,轻者可用无菌等渗盐水林格液或 3% 的过氧化氢溶液清洗创面,用无菌凡士林纱布及敷料包扎,1～2 天更换敷料一次。当溃疡较深、引流不畅时,应用 3% 过氧化氢溶液冲洗,防止厌氧菌滋长。如有坏死组织,应予清除。感染的创面应定期提取分泌物做细菌培养及药物敏感试验,每周一次,按检查结果选用药物。其他:高压氧疗、高频电疗和直流电药物离子导入、氮—氖激光照射等。压疮是全身、局部因素综合作用所引起的变性、坏死的病理过程。因此,要积极预防,采取局部治疗护理为主、全身治疗护理为辅的综合防治措施。

（曹梅娟）

第四节　各种插管及造口护理

一、鼻　饲

将胃管经一侧鼻腔插入胃内,从管内注入流质食物、水和药物的方法称为鼻饲法。饮食是人的最基本的生理需要之一,饮食中所含的各种营养素是保证人体健康的重要条件。对于各种原因引起的不能由口进食者,通过胃管供给营养,可保证患者摄入足够的蛋白质和热量,促进生长发育,供给热能,补偿消耗,增强机体抵抗力。鼻饲法主要适用于:①不能经口进食者,如昏迷、口腔疾患和不能张口者如(破伤风和冬眠治疗的患者);②拒绝进食者,如自杀、精神病或痴呆患者;③早产儿及病情危重婴儿。鼻饲的禁忌证:食道下段静脉曲张、食道梗阻、胃底静脉曲张。

（一）鼻饲前准备

1.用物准备

治疗盘内盛消毒换药碗一个(内盛消毒胃管一根、血管钳一把、纱布两块、压舌板,上用纱布覆盖)、50mL 注射器、石蜡油、棉签、治疗巾、胶布、橡皮圈、听诊器、温开水及鼻饲饮食一份(温度 38～42℃),根据年龄选择粗细、软硬适宜、通畅的胃管。

2.患者准备

备齐用物至患者床旁,向清醒患者或家属解释,以取得合作。协助患者取半坐卧位或坐位,头稍后仰。无法坐起者取右侧卧位。

（二）插管

1.准备

颌下铺治疗巾,置弯盘于口腔旁,用棉签蘸温水清洁鼻腔。打开鼻饲包,戴手套,测量胃管插入长度(发际至剑突),润滑胃管。夹闭胃管末端。

2.清醒患者插管

将胃管沿一侧鼻孔轻轻插入,当胃管通过咽部时刺激喉上神经易引起恶心、呕吐而致插管失败,因此快速插入以减少对咽喉部的刺激是插管成功的关键。一种方法是胃管插至咽喉部(14～16cm)时,边插边嘱患者做吞咽动作,直至胃管插入胃内(45～55cm);也可采用饮水插管法,即当胃管插入 14～16cm 时用小勺喂水并嘱患者下咽,同时送入胃管,此举可分散患者注意力,缓解紧张情绪,减轻胃管对咽喉部刺激,通过吞咽动作使胃管顺利进入食道而不致误入气管。插入过程中若患者有恶心,应暂停片刻,嘱患者做吞咽动作或深呼吸以减轻不适,随后迅速将胃管插入。插入不畅时应检查胃管是否盘在口中,如患者出现呛咳、发绀、呼吸困难,表示误入气管,应立即拔出,休息片刻后再插。

3.昏迷患者插管

常规方法是插管前去枕并将患者头向后仰(图1-1),当胃管插至15cm(咽喉部)时,用左手托起患者头部,下颌靠近胸骨柄以增大咽喉部通道的弧度(图1-2),便于管端沿后壁徐徐插入胃内,提高插管成功率。由于昏迷者不能配合做吞咽动作,插管时易误入气管,可在胃管插入15cm时先刺激患者产生吞咽反射,随即将胃管迅速送入。

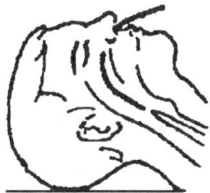

图1-1　昏迷患者插胃管头后仰位　　　　图1-2　抬高头部

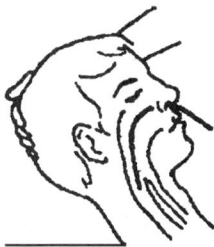

4.确定胃管是否在胃内

主要有以下三种方法:①胃管接注射器抽吸,有胃液被抽出。②用注射器从胃管注入10mL空气,同时置听诊器于胃部,可闻及胃内气过水声。③将胃管末端放入盛水碗内,无气泡逸出。如误插入气管内,则有气泡自胃管末端逸出。

(三)鼻饲方法

确定胃管在胃内后,用胶布固定于鼻翼及面颊部。患者取半坐卧位,鼻饲时可防止反流、误吸。鼻饲前先抽出胃内残留液,然后注入少量温开水,再灌注鼻饲流质或药液,最后用少量温开水冲净胃管,避免食物留于管腔中变质或堵塞管腔。饲食过程中,防止空气进入。

(四)注意事项

(1)插管动作要轻稳,特别是在通过食管三个狭窄部(第一狭窄部是环状软骨的下缘,距门齿约15cm;第二狭窄部在平气管分叉处,距门齿约25cm;第三狭窄部在食管通过膈肌处,据门齿约40cm)时,更应注意避免损伤黏膜。

(2)每次灌食前应检查胃管是否在胃内。

(3)每次鼻饲量不超过200mL,间隔时间不少于2h,灌注速度不宜过快,15～30min喂完为宜;每日5～6次。鼻饲食物温度38～42℃,过冷或过热均会刺激消化道引起呕吐。

(4)灌注药片时,应将其碾碎,用水溶解后再灌入,避免与营养液混在一起灌注。

(五)鼻饲后护理

1.固定

鼻饲完毕,反折胃管开口端,用纱布包妥,夹紧,固定于患者衣服上(肩部)。昏迷、老年痴呆等患者由于难以忍受胃管刺激,鼻饲治疗期间常自行拔出胃管,应妥善固定。

2.清理、记录

整理床单位,清理用物,将注射器洗净放入治疗碗内,用纱布盖好备用,每日消毒一次。每次鼻饲后记录输入饮食量及患者反应。

3.活动

鼻饲后30min内避免翻身。对长期卧床的老年鼻饲患者要鼓励或协助其做主动或被动活动,如床上肢体活动,下床坐沙发或坐轮椅户外活动等,以促进其胃肠蠕动和食物的消化吸收。

4.口腔护理

长期鼻饲者,须每日进行口腔护理,胃管每周更换一次,于晚上灌食后拔出,次晨从另一鼻孔插入。有研究表明,硅胶胃管可3～4周更换1次,以减少患者痛苦。

5.拔管

患者能正常经口进食或采用其他营养方式时,即可停止鼻饲。拔管前置弯盘于患者颌下,胃管开口端夹紧放入弯盆内,揭去胶布,一手用纱布包裹近鼻孔处胃管,另一手拔胃管,边拔边用纱布擦拭胃管,至咽喉处时嘱患者屏气并快速拔出,以免液体误滴入气管。将胃管放入弯盘内,清洁患者口鼻、面部,胶布痕迹可用汽油擦拭。拔管后协助患者取舒适卧位,清理用物。

(六)健康指导

1.营养要求

每日总热量维持在8.37kJ(约2000kcal)左右,采用液体状食物,如乳类、豆浆、米汤、冲蛋、稀藕粉、肉汁、鱼汤、鸡汤、菜汁、果汁、枣汤、杏仁糊等。液体状食物所含热量及营养素不足,只能短期使用。长期使用鼻饲者,应补充要素饮食。定期检测患者的生化指标,评价其营养状况,及时调整营养液成分,以免患者发生营养失调。

2.吞咽训练

观察、评估患者不能进食的原因,采取相应措施,对症处理,尽早恢复正常的经口进食。清醒患者因吞咽困难不能进食者,应首先查找吞咽困难的原因,是否有食管异物或肿瘤压迫,如无器质性病变,应指导患者进行吞咽功能训练。训练时安置患者于舒适环境中,取坐位,指导患者从吮吸动作开始练习,先用吸管吸少量液体,然后双唇紧闭以促进吞咽。每日定时训练,逐渐延长训练时间,增加吸入液体量。吞咽功能恢复后,应尽快停止鼻饲,逐步改为半流质饮食、软食,并保证正常的饮食供应量。

二、胆道 T 型管引流

患者施行胆道手术后,胆总管切开处常规放置 T 型管引流,T 型管短管一端通向肝管,另一端通向十二指肠,长管经腹壁至体外,与引流袋相连(图 1-3)。T 型管引流的目的:①引流胆汁,控制炎症,减轻胆管水肿,防止缝合口胆汁外漏引起胆汁性腹膜炎、膈下脓肿等严重并发症;②支撑胆总管,防止胆管狭窄;③可通过 T 型管冲洗或内镜取石治疗胆道残余结石。T 型管引流后出院时须带管回家的有:①术后不到 2 周,尚不能拔管者;②胆总管下端仍有堵塞,如有胆道水肿、残余结石者;③肿瘤等胆总管病变难以去除者,须引流胆汁以缓解梗阻性黄疸。

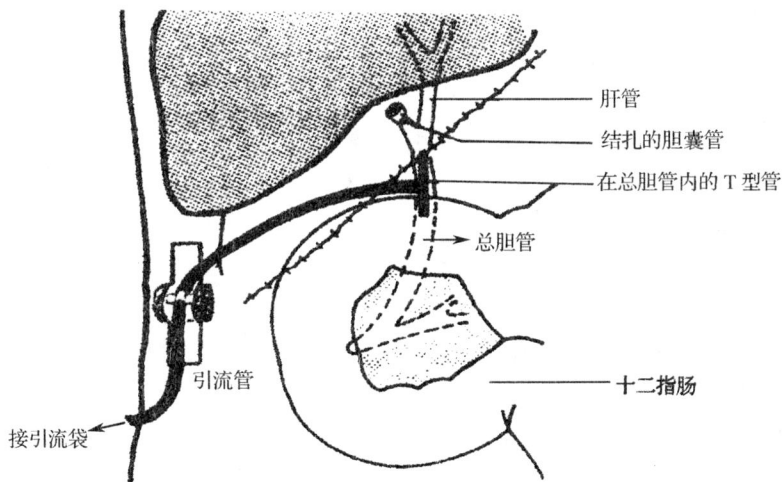

图 1-3　T 型管引流示意图

(一)T 型管引流护理

1.妥善固定

T 型管由腹壁穿出处用缝线固定于皮肤,外垫纱布并用胶布妥为固定。接管长度适宜,避免因过短造成翻身时不慎将引流管拉出或过长致引流管扭曲、折叠,造成引流不畅。引流管固定于患者衣服上,尽可能不固定于床上,以免因翻身、搬动或起床活动时牵拉而致 T 型管脱落。

2.保持引流通畅

定时自上而下挤捏引流管,如发现胆汁引流量突然减少,应检查管道是否有阻塞或扭曲、受压。如有阻塞,应以无菌生理盐水缓慢冲洗。术后 5～7 天内禁止加压冲洗引流管,因为此时引流管与周围组织及腹壁间尚未形成粘连,加压冲洗有可能导致脓液或胆汁随冲洗液漏入腹腔,引发腹腔及膈下感染。冲洗压力过大,还可能造成胆道逆行感染。患者平卧时引流袋的位置应低于腋中线,下床活动时,则应低于腹部切口高度,以防胆汁反流引起逆行感染。当患者体温正常、无黄疸、胆汁清亮无沉渣时,可在患者进餐前 1h 夹住引流管,以便胆汁流入十二指肠帮助脂肪消化。

3.更换连接管和引流袋

每日无菌操作更换连接管和引流袋。具体方法是:

(1)铺垫巾于所换引流管口处的下方。

(2)用止血钳夹住 T 型引流管近端。

(3)新引流袋出口处拧紧,挂于床边。

(4)将 T 型引流管与连接管自接口处断开,并将旧引流袋放于医用垃圾袋中。

(5)消毒引流管口周围,将新的引流袋与 T 型引流管连接牢固,观察有无引流液引出并妥善固定。

4.观察记录

(1)胆汁引流量和性状。T 型管每日引流胆汁量约 300～500mL,色清亮,呈黄或黄绿色。注意有无血性液、结石沉渣及脓性胆汁出现,必要时送检查和细菌培养,警惕胆道出血和胆道感染。胆总管下端通畅的情况下,引流量逐渐减少。若引流液持续多于 500mL/d,应考虑存在胆总管下端结石、阻塞及狭窄等情况;量过少则可能因 T 型管阻塞或肝功能衰竭所致;颜色过淡、过于稀薄(提示肝功能不佳)、混浊(感染)或有泥沙样沉淀(结石)均不正常。

(2)炎症消退情况。注意观察患者体温、食欲情况;观察大小便颜色及检测胆色素含量,了解胆汁是否引流入十二指肠内;如伴有发热、腹痛和黄疸,说明胆道梗阻合并感染或胆汁渗漏致胆汁性腹膜炎，应及时与医生联系。

（3）引流管口周围皮肤情况，如有胆汁渗漏，应及时更换浸湿敷料，可涂敷氧化锌软膏保护。

5.拔管

T型管一般留置2周以上，如患者体温正常，黄疸消失，胆汁减少至200～300mL/d，无结石残留，即可考虑拔管。拔管前先在饭前、饭后各夹管1h，若无腹胀、腹痛、发热、黄疸出现，则全日夹管1～2天，注意有无上述情况出现。拔管前应先经T型管作胆道造影，如显示胆道通畅无残余结石，则开放引流造影剂1～2天后拔管。如有残余结石，暂不能拔管。拔管后局部伤口用凡士林纱布填塞，1～2天后自行封闭。拔管后仍需观察患者有无发热、腹痛、食欲减退、大便颜色变浅及黄疸复出等异常征象。

（二）健康指导

1.T型管的自我护理

（1）保持引流管通畅，预防感染。

（2）患者应避免提举重物或过度活动，以防拉扯T型管导致脱出。可在T型管上做记号，以便观察T型管有无部分脱出。

（3）保持置管处皮肤及伤口清洁干燥。胆汁刺激性大，易腐蚀皮肤，故应每日换药1次，纱布剪成开口，既便于固定又有助于吸收渗漏液。患者应尽量穿宽松柔软的衣服，避免盆浴，淋浴时可用塑料薄膜覆盖置管处。

2.知识宣教

向带管回家的患者及其家属，讲解胆道疾病和T型管护理的有关知识，解释出现发热、腹痛、黄疸、大便颜色变浅及皮肤瘙痒的原因，告知需及时就诊的异常征象。

3.饮食指导

指导患者低脂饮食，如烹调时用油量少，去除汤汁上的浮油，尽量少吃肥肉及花生、核桃等含油量较高的食物。若患者胆汁过度流出，可收集胆汁混合果汁（葡萄汁）让患者服用，以帮助消化。

4.心理护理

耐心倾听患者主诉，解答疑难问题，以减轻患者焦虑、恐惧等不良心理反应。教育家属不可因患者反复住院而萌生厌烦之意，只要注意饮食、劳逸结合、稳定情绪，就可减少复发，恢复正常生活和工作。

三、留置导尿

对于各种原因引起的尿失禁或尿潴留患者,在严格的无菌操作下,将导尿管经尿道插入膀胱引出尿液,称为导尿术。若导尿管保留在膀胱内,持续或间歇引流尿液,称为留置导尿。留置导尿可避免多次插管引起的感染,同时减少患者插管的痛苦。在社区需留置导尿的患者主要是:①尿潴留患者;②昏迷、尿失禁或会阴部有损伤的患者;③泌尿系统疾病手术后患者。

（一）导尿前准备

1.用物准备

治疗盘内置无菌导尿包1只,内有10、12号气囊导尿管各1支,血管钳2把,小药杯内置棉球,石蜡油棉球瓶,洞巾1块,弯盘2只,有盖试管,消毒纱布。会阴擦洗用弯盘和药碗各1只(内盛0.5%碘伏棉球、弯血管钳),消毒指套2只或左手套1只,橡胶单,治疗巾,无菌手套,新洁尔灭酊1瓶,无菌持物钳。另备便盆及便盆布、绒毯、屏风等。

2.患者准备

向患者做好解释工作,以取得合作。关好门、窗,或用屏风遮挡。清洗外阴并剃去阴毛。

（二）导尿

1.插管

患者取屈膝仰卧位,双腿向外展,先清洁会阴,按无菌技术要求铺好导尿包,显露尿道口,消毒后铺洞巾,插导尿管(女患者插入4～6cm,男患者插入20～22cm),见尿液流出再插入3～5cm。气囊导尿管因为其头部到气囊的距离为5～6cm,要将气囊完全送入膀胱,见尿液流出再插入6cm以上才能避免损伤尿道。插管过程中注意事项:①严格无菌操作,防止感染。导尿管如误入阴道,应更换导尿管后重新插入。②动作轻柔,避免损伤尿道黏膜。③若膀胱高度膨胀,病员又极度虚弱时,第一次放尿不应超过1000mL,因大量放尿,可导致腹腔内压力突然降低,大量血液滞留于腹腔血管内,致使血压突然下降,产生虚脱。此外,膀胱突然减压,可使膀胱黏膜急剧充血,出现血尿。

2.固定

双腔气囊导尿管固定法:根据导尿管上注明的气囊容积向气囊注入等量的生理盐水,轻拉导尿管有阻力感,即证实导尿管已固定于膀胱内。将导尿管末端与引流袋的引流管接头连接,开放导尿管。将集尿袋妥善地固定在低于膀胱的高度,再用橡皮圈、安全别针将引流袋的引流管固定在床单上。引流管应留出足够的长度,以免翻身时不慎拉出导尿管。

（三）留置导尿后护理

（1）保持留置导尿管引流通畅,防止受压、扭曲。

（2）患者离床活动时,引流管、集尿袋要妥善安置,切忌高于耻骨联合,以免尿液反流。

（3）保持会阴部清洁,用0.5％碘伏棉球每天2次擦洗外阴及尿道口。男性患者用消毒棉球擦洗尿道口、龟头及包皮。

（4）导尿管应每周换一次,引流袋每天换一次,预防感染。

（5）鼓励患者多饮水及更换卧位,以起到生理性冲洗作用。一般每日尿量应在2000mL以上,并且保持尿的pH值在6.5～7.0之间。以减少尿路感染和结石的发生。

（6）正确记录尿量,并观察尿液性状。发现尿液有混浊、沉淀或结晶时,应留尿样送检查,并及时做膀胱冲洗。

（7）膀胱功能训练:留置导尿期间,应采用间歇性夹管和定时开放引流方式(每3～4h开放1次),使膀胱定时充盈、排空,促进膀胱逼尿肌功能恢复。

（四）膀胱冲洗护理

1. 目的

（1）清除膀胱内的血凝块、黏液、细菌等异物,预防膀胱感染。

（2）治疗某些膀胱疾病。

（3）前列腺及膀胱手术后预防血块形成。

2. 常用膀胱冲洗液:0.02％呋喃西林溶液、生理盐水、3％硼酸溶液、0.1％新霉素溶液、0.02％雷佛奴尔。

3. 常用方法:①密闭式冲洗法,即输液瓶冲洗法。②开放式冲洗法,应用膀胱冲洗器或大注射器。

4. 密闭式冲洗法操作要点

（1）备齐用物,核对解释。

（2）洗手,戴口罩。

（3）将膀胱冲洗液悬挂在输液架上,将冲洗管与冲洗液连接,Y形管一头连接冲洗管、另外两头分别连接导尿管和尿袋。连接前对各个连接部进行消毒。

（4）打开冲洗管,夹闭尿袋,根据医嘱调节冲洗速度。

（5）夹闭冲洗管,打开尿袋,排出冲洗液。如此反复进行。

（6）在持续冲洗过程中,观察患者的反应及冲洗液的量及颜色。评估冲洗液入量和出量,膀胱有无憋胀感。

(7)冲洗完毕,取下冲洗管,消毒导尿管口接尿袋,妥善固定,位置低于膀胱,以利引流尿液。

(8)协助患者取舒适卧位,整理床单位。

5.开放式冲洗要点。

(1)备齐用物,核对解释。

(2)洗手戴口罩。

(3)冲洗时先将留置尿管与引流袋的接头分开。远端引流管接头用无菌纱布包好放在一边。

(4)导尿管末端消毒后用无菌纱布托住,将吸有冲洗液的冲洗器接在导管末端,缓慢注入冲洗液,然后自然流出或缓慢吸出。

(5)如此反复,直至流出液澄清为止。冲洗结束后,将远端引流管冲洗一次,然后接通导尿管继续引流。

四、膀胱造瘘

对于因各种原因不能从尿道排尿者,应考虑在局麻下行膀胱造瘘术(图1-4),以引流尿液。膀胱造瘘患者主要护理措施是:

(1)妥善固定引流管,防止折叠或脱落,引流管和引流袋的位置不能高于膀胱区,防止尿流逆行导致感染。保持引流管通畅,间断轻挤压引流管以促进沉淀物的排出。每周更换引流袋一次。

(2)注意保护造瘘口周围皮肤清洁,每天用0.5%碘伏或0.1%新洁尔灭棉球消毒造瘘口两次。必要时外涂氧化锌软膏保护。

(3)经常观察尿色及尿量变化,观察尿液有无沉淀物。

(4)鼓励患者多饮水、多排尿,进行生理性膀胱冲洗。

图1-4　膀胱造瘘术

(5)让患者自己学会造瘘口消毒和更换引流袋的规范操作。在家庭中一般不做膀胱冲洗,防止操作不规范致尿路感染。

(6)非永久性膀胱造瘘患者,病情稳定后,根据病情决定先拔造瘘管或导尿管。拔管后造瘘口用凡士林纱布堵塞2~3日,无菌敷料覆盖,若有少量漏尿,不需处理会自愈。

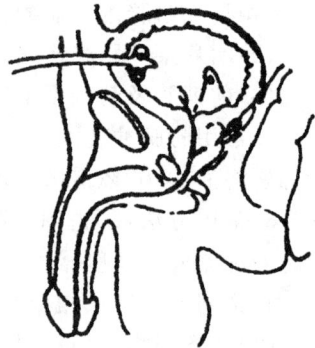

（7）永久性膀胱造瘘者，每两周更换造瘘管 1 次。

（8）按医嘱用 0.02％呋喃西林或生理盐水行膀胱冲洗，滴注液瓶应有明确刻度，滴注速度根据病情酌情调节。

五、永久性结肠造口(人工肛门)

直肠癌患者施行经腹会阴直肠癌根治术，切除病变直肠和肛门后，将乙状结肠的末端固定于腹壁，形成一个永久性的结肠造瘘口，又称为人工肛门(图 1-5)，用以排泄粪便，造口部位通常在左下腹。肠造口的解剖生理：①肠道造口没有括约肌，没有直肠知觉神经，无法随意控制排便，当肠蠕动或有排泄物时会随时排出；②在大肠以下，因肠内容物大部分营养已吸收，结肠造口对消化功能影响不大；③结肠的容积大于每日大便的体积，结肠排空避免粪便在造口处外溢；④肠造

图 1-5　永久性结肠造口

口本身对性功能无影响。肠造口引起的不习惯会随着时间延长而逐渐适应，并且通过学习，大多数患者可以掌握肠造口的护理方法，从而将肠造口导致的生活上的麻烦减轻到最低限度。社区护士主要应做好肠造口患者的心理护理、造口护理和康复指导。

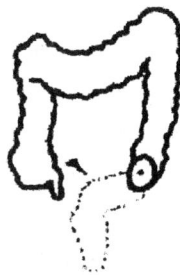

(一)心理护理

永久性结肠造口后患者的排便方式改变，这给许多病人带来生活上的不便和精神上的痛苦，因此需要护理人员反复耐心地做好解释及教育工作，做好术前、术后患者的心理护理。

1. 手术前

起初许多患者难以接受永久性结肠造口术，可请患者和家属一起看幻灯片及录像片，介绍肠造口的目的和护理方法，或请已能成功进行造口自我护理的患者现身说法，使患者接受手术，并对今后的生活充满信心。要求家属了解肠造口患者恢复期和康复期心理变化特点，能够支持和鼓励患者，促进其心理康复。

2. 手术后

术后患者首次见到腹壁上自己的肠黏膜时，会有害怕、失落、无奈，甚至厌恶自己的心理变化，情绪极不稳定。心理康复可以加快患者的生理康复。护士应理解患者的心理状态，安慰、支持和鼓励患者，使患者尽快走出心理阴影，正视人工肛门，自觉学习造口自我护理。

(二)永久性结肠造口护理

1.体位

术后早期手术切口尚未愈合时,患者宜采用左侧卧位,用塑料薄膜保护切口,避免造口处粪便流向切口,导致污染。

2.造口观察处理

术后观察造口非常重要。造口部黏膜应红润、富有光泽,表面血供良好;若呈紫色或黑色提示造口部位血运障碍,应及时就诊。造口肠黏膜表面布满毛细血管,故在清洁过程中极易受损渗血,只需用清洁湿纸巾轻按渗血处即可止血。但若排泄物有血,则须报告医师处理。切勿用酒精等消毒药水清洁造口或周围皮肤,以免刺激造口或引起周围皮肤干燥。造口会在手术后1~2周开始收缩,2个月后收缩停止。

3.人工肛袋应用

术后患者须使用人工肛袋收集粪便。人工肛袋的款式繁多,但其基本形式是密闭型或开口型。密闭型肛袋是一次性的,用后丢弃,开口型肛袋清理排泄物后可继续使用。考虑经济因素,患者一般选用开口型肛袋。开口型肛袋有一件式和二件式,一件式肛袋背面附有一层环状护肤胶质粘面,可直接粘贴在皮肤上(图1-6)。其优点是用法简单,用后即可去掉,比较方便。二件式肛袋是由固定用橡胶圈和肛袋组成,固定用橡胶圈的一面附有护肤粘胶,可直接粘贴在造口周围皮肤上,另一面有一个凸面胶环,此胶环正好与肛袋上的凹面胶环相吻合(图1-7),使用时既不透气,又不漏液,且容易更换。患者可随意选择一件式或二件式人工肛袋。护士应耐心地向患者及家属示范、讲解人工肛袋的护理知识和技巧,以便他们尽快掌握永久性结肠造口的护理方法,适应排便方式的改变,早日生活自理。

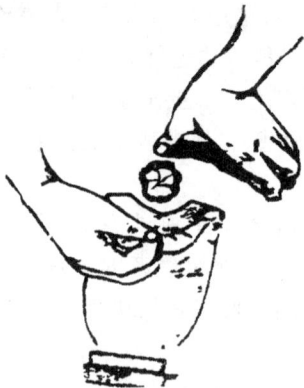

图1-6　一件式肛袋　　　　　　图1-7　二件式肛袋

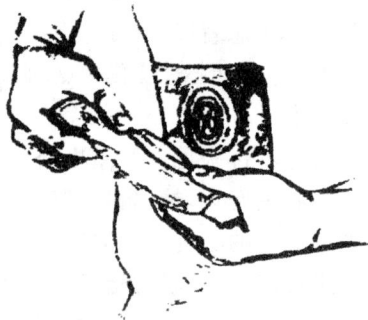

术后造口排气后患者即开始使用造口袋,术后一周内,粪便较稀,人工肛袋应及时更换,并保持造口周围清洁。人工肛袋对皮肤有刺激作用,不宜长时间持续使用,皮肤过敏者可应用氧化锌软膏等保护造口周围皮肤。

4.并发症

(1)造口肿胀　　在术后造口会有些肿胀,几天后就逐渐消退,当皮肤切口太小、太紧时有可能出现严重的肿胀,导致血循回流不良。

(2)造口坏死　　乃因肠系膜血管剥离过多,或肠系膜太紧等,造成血液循环不良或供应不足所致,通常发生在术后 12～24h,故此时段应特别注意造口黏膜,若发现发绀、缺血、坏死,应马上处理。

(3)造口周围皮肤损伤　　常见的机械性原因是更换造口袋时,撕除粘胶时损伤皮肤。化学性因素有粪便、引流液、粘胶、肥皂等对皮肤的刺激。过敏性因素,如对造口袋过敏。

(4)肠皮肤缝合处分离　　造成原因有肠和皮肤缝合不良、伤口感染等。

(5)肠管脱出　　因肠管固定不良,或腹壁切口太大,使肠子脱出。轻微的脱出,采用保守疗法,不要增加腹内压力,若脱垂很多,则须以手术处理。

另外还可见造口塌陷、肠管扭结阻塞、穿孔等并发症。

(三)健康指导

社区护士应重视肠造口患者的健康指导,对出院 6 个月内的肠造口者进行每月 1 次以上的随访,指导肠造口及饮食护理等,帮助患者提高生活质量,尽快重返社会。

1.造口护理

(1)指导患者正确使用人工肛袋,做好结肠造口自我护理。

(2)指导患者定期扩张造口,预防造口处疤痕挛缩导致造口狭窄,方法为:嘱患者戴手套或指套后依次用小指、食指、拇指伸入肛门内 4cm 左右,扩张造口,1～2min/次,开始时每天一次,以后逐渐延长间隔时间。插入手指时,切勿粗暴过深,防止肠穿孔;扩肛时,可张口呵气,防止增加腹压。

(3)嘱患者适当掌握活动强度,避免过度增加腹压,以免造口处黏膜脱垂。轻度脱垂不需处理,脱垂严重者须手术治疗。

2.训练排便习惯

患者粪便成形后,开始每天定时进行结肠造口灌洗(图 1-8),训练排便习惯。方法是用适量的温生理盐水(约 500mL)经导管插入造口内,使水与粪便在肠道内充分混合,再排出体外。定时肠道灌洗可以训练定时的排便习惯,能减轻甚至消除异味,减少人工肛袋对肠造口周围皮肤的刺激。此方法需要的时间较多,每次灌洗 10~20min,然后坐等 1h 左右排尽粪便。开始每天 1 次,7~10 天后改为两天 1 次,灌洗 1~3 个月后,排便就基本上能人为控制。一般每天早晨或晚上灌洗 1 次,可以达到其他时间无粪便排出。有利于肠造口者更好地参加社交活动,提高患者生活质量。结肠造口灌洗术注意事项:

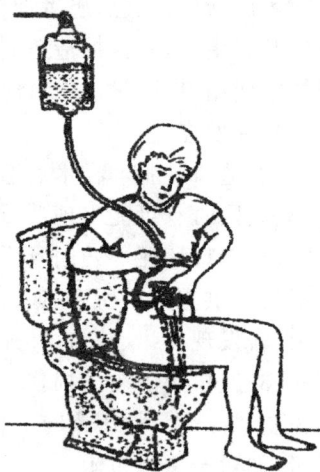

图 1-8　结肠造口灌洗姿势

(1)灌洗过程中若肠痉挛情形时,需暂时停止灌洗,请病人慢慢地深呼吸,等待绞痛消失后再继续灌洗。切勿强行加压灌水,以免发生意外。若有恶心、呕吐现象时,也需暂停灌洗。

(2)灌洗水量需逐次增加,勿突然灌入太多水量。一般灌肠温度约为 36℃ 左右即可,因冷水易刺激肠道蠕动,导致肠痉挛而腹痛;热水则易伤害肠黏膜。

(3)灌洗溶液禁用肥皂水,因肥皂水对肠黏膜刺激性大,亦造成肠黏液排泄过多而引起不适。使用温生理盐水灌洗,以防体内电解质失调。

(4)肠造口并不是伤口,故在清洗肠造口黏膜及皮肤时,不可使用任何消毒液,以免伤及肠造口组织。

(5)当有粪便嵌塞时,切勿自行购买泻药服用,需找专科医师诊察。而灌入的水若未完全排出时,可变换姿势或轻轻按摩右边腹部以助水排出。

(6)灌洗清洁后,可使用造口专用束腹带,以预防长期腹压增加,引起肠造口旁疝气或结肠脱出。

(7)灌洗时灌肠筒高度为肠造口与水液面之距离约 45~60cm;勿太高以免灌入的水压过高而引起水外溢或腹痛。而且灌洗时绝对不可直接由水龙头接导管灌洗肠造口,以免发生意外。

3.饮食卫生宣教

回肠功能正常的造口术病人应均衡摄取各类食物。

(1)奶类　手术后初期宜避免摄取奶类制品以减少产气发生,待伤口愈合、肠道蠕动恢复正常之后,可以由稀释浓度开始尝试,逐渐增加浓度。

(2)主食类　容易消化的米类、麦类制品均可食用,如米饭、粥、面条、面线、麦粉、馒头、土司、清蛋糕等,避免食用易产气的五谷根茎类食物,如番薯、芋头、玉米等。

（3）蛋、豆、鱼、肉类　可以食用嫩而无筋的瘦肉，如鸡、鸭、鱼（深海鱼类尤佳）、猪、牛等，内脏（去筋）、海产品、蛋，加工后的豆制品，如豆腐、豆干、湿豆包、面肠等。但需避免未加工的豆类，如黄豆、毛豆等。

（4）油脂类　以植物油为主。不宜太油腻。避免油炸食物和坚果类，如腰果、核桃、开心果、杏仁果、花生等。

（5）蔬菜类　避免食用黄瓜、洋葱、青椒、萝卜、大头菜、泡菜、菇类及其他易产气食物。

（6）水果类　初期应避免粗纤维多的水果，如凤梨、芒果、枣子等，选择过滤的新鲜果汁及去皮、去子、低渣的水果。对于口味较酸的果汁，宜由稀释浓度开始试服，且不宜空腹食用。

4.鼓励患者参加肠造口者联谊会

肠造口者联谊会是以团体的形式，将医护人员提供的咨询服务、家属成员的爱和支持、朋友的关心和社交活动联系在一起。鼓励肠造口者参加联谊会，使其与众多的肠造口者一起交流、娱乐，可有效减轻他们的孤独感。在联谊会中患者看到与自己一样的肠造口者恢复术前生活的生动事例，能激发他们参与社会活动的信心。

六、气管切开

气管切开术是指在颈部正中切开颈段气管前壁，将气管套管置入气管，使呼吸障碍的患者可以经过新建立的通道进行呼吸的一种手术（图1-9）。主要适用于：①咽喉部炎症、肿瘤、异物、外伤等因素引起的急、慢性喉阻塞者；②昏迷、下呼吸道炎症、胸部外伤或手术后不能有效咳嗽、排痰引起的下呼吸道分泌物阻塞者；③需要较长时间应用呼吸机辅助呼吸者。有时因病情需要，患者需带管回家护理。

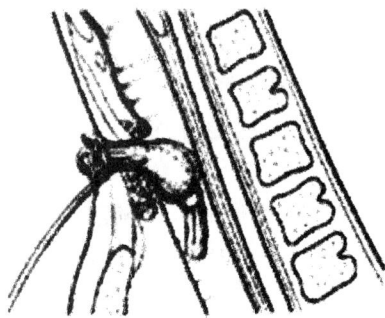

图1-9　气管切开术

（一）气管切开前准备

1.用物准备

治疗盘内置气管切开包一只，包内有弯盘1只，5mL注射器1副，6及7号针头各1只，3号刀柄2把，尖刀片及圆刃刀片各1片，气管拉钩2只，有齿镊2把，无齿镊1把，蚊式钳4把，手术剪2把（尖头、弯头各1把），拉钩4只（中、小各2只），持针钳1把，三角缝针2枚，洞巾1块，气管垫2块，线卷2

只,纱布 6 块,气管套管 1 只(小儿用 0～3 号,成人用 4～6 号)。无菌手套,皮肤消毒用品,1％普鲁卡因,生理盐水,吸引器,吸痰管,照明灯等。

2.患者准备

向患者解释气管切开目的,以取得患者合作。安置患者于仰卧位,肩背部垫一小枕,将患者头后仰并固定于正中位,使其下颌、喉结、胸骨切迹在同一直线上,气管向前突出、暴露。若为小儿,可由助手固定其头部。严重呼吸困难不能平卧者,可取半卧位,头适度后仰,但不宜过度,以免加重呼吸困难。

(二)气管切开步骤

1.消毒、麻醉

颈部皮肤常规消毒后,操作者戴无菌手套,铺手术巾。用 1％普鲁卡因行颈前皮下浸润麻醉。

2.切开

操作者以左手拇指、中指固定甲状软骨,食指置于环状软骨上方,右手持刀在颈前正中作一切口,分离皮下组织,再沿中线切开颈浅筋膜,分离舌骨下肌群,将甲状腺峡部向上推开,暴露气管,切开气管的第 3、4 或 4、5 软骨环,用拉钩撑开气管切口,吸出气管内分泌物及血液。

3.插管、固定

插入合适的气管套管,将套管的带子以外科结缚扎于颈后固定。套管周围可填塞引流纱布条 1 根,次日取出。如果切口过长,可在切口上端缝合 1～2 针,但不要在切口下端缝合,以影响引流和换管。最后用一中间剪开的纱布经套管下两侧覆盖切口。

注意事项:

(1)有明显出血倾向和气管切口部位以下有呼吸道梗阻病变者不宜做气管切开。

(2)皮肤切口位于颈部正中线上,防止损伤颈部两侧大血管及甲状腺而引起大出血。进刀时切忌用力过猛,以防穿透气管后壁进入食管,造成气管食管瘘。

(3)在手术时应注意同时切开气管及气管前筋膜,两者的切口应一致,不可分离,以防引起纵隔气肿。严禁切断或损伤气管第 1 软骨和环状软骨,以防引起喉狭窄后遗症。

(三)气管切开后护理

(1)妥善固定　气管套管应牢固固定。经常检查、调节套管固定带的松紧,一般以在固定带和皮肤之间能伸进一指为宜,太紧影响血循环,太松则易导致套管脱出。床旁需备有吸引器、给氧装置、血管钳、照明灯、气管切开包等，以备气管套管阻塞或脱出时急用。

（2）气道湿化　进行气道湿化，以防止痰液干涸堵塞呼吸道。可用生理盐水（内加抗生素和其他去痰药物）作为湿化液，通过蒸汽、雾化或微泵控制直接滴入以保持气管内适宜湿度。间接湿化法：取生理盐水，每次吸痰前后缓慢注入气管 2～5mL，每日总量约 200mL，湿化液每日更换。持续湿化法：以输液的方式将湿化液通过延长管缓慢滴入（泵入）气管内，滴速控制在 4～6 滴/min，每天总量约 200mL。做到痰液稀薄易于吸出，同时肺底不因湿化过度而出现啰音。

（3）内套管清洁、消毒　内套管会经常结痂，因此一般每隔 4～6h 清洗消毒内套管 1 次，常用煮沸消毒。如分泌物不多可延长清洗、消毒间隔时间，但每天至少消毒 1 次。取出内套管时间不宜超过半小时，否则会因分泌物结痂而造成外套管管腔堵塞。取出内套管的方法是，左手按住外套管，右手转开管上开关后取出，以防将气管套管全部拔出。

（4）将患者置于安静、清洁、空气新鲜的病室内，室温保持在 18～22℃，湿度保持 50%～70%，气管套口覆盖 2～4 层温湿纱布，定时以紫外线消毒室内空气。

（5）及时吸痰　气管切开的病人，咳嗽排痰困难，应及时清除气道中的痰液。吸痰时要遵守无菌操作规程，戴无菌手套，吸痰管每次更换，在口腔和气道同时吸痰时，应遵循先气管后口腔的原则。注意无菌操作。吸痰前，高浓度吸氧 2～3min，用听诊器听痰鸣音，确定痰液位置，然后快速、准确、轻柔地用吸痰管抽吸分泌物，禁忌将吸痰管上下提插。一次吸痰时间不超过 15s，每次间隔 3～5min，压力 33.2～53.2kPa。

（6）经常检查创口周围皮肤有无感染或湿疹，每日用 0.5% 碘伏棉球消毒 2 次。气管套管的纱布应保持清洁，每日更换，预防局部感染。

（7）每日进行口腔护理 2 次。

（8）观察呼吸情况，注意有无气短，观察有无皮下气肿、气胸、感染等并发症的出现。

（9）关心体贴病人，气管切开后患者不能发音，要设法采用书面交谈或动作表示，及时了解患者需要。

（10）拔管护理　当患者上呼吸道阻塞的症状消失后，可试行拔管。对配有套管外气囊的，可先将气囊放气，然后试堵内套管管口，逐步由堵 1/3～1/2 至全堵。堵管栓子要牢固，防止吸入气管。堵管期间要密切观察患者的呼吸，如出现呼吸困难，应及时去除堵管栓子。一般如全堵 24～48h 后患者呼吸平稳、发音正常，即可拔管。拔管后，消毒伤口周围皮肤，用蝶形胶布拉拢黏合，不必缝合，然后再盖以无菌纱布，2～3天后创口即可愈合。创口愈合前，患者说话时可有气体从切口处漏出，须指导患者在说话或者咳嗽时按住切口。

（四）健康指导

（1）告诉患者，气管套管是维持其呼吸的唯一通道，不能随意取出。经常检查气管套管固定系带的牢度，以防系带松开致套管脱出，发生意外。

（2）教会患者清洗及消毒内套管的方法。严格执行无菌操作原则，操作时动作应轻、稳、准，以免套管下端刺激气管内壁而引起剧烈咳嗽，教会患者更换套管纱布，每日1次，以防伤口感染。

（3）防止异物由套管口吸入，可用双层一次性塑料药杯，剪去底，两杯间夹放纱布，套于气管套管口，经常滴生理盐水于纱布上，保持气道湿化，定时吸痰。擦痰液时，应用纱布或软纸，不能用小纸条擦，以免吸入。

（4）嘱咐患者不可游泳，盆浴时水位不可过高，以免吸入水而发生窒息。对带管半年以上的患者，每半年更换1次气管套管，防止套管折断落入气管内成为异物。

（陶月仙）

第五节　特殊人群常用药物的给药监测及注意事项

一、婴儿和儿童用药

（一）儿科用药的特殊性

小儿包括新生儿、婴幼儿和儿童。一般自出生后脐带结扎起到满28天为止的4周称为新生儿期；从出生到满1周岁的时期称为婴儿期；1周岁到满3周岁的时期称为幼儿期；3周岁至14周岁之前称为儿童期。因小儿的生理、生化特点与成人有很大差异，使用药物时应予以特别考虑。

（1）由于婴儿和儿童，体重轻，药物剂量应按体重计算。新生儿出生时体重大约只有3kg。出生后第一年生长发育很快，体重可以增长3倍之多。因此儿科用药必须按每日或每次每千克体重多少来计算给药剂量，而不能像成人那样按片或按支来用药。

（2）肝脏解毒功能不足　新生儿肝功能尚未发育成熟，代谢药物的能力不足，某些药物不宜使用。新生儿特别是早产儿肝微粒体中羟化酶功能差，导致经羟基化代谢的药物消除减慢,如地西泮(安定)、异戊巴比妥、苯巴比妥等半衰期延长,药物在体内积蓄,易发生不良反应。某些需要与葡萄糖醛酸结合的药物如氯霉素,由于出生 4 周内的早产儿和新生儿肝内葡萄糖醛酸基转移酶活性不足,影响此类药物在肝内的结合解毒,因此,此类药物在新生儿、早产儿体内的半衰期延长,若不调整剂量,可发生中毒反应。

(3)肾脏排泄功能不足　新生儿肾功能尚未发育成熟,药物排泄能力差。新生儿和成人一样,肾脏是排泄药物的主要器官,然而其肾脏排泄功能不足。这与多种因素有关,如新生儿的肾血流量、肾小球滤过率、肾小管排泌能力等均低,使排泄药物的过程显著延长。但其功能在 4 周后迅速改善,6 个月时肾小球滤过率为成人的 70%,1 岁时可与成人相似。如氨基糖苷类抗生素、地高辛等在体内半衰期也较长,故新生儿用药剂量宜小,间隔时间要长。

(4)应用解热镇痛药可以避免高热给婴儿和儿童带来不良影响,但此类药物主要是通过调节体温中枢影响散热,使体表血管扩张,增加汗液排出而散热降温。新生儿、婴幼儿体表面积相对大,体温中枢发育尚不成熟,因此新生儿或体弱小婴儿应慎用解热药,以免因大汗淋漓,散热过多,出现体温不升或虚脱等严重不良反应。对这部分小儿以采用物理降温法为宜。

(5)新生儿期黄疸是一种很常见的症状或体征,溶血可产生或加重黄疸,应用某些药物可使血中游离胆红素升高,甚至引起胆红素脑病或核黄疸。尤其已存在新生儿黄疸时,要特别注意所用药物是否有加重黄疸的危险。

(6)10 岁以前小儿生殖系统发育很慢,12～15 岁男孩睾丸增长很快,并开始含有成熟的精子,此时,使用免疫抑制剂可导致睾丸损害,引起不育症。如必须使用此类药物时,应向家长讲明可能发生的不良反应,征得家属同意方可使用。

(二)几种儿科临床最常见的药物不良反应

1. 氨基糖苷类抗生素引起儿童听神经损害

此类药物在内耳淋巴液中浓度高于其他组织 670 倍,半衰期较血清中长15 倍,且药物浓度下降缓慢,从而引起内耳柯蒂氏器毛细胞的损害,可致儿童耳毒性反应,大致可以分为耳蜗反应和前庭器官反应两种。前一种反应影响听觉,表现为耳鸣、耳聋;后一种反应影响前庭器官,主要出现眩晕、站立和步态不稳等症状。耳毒性出现取决于所用的每种氨基糖苷类药物毒性的强弱、剂量大小、用药间隔的时间和排泄快慢。此类药物致耳聋的副作用对儿童具有特殊重要的意义。1～2 岁小儿是语言发育关键时期,如果因用药致耳聋则影响语言和学习能力,成为聋哑致终生残疾。氨基糖苷类抗生素有链霉素、庆

大霉素、卡那霉素、妥布霉素、阿米卡星等,常用的有以下两种:

(1)链霉素　此药是治疗儿童结核病特效药物,其突出的不良反应是耳毒性,对前庭神经的损害要比耳蜗神经损害严重。耳鸣症状出现得早,婴幼儿由于缺乏表达能力,不能及时发现,因此在用此药期间要特别注意其对周围事物的反应能力。一旦发现患儿对声响反应较差,应立即停药。听力损害常为不可逆的,一旦发生,重者会形成聋哑,终生失去听力和语言的交流能力。

(2)庆大霉素　庆大霉素主要引起前庭中毒,病情与链霉素相同。但也可能损伤耳蜗影响听力,严重者可出现耳聋。本药易造成肾脏损害,出现蛋白尿、血尿,重者可致肾功能衰竭。

庆大霉素所致耳聋,常见原因为使用剂量过大,不合理配伍和滥用药等,也有常规剂量致耳聋者。庆大霉素和链霉素因同属氨基糖苷类抗生素,两者作用于细菌的同一核蛋白体。因此合用此两种抗生素,抗菌作用并不能加强,但能加重对听神经的损害。以上两种药物及其他具有耳毒性的药物应尽量避免用于婴儿和儿童。

2.甲氧氯普胺(胃复安)引起儿童锥体外系反应

甲氧氯普胺可阻断锥体外系的多巴胺受体,使中枢神经介质多巴胺与乙酰胆碱失去平衡,致使胆碱能神经受体亢进,出现肌力变化与不自主运动等锥体外系症状。患儿主要表现为关节酸痛、帕金森综合征,可出现肌震颤、坐立不安、斜颈、突发性双眼球注视、发音困难等症状。小儿锥体系统功能不健全,容易发生上述不良反应。若无正确的用药指导,不可随意给儿童应用此药,更不能长期服用。在儿科特别是对婴幼儿应尽量不用。

3.儿童应尽量不用损害肾功能的药物

(1)磺胺类　如磺胺嘧啶(SD)、硝胺甲恶唑(SMZ)在体内的代谢产物乙酰化物的溶解度低,容易形成结晶产物,可引起肾盂、输尿管的阻塞,产生结晶尿、绞痛、血尿、尿闭等症状。因此在使用该类药物时需要与等量的碳酸氢钠同服,多喝水,以使尿液呈碱性,减少结晶的析出。此类药物尚可引起儿童肾小管病变,应慎用或不用。

(2)庆大霉素　本药品如果用量过大,疗程过长,可出现蛋白尿、管型尿、镜下血尿等,一般是可逆的。庆大霉素在治疗中发生的肾毒性作用,应引起临床医生的关注。此药于肾内积蓄后,首先损害肾小管刷状膜,且可抑制肾小管细胞内多种酶系统活性,进而使溶酶体肿胀破裂,导致肾小管上皮细胞自溶和局灶性坏死。如药物剂量大、时间长可累及肾小球,降低其滤过率,使肾功能受损。肾损害的程度与儿童年龄及药物剂量有关。为防止肾损害,小儿应尽量不用。必要时用药应严格掌握使用庆大霉素的指征、剂量，连续用药一般不超过 7 天。用药期间 3 天检查尿常规一次，发现异常及时停药。

（3）多黏菌素　大剂量时可使肾曲细管上皮颗粒变性，造成肾小管坏死。肾小管与肾小球的功能减退，出现蛋白尿、管型尿，并可出现红细胞及白细胞。婴幼儿和儿童对多粘菌素所引起的毒性反应较成年人小。如果小儿患病时，肾脏已受累，应避免使用此药。

4. 儿童应用阿司匹林发生的不良反应

儿科常用阿司匹林退热，短期常规剂量应用，副作用并不太多见。疗程过长，用药间隔过短，则可产生副作用。

（1）阿司匹林影响凝血机制　主要通过抑制血小板聚集，使出血时间延长。小儿口服阿司匹林后出血时间要比未用本品的患儿显著延长。

（2）阿司匹林可引起儿童哮喘　少数患儿使用后，引起或加重哮喘。有报道哮喘患者服用阿司匹林后出现支气管平滑肌收缩，引起喘息发作，称为"阿司匹林哮喘"。

5. 儿科应重点监测喹诺酮类药物的不良反应

本类药物主要包括吡哌酸、诺氟沙星、氧氟沙星、环丙沙星、依诺沙星等等。儿童应用喹诺酮类药物的安全性，各国均持慎重态度。据国外文献报道，在服用诺氟沙星后，可出现关节肿胀与肌腱炎。另外，有医学专家提出警告：这类药物可使青少年骨骺线提前骨化，如果儿童长期服用喹诺酮类药物，可能会影响身体长高。因此未成年儿童应当慎用喹诺酮类药物，一般不用，特别不能大剂量长疗程应用。如不得不使用，应注意以下几点：

（1）严格掌握喹诺酮类药物的适应证。

（2）严格控制用药时间和用药剂量。

（3）严密观察患儿骨关节症状，一旦出现关节肿胀、疼痛，立即停药卧床休息。

6. 应警惕婴幼儿维生素 A 中毒

婴幼儿患佝偻症病者甚多，长期大剂量用鱼肝油治疗佝偻病易引起维生素 A 中毒。临床主要表现：皮疹、毛发干枯、脱落、口唇破裂及颅压增高、呕吐、前胸膨隆、食欲减少、肝脾肿大、易激惹、精神萎靡等，还可以引起骨骼系统的不良反应。

7. 接种卡介苗引起的不良反应

卡介苗已广泛用于预防结核病，但在接种时可发生不良反应。大多数儿童由于注入皮下引起。初起红肿，以后发生硬结，随后中心软化、破溃，病程迁延,可达半年到一年方渐渐愈合;其他属非特异性的皮肤并发症,有荨麻疹、多形性红斑、结节性红斑和环状肉芽肿等;属于特异性的皮肤病,有寻常狼疮样损害和丘疹坏死性结核疹。

总之,由于儿童时期的生理特点,用药应重视儿童的特殊性。某些药物的不良反应对儿童,甚至不同年龄组的儿童有不同的意义。因此,儿科医生在选用药物时,必须掌握药物在体内吸收、代谢和排泄过程及药物不良反应,凡是对儿童有害或影响儿童正常生长发育的药物应忌用。

(三)小儿用药护理

1.药物的选择

根据小儿年龄、病种、病情及一般情况慎重选用,不能滥用,合并使用药物不宜过多,注意药物配伍禁忌。

(1)抗生素类　小儿易患感染性疾病,但必须诊断明确后,在医生指导下用药。由于小儿生长发育存在个体差异及用药目的的不同,药物剂量不应完全遵循说明书,应在医生指导下具体应用。一般感染使用一种抗生素为宜,重症可考虑增加另一种。用量应适宜,疗程应充足,以免细菌产生耐药性或过早停药引起复发。

(2)退热药　当小儿急性感染时多伴发热,高热易引发惊厥,故小儿常用退热药。由于阿司匹林副作用较多,目前选用不同的退热药,适用不同年龄、剂量、使用间隔时间与给药途径也不同,如泰诺林退热剂适用于1~3岁小儿,美林退热剂适用于2岁以上小儿。其使用间隔时间不得少于6h。一般体温低于39℃,最好不用退热药和塞肛退热栓剂。对有惊厥史的患儿应提早用药,以防以后再度发生惊厥。

(3)止泻药与泻药　对腹泻患儿不宜首选止泻药,因止泻药减少肠蠕动,肠道内毒素吸收增加反而加重全身中毒症状。腹泻时除用液体疗法外,可辅以调整微生态的活菌制剂(乳酸杆菌等)。小儿便秘多采用饮食调整,或用栓剂(开塞露、肥皂等),很少应用泻药。

(4)维生素及微量元素　维生素及微量元素是人体必需的,但过量长期服用带来的后患也是严重的,如维生素D过量服用会导致中毒,轻者出现低热、厌食、烦躁不安、便秘,重者出现肾功能衰竭和高钙血症而死亡。因此,应正确评估小儿的营养状况,必要时可给予化验来确定有无缺铁、缺钙等营养缺陷。在用药过程中进行针对性的观察,以便及时调控用药,达到最佳治疗效果。

(5)新生儿、早产儿用药,应特别小心,因这些小婴儿肝、肾及代谢功能均不够成熟,不少药物易引起毒副作用。如磺胺类药、维生素K_3等可引起高胆红素血症,氯霉素可引起"灰婴综合征"等。

(6)乳母用药 因有些药物可经由母乳作用于婴儿,因此哺乳的母亲用药时要考虑药物对小儿的影响。

2.服用药物的注意事项

(1)乳酸杆菌等类药物不能用热水送服,应选用温凉开水;在与抗生素配伍时不得同服,以免抗生素等药物将活菌杀死或抑制而降低药效。

(2)健胃药如保护胃肠黏膜的药物宜餐前服,对胃肠黏膜有刺激性的药物应餐后服。

(3)止咳糖浆及润喉片等药物作用于病变局部,宜最后服用,并不宜多饮水,以保持其在局部作用的时间与浓度。

(4)钙剂不宜与牛奶同服;铁剂不宜与含有鞣酸成分的物质同服,宜与脂类同服,利于吸收。

(5)活性炭类具有吸附肠道异物并使异物排出体外的作用,若与其他药物配伍时须间隔服用,以免吸收其他成分而降低其他药物的作用。

3.药物剂量计算

(1)按体重计算:是最常用、最基本的计算方法。剂量(每日或每次)=患儿体重(kg)×每千克体重需要量(每日或每次)。患儿体重应以实际测得值为准。年长儿按体重计算如已超过成人剂量,则以成人量为限。

(2)按体表面积计算:此法更为准确,但方法复杂。剂量(每日或每次)=体表面积(m^2)×每个平方米体表面积需要量(每日或每次)。

小儿体表面积可按"小儿体表面积图或表"求得,也可按如下公式计算:

<30kg 小儿体表面积(m^2)=体重(kg)×0.035+0.1

>30kg 小儿体表面积(m^2)=[体重(kg)-30]×0.02+1.05

(3)按年龄计算:用于计算不需十分精确的药物,如止咳药、营养药等。

二、老年人用药

(一)老年人药物代谢动力学特点

衰老是人类发展的一种客观规律。随着年龄的增加,老年人各脏器的组织结构和生理功能均逐渐出现退行性改变,从而对药物的吸收、分布、代谢、排泄也产生相应的影响,药物引起的不良反应发生率较一般成年人更高。因此对老年人合理用药问题加以关注是十分必要的。

1.吸收

口服药物经胃肠道的吸收多属被动转运,一般不受年龄增长的影响。老年人胃酸分泌减少,对药物的溶解率和吸收率均有降低,特别是对难溶解的碱性药物吸收有一定影响。在肠道吸收的药物,可受胃排空速度及肠蠕动的影响。此外,肠道血流量也可影响药物的吸收。

2.分布

影响药物在体内分布的因素有:血流量,机体组织的成分,体液的 pH 值,药物与血浆蛋白的结合及药物与组织的结合等。在血流量方面,老人的心输出量减少,可影响药物到达组织器官的时间、浓度,因而有可能影响药物的效用。

老年人体内非脂肪组织量减少而脂肪组织量增加,使血浆白蛋白含量降低,这些都会对药物在体内的分布产生影响。一般说来,水溶性大的药物分布则增加。血浆蛋白结合率很高的药物,使老年人血浆中游离药物浓度有较大比例增加。老年人总体水分与肌肉组织减少,使药物分布容积减小,药浓度峰值增高,故不能按体重或体表面积给药,否则会出现较高的血药浓度。

3.代谢

几乎所有药物均在肝脏内代谢和解毒,由于老年人肝脏的生理变化,虽然肝功能正常指标不随年龄而变,但肝脏代谢药物的能力随年龄增长而下降,反映在肝药酶(P-450)的生成和活性下降,解毒功能明显下降。因而药物在体内的代谢减慢,用药以后多数药物的半衰期延长,所以老年人药物剂量应适当减少。

4.排泄

肾脏是药物排泄的重要器官。老年人的肾脏组织、肾血流量、肾小球滤过率、肾小管分泌功能等变化均可影响药物的排泄,使血药浓度增高,半衰期延长,易引起药物在体内蓄积而发生副作用。

(二)常用药物对老年患者的影响

1.抗生素及抗菌药物

(1)青霉素　青霉素目前仍是很常用的抗生素。一般认为青霉素副作用少,使用安全,由于老年人除了可发生过敏反应外,肾脏分泌功能衰退,以致排泄减慢,血药浓度增高,因此使用大剂量青霉素药物易出现中枢神经的毒性反应,如诱发癫痫及昏迷等。如老年患者需用大剂量青霉素时,应考虑其肾功能而减小剂量或延长给药间隔时间以减少副作用的发生。

(2)头孢菌素类　主要的不良反应是可能发生和青霉素一样强烈的过敏

反应,尽管发生率低得多。老年人肾功能减退,易造成头孢菌素高血药浓度,从而引起抽搐等中枢神经系统反应。头孢菌素一般由肾脏排泄,头孢哌酮主要由肝胆系统排泄,肾功能不全时,肝胆排泄量增多。第一代头孢菌素有肾毒性,老年人肾功能减退应慎用,更要避免与其他具有肾毒性的药物同用,如庆大霉素。第三代头孢菌素抗菌谱广,易引起菌群失调,造成双重感染。

(3)氨基糖苷类　主要药物是链霉素、卡那霉素、庆大霉素、妥布霉素、阿米卡星。它们主要的、共同的副作用是耳毒性和肾毒性,尤其是对老年人,有时可造成不可逆的反应。如有一例老年患者仅用庆大霉素 8 万 U 一次,就发生了急性肾功能衰竭。因此老年人选择氨基糖苷类抗生素要慎之又慎。必须选用时,一定要了解肾功能状况。且避免大剂量和长时间使用(一般不超过 3 天)。

(4)磺胺类　常用的有复方新诺明、增效联磺片,对肾脏有毒性作用。老年人的药物半衰期明显延长,且肾代偿能力下降,故肾毒性较青年人增加。老年人在脱水情况下使用磺胺类药物易引起结晶尿。

(5)喹诺酮类　有吡哌酸、诺氟沙星、环丙沙星等,主要通过肾脏排泄。因而老年人使用应注意使用剂量和时间。喹诺酮类可抑制肝微粒体细胞色素 P-450同工酶,引起甲基黄嘌呤类代谢减慢,引起茶碱血浓度增加与半衰期延长,故应调整剂量。

(6)其他　抗结核药物常用的主要有异烟肼、乙胺丁醇、利福平,均经肝脏代谢后从肾脏排泄。老年人肾功能减退,排泄减慢,从而增加了这些药物的毒性,故而应严格掌握剂量。各种抗霉菌药也均经肝脏代谢,副作用发生率比年轻人高得多。

2.心血管系统药物

(1)强心苷类药　地高辛、西地兰 、毒毛旋花苷 K 等各类强心苷药物的作用性质都大致相同,只是由于化学结构上的差别,而使作用强弱、快慢及作用时间不同。强心苷的治疗安全范围狭窄,治疗量和中毒量用药剂量接近,故易中毒。老年人排泄解毒功能减退,加上心脏储备功能下降,心脏传导系统功能下降,更易发生蓄积和毒性反应。在服用地高辛时,由于老年人肾清除机能衰退而其半衰期延长,或由于老年人肥胖,剂量相对较大,易出现中枢性毒性反应(恶心、呕吐)或心脏毒性反应。应按老年人的非脂肪性体重计算剂量或按其功能调整剂量。

(2)抗心律失常药　抗心律失常药,如奎尼丁、普鲁卡因酰胺、双异丙吡胺等主要经肾脏排泄。老年人由于肾脏功能减退,其半衰期延长,故应从小剂量开始给药,并密切观察。

(3)血管扩张剂　大剂量的硝酸甘油易使老年人发生低血压,故剂量应偏小。硝苯地平不仅可产生低血压,而且由于血管扩张时反射性引起交感神经兴奋,使心率增加、心肌耗氧量增加而引起心绞痛,故应小剂量开始,或配用适量的β受体阻滞剂。

(4)抗高血压药物　由于老年人生理变化特点,应用抗高血压药物容易出现体位性低血压和中枢神经系统抑制现象。另外由于老年人的脑动脉、冠状动脉和主动脉已趋硬化,血管腔直径变小,阻力增加,血流量减少,而且血管弹性下降,因此一般宜选用温和降压药,逐渐使血压下降,以免造成心、脑的一时供血不足,诱发脑血栓或心绞痛。老年人糖耐量降低,利尿剂可诱发糖尿病,另外易引起高尿酸血症、低血钾等,故不宜单独长期使用。

3.消化系统药物

常用抗酸药相对不良反应较多(例如氧化镁,镁离子在神经细胞中沉积将加速其老化过程),除肝、肾功能受损外,老年人大剂量使用后易出现神经系统症状,如精神错乱、幻觉、妄想等。老年人不宜使用过强的泻药,以免引起肠功能紊乱,同样也不宜长时间、大剂量使用止泻药。

4.镇痛药和解热镇痛药

老年人使用解热镇痛药等应注意两个方面的问题。如果作为退热用,切忌剂量过大,使用过频,以免大量出汗,体温骤降而引起虚脱,甚至导致休克;如果作为镇痛,则应注意对胃黏膜的保护,减少发生出血性胃炎或溃疡病的可能,可与胃舒平等类药物配合使用。另外长期大量服用镇痛药可引起肾功能衰竭。

吗啡是一种镇痛药,也常用来救治急性左心衰竭。老年人肝、肾功能减退,要十分注意吗啡对呼吸的抑制,应减少剂量,最好半量。

5.镇静催眠药

巴比妥类是常用的镇静催眠药。老年人服用可延长其中枢抑制作用或出现兴奋激动等,这是由于老年人排泄代谢功能变化所致。老年人应慎用巴比妥类药物。

6.糖尿病药物

老年人糖尿病者较多。老年人血糖很高时自己仍感觉良好,而对低血糖则不能耐受。这可能是由于在脑血流量减少的情况下,需要较高的血糖浓度满足脑细胞对葡萄糖的需要,故老年人谨防发生低血糖。

7.糖皮质激素

老年人使用糖皮质激素更易诱发感染,诱发糖尿病,易引起心血管系统并发症,易引起自发性骨折,故应特别注意。对长期使用激素的患者应限制钠盐,增加蛋白质饮食,适当补充钙及维生素 D,同时注意对胃黏膜的保护。

8.支气管扩张剂

老年人口服氨茶碱易出现心悸或胃肠道反应。静脉推注易出现惊厥、心律失常、血压骤降等副作用,故静推时必须缓慢。

9.抗凝剂

老年人用药后出血发生率增加,在使用抗凝剂时,应注意使药物剂量偏小,持续时间偏短,并密切观察出血迹象。

10.维生素类药

有些老年人有概念上的错误,认为维生素是营养药,有益而无害,故大量服用,其实并非如此。例如维生素 C,长期大量服用($1\sim4g/d$)可引起泌尿系统结石、血管内溶血或凝血,有时可导致白细胞吞噬能力降低。

(三)老年人用药的注意事项

随着衰老而来的生理变化,使机体内环境稳定机能减弱,药物不良反应的发生率明显增高。为了能更好地做到安全用药和合理用药,应注意以下几点:

1.详细了解老年人的既往病史

全身各器官系统的功能状况,尤其是肝功能、肾功能、神经系统功能等,这对药物的选择十分重要。

2.对治疗剂量范围狭窄的药物

这些药物易引起不良反应。剂量应由小到大,一般可以 1/2 量开始,然后根据疗效和不良反应进行调整,做到剂量个体化。

3.对治疗剂量范围大的药物

这些药物亦不宜随意服用。如轻泻剂是老年人喜用的,但长期服用可产生肠道张力不足;轻泻剂给老年人带来大便不能自制的苦恼,并可能引起脂质性肠炎;抗组胺药可引起过度困倦和嗜睡。

4.注意服用多种药物间的相互作用

老年人常患多种慢性疾病,用药机会和同时服用多种药物的机会增多,药物间相互作用增加。例如通过减慢药物消除或协同而增加药理作用,可引起不良反应;通过加速药物消除或拮抗而减弱药理作用,使原有疾病得不到应有的治疗而加重。

5.医生、患者和亲属的共同努力

医生应精确地估计疾病状态。根据老年患者的机体情况和药物的药动学、药效学特点选择合适的药物剂量和间隔时间，测定血药浓度有助于确定并调整剂量。给药方案尽可能简化，使患者易于适应。在没有仔细了解患者正在服用的药物之前不宜开出处方。患者应重视按医生规定服用药物，不要漏服、多服或随意停服，更不要按药物的广告宣传自行服用药物。

三、抗肿瘤药物常见不良反应及护理

（一）抗肿瘤药物的常见不良反应及用药护理

抗肿瘤药物在杀伤癌细胞的同时，对一些更新快的正常组织细胞也有杀伤作用。如骨髓、淋巴组织、消化道黏膜、生殖细胞等都会受到不同程度的抑制和损害，产生明显的毒性反应。

1.骨髓抑制

这是绝大多数抗癌药会产生的一种迟发性毒性反应，常常是限制剂量的最重要因素。一般白细胞减少比血小板减少明显，有的还有红细胞减少和血红蛋白降低，甚至引起再生障碍性贫血，使原受肿瘤影响而下降的免疫功能进一步下降，造成患者易发生各种感染，致使治疗中断或失败。用药期间应定期检查血象。

2.消化系统反应

毒副反应中比较多见的是胃肠道反应。一些对胃肠道黏膜或迷走神经感受器有刺激作用的药物都可引起恶心、呕吐。一般在给药后数分钟至 2h 开始，持续 1～2 天，反应有轻有重，表现为恶心、呕吐、厌食、腹痛、腹泻、便秘，严重者出现出血。可联合应用一些止吐药，如丁酰苯、胃复安、枢复宁等，可有效地控制呕吐，特别是枢复宁，止吐力强而副作用小，效果理想，唯价格十分高昂。用药期间应鼓励患者克服进食困难，采用少食多餐，饮食宜清淡易消化，多食新鲜水果、蔬菜。

3.过敏反应

较为常见。最常见于天门冬酰胺酶；其次为顺铂和博来霉素可引起过敏性休克，偶有死亡发生，还会引起高热。应密切观察、及时处理。

4.免疫抑制

由于对骨髓的抑制和对淋巴组织的损伤作用，使机体细胞免疫和体液免疫均受到抑制，患者免疫功能低下。可采用生物免疫疗法与化疗联合用药的方法，以改善患者的免疫能力，提高对化疗药物的耐受性，减低毒性，增加

疗效。

5.脏器功能改变

化疗药物也可引起肝、肾、心、肺功能障碍。例如阿霉素引起心脏毒性反应；大剂量顺铂、氨甲蝶呤引起肾功能衰竭；阿霉素、卡氮芥引起组织纤维化；6-巯基嘌呤、氨甲蝶呤引起肝灶性坏死。为此，要经常了解内脏功能状态，调整治疗方案，加强支持、保护措施。

6.其他

有发热、脱发、头晕、皮疹、色素沉着。有的抗肿瘤药物具有致畸、致癌和致突变作用，引起不育、畸胎等不良反应，因此在使用这类药物时，应该权衡利弊，使药物的使用尽可能做到合理。

(二)抗肿瘤药物不良反应的一般处理和预防

1.化疗药物渗出的处理和预防

静脉注射化疗药物是肿瘤综合治疗的重要手段之一，临床应用非常广泛。根据有关资料报道，采用静脉注射细胞毒药物者发生渗漏损伤的可能性为4.65%。所以护理人员在做治疗时，一定要严格按照操作规程，按照药物的特性及注意事项来操作。

(1)化疗药物渗出的处理

1)严密观察药物渗漏的分期症状。Ⅰ期：为局部组织炎症反应期。一般出现在渗漏后第1天，表现为组织红肿、刺痛。Ⅱ期：为静脉炎症反应期。一般发生于渗漏后2～3天，受损血管沿静脉走向呈条索样肿胀、发红，常伴有同侧腹股沟或腋窝淋巴结肿大。Ⅲ期：为组织坏死期。较少见，表现为溃疡，甚至坏死的组织出现黑色。

2)药物外渗的处理方法：

①停止注射：静脉注射化疗药物外渗，要立即停止注射，抬高患肢并做好局部处理。

②局部外敷：a.一般用冰袋冷敷及中草药湿敷6～12h效果较佳。冷敷可使血管收缩，减少药物吸收，且可促使某些药物局部灭活；b.新鲜马铃薯外敷。将马铃薯削皮，切成0.5cm厚的片状外敷于患处12h，然后去除外敷马铃薯片，配合频谱治疗仪照射患处，效果较好。马铃薯内的龙葵素具有散淤消肿、清热解毒及止痛作用；c.疼痛剧烈时用50%硫酸镁湿敷或理疗。

③局部封闭：a.用0.25%～1%普鲁卡因和透明质酸酶作局部环形封闭，每日1次，连用3天，可阻断局部恶性传导；b.采用0.25%～0.5%普鲁卡因溶液加入氟美松5mg作局部环形封闭，只需注射一次即可。普鲁卡因常用于

封闭疗法,可减轻患者的疼痛,对慢性浸润炎症、营养性溃疡有很好的疗效,联合氟美松有抗炎作用,可使炎症病灶处血管收缩,毛细血管壁通透性降低,对各种炎症有抑制作用,减少渗出药物的作用。

④局部注射解毒剂:a.氮芥类、丝裂霉素和更生霉素用10%硫代硫酸钠。亦可用维生素C解毒;b.长春新碱和阿霉素、卡氮芥的解毒剂是8.4%碳酸氢钠,它能起化学沉淀失活作用,并可加用地塞米松4mg/mL消炎;c.秋水仙碱用半胱氨酸甲酯。

（2）化疗药物渗出的预防　化疗患者需要长期反复静脉给药,为了最大限度降低化疗药物渗漏引起的组织损伤,应做好以下预防工作。

1）正确选择血管,在前臂、手背的远端至近端由小静脉至大静脉,每次交换注射部位,避免在关节、指间小静脉及下肢静脉注射。

2）静脉注射有刺激性的药物时,应避免将药液带到皮下,静脉注射时不要移动针头,以免刺激血管壁使药液外渗。拔出针头后用消毒干棉签在穿刺部位按压3～5min,不要揉局部,以免血液从针眼渗出形成瘀血斑,而影响以后穿刺。

3）一般静脉注射可选择5号半的针头,静脉滴注可选择6号半针头,静脉冲击选择8号针头。做好静脉的保护。

4）减少化疗药对血管壁的刺激。在用药前后注射等渗液体50～100mL,可减少药物对血管的刺激。

5）提高穿刺技术,对脆性血管采用小力度、小角度缓慢进针,见回血不再进针。密切观察局部情况,出现异常及时处理。

2.化疗药物致口腔溃疡的治疗和预防

化疗药物对口腔黏膜产生明显的毒性作用,从而导致口腔炎,表现为充血、水肿、炎症、溃疡形成。

（1）化疗药物致口腔溃疡的分度　Ⅰ度,口腔黏膜红斑、疼痛,不影响进食;Ⅱ度,黏膜红斑明显,孤立性小溃疡,疼痛,只能进流质饮食;Ⅲ度,黏膜融合性溃疡,疼痛加重,只能进流质饮食;Ⅳ度,溃疡融合成大片状,易出血,疼痛剧烈,不能进食。

（2）口腔溃疡的治疗

1）单纯溃疡治疗　多采用保护黏膜、改善局部血液循环、促进细胞生长的药物,可用维生素E胶囊直接涂于溃疡面上,效果显著。维生素E具有抗氧化活性,可以阻止不饱和脂肪酸的过氧化反应,促进人体能量代谢,增强细胞活力,促进溃疡愈合。也可在漱口后将雷尼替丁粉均匀地涂于溃疡面上;或用

1∶5000呋喃西林液漱口后,将甲氰咪胍粉涂于溃疡面上,效果较好。雷尼替丁和甲氰咪胍均为 H_2 受体阻断剂,能抑制组胺的分泌,减少对神经末梢的刺激,减轻疼痛。

2)不明确感染菌种溃疡的治疗　无条件做药敏试验者的,宜采用联合治疗的方法,用0.5%甲硝唑250mL加庆大霉素8万U,口腔内滴入,反复含漱;采用复方漱口水(含利多卡因、庆大霉素、酮康唑、维生素 B_6 、维生素 B_2)于饭前、饭后漱口,联合用药有消炎、止痛、抑菌、促进溃疡愈合的作用。

3)厌氧菌感染的治疗　健康人口腔内存有厌氧菌,它与其他细菌共同构成人体的正常菌群。当口腔的黏膜屏障受损,用大量抗生素及机体免疫力下降时,可作为条件致病菌引起内源性感染。对此类细菌感染,用1.5%~3%过氧化氢或0.1%高锰酸钾溶液清洗。然后用1%甲紫或1%亚甲蓝涂于溃疡面;或用0.5%甲硝唑溶液直接涂擦口腔黏膜,2~3次/天,连续3~5天,疗效均佳。

4)非厌氧菌感染的治疗　对此类口腔溃疡,多采用广谱抗生素如庆大霉素、呋喃西林、洗必泰、多黏菌素等含漱或外涂。有报道用10%~20%米醋口含5min/次,3~4次/天,口腔感染严重者,睡前加漱1次,疗效较佳。

5)中药治疗　肿瘤患者化疗后出现的口腔黏膜溃疡,主要是化疗药物损气耗阴、破坏机体阴阳平衡,造成机体免疫功能低下和局部血液循环障碍使口腔内致病菌大量繁殖所致。采用黄花草煎剂外涂或漱口腔;用生石膏、黄芩、地骨皮、薄荷、山蚕豆或板蓝根、决明子、金银花、蒲公英、三角刺水煎含漱,具有散火疏风、清热解毒、退热行血、消肿止痛的作用;用田七及汤即田七粉、白及粉、生黄花、黄柏、天花粉、连翘、生甘草水煎含服,可以增强机体抗病能力,扩张血管,改善循环,促进溃疡愈合。

(3)口腔溃疡的预防

1)保持口腔清洁、舒适　①每日饭后及睡前用软牙刷刷牙漱口,不剔牙。根据病情,鼓励患者多饮水;②给予软食,少食多餐,不食有刺类、坚硬类、过冷、过热和辛辣食物,以免刺激和损伤黏膜;③禁烟酒刺激。

2)减少或抑制细菌的生长　一般采取早晚及餐后漱口,用朵贝尔液、呋喃西林液、过氧化氢、1∶5000洗必泰液含漱,必要时做细菌培养及药敏试验。如合并有霉菌感染,可用制霉菌素10万 U/mL 或3%苏打水含漱。口腔溃疡疼痛者,可用2%利多卡因喷雾或制成混悬液润漱口腔,止痛。

改变细菌生长繁殖的环境:有资料报道,pH值较低时,细菌、霉菌生长的概率较高,以霉菌为甚;而在碱性环境中,仅有少数细菌生长;在没有测定口腔

pH值的情况下，应以碱性漱口液为主；若认为细菌的生长环境为中性或弱碱性，采用不同浓度米醋稀释液含漱，也可取得满意的抑菌和杀菌效果。

四、安全用药

（一）药物的选择

治疗一种疾病，常有数种药物可以采用。究竟应选用哪种药物，应从两方面考虑决定。

1. 从疗效方面考虑

首先看药物对这种病的疗效怎样。为了尽快治愈患者，应选用疗效最好的药。

2. 从不良反应方面考虑

对药物要"一分为二"，既要看到它有治疗疾病的一面，又要看到它有引起不良反应（如过敏反应、耐药性、成瘾性等）的一面。有的药物疗效虽好，就因为能引起严重不良反应，在选药时不得不放弃，而改用疗效可能稍差但不良反应较少的药物，如止咳时多不用可待因（略有成瘾性），而采用咳平或维静宁。

（二）用药注意事项

1. 避免药物滥用

注意避免滥用药物，防止药物不良反应，既要考虑治疗效果，又要注意保证患者用药的安全。

2. 注意选择最适宜的给药方法

给药方法根据病情缓急、用药目的以及药物本身的性质等决定，如对危重病例，宜用静注或静滴；对阴道滴虫病，多用阴道塞入；治疗肠道感染、胃炎、胃溃疡以及驱肠虫时，宜口服；治气管炎、哮喘，如同时采用气雾吸入，疗效往往较好；治痢疾，可在口服之外加灌肠；治某些肿瘤有时采用瘤体注射。许多抗菌药物特别是青霉素应尽量避免局部应用，以免引起过敏反应，并导致耐药菌株的产生。

凡口服后能被吸收的药物，最好采用口服。但遇患者昏迷或呕吐、病情危急、药物口服不能被吸收、刺激性大或容易被胃肠道破坏时，就应该采用注射。

3. 注意防止蓄积中毒

有一些排泄较慢而毒性较大的药物（如洋地黄、士的宁），为防止蓄积中毒，等用到一定量以后即应停药或给以较小量（维持量）。这类药物，对肝、肾功能不全的患者尽量免用，并规定持续给药次数，一定时间作为一个疗程。一个疗程完毕以后，则应停药一定时期以后再开始下一疗程。

4.注意年龄、性别和个体差异性

对新生儿、婴幼儿、儿童、成人和老年人在用药时,必须注意其生理生化特点。注意妇女的特殊生理情况,例如在月经或怀孕期间,不可用剧烈的泻药,以免引起出血或流产。有的患者服用某种药物后,出现一般患者不会出现的过敏反应,如荨麻疹、血管神经性水肿等,患者对某一药物有过敏反应,以后应避免再给予这种药物。

5.注意避免药物相互作用及配伍禁忌

配伍禁忌要注意两方面:①避免药理性配伍禁忌(即配伍药物的疗效互相抵消或降低,或增加其毒性),如中枢兴奋剂与中枢抑制剂、升压药与降压药、扩瞳剂与缩瞳剂、泻药与止泻药等一般不宜配伍。②理化性配伍禁忌,主要须注意酸碱性药物的配伍问题,如阿司匹林与碱类药物配成散剂,在潮湿时易引起分解。

6.使用新药时须慎重

在开始采用以前,应先查阅有关资料,做到心中有数。在试用当中,应注意观察疗效及远近期毒性反应。对某些新药,还须注意观察是否致癌、致畸形、有无成瘾性、过敏反应等。用量一般应从资料介绍的剂量的小量开始,然后根据临床经验调整剂量,但不可超过规定的极量,以确保病人安全。对于宣传、推广的新药,也必须持慎重的态度。

(三)护士使用化疗药物时的防范措施

为了保证护士在护理过程中的安全,避免意外伤害事件的发生,护士要经过有关知识的培训,体检白细胞在 4×10^9/L 以上,方可进行静脉注射化疗药物的护理。护理操作中应尽可能减少污染。

1.配置化疗药物前要注意

(1)护士在配置药物时必须戴口罩(必要时还需戴眼罩)、穿隔离衣、戴聚乙烯手套。

(2)化疗药物配药应集中配置,在条件允许的情况下,配置的场所应设在单独的层流间内,或在净化台配置。

(3)化药的台面铺上一次性的无纺布。

2.配置化疗药物时要注意

(1)使用玻璃安瓿时应用保护套。

(2)冲化粉剂药物时要缓慢。

(3)抽药时针栓不能超出针筒的 2/3。

(4)注入输液瓶内压力不能过高,需回抽瓶内气体。

(5)若有药液外漏,即用75％酒精擦拭或用清水冲净。

(6)接第二瓶液体时需戴聚乙烯手套。

3. 污染物的处理

(1)化疗药物的安瓿,应放在密闭的塑料袋内,并做好标记,送集中处理。

(2)用后的针筒、输液器、无纺布需集中放在做好标记的塑料袋内。

(3)教育患者在冲排泄物时需冲洗两次,排泄物需作污水处理。

（陶月仙　夏秋欣）

第二章　社区急救

学习目标

1. 说出心搏骤停的诊断依据。能够熟练进行早期心肺复苏的操作。
2. 简述休克的病理生理、喉阻塞和昏迷的常见原因。
3. 叙述休克、喉阻塞、创伤、骨折、触电的护理评估和急救措施。
4. 说出昏迷、烧伤的护理评估和急救措施。
5. 能对创伤患者正确地进行止血、包扎、固定、搬运操作。
6. 叙述中暑的类型、预防及急救方法。
7. 能正确地进行洗胃、催吐的护理操作。
8. 叙述中毒的急救方法及预防。

第一节　心搏骤停

一、概　述

心搏骤停(cardiac arrest)是指患者的心脏在正常或无重大病变的情况下,受到严重的打击,导致心脏有效收缩和泵血功能突然停止,引起全身严重缺血、缺氧。对心跳、呼吸骤停的患者,采取紧急抢救措施,使其循环、呼吸和大脑功能得以恢复的急救措施,称为心肺脑复苏(CPCR,简称复苏)。

突然发生心跳、呼吸停止后,在一定的时间内生命器官的细胞还有代谢,称为临床死亡,此时急救得当尚有回生希望。复苏的目的不仅是恢复自主心跳和呼吸,更重要的是恢复中枢神经系统功能,只有使脑功能恢复正常才能称为完全复苏。一般认为大脑缺血缺氧超过4~5min,即可遭受不可逆的损伤,随后发生生物学死亡。因此心跳、呼吸停止后必须争分夺秒,在5min内建立人工的呼吸和循环,迅速有效地恢复生命器官的血液灌注和供氧。因此,对心跳骤停患者的抢救能否成功,关键取决于开始复苏的时间,复苏时间的越早,患者存活率越高。

二、护理评估

(一)健康史

心搏骤停的常见原因有:①心源性因素,以冠状动脉粥样硬化性心脏病最为常见;②非心源性因素,各种原因导致的呼吸停止、药物中毒和过敏,意外事故和环境因素,以及严重的电解质紊乱及酸碱平衡失调所致。

(二)身体状况

由于脑组织对缺氧最敏感,临床表现上以中枢神经系统和循环系统症状最为明显。诊断心搏骤停的主要依据为:清醒者意识突然丧失伴有大动脉(颈动脉或股动脉)搏动消失。根据以上两点,即可诊断为心搏骤停,应立即进行抢救。心搏骤停后患者的呼吸多在 30s 内停止,此外,尚有心音消失,血压测不到,瞳孔散大,反射消失,面色发绀或灰白等体征。诊断必须迅速、果断,切不可因反复测血压、听心音、做心电图检查而延误抢救时机。

三、急救措施

心肺脑复苏的整个过程,可分三个阶段:①基本生命支持(BLS),又称现场急救,最为紧迫。包括快速识别心搏骤停和启动急救系统,早期心肺复苏,尽快除颤三部分。②二期复苏,采用机械人工呼吸,建立静脉输液通道,使用复苏药物,以及采用除颤、起搏措施。③后期复苏,包括进一步对循环、呼吸的支持,并采取更有效的脑复苏措施。

社区护理应以基础生命支持为最重要,以下仅介绍其中早期心肺复苏的抢救措施。

当有人突然意识丧失时,应立即使患者就地仰卧。急救者轻拍患者双肩或面颊,靠近耳边大声呼叫:"喂,××怎么啦?"急救者的耳或面颊贴近患者口鼻,将脸朝向患者的胸部,感觉有无气息,倾听有无呼吸声,观察有无胸部起伏,用手指触摸患者颈动脉有无搏动。如无上述体征,确认心跳、呼吸停止,应立即就地抢救。如果病人有头颈部创伤,切勿用力摇动肩部或不适当地搬运,以免造成截瘫。

(一)确保呼吸道通畅

应立即解除舌后坠或异物所致的气道堵塞(图 2-1),抢救者将患者仰卧,用手将患者颏部托起，或一手抬起患者颈部，另一手按压其额部使头后仰，此为最佳通气姿势(图 2-2)。对疑有颈椎骨折者，抢救者用双手从两侧抓紧患者的双下颌并托起，使下颌骨前移即可打开气道。如患者口鼻中存有异物，应随即用手指挖出清除。

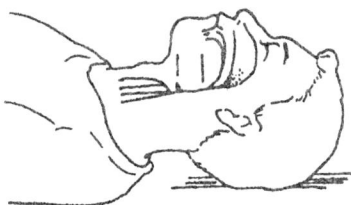

图 2-1　舌后坠堵塞气道

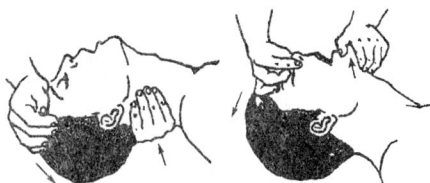

图 2-2　开放气道方法

(二)胸外心脏按压

　　单一施救者应先开始胸外心脏按压，再进行人工呼吸(C-A-B)，以减少首次按压的时间延迟。用右手食指与中指从环状软骨向后滑，测定颈动脉搏动，若无搏动，立即开始心脏按压，将病人仰卧于硬板床或地上，卧软床者需在其背部垫一木板。心脏按压正确位置是胸骨中、下 1/3 交界处(图 2-3)。定位方法是右手中指沿肋缘摸到剑突，选择剑突以上 4～5cm 处为按压点，将左手掌根部置于此部位上，右手掌根部交叉于左手背上，手指上翘，两臂伸直。术者凭自身前

图 2-3　胸外心脏按压的正确位置

倾重力通过双臂和双手掌根部，垂直向下用力挤压，使胸骨下陷至少 5cm 不超过 6cm 避免按压深度过大，然后原位放松使胸部充分回弹，放松时与胸骨接触的手掌不能移动，但也不应阻碍胸部的升起(图 2-4)，按压与放松的时间各占50%。如此反复按压，按压频率为每分钟 100～120 次，尽可能减少胸部按压中断的次数，中断时间限制在 10s 以内。心脏按压正确的标志是能触摸到大动脉的搏动。无论是单人还是两人抢救，都应按 30 次心脏按压、2 次口对口人工呼吸的比例进行，相当于每 6s 给予 1 次呼吸(每分钟 10 次呼吸)。连续五次为一个循环，再确认有无心脏搏动，如此反复按压。8 岁以下儿童复苏只用单手掌按压胸骨下段，按压深度为胸部前后径的 1/3，使胸骨下陷 5cm；婴儿心肺复苏采用两手环抱婴儿的胸部，用两拇指并排在胸骨中部按压，按压深度为胸部前后径的 1/3，使胸骨下陷约 4cm，按压频率为每分钟 100～120 次，按压与通气比例，

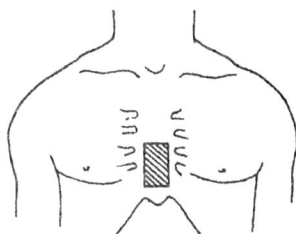

两人抢救为 15∶2。单人抢救为 30∶2。

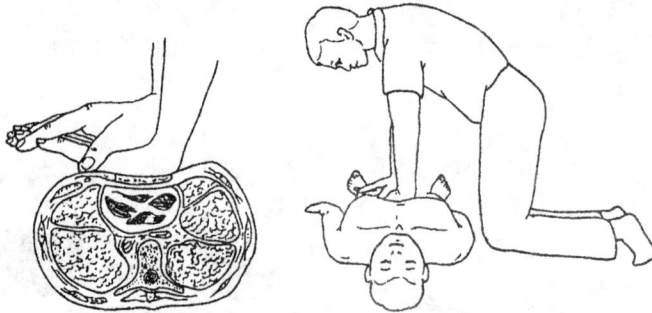

图 2-4　胸外心脏按压的手法及姿势

（三）人工呼吸

术者一手压迫于患者前额保持患者头部后仰,同时用拇指和食指捏住患者鼻孔,另一手将患者颈部托起,同时术者深吸一口气,口包紧患者口部吹气,以看到其胸廓升起为度。每 5～6s 1 次呼吸,每分钟吹气 10～12 次。每次吹毕即将口移开,此时患者凭其胸廓和肺的弹性被动地自行完成呼气。

急救时如带有简易气囊呼吸器,使用时先将面罩紧扣于患者口鼻部,然后按压气囊进行人工呼吸,患者呼出的气体受到呼吸活瓣的限制而不会进入呼吸囊内,可经活瓣通向大气。呼吸气囊上还装有一侧管,可供接氧气之用,以提高呼吸器的供氧能力。

在进行胸外心脏按压同时,可用肾上腺素 1mg 作静脉注射。并迅速建立静脉通路,进行输液。

表明按压有效的指征是:①大动脉搏动可触及;②收缩压在 8.0kPa(60mmHg)以上;③瞳孔由大缩小;④面色转红,甚至自主呼吸恢复。

在现场急救的同时,应设法与急救中心取得联系,请其他医务人员携带急救设备迅速参加抢救,尽早进行气管插管、机械通气、使用复苏药物、电击除颤等复苏措施。

第二节　休　克

休克(shock)是由多种原因引起的有效循环血量锐减,组织灌注不足所导致的细胞缺氧、代谢紊乱和功能受损的一种综合征。不同原因引起的休克,发病机理虽有所不同,但其共同点是有效循环血量锐减。有效循环血量是指在单位时间内通过心血管系统中运行的血液量。维持有效循环血量有三个要素,即充足的血容量、有效的心搏出量和适宜的周围血管张力。上述三要素中任何一个发生障碍,均可使有效循环血量减少,发生休克。

一、概　述

休克按病因可以分为低血容量性休克(包括失液性和失血性休克)、感染性休克、过敏性休克、神经性休克、心源性休克等,创伤和失血引起的休克划入低血容量性休克。

(一)病理生理

1.微循环改变

根据休克时微循环变化规律,可分为三期。

(1)微循环痉挛期(缺血缺氧期)　休克早期由于有效循环血量减少,通过反射使交感、肾上腺系统功能增强,释放大量儿茶酚胺及有关激素,使微动脉和毛细血管前括约肌强烈收缩,动静脉短路开放,血液重新分配,回心血量得到保证,而机体组织处于低灌注缺氧缺血状态。

(2)微循环扩张期(淤血缺氧期)　因小血管持续收缩,组织缺氧,乳酸积聚,导致组织胺等血管舒张物质释放,毛细血管前括约肌开放;而微静脉则因对其敏感性低而仍处于痉挛状态,导致毛细血管淤血,静水压增高,血管通透性增加,大量血浆渗出。回心血量降低,心排出量减少,心脑等器官灌注不足。

(3)微循环衰竭期(DIC期)　在毛细血管淤血的基础上细胞缺氧更重,血管内皮受到损伤,微循环内淤滞的黏稠血液在酸性环境下处于高凝状态,红细胞和血小板容易聚集,在血管内形成微血栓,甚至引起弥散性血管内凝血(DIC)。由于组织得不到有效的血液灌注,组织细胞缺氧更严重,一旦溶酶体膜发生破裂,溢出多种酸性水解酶,引起细胞自溶坏死,最终重要脏器发生严重损害及功能衰竭。

2.代谢变化

休克时组织灌注不足和细胞缺氧,体内以无氧糖酵解为主获取能量,随着乳酸不断堆积,代谢性酸中毒和能量不足影响细胞膜的稳定,以及影响跨膜传导、运输、细胞吞饮和吞噬的功能。由于细胞膜上离子泵功能障碍,细胞内钾离子外逸,细胞外液随钠离子进入细胞,引起细胞肿胀和死亡,同时溶酶体膜破裂释放多种毒性因子,对细胞的代谢和功能产生严重影响。

3.重要脏器损害

休克时，全身重要脏器因血液灌注不足，均可发生功能障碍，甚至衰竭，如肾、肺、肝、心、脑、胃肠等器官衰竭，以及免疫、凝血等系统功能衰竭。如两个以上系统或器官同时或先后发生功能衰竭时，称为多器官功能障碍综合征（MODS），是休克的重要致死原因，最容易受损害器官为肺。

（二）预防

休克的预防十分重要，对容易发生休克的患者，应有足够的警惕，在发生休克之前要采取一切有效措施，防患于未然。

1.消除病因

尽早控制原发疾病，设法消除可能发生休克的各种原因。如呕吐、腹泻、持续高热、大量出汗等原因导致体液丢失者，应指导患者喝淡盐开水，已有脱水症状者应及早静脉输液。

2.做好创伤的现场急救

及时正确地止血、包扎、固定、止痛、保暖，必要时就地输液、输血，并稳妥搬运和转送。

3.控制感染

对严重感染患者应使用足量有效抗生素，加强全身支持疗法，对有脓肿者应及时引流，对体内留有坏死器官的疾病，应及时送医院手术治疗。

4.重视病弱老幼患者的支持

保证充分的休息，加强营养和生活照顾，注意观察药物疗效和副作用。对服用洋地黄药物的心脏病患者，应向患者宣教遵医嘱服药的重要性和注意事项，指导患者和家属测量心律、心率、血压的方法和讲解其意义，以便一旦发现严重心律失常、嗜睡，以及恶心呕吐等洋地黄中毒症状，能及时得到救治。

5.预防过敏反应

使用青霉素、链霉素、破伤风抗毒素、碘造影剂前须按常规做皮肤过敏试验，皮试阴性者使用时仍需准备肾上腺素，以便及时处理过敏反应。

二、护理评估

（一）健康史

了解引起休克的常见病因，如体液和血液的急剧丧失（失血、呕吐、烧伤等），心功能不全导致心输出量减少（心肌梗死、心律不齐等），过敏因素导致血管扩张，严重的感染性疾病等。

（二）身体状况

1. 休克早期

此期相当于微循环痉挛期。患者表现精神兴奋、烦躁不安、面色苍白、皮肤湿冷、脉搏细速。收缩压基本正常，但因周围血管收缩故舒张压增高而脉压变小。尿量少于 30mL/h。在此期内如能及时、快速地补足血容量，并去除原因，患者较易恢复。

2. 休克期

此期相当于微循环扩张期。患者表情淡漠、反应迟钝，皮肤黏膜发绀，四肢厥冷、出汗；血压下降，收缩压降至 10.6kPa（80mmHg）以下或更低；少尿，并出现酸中毒。

3. 休克晚期

此期相当于微循环衰竭期。患者神志不清，皮肤黏膜发绀，出现瘀点、瘀斑，四肢厥冷；脉搏细弱，血压低或测不到；少尿或无尿，体温不升；以及出现因 DIC 引起的全身广泛出血现象。若出现进行性呼吸困难、烦躁、发绀，应给予吸氧治疗，呼吸困难不能改善者，提示已发生呼吸窘迫综合征。此期常因继发多器官功能障碍综合征而死亡。

也有学者把休克早期称为休克代偿期，把休克期和休克晚期合并称作休克抑制期。

三、急救措施

休克病情发展迅速，必须抓紧时机，做出紧急救治，病情稳定后尽快转送上级医院。急救的基本原则首先是稳定生命体征，保持重要器官的微循环和稳定改善细胞代谢，并在此前提下进行病因治疗。

（一）一般处理

保持患者安静，应就地积极进行抢救，避免过多搬动或远距离的转送。

1. 体位

应采取平卧位，或休克体位（头及躯干抬高 20°～30°、下肢抬高 15°～20°），以可增加静脉回心血量和改善呼吸，但血压过低者，以平卧为宜。

2. 保持呼吸道通畅和吸氧

对呼吸道有梗阻者应及时解除，必要时作气管插管或气管切开。最好能及早吸氧，吸入氧浓度为 40% 左右，以改善细胞缺氧状态。

3. 补充血容量

立即建立两条静脉通道，快速补充血容量。

4.保持正常体温

寒冷可加重休克，冬天要注意保暖，但不可用热水袋在体表加温，以免皮肤血管扩张而减少重要脏器的血液灌流量。感染性休克患者如持续高热，应采取降温措施。

5.镇静止痛

对诊断已明确的患者，如有剧痛，应及早应用镇静、止痛药物。但严重颅脑损伤、呼吸困难、急腹症诊断未明确者禁用。

6.观察病情

严密观察患者意识、皮肤黏膜色泽、肢体温度、生命体征变化，留置导尿管记录每小时尿量。

7.心理支持

患者和家属都会产生焦虑，护士应保持镇静的态度，采取果断的急救措施，随时留在患者身边，以稳定情绪。休克早期患者神志清楚，护士向家属介绍病情时，应回避患者，并要求家属保持镇静，配合治疗。

（二）补充血容量（扩容疗法）

补充血容量是抗休克的基本措施。除心源性休克外，抗休克治疗多从静脉给药，所以，应尽早建立静脉通道，为进一步治疗打下有利基础。补液量的确定应遵循需多少、补多少的原则，采取充分扩容的方法。需根据休克类型和病人情况，考虑输入液体种类。一般认为大量补充晶体液，适量补充胶体液。对急性失血患者应做好输血的准备。

采用抗休克扩容疗法时，常由于静脉充盈不足，使静脉穿刺不易成功，必要时可作静脉切开。最好建立两路输液通路：一路以扩容为主，快速输液并监测中心静脉压；另一路滴注抗休克药物，滴速不宜过快，便于调节抗休克药物的滴速。

输液速度应先快速输液，待血容量基本补足后再减慢输液速度。血容量基本补足的指标：神志由淡漠转为清楚，或由烦躁转为安静；口唇发绀转为红润，四肢发凉转为温暖；脉搏由快弱转为慢而有力，血压和脉压均接近正常；微血管充盈度较前改善，压迫甲床时发白而放松后立即转为红色；尿量达 30mL/h 以上。

（三）消除病因

需根据现场条件，尽可能消除休克病因。如过敏性休克者应尽快脱离过敏源；对创伤患者尽快止血是治疗失血性休克的根本措施，一般浅表伤口出血可用加压包扎法止血，四肢大血管损伤者，在伤口上方结扎止血带止血；腹腔、胸腔内脏器血管破裂致大出血者,在快速扩容的同时抓紧做好手术前准备,尽快送到就近医院进行手术止血;感染性休克应及时使用抗生素。护士在配合社区医生做出紧急处理的同时,应联系急救中心协助抢救。

（四）用药护理

1.血管活性药物

血管活性药物有血管扩张剂和血管收缩剂两类,其作用为调节外周血管张力,使维护有效循环血量的三要素能互相协调。休克早期经消除病因,补足血容量即可纠正,无须使用此类药物。血管扩张药物可解除小血管痉挛,促使微循环通畅,改善组织血液灌流,但必须在补足血容量的条件下使用,否则可导致血压急剧下降。血管收缩剂现已少用,因休克时小血管处于痉挛状态,使用血管收缩剂势必加重细胞缺氧程度,使休克更严重。但对过敏性休克、麻醉引起的血管扩张所致的休克,则血管收缩剂是主要的治疗药物。休克患者经扩容并应用扩血管药物无效时,可加用适量的血管收缩剂,以强化机体的代偿机能;有时可将血管收缩剂与扩张剂同时使用。常用的血管收缩剂有去甲肾上腺素、间羟胺,常用的血管扩张剂有酚妥拉明、酚苄明。

2.碱性药物

酸中毒有抑制心肌、诱发 DIC 等不良作用,故临床上常用5％碳酸氢钠溶液静脉滴注纠正代谢性酸中毒,使用时不必稀释可直接静脉滴注。休克患者不宜选用乳酸钠。碱性药物应在明确代谢性酸中毒和保证通气良好的情况下使用,否则会导致 CO_2 的潴留而加重酸中毒。

3.肾上腺皮质激素

肾上腺皮质激素在休克治疗中起着保护细胞内溶酶体膜,防止其破裂损伤细胞的作用。此外,尚有改善毛细血管通透性、降低外周血管阻力、兴奋心肌、促进糖原异生、减少乳酸形成的作用,以及减轻内毒素对细胞的毒性作用等。主张大剂量、短时间使用,情况好转即应停药。同时必须加大抗生素剂量,以控制感染。

（五）保护重要脏器功能

1.维护呼吸功能

协助排痰,解除呼吸道梗阻因素,保持呼吸道通畅,纠正低氧血症,并积极控制肺部感染。在快速输液时,应掌握先快后慢的原则,补液量应充足但不可过多。

2.预防急性肾衰竭

及时补足血容量和禁止滥用强烈的血管收缩药是保护肾功能的重要措

施。此外,早期使用低分子右旋糖酐可疏通微循环、改善肾灌流使尿量增多。在恢复血容量后,如尿量不足,应及时使用甘露醇利尿,以保护肾功能。

3.维护心功能

在补足血容量的基础上,应用肾上腺皮质激素及能量合剂,纠正酸中毒并供氧以增强心功能。发现心力衰竭需使用洋地黄制剂。

第三节 喉阻塞

喉阻塞(laryngeal obstruction)又称喉梗阻,是因喉部或其邻近组织病变使喉腔发生狭窄和阻塞,导致喉部呼吸通道受阻而引起呼吸困难,故又称喉源性呼吸困难。

一、概　述

喉阻塞是临床常见的急症。由于小儿喉腔狭窄,黏膜下组织疏松,且富有淋巴组织,炎症刺激易发生肿胀。又因小儿气流通道弯曲,且喉部易受刺激发生喉痉挛,故喉阻塞多发生在小儿。喉阻塞并不是一种独立的疾病,而是一种临床症状。当喉严重阻塞处于窒息状态时,致组织缺氧、二氧化碳蓄积,可严重危害心、肺、脑等重要脏器功能,若不及时抢救,可窒息死亡。

二、护理评估

(一)健康史

主要了解引起喉阻塞的原因,常见的有:

(1)炎症　如小儿急性喉炎、急性会厌炎、急性喉气管支气管炎、咽白喉、口底蜂窝织炎、咽后脓肿等。

(2)外伤　喉部损伤如车祸、挤压伤、切割伤、烧伤等;误服腐蚀剂,吸入高温蒸汽、毒气等均可致喉水肿。

(3)异物　喉及气管异物不仅可致机械性梗阻,还可引起喉痉挛而加重阻塞。

(4)肿瘤　小儿常见的有乳头状瘤及血管瘤等,成人多为喉癌、咽喉肿瘤、甲状腺肿瘤等。

(5)双侧声带麻痹　可见于甲状腺术后,各种中枢或周围性神经疾患,颅脑外伤,颅内肿瘤等原因致双侧喉返神经麻痹,使声带不能外展。

（6）喉水肿　可因药物、食物过敏反应，或喉血管神经性水肿引起。另外，较长时间经喉气管插管后也会引起急性喉水肿。

（7）畸形　新生儿先天喉畸形、喉瘢痕狭窄。

（8）喉痉挛　可因各种刺激引起，如异物、吸入刺激性气体（如火灾时的烟雾）或破伤风等。

（二）身体状况

（1）吸气性呼吸困难是喉阻塞的主要症状，表现为吸气运动加强，吸气深而慢，时间延长。声门下黏膜肿胀时，可产生犬吠样咳嗽。若无显著缺氧，则呼吸频率不增快；呼气并不困难。这要和细小支气管或肺部病变所致的呼气性呼吸困难相鉴别，后者常见于支气管哮喘、支气管炎、肺气肿等，表现为呼气相延长，呼吸急促，呼气时可有哮鸣，无明显三凹征。

（2）吸气时有喘鸣音为吸入的气流通过狭窄的声门时，形成气流旋涡冲击声带，声带颤动所发出的喘鸣音。声音的大小与喉阻塞程度呈正相关，梗阻愈重，喘鸣音愈响。

（3）三凹征是由于吸气时气体不易通过声门，胸腹辅助呼吸肌代偿性加强运动，致使胸内负压增加，胸壁及其周围软组织如胸骨上窝、锁骨上窝、肋间隙于吸气时向内凹陷，称此为三凹征，甚至胸骨剑突下及上腹部于吸气时亦呈现凹陷。小儿肌张力较弱，三凹征尤为明显。

（4）声音嘶哑。若病变位于声带，则出现声嘶，甚至失音。

（5）发绀。因缺氧而面色青紫，患者烦躁不安，脉速微弱，心律不齐，最终发生昏迷，直至死亡。

（三）阻塞程度

根据病情轻重，临床上将喉阻塞引起的呼吸困难分为4度。

Ⅰ度：安静时无呼吸困难，仅在活动或小儿哭闹时出现吸气时间延长，吸气性喘鸣，鼻翼翕动及轻度三凹征。

Ⅱ度：安静时也有轻度呼吸困难、喘鸣音和三凹征表现，活动时更明显。

Ⅲ度：有明显的吸气性呼吸困难、喘鸣音和三凹征表现，尚有烦躁不安、发绀、心率加快等缺氧现象。

Ⅳ度：呼吸极度困难，除表现严重喉阻塞症状外，患者躁动不安，出冷汗，面色苍白或发绀，定向力丧失，心律不齐，脉搏细弱，渐进入昏迷衰竭状态，若不及时抢救，短时间内可因呼吸、心跳停止而死亡。

三、急救措施

对喉阻塞患者，应根据病因、喉梗阻程度和技术设备条件等因素，当机立断采取紧急措施，迅速解除呼吸困难，防止发生窒息或心力衰竭。正确判断呼吸困难的程度是决定急救措施的主要依据。

（一）急救处理原则

Ⅰ度喉阻塞，应积极进行病因治疗，如由炎症引起，使用足量有效的抗生素和糖皮质激素。若病因在短期内不能控制时，应密切观察病情进展，及早准备行气管插管及气管切开术。

Ⅱ度喉阻塞，除了对病因进行治疗外，应做好气管插管及气管切开的一切准备。若为异物，应迅速取出；因喉头水肿引起者，经及时使用有效抗生素和糖皮质激素，多能避免气管切开。若短期内无法除去病因者，如肿瘤或双侧声带麻痹等，则应先行气管切开术。

Ⅲ度喉阻塞，除病因明确并可迅速解除外，均应立即行气管插管及气管切开术。

Ⅳ度喉阻塞，应立即行紧急气管插管或气管切开术，若病情十分紧急时，可先行环甲膜穿刺或气管插管，再行气管切开术。待呼吸困难解除后，再对病因做出相应治疗。对发生窒息者，行心肺脑复苏处理。

（二）异物导致呼吸道完全性梗阻的紧急处理

异物被误咽、误吸进入气管，造成呼吸道完全梗阻，患者生命危在旦夕，若能及时、正确地急救则多能转危为安。采取的急救步骤如下：

1. 患者意识清醒时的急救措施

（1）发生呼吸道异物阻塞时，应询问患者"你能说出话来吗"，如不能回答，提示已发生完全性阻塞，应立即抢救，并求援。

（2）施行 4 次手戳推法（图 2-5）。

（3）迅速施行 4 次击背法（图 2-6）。

（4）如异物不能排出，重复 4 次击背法与戳推法，直至呈现疗效，或患者出现意识不清为止。

2. 患者意识不清时的急救措施

（1）求援。

（2）开放气道。口咽部行手指清除，如有松脱假牙，也应移去。

（3）观察有无肺部换气（观察患者胸部有无起伏、倾听呼吸音、脸贴近患者口部感觉有无气流）。

（4）迅速施行 4 次手戳推法（图 2-7）。

（5）迅速施行 4 次击背法。

（6）重新摆放患者头部，开放其气道，观察有无肺换气。

（7）<u>重复上述步骤</u>，直至阻塞消除。

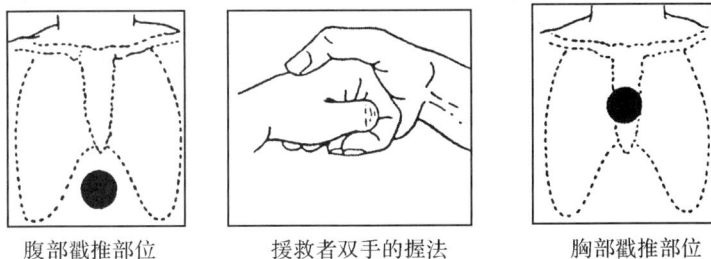

腹部戳推部位　　　　　援救者双手的握法　　　　　胸部戳推部位

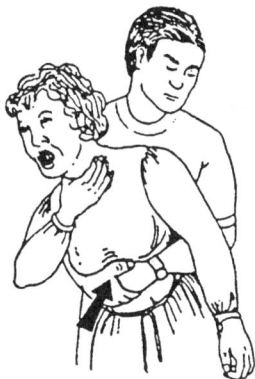
（1）

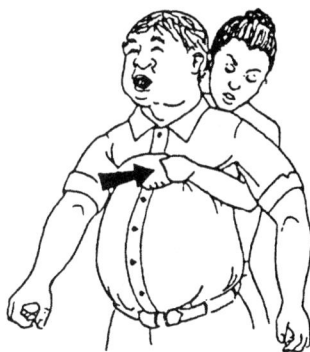
（2）

（1）腹部戳推法

　·求援！！！

　·站在患者背后。

　·双手臂环绕在患者腰部。

　·一手握拳。

　·另一手紧抓握拳手。

　·将拳头与拇指抵住患者腹部，
　　位置是在脐部与胸骨中线处。

　·施行4次快速的向后戳推力。

（2）胸部戳推法

　·求援！！！

　·站在患者背后。

　·置双手于患者手臂下。

　·双手臂环绕患者胸部。

　·一手握拳。

　·另一手紧抓握拳手。

　·将握拳手的拇指置于患者胸骨中线处，
　　但勿置于剑突或肋骨缘上。

　·施行4次快速的向后戳推力。

图 2-5　腹部、胸部的手戳推法（患者意识清醒）

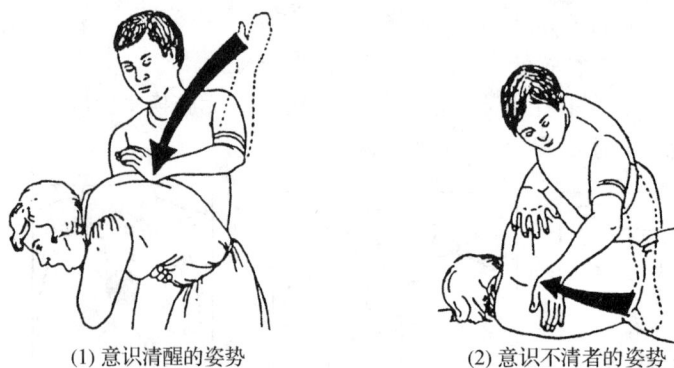

　　(1) 意识清醒的姿势　　　　　　(2) 意识不清者的姿势

图 2-6　击背法

要清除呼吸道内的异物时,在患者的两肩胛骨间,连续施行 4 次击背。

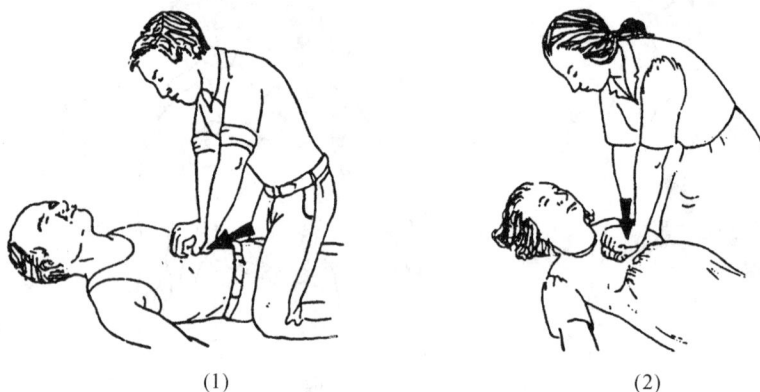

　　　　　　(1)　　　　　　　　　　　　　　　(2)

(1) 腹部戳推法

· 求援!!!

· 紧靠患者身侧（髋部外）, 或跪在患者大腿上方。

· 头后仰、推下颌, 开放气道。

· 用一手掌根置于此手上。

· 肩膀应直接在腹部的上方。

· 使双手掌成握拳状按压患者腹部。

· 利用迅速向内、向上的戳推力, 按压腹部4次。

(2) 胸部戳推法

· 求援!!!

· 跪在患者身侧。

· 头后仰、推下颌, 开放气道。

· 确定患者的肋骨缘及剑突的位置。

· 将两手掌根部重叠置于胸骨下段。

· 你的肩膀应正好在患者胸部上方, 两臂伸直。

· 利用双手掌根按压胸骨, 手指应离开胸部。

· 施行4次迅速向下按压胸腔的戳推力。

图 2-7　腹部、胸部的手戳推法(患者意识不清)

第四节　昏　迷

　　昏迷(coma)是由多种原因引起的大脑皮层处于严重而广泛抑制状态的病理过程。主要特征为意识完全丧失,给予任何刺激均不能将患者唤醒,并有随意运动、感觉、反射和植物神经功能障碍,但生命体征尚存在。昏迷是常见的危重急症,如能迅速做出正确的诊断和及时果断的处理,患者往往能转危为安。

一、概　述

　　意识是大脑的觉醒程度,机体对自身及外界环境的感知,并能做出正确反应的状态。正常意识状态的维持取决于大脑皮质和皮质下网状结构功能的完整性,所有颅内局限性或弥散性病变,以及各种病因所致的代谢性脑病均可导致大脑皮质的病理性损害,引起意识障碍,甚至发生昏迷。昏迷的常见病因有:

　　(一)颅内病变

　　(1)颅内感染　如脑膜炎、脑炎、脑脓肿等。

　　(2)颅脑疾患　①脑血管循环障碍:脑出血、脑栓塞、脑血栓形成、蛛网膜下腔出血等;②颅脑外伤:脑震荡、脑挫裂伤、颅内血肿(硬脑膜外、硬脑膜下、脑内血肿);③颅内占位性病变:脑血吸虫病、脑型疟疾等;④癫痫大发作。

　　(二)全身性疾病

　　(1)急性感染性疾病　如感染性休克、脓毒血症、中毒性菌痢、流行性出血热等。

　　(2)内分泌与代谢障碍　如甲状腺危象、肺性脑病、肝性脑病、糖尿病酮症酸中毒、低血糖昏迷、尿毒症等。

　　(三)水、电解质平衡紊乱

　　如稀释性低钠血症(水中毒)、低钾低氯性碱中毒等。

　　(四)外因性中毒

　　包括工业毒物中毒、农药类中毒、药物类中毒、植物类中毒、动物类中毒。

　　(五)物理性损害与缺氧性损害

　　有中暑、淹溺、触电等。

二、护理评估

(一)健康史

护士对昏迷患者应尽快通过知情人详细询问病史,这对判断昏迷的原因具有十分重要的意义。有些病例根据病史即可得出可能的诊断,如有用煤气炉取暖而又关闭门窗睡眠的情况,提示系一氧化碳中毒所致的昏迷;有高血压病史者突发昏迷,应考虑脑血管意外等。询问内容包括:

1. 既往史

重点了解高血压、癫痫、糖尿病和心、脑、肝、肾等重要脏器疾病史。脑出血者多有高血压史或脑动脉硬化症;低血糖常有类似发作史;心脑综合征、肺性脑病、肝性脑病和尿毒症等均有相关病史。

2. 发病过程

急性起病进行性加剧并持续昏迷者,多见于脑血管意外、颅脑外伤、急性感染、心肌梗死、中毒等;亚急性起病者要考虑病毒性脑炎、脑膜炎、尿毒症和肝性脑病等;在某些疾病发展过程中逐渐发生昏迷者,常见于颅内占位性病变、肺性脑病等;瞬时昏迷多见于癫痫大发作。

3. 伴随症状

许多伴随症状和体征能提示脑损害的部位或性质。昏迷伴有脑膜刺激征的,常见于蛛网膜下腔出血或脑膜炎等;以剧烈头痛起病者多见于脑出血、颅内压增高和颅内感染等;伴抽搐的常见于高血压脑病、脑栓塞、子痫等。

4. 发病现场

现场环境有高压电线断落时应考虑电击伤可能;有安眠药瓶和农药瓶遗留应注意安眠药中毒和有机磷农药中毒;室内有煤气味则可能为一氧化碳中毒。

5. 发病年龄及季节

有高血压史的中老年患者,应想到脑出血的可能。青壮年患出血性脑血管疾病,常为脑血管畸形所致。年幼者,在春季发病以流行性脑膜炎多见;夏秋季则常见于中毒性菌痢、乙脑等。

6. 患者思想、生活情况

了解患者近期有无精神刺激因素,排除服用安眠药中毒的可能。脑出血常于体力活动或情绪激动时发病,脑血栓形成常于安静状态下发病。

（二）身体状况

1. 生命体征

（1）体温　体温过高常见于严重感染性疾病、中暑、抗胆碱能药物中毒。中枢性高热为持续性体温升高、不出汗、无寒战，脉搏相对缓慢，周围血象也无明显升高。体温过低见于周围循环衰竭、巴比妥类药物中毒、乙醇中毒，老年人严重感染时体温也可不升。

（2）脉搏　昏迷患者伴脉搏慢可见于颅内压增高、房室传导阻滞。脉搏增快伴有高热多见于感染性疾病。脉搏先慢后快伴有血压下降者，可见于脑疝压迫脑干，导致延髓生命中枢衰竭。

（3）呼吸　呼吸深多见于代谢性酸中毒如糖尿病酸中毒，呼吸减弱见于肺功能不全、镇静剂中毒等。昏迷晚期或脑干麻痹致中枢性呼吸衰竭，出现潮式呼吸、叹息样呼吸等。还应注意呼气时有无异常气味，糖尿病患者呼气有烂苹果味；尿毒症患者有氨气味；肝昏迷患者有腐臭味；有机磷中毒患者有大蒜味；酒精中毒患者有乙醇味。

（4）血压　血压明显升高多见于高血压脑病、子痫、颅内压增高等，血压急剧下降可见于急性失血、心肌梗死、中毒性菌痢、安眠镇静剂中毒等。一般颅脑损伤者，如血压下降，应警惕有无合并胸腹部或四肢、骨盆损伤出血或病情恶化。

2. 瞳孔

瞳孔是昏迷的重要观察指标。观察昏迷患者的瞳孔变化，对确定昏迷的病因、损害部位、病变程度、抢救治疗和判断预后帮助极大。

（1）双侧瞳孔散大　常见于严重尿毒症、子痫、癫痫发作、阿托品类药物中毒、一氧化碳中毒等。伴有对光反射消失，见于濒死状态。

（2）双侧瞳孔缩小　可见于脑桥出血，吗啡类、巴比妥类、有机磷类农药中毒、中枢神经系统病变等。

（3）双侧瞳孔不等大　可见于脑出血、小脑幕切迹疝、动眼神经损伤等。

3. 皮肤

皮肤发绀提示缺氧；皮肤呈樱桃红色可能为一氧化碳中毒；皮肤瘀点、瘀斑见于 DIC、流行性脑脊髓膜炎或血小板减少性紫癜等。

4. 运动功能

一侧肢体偏瘫常见于脑血管病、小脑幕切迹疝形成时。脑干受损时出现交叉性瘫痪。中枢神经受损时肌张力增高，周围神经受损时肌张力下降，深昏迷时肌张力完全松弛。

5.生理反射

随着昏迷加深,各种生理反射均减弱甚至消失。

(三)判断昏迷的程度

1.昏迷程度的临床分级

主要给予言语和各种刺激、观察病人反应情况。

(1)浅昏迷　随意运动丧失,对外界的呼喊声或强光等刺激均无反应,仅对强烈的疼痛刺激(如压迫眶上神经)有肢体简单的防御性运动和痛苦表情。各种生理反射如吞咽、咳嗽、瞳孔对光反射等均存在。脉搏、呼吸、血压无明显变化。

(2)中度昏迷　对外界的各种刺激全无反应,对强烈的疼痛刺激偶可出现防御反射;各种生理反射均减弱。脉搏、呼吸、血压有所变化,大小便潴留或失禁。

(3)深度昏迷　对外界的各种刺激,包括对强烈的疼痛刺激均无反应,各种生理反射均消失。瞳孔散大,全身肌肉松弛,呼吸不规则,血压下降,大小便失禁。

2.昏迷量表的使用

目前通用格拉斯哥昏迷计分(Glasgow coma scale,GCS)法,对患者意识状态进行判断。GCS 是根据患者睁眼、语言及运动对刺激的不同反应给予评分(表 2-1),再累计得分,用量化方法来表示意识障碍的程度。正常人为 15 分,8 分以下为昏迷,3 分者为深度昏迷。该方法还能对病情发展、预后、指导治疗提供较为可信的客观数据。

表 2-1　格拉斯哥昏迷计分(GCS)法

睁眼反应	计分	言语反应	计分	运动反应	计分
自动睁眼	4	回答正确	5	遵嘱活动	6
呼唤睁眼	3	回答错误	4	刺痛定位	5
刺痛睁眼	2	语无伦次	3	躲避刺痛	4
不能睁眼	1	只能发声	2	刺痛肢屈	3
		不能发声	1	刺痛肢伸	2
				不能活动	1

对昏迷患者,应注意与下列貌似昏迷的状态相鉴别:

(1)晕厥　由于大脑一时性供血不足所致,突然发生短暂的意识丧失,常伴有面色苍白、出冷汗、恶心、乏力等,多在 1min 内恢复意识。如直立性低血压患者常于卧位突然起立时发生晕厥。

（2）精神抑制状态　常见于癔症或强烈的心理反应，患者卧床不语，双目紧闭，对针刺无反应，但翻开其眼睑可见眼球转动，瞳孔等大，对光反射存在，腱反射正常。生命体征平稳。

（3）木僵状态　发病对象为精神分裂症患者，表现为不动、不语、不进食、不排尿便，对强烈刺激也无反应，但实质上无意识障碍。脱离木僵后，患者能回忆木僵时期所受的环境刺激。

（四）实验室及其他检查

（1）血、尿、粪常规检查对发现血液系统、泌尿系统、胃肠道等方面改变有提示作用。怀疑为药物或农药中毒者，对其可疑的残留物或呕吐物、排泄物，应留取化验标本。

（2）血电解质、血糖、尿素氮、肌酐、血氨及血清酶等检查，可了解内脏器官功能的改变，有的能提示原发疾病。

（3）当昏迷患者的病情危重，需作特殊检查（如 X 线摄片、CT、超声波等）时，应注意必须在生命体征相对稳定情况下方可检查，检查时应做好急救准备。

三、急救措施

（一）一般措施

1. 安置患者

将患者安置在平卧位，头偏向一侧，取下活动的假牙，防止舌根后坠阻塞呼吸道或误吸。对于颅脑损伤引起昏迷者，应抬高床头 $10°\sim15°$，并尽量减少头部活动。对烦躁不安者，应加床栏保护。

2. 保持呼吸道通畅

（1）用手指清除患者口咽部的呕吐物或黏痰，或用大针筒和导尿管抽吸痰液。

（2）患者舌根后坠时，要在舌和软腭间插入口咽通气管。

（3）若舌根后坠明显导致呼吸节律和深度改变，并有发绀和缺氧症状，应及时作气管插管或气管切开术。

（4）对呼吸抑制者应给予中枢兴奋剂，对自主呼吸停止者，须给予人工呼吸或机械通气。

3. 吸氧

患者无论是否伴有呼吸急促还是发绀，都应给予吸氧治疗。氧流量6L/min（二氧化碳麻醉者 $1\sim2$L/min），以提高动脉血氧分压，保证心脑重要脏器组织细胞代谢的需要。

4.维持水、电解质及酸碱平衡

对休克患者应先给予抗休克治疗,对昏迷患者也应尽快建立静脉通道,输入水、电解质和抢救药物,并注意保证每日总热量在 6200～8300kJ 的能量支持。

5.减轻脑水肿

脑组织因损伤或缺血、缺氧导致脑水肿时,应常规使用高渗脱水剂,常用 20％甘露醇 125～250mL 或加用速尿 20～40mg,快速静脉滴注。若同时使用地塞米松可加强脱水。

降温可降低脑耗氧量及代谢率,提高脑对缺氧的耐受性,有效地减轻脑水肿。可因地制宜采用冰袋或冰帽头部降温。

6.向家属告明病情

昏迷病因复杂,病情变化快,应及时向患者家属了解病史,并告诉病情和预后。如需作特殊检查时,应向家属讲明检查的必要性和可能出现的危险情况。

(二)密切观察病情变化

每 15～30min 一次观察意识、生命体征、瞳孔变化。观察结果应及时准确记录,注意 GCS 指数变化,如发现指数下降,则提示有中枢神经系统继发性损害的可能,如继发颅内血肿、脑水肿等,必须及时报告医生,迅速进行救治。

(三)病因治疗

及时去除病因,阻止病情进一步恶化是昏迷治疗十分重要的环节。病因治疗包括:

(1)对颅内出血或占位性病变者,宜在降颅内压的前提下做好手术前准备,转送有条件的医院治疗。

(2)对低血糖性昏迷患者应立即静注高渗葡萄糖,对高血糖性昏迷患者则以胰岛素纠正血糖。

(3)对药物中毒者除采取洗胃和输液等加速毒物排泄措施外,还应使用有效药物对抗处理。

(4)对一氧化碳中毒、放射损伤者应迅速搬离现场,并对症处理。

(5)对内脏大出血者,在输血和药物止血的同时,应尽快送医院紧急手术。

(6)对肝昏迷者应及时应用降血氨药物。感染性疾病应及早使用抗生素。

(7)纠正休克。给予患者保暖,静脉补充液体,积极稳妥地应用抗休克药物。

(8)对脑血管意外患者应立即送医院进行溶栓或取栓治疗。

（四）预防并发症

（1）口腔护理　坚持做好每日三次口腔护理。如口腔有真菌感染、黏膜溃疡及腮腺炎等并发症,须及时给予针对性治疗。

（2）防止坠积性肺炎　在呼吸道充分湿化的基础上,定时翻身、叩背,及时吸除痰液,防止呼吸道分泌物或呕吐物吸入气道。

（3）预防压疮　每 2h 翻身一次,必要时 30min 一次局部热毛巾按摩。骨突起部位给以气圈或海绵衬垫。

（4）防止泌尿道感染　对于留置导尿的患者,应保持其尿管通畅,并给予足够饮水量(病情不允许者除外)。定时膀胱冲洗和消毒尿道外口,观察尿液的性质和量,发现感染征象应及时报告。

（5）使患者保持肢体功能位,做好被动运动,防止废用综合征及深静血栓形成。

第五节　损　伤

损伤(injury)是指人体遭受外界各种致伤因子作用而造成的组织结构连续性破坏和功能障碍。其中机械性致伤因子引起的损伤又称为创伤(trauma)。

一、创　伤

（一）概述

1.分类

根据受伤部位的皮肤或黏膜是否完整,可分为闭合性创伤和开放性创伤两类。

（1）闭合性创伤　由钝性暴力引起,损伤部位的皮肤或黏膜完整无伤口,有时可合并深部组织器官的损伤。常见有以下几种:①挫伤,多因跌打、碰撞导致皮下组织损伤,重者可伤及筋膜、肌肉,严重的头、胸、腹部挫伤可合并内脏损伤。②扭伤,是指外力作用致使关节异常扭转,超出其正常的活动范围,造成关节附近的韧带、肌腱撕裂,常见于踝、膝关节和腰部。③挤压伤,指人体肌肉丰富部位被重物较长时间的挤压所造成的损伤,多由房屋倒塌、泥石坍方和交通事故等原因造成。挤压伤者由于血容量减少和肌肉广泛坏死后产生的肾毒物质,可并发休克和急性肾功能衰竭而危及生命,临床上称为挤压伤综合征。④爆震伤,是由爆炸产生强烈的冲击波所造成的损伤。其特点是体表无明显损伤,但脑、胸腹腔脏器或耳鼓膜可发生出血、破裂,继发颅内血肿、腹膜炎、血气胸和外耳道流血等。

(2)开放性创伤　大多数由锐器和火器造成,少数由钝力所致。损伤部位皮肤或黏膜的完整性遭到破坏,有伤口和出血,多伴伤口污染或异物存留。常见的有:①擦伤,由致伤物与受伤部位发生切线运动摩擦造成的表皮缺损,创面有擦痕、小出血点和浆液渗出,损伤程度一般较轻。②刺伤,由尖锐物体刺入人体所造成的损伤,伤口小而深,可伤及深部组织和器官,有时可有异物残留;③切割伤,由锐利的刃器切割所致的损伤。伤口多呈线状,边缘整齐,周围组织损伤较轻,但出血多,并易造成深部组织如血管、神经、肌腱的断裂。④裂伤,由钝器猛烈打击所致的组织裂开,创缘不整齐,周围组织破坏较重,容易发生坏死和感染。⑤撕脱伤,由于旋转的外力卷碾或牵拉,造成大片皮肤在皮下组织和肌筋膜间潜行分离或撕脱。

2.预防

日常生活劳动中时时处处都可能潜伏着导致创伤的危机,因此要增强全社会对创伤的预防观念,加强生产、交通安全的教育,并配合有关单位建立严格的管理制度,改进生产技术和劳动条件,定期检查安全防护设备和措施,以防止事故的发生。同时,做好组织和宣教工作,普及创伤的防护知识,一旦有创伤发生就能进行有效自救和互救。

(二)护理评估

1.健康史

了解受伤经过、伤后表现,如已经过现场急救,应询问当时急救情况。

2.身体状况

(1)局部表现　闭合性创伤局部有疼痛、肿胀、瘀斑和功能障碍,开放性创伤还有伤口与出血。

1)疼痛:创伤后均有疼痛,其程度与受伤部位的神经分布、创伤轻重、炎症反应强弱等因素有关。疼痛对伤情判断有诊断意义,因此在诊断明确前应慎用麻醉性止痛药,以免漏诊或误诊。

2)肿胀、瘀斑:是局部出血和(或)炎性渗出所致。

3)功能障碍:组织结构破坏直接造成功能障碍,局部的疼痛也使活动受限。某些急性功能障碍可迅速导致死亡,如窒息、开放性或张力性气胸引起的呼吸衰竭等,必须立即抢救。

4)伤口与出血:伤口内有出血、血块或异物。伤口种类分为:①清洁伤口,通常指"无菌手术"的切口,也包括经清创术处理后的创伤伤口;②污染伤口,指在伤后6~8h内,细菌仅存在于创口表面,未侵入深层组织,也未繁殖引起感染的伤口。此时是清创术最佳时机,但时间不是绝对的指标;③感染伤口,是指受伤后时间较长,细菌繁殖侵入组织,发生感染或化脓的伤口,周围组织常有红肿。

(2)全身表现　轻伤患者无明显的全身症状,损伤较重者可出现下列症状。

1)发热:伤后常有发热,是一部分炎症介质(如 TNF、IL 等)作用于体温中枢引起体温升高所致,继发感染时体温明显升高,体温中枢受损严重时可持续高热或体温过低。

2)脉搏、血压、呼吸的改变:伤后儿茶酚胺释放增加,使心率和脉搏加快;当发生大出血和休克时,血压降低,脉搏细速,呼吸加快。

3)其他:可有口渴、尿少、食欲不振、乏力、体重减轻等。

(3)并发症　常见的有化脓性感染、创伤性休克,严重创伤、感染或(和)伴有休克者可诱发多器官功能障碍综合征(MODS),出现应激性溃疡、急性肾功能衰竭、急性呼吸窘迫综合征(ARDS)等。

(三)急救措施

创伤急救的原则是首先抢救生命,在保护生命安全的前提下,最大限度地保存组织器官及其功能,以及安全及时地转运。

1.首先处理危及生命的紧迫伤情

对心跳、呼吸骤停者应紧急复苏;对窒息者应尽快去除其窒息原因,清除口咽部分泌物或异物,保持呼吸道通畅,必要时用粗针头从环甲膜处刺入通气或行气管切开术;对四肢活动性大出血者应立即使用止血带止血;对张力性气胸者可用粗针头在患侧第二肋间锁骨中线处紧急穿刺排气,对开放性气胸者则需尽快封闭胸壁上之伤口;对休克者应尽快建立静脉通道,补充血容量。遇到成批伤员时,尤其应遵循此原则。

2.有重点的全面检查

在紧急处理后,迅速做出全身伤情初步评估,尤其应注意有无内出血、颅脑损伤、脊椎骨折,对于有肢体瘫痪者,更应注意保护其脊柱。

3.包扎伤口

用无菌或清洁敷料包扎伤口,尤其是对胸腹或颅脑的开放性损伤者,包扎可以保护内脏器官,防止加重污染。有腹部内脏脱出者,可用能架空的清洁物品(如扣压饭碗等)覆盖保护。

4.有效固定

对四肢骨折要利用就便器材作临时固定,避免再损伤和减轻疼痛,便于转运。

5.稳定伤员情绪

护士抢救动作要敏捷而不慌乱,工作有条不紊,注意用简短的语言安慰伤员,消除其紧张情绪。对于疼痛剧烈者,在不妨碍病情观察和诊断的前提下,可用止痛药,但一般不宜使用哌替啶(杜冷丁)等麻醉镇痛药,尤其是对颅脑损伤、呼吸道梗阻或疑有内脏损伤者;对儿童、老人、孕妇则属禁忌。

6.转送

经过现场处理后,伤情严重者应迅速转送到已联系好的医院或急救中心。搬运和转送途中应避免再次损伤,对于昏迷伤员应防止舌根后坠,可放置口咽通气管。对于疑有脊柱骨折的伤员要让其平卧在硬板上,可防止脊髓损伤。在救护车内应保持伤员足向车头,头向车尾平卧,运送途中应尽量避免颠簸,注意保暖,密切观察病情。必要时补充液体,预防休克。

(四)一般软组织损伤的护理

1.闭合性损伤的护理

应保持局部制动,使用夹板、绷带、固定体位等方法,以减轻疼痛,避免继发出血或加重损伤。抬高患肢 $15°\sim30°$,以利静脉回流,减轻肿胀。

对软组织挫伤、关节扭伤和较小的血肿,早期应用冷敷以减轻组织充血,24h 后热敷或理疗,促进水肿吸收。较大血肿须在严密无菌操作下作穿刺抽血,并加压包扎。如血肿迅速增大,采用上述措施无效,则应手术止血。

2.开放性损伤的处理

对污染伤口应争取时间做清创术,感染伤口的处理原则是进行换药,促使伤口愈合,酌情使用抗菌药物控制感染。

(五)清创术

清创术又称扩创术,是处理污染伤口的一种手术方法。包括清洗伤口周围皮肤,清除伤口内的污染和异物,修整创缘,切除污染严重和失去活力的组织,彻底止血,修复组织和缝合伤口等步骤,以期防止伤口感染,促进愈合。

清创术最好在受伤后 6~8h 内施行,如伤口污染较轻,组织损伤小,早期使用了抗菌药物者,清创缝合时限可适当延长。如受伤时间已超过 8h,且污染较严重或受伤后已超过 12h,应作感染伤口处理。清创步骤如下:

1.清洗

用无菌纱布覆盖伤口,剃去伤口周围的毛发,有油污者先用汽油擦洗干净。助手戴无菌手套,先以消毒的软毛刷蘸软皂液自内向外刷洗伤口周围皮肤,接着用冷开水冲洗,反复 3 次。然后除去覆盖在伤口的纱布,用双氧水和大量无菌等渗盐水冲洗,洗去表面污物,以无菌纱布轻塞伤口。有活动性出血者,先用血管钳钳夹暂时止血,擦干皮肤。

2.扩创

术者洗手后,用碘酊及酒精消毒伤口周围皮肤,铺无菌巾。然后穿无菌手术衣,戴无菌手套处理伤口。如系局部浸润麻醉,即于此时在伤口周围的正常皮肤注药;如为神经干阻滞麻醉,则在清洗前进行。

首先轻柔细致地检查伤口,了解伤口情况,取出创腔内的血凝块、异物等。整齐的伤口(如刀伤、玻璃伤等),皮肤边缘不作切除。伤口不整齐者,可用手术刀切除创缘皮肤 1~2mm,使创缘整齐,再将创腔内污染严重、无生机的组织切除。一般来说,灰白色的皮肤,暗紫色浮肿而失去收缩力的肌肉,剪断而不流血的血管,完全与骨膜分离的小骨片,都已失去活力,这些组织留在伤口内不但影响愈合,而且增加感染的机会,必须彻底清除。但须注意,不应当把不需切除的组织切去,尤其是位于手指、面部和关节附近的伤口。扩创完毕后,取去无菌巾,再次冲洗伤口和消毒皮肤,重铺无菌巾,更换手术器械及手套,修补组织,缝合伤口。

3.缝合

伤后不足 8h 的新鲜伤口可立即缝合,称为一期缝合,必要时伤口内放置橡皮片引流,在术后 24~48h 内拔除;如损伤时间较长,组织挫伤或污染严重的伤口,清创后安放缝线暂不结扎,伤口内松散填塞凡士林纱布或等渗盐水纱布作为引流,观察 2~3 日后如伤口无明显感染,再将缝线结扎,关闭伤口,此为延期缝合。一期缝合瘢痕少,时间短,有利于功能恢复,应尽量争取。头面部血运较好,感染机会少,伤口清创后应尽可能缝合;关节附近的伤口也应做缝合,以免瘢痕收缩影响关节功能。对有神经、大血管暴露的伤口或胸腹腔、关节囊开放的伤口,即便时间较长,如无明显感染,清创后也应尽量缝合。缝合时要注意伤口深部或皮下组织不留死腔,组织层次对齐,缝线不宜太密,打结不宜过紧,以免影响局部血液循环,导致感染和坏死。

清创完毕,伤口以无菌敷料包扎,抬高肢体,以减轻水肿。根据伤情,选用有效的抗菌药物,并常规注射破伤风抗毒素 1500IU。

(六)更换敷料

更换敷料又称换药,目的是观察伤口变化,清除分泌物和坏死组织,保持引流通畅,控制局部感染,保护并促进新生上皮和肉芽组织生长,以加速伤口的顺利愈合。

1.换药前准备

(1)室内空气清洁,光线明亮,温度适宜。换药前半小时室内不得打扫,定时以紫外线照射,进行室内消毒。换药者戴口罩、帽子,必要时戴无菌手套。对第一次换药的患者要做好思想工作,解除顾虑,取得配合和信任。

(2)换药前须了解患者伤口情况,准备确切的换药用品和敷料,以免因估计不准确而造成浪费或不够使用。当数个患者同时换药时,先处理无菌伤口,再处理污染或感染伤口。传染性伤口应由专人负责换药,换下的器械单独消毒,敷料送指定地点焚烧。

(3)换药用品视伤口而定。一般准备无菌弯盆(碗)2只、镊子2把、酒精棉球和等渗盐水棉球数只、纱布数块,棉球、纱布分别放置在弯盆内的一侧,不要相互混合。有的伤口还须准备引流物、无菌剪刀、血管钳和探针等。随带胶布、绷带、普通剪和盛污物用盆(碗)1只等。

(4)换药室常用的消毒剂及外用药物(表2-2)。

表2-2　换药室常用消毒剂及外用药物

类别	药　物	用　途
溶液类	70%乙醇	消毒缝合切口和开放性创面边缘的皮肤
	0.1%碘伏	冲洗化脓创面、脓腔或烧伤创面
	0.9%氯化钠	冲洗伤口、脓腔
	3%过氧化氢(双氧水)	冲洗厌氧菌感染的创面
	0.01%～0.02%高锰酸钾	浸泡、冲洗创面,抑制厌氧菌生长
	0.05%氯己定(洗必泰)	皮肤消毒,冲洗伤口
	0.05%苯扎溴铵(新洁尔灭)	清洗伤口,冲洗脓腔
	0.1%乳酸依沙吖啶(雷佛奴尔)	冲洗创面及黏膜,用于感染或溃疡面的湿敷
	优琐(漂白粉、硼酸溶液)	有防腐、除臭和溶解坏死组织的作用。用于脓液和坏死组织多的伤口湿敷
	3%～5%氯化钠	肉芽水肿创面湿敷
	5%～20%硝酸银	烧灼生长过度的肉芽组织、慢性溃疡、慢性窦道及出血点,后用生理盐水冲去
	0.1%苯氧乙醇	用于绿脓杆菌感染伤口的湿敷
软膏霜类	10%～20%鱼石脂软膏,金黄散	用于各种皮肤软组织感染的外敷,使炎症消退或局限
	10%鱼肝油软膏,生肌膏	用于慢性溃疡、慢性湿疹,促进肉芽组织和上皮生长
	10%氧化锌软膏	保护皮肤

2.换药方法

(1)揭去伤口玷污的敷料　为充分暴露伤口,先用手揭去外层敷料,再用镊子轻轻揭去内层敷料。如分泌物干结粘着,需用无菌盐水湿润后再揭下,以减少疼痛和避免损伤肉芽组织与新生上皮。

(2)清理伤口、更新引流物　这是换药的主要环节。用双手执镊操作,右手镊子接触伤口,左手镊子钳取药盆中的无菌物品,两镊子不可相碰。先用酒精棉球,从创口边缘起,自内向外消毒伤口四周皮肤2次,然后用等渗盐水棉球吸去伤口内分泌物。较深的脓腔用无菌盐水灌洗,除去线头、坏死组织等异物,脓液吸净后视情况放置引流物(表2-3)。引流物应放到接近脓腔底部,填塞松紧要适度,引流物尾端留于脓腔外或加用别针固定,注意勿将棉球或引流物遗留腔内,以免导致伤口经久不愈。

表 2-3　常用引流物及用途

引　流　物	用　　　途
橡皮片	浅表小脓腔及易渗血的伤口
橡皮管	深部脓腔引流
纱布条	浸泡于生理盐水或其他药液中备用,适用于需湿敷的伤口
凡士林纱布条	填塞止血和引流脓腔

(3)盖上无菌敷料,再用胶布粘贴固定　胶布粘贴方向应与肢体或躯干长轴垂直。

3.几种浅表肉芽创面的处理

(1)伤口平浅、肉芽色泽红润、分泌物少、触之易出血、创缘有上皮组织新生者,为健康生长的肉芽创面,只需用盐水棉球拭去分泌物后,外敷无刺激性的凡士林纱布。

(2)局部炎症明显、脓液较多时,用0.1%雷佛奴尔溶液纱布湿敷,坏死组织多者,用优琐纱布湿敷。

(3)肉芽生长过度而高出创面时,可用手术剪将肉芽剪平,或用2%硝酸银烧灼,然后用等渗盐水将其洗净;肉芽组织水肿时创面光滑晶亮,呈淡红色,触之不易出血,须用5%～10%高渗盐水湿敷。

如长期换药,患者创口仍不愈合或形成瘘管、窦道时,应转医院作进一步处理。

二、烧　伤

烧伤(burn)是人体受热力(火焰、热液、蒸汽及高温固体)、电流、化学物质、放射线、激光等作用引起的组织损伤。通常所称烧伤为狭义的烧伤,一般是指热力所造成的损伤,其他因子所致的烧伤则冠以病因称之,如电烧伤、化学烧伤等。

（一）概述

烧伤不仅限于皮肤,也可深达肌肉和骨骼,并可引起严重的全身性病理生理变化。一般将烧伤临床发展过程分为四期,各期之间相互交错,在创面修复之前,始终存在着感染的危险。

1.休克期

伤后短时间内创面体液渗出,体液渗出以伤后 6～8h 最快,36～48h 达到高峰。较小面积的浅度烧伤,体液渗出主要表现为局部的组织水肿;较大面积的Ⅱ、Ⅲ度烧伤,因大量血浆样体液渗出造成低血容量性休克。临床表现为创面上有大量的体液渗出,尿少,血压下降,心率快等。

2.感染期

烧伤后细菌容易在创面繁殖而致严重感染。当烧伤 48h 后,渗出的体液开始回收,细菌、毒素和坏死组织分解产物也被吸收入血,可发生脓毒血症。临床表现为高热、谵妄等中毒症状,甚至发生感染性休克。

3.修复期

伤后 5～8 日开始,与感染期平行,直到创面全部愈合为止。

4.康复期

深度烧伤创面愈合后,可形成瘢痕,需要通过锻炼、工疗、体疗或整形才能恢复;某些器官功能损害及心理异常也需要有恢复过程;严重大面积深度烧伤愈合后,由于大部分汗腺被毁,机体散热调节能力下降,在炎夏季节患者多感全身不适,常需要 2～3 年调整适应过程。

（二）护理评估

1.健康史

它主要了解致伤原因,不同的致伤原因常需采取不同的急救措施。

2.身体状况（烧伤程度的评估）

（1）面积的计算

1）新九分法:将成人体表面积划分为 11 个 9%,另加 1%,构成 100% 的体表面积（表 2-4,图 2-8）。

小儿头部比例较成人为大,而下肢较短小,故其烧伤面积应根据年龄作如下调整:

小儿头颈部面积%＝9＋(12－年龄)

小儿双下肢面积%＝46－(12－年龄)

2）手掌法:伤者五指并拢的手掌面积相当于体表面积的 1%,此法测定零星或小面积的烧伤比较方便。

临床上估计烧伤面积,只计算Ⅱ~Ⅲ度的烧伤面积,Ⅰ度不计在内。

表 2-4 新九分法

部 位%	成 人 面 积
头、颈 9(1×9)	发部 3,面部 3,颈部 3
双上肢 18(2×9)	双手 5,双前臂 6,双上臂 7
躯干 27(3×9)	前面 13,后面 13,会阴 1
双下肢 46(5×9+1)	臀部 5,双大腿 21,双小腿 13,双足 7

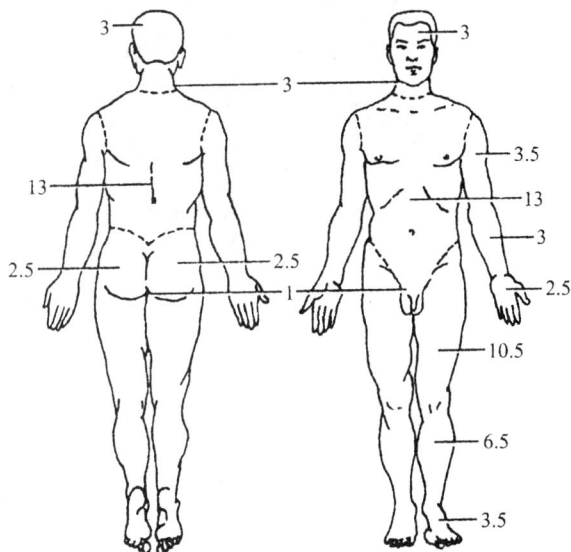

图 2-8 中国新九分法

(2)烧伤深度的评估 采用三度四分法,即Ⅰ度、Ⅱ度(又分为浅Ⅱ度和深Ⅱ度)和Ⅲ度烧伤(表 2-5,图 2-9)。

表 2-5 各度烧伤的特点

深度分类		临 床 表 现	创 面 愈 合
Ⅰ度(红斑)		轻度红、肿、痛、热、感觉过敏,不起水泡,表面干燥	2~3 天后症状消失,以后脱屑,无瘢痕
Ⅱ度(水泡)	浅Ⅱ度	剧痛,温度增高,有水泡,基底潮湿均匀发红,水肿明显	1~2 周愈合,如无感染不留瘢痕,有色素沉着
	深Ⅱ度	可有水泡,基底湿润苍白,有出血点,水肿明显,痛觉迟钝,拔毛时痛	3~4 周愈合,有瘢痕形成
Ⅲ度(焦痂)		皮革样、蜡白或焦黄、炭化,感觉消失,无水泡,干燥,可见栓塞静脉呈树枝状,痂下水肿,拔毛不痛	2~4 周焦痂自然分离,形成肉芽,需植皮愈合

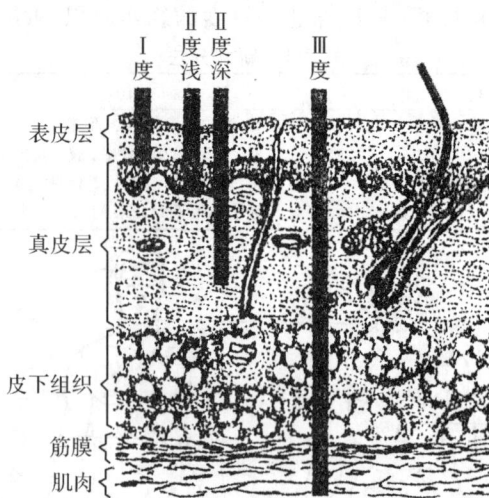

图 2-9　烧伤深度分度示意图

在估计深度时,应注意有时热力作用不均匀,各度之间往往呈移行或混合存在,烧伤早期深度不易判定,尤其深Ⅱ度和Ⅲ度间更易混同,需在伤后 2～3 天方能区别。若处理不当,创面发生感染,可增加损害深度。

(3)严重程度估计:根据患者烧伤面积、深度,结合有无并发症,烧伤程度分轻度、中度、重度、特重烧伤。轻度烧伤是指Ⅱ度烧伤面积在 9％以下;中度烧伤为Ⅱ度烧伤面积在 10％～29％,或Ⅲ度面积不足 10％;重度烧伤为总面积在 30％～49％,或Ⅲ度烧伤面积在 10％～19％;烧伤面积虽不足 30％,但全身情况较重或已有休克或伴有中重度吸入性损伤均属重度烧伤;特重烧伤指总面积在 50％以上,或Ⅲ度烧伤面积 20％以上。

(三)急救措施

1.消除致伤原因

首先将伤员救离现场,火焰烧伤者应尽快扑灭火焰,用水将火浇灭,或就地翻滚压灭火焰,也可将被褥、湿布覆盖伤员身上隔绝空气,使火焰熄灭。切勿奔跑呼叫,以免助长燃烧和发生呼吸道烧伤,也不可用手打,以免双手烧伤。如为热液烫伤应尽快脱去被热液浸渍的衣服,然后将烧伤创面在自来水下淋洗或浸入清水中,或用冷湿毛巾敷于创面,一般至创面不再有剧痛为止。创面降温能防止热力继续作用而加深创面,并有减轻疼痛和水肿的作用,越早效果越好。

2.处理紧急危重情况

对已发生危及伤员生命的伤情如心跳呼吸骤停、窒息、大出血、开放性气胸等应首先迅速处理，挽救伤员生命。

3.保护创面

创面不作特殊处理，根据创面大小，因地制宜采用无菌敷料、清洁衣服或被单包裹创面，以免再污染。切忌乱涂不洁或有色的药物和油脂，以免影响创面深度的估计与进一步处理。及早使用抗生素和破伤风抗毒素。

4.镇静止痛

伤员都有疼痛和烦躁，应安慰伤员，使其情绪稳定，给予镇静止痛药。对于所用药物名称、剂量、给药途径及时间必须记录。对于伴有呼吸道烧伤、颅脑损伤和小儿患者忌用麻醉止痛剂。

5.保持呼吸道通畅

对头面部烧伤的患者，应警惕是否有呼吸道烧伤。若患者出现呼吸困难，应及时作气管切开，保持呼吸道通畅。

6.补充血容量

口服含盐饮料，最简便的方法是服用淡盐水，即一小碗（约 200mL）开水内加食盐一小撮（约 1g），少量多次口服，成人每次不超过 200mL，以免发生呕吐、腹胀；也可服用烧伤饮料（每 100mL 中含食盐 0.3g，碳酸氢钠 0.15g，苯巴比妥 0.05g）；但不可饮用白开水，因大量单纯饮水，不仅不能防治休克，反可引起体液低渗。有条件者尽快静脉输入等渗盐水或平衡液。

7.化学烧伤的急救

如系强酸、强碱化学烧伤，应立即去除沾有酸、碱液的衣服，用大量清水冲洗创面，尤其注意眼烧伤者应立即冲洗结膜。有条件时，可用 2％硼酸湿敷创面中和碱，或以 5％碳酸氢钠湿敷中和酸。生石灰烧伤，应先除去石灰颗粒，以免生石灰遇水产热而加重烧伤。磷烧伤后残留皮肤上的磷接触空气会自燃，现场立即脱去污染的衣服，用大量清水冲洗，用湿布包扎创面，以隔绝空气，防止磷继续燃烧；并用湿手帕或口罩掩护口鼻，以防磷燃烧所产生的五氧化二磷烟雾引起吸入性损伤。

8.转送

大面积烧伤最好是在当地抢救治疗，如当地医疗条件受限，需要长途转送上级医院，应争取在休克发生前，或伤后 2～3h 内转送至医院。转送途中时间超过 1h 者，除转送前补液外，途中应继续补液。如转送前已出现休克，争取就地补充血容量，待情况稍为稳定后，再由专人护送，应留置导尿管，注意观察尿量变化。对头面部深度烧伤、呼吸道烧伤，转送途中有可能出现呼吸道梗阻者，应先行气管切开。

（四）轻度烧伤患者的护理

轻度烧伤的全身反应多不明显，以处理局部创面为主，一般在社区医疗机构或医院门诊治疗。中度以上烧伤常可发生休克而危及生命，需要住院治疗。

轻度烧伤患者应口服含钠液体，疼痛明显者给予镇静止痛药，及早使用抗菌药物，并常规注射破伤风抗毒素 1500IU，可照常进食。Ⅰ度烧伤创面一般只需保持清洁和避免再损伤，Ⅱ度以上烧伤创面须用下述方法处理。

1. 清创

先剃净创面及周围毛发。创面污染严重者先用大量温水冲洗，再擦净创面周围的健康皮肤，然后用苯扎溴铵（新洁尔灭）、氯己定（洗必泰）溶液消毒周围皮肤，并冲洗创面，用纱布轻拭创面的黏附物。对完整的水疱予以保留，已脱落的疱皮应全部剪除。Ⅲ度焦痂上面的一薄层坏死表皮也应刮去，以利焦痂干燥。然后根据情况，采用包扎或暴露疗法。因为暴露疗法要求病室有良好的消毒隔离措施，并保持一定的温度和湿度，所以在条件不具备的社区通常采用包扎疗法。

2. 包扎疗法

适用于四肢或躯干小面积的烧伤。主要目的是使创面得到充分引流，隔绝病原菌，保护创面，减轻疼痛。方法是在清创后，以一层油纱布敷贴创面，外覆多层纱布和棉垫（厚度约 2～3cm），然后用绷带自肢体远端向近端均匀加压包扎，包扎范围宜超出创周 5cm。包扎中要注意露出指（趾）末端，以便观察血液循环，指（趾）间以油纱布隔开，避免创面黏合形成并指（趾）；关节部位包扎应固定在功能位置。包扎后抬高患肢，促进静脉回流，注意观察肢端血液循环情况，如出现青紫、发凉、麻木、肿胀时须将绷带放松。清创包扎处理后，如无感染征象，浅度创面可于伤后一周，深度创面宜在伤后 3～4 天更换敷料。包扎期间如有体温增高，创面疼痛加剧，敷料渗液增多，并有异味等感染迹象，应及时换药观察创面情况。

三、骨　折

骨的完整性破坏或连续性中断称为骨折（fracture）。

（一）概述

1. 病因

骨折依据病因可分为外伤性骨折和病理性骨折。

(1)外伤性骨折　此类骨折最为多见,常合并软组织损伤。①直接暴力骨折:指暴力直接作用的部位发生骨折。②间接暴力骨折:是通过传导、杠杆、旋转作用发生的远处骨折,如走路滑倒时手掌撑地,暴力向上传导,可发生桡骨远端骨折、肱骨髁上骨折,又如从高处坠落时臀部着地,造成椎体压缩性骨折等。③肌肉牵拉暴力骨折:当肌肉猛烈收缩,致肌肉附着处撕脱骨折。④积累性劳损骨折:指长期、反复、轻微的直接或间接外力集中作用于骨骼某一点上使之骨折,例如长距离行军或长跑运动后发生在第二趾骨及腓骨干下 1/3 的疲劳性骨折。

(2)病理性骨折　有病变的骨骼,在轻微外力作用下即断裂。例如骨肿瘤、骨髓炎、骨结核、严重骨质疏松症等所致的骨折,是骨质病变的严重并发症。

2.分类

(1)依据骨折处是否与外界相通可分为闭合性骨折与开放性骨折。临床意义在于后者已发生骨折端污染,感染可能性大。

(2)依据骨折程度分为不完全性骨折与完全性骨折。前者如裂缝骨折、青枝骨折等,后者如横断、斜形、螺旋形、粉碎、嵌插骨折及压缩骨折等(图 2-10)。完全性骨折常有复杂的骨断端移位,给治疗增加了一定难度。

(3)依据骨折复位后的稳定性可分为稳定性骨折与不稳定性骨折。前者如不完全骨折及横断、嵌插骨折等;后者如斜形、螺旋形、粉碎性骨折等,不稳定骨折在复位、固定时都有一定难度。

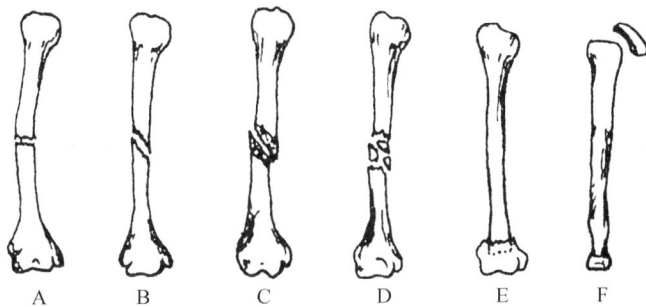

A　　　B　　　C　　　D　　　E　　　F

图 2-10　骨折分类

(二)护理评估

1.健康史

重点了解受伤经过、受伤方式、伤后急救情况。2.身体状况

(1)局部表现

1)骨折的一般表现:①疼痛和压痛。骨折均有疼痛,移动肢体时加剧,检

查骨折处有局限性压痛。②局部肿胀及瘀斑。因骨折部位及周围组织内的血管破裂出血，软组织也因受伤发生水肿，以致患肢显著肿胀；外伤后由于血红蛋白分解，皮下瘀斑呈紫色、青色或黄色。③患肢活动功能障碍。骨折后肢体部分或全部丧失活动功能，但裂纹骨折等不完全性骨折仍可保留大部分功能。

　　以上一般表现也可见于软组织损伤，所以单独依此不能诊断骨折，也不能排除骨折。

　　2）骨折的专有体征：①骨折部位出现畸形。由于骨折段移位，导致受伤局部失去正常形态，常见的有短缩、成角、旋转畸形。②受伤处出现假关节活动（反常活动）。骨折后，在肢体没有关节的部位出现异常的活动。③伤处出现骨擦音或骨擦感。以上3种特殊体征只要出现其中一种，即可诊断为骨折。但异常活动、骨擦音两项症状只能在检查时留心观察，绝不可故意摇动肢体测试，以免骨折端损伤周围血管、神经组织。四肢检查时动作要轻柔，必要时剪开患者衣袖或裤管。

　　（2）全身表现　　患者常因严重的创伤、多发性骨折导致大量出血，或者骨折合并重要内脏损伤，以及剧烈疼痛、恐惧等多种因素引起有效循环血量锐减等，而致休克。

　　（3）X线检查　　X线透视或摄片可确定有无骨折，并能了解骨折的类型及移位情况等。

　　3.早期并发症

　　（1）休克　　多发性骨折、骨盆骨折、股骨干骨折等出血量较大，易发生创伤性或失血性休克。

　　（2）重要血管损伤　　骨折断端损伤邻近的重要动脉或静脉。如肱骨髁上骨折可损伤肱动脉，股骨下1/3或胫骨上1/3骨折可损伤腘动脉，锁骨骨折可损伤锁骨下动脉等。

　　（3）重要神经损伤　　常见的如肱骨干骨折致桡神经损伤，肘关节周围骨折致尺神经或正中神经损伤，腓骨颈骨折致腓总神经损伤等。脊椎压缩性骨折可致脊髓损伤。

　　（4）内脏损伤　　骨盆骨折可致膀胱、尿道和直肠损伤，肋骨骨折时断端刺向深部或暴力冲击可致气胸、血胸以及肝、脾破裂等。

　　（5）脂肪栓塞综合征　　因骨折断端血肿张力较大，使骨髓腔中脂肪微粒进入破裂的静脉内，可引起肺脂肪栓塞或脑脂肪栓塞。临床上表现为呼吸困难、发绀，或者昏迷、抽搐，甚至突然死亡。

（三）急救措施

1.首先抢救生命

意外事故造成骨折,往往合并其他组织和器官的损伤,严重者危及生命,如发现有开放性气胸、窒息等危及生命的伤情,应立即给予相应处理;如患者处于休克状态,应迅速建立静脉输液通路,采用保暖、吸氧等抗休克措施;对合并有颅脑损伤而昏迷的患者,应保持其呼吸道通畅;如有伤口大出血,应加压包扎止血,必要时使用止血带。

2.包扎伤口

用无菌敷料或现场最清洁的布类包扎伤口,以免继续污染。如发现骨折端已外露出伤口,不应进行现场复位,以免将污物带入创口深处;若在包扎过程中,骨折端已自行滑回创口内,则必须向负责医师说明。

3.妥善固定

凡有骨折或疑有骨折的患者,均应给予临时固定处理,以免骨折端移动造成软组织再损伤,同时可减轻搬运中的疼痛,有利于防止休克。急救现场不作骨折复位,但闭合性骨折显著畸形者,可能会造成皮肤穿破或损伤周围血管、神经,可用手适当牵引患肢,使之伸直后再临时固定。四肢长骨固定应超过骨折两端关节。固定物最好是有特制的夹板,也可就地取材,如用木棍、树枝、木板等。若无材料可取时,可将受伤的上肢绑在胸部,将受伤下肢同健侧下肢一起捆绑固定。

脊柱骨折或怀疑有脊柱骨折者的急救方法:必须由 3 人分别托扶患者的头背、腰臀及双下肢部位(平托法),协调动作,平稳轻放于硬板上抬运,始终保持脊柱中立位(图 2-11)。搬运时切忌背驮、抱持等方法,以免脊柱扭曲、旋转致骨折处移位而损伤脊髓(图 2-12)。怀疑有颈椎骨折或脱位时,搬运时要保持脊柱在一直线上,需由一人用双手牵引头部,使颈椎维持中立位(图 2-13),平置患者于硬板上,在头颈两侧填塞沙袋或布团以限制头颈活动。

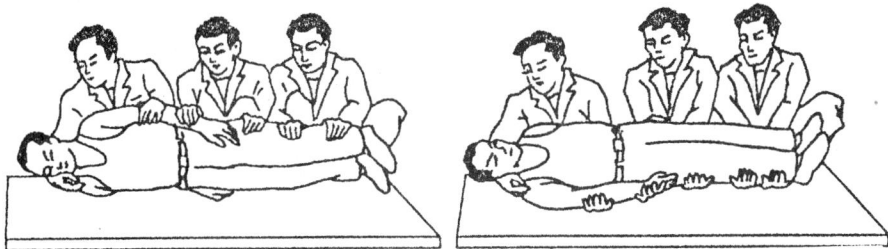

图 2-11　脊柱骨折正确搬运法

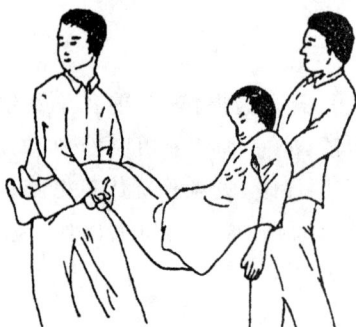

图 2-12　脊柱骨折不正确搬运法　　　图 2-13　颈椎骨折患者搬运法

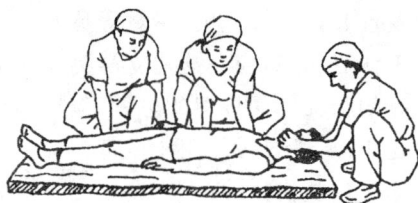

4.迅速转运

病情复杂或治疗条件不具备时，经妥善固定后，应迅速平稳地转送就近医院治疗。

四、急救技术

外伤急救包括五大技术，即通气、止血、包扎、固定和搬运，其中通气和止血最为重要。

（一）保持呼吸道通畅（通气）

呼吸道不通畅的原因很多，如呼吸道内异物、咽后壁血肿、昏迷伤员舌后坠、误吸呕吐物和血块等原因都可压迫或堵塞呼吸道，导致窒息。因此，救护伤员首先要保持呼吸道通畅，如伤员意识不清出现呼吸困难时，应将伤者平卧头后仰，用手指托起下颌；如口腔内有异物，将伤员的头偏向一侧，用手指抠出异物或呕吐物。喉部阻塞时用大号注射针头，作环甲膜穿刺通气，如有条件，最好作气管插管，或紧急气管切开术。

（二）止血

创伤性大出血是伤后早期死亡的主要原因之一，因此要尽快做到有效止血。伤口出血分为动脉出血、静脉出血和毛细血管出血。不同种类出血的特点是：动脉出血时血色鲜红，呈喷射状、速度快，出血量大；静脉出血时血色暗红，呈持续涌出状、速度较慢；毛细血管出血时血色较为鲜红，呈渗出性，自伤口渐渐流出，出血点不易判明。常用的止血方法有：

1.加压包扎止血法

适用于毛细血管出血和静脉出血，多用在体表和四肢伤出血。用无菌纱布、急救包或干净毛巾、布类,折叠成比伤口稍大的敷料覆盖伤口,外面用绷带、布条或条状三角巾加一定压力包扎,其松紧以能控制出血为度。必要时可将手掌放在敷料上均匀加压,一般 15～20min 后即可止血。此法有临时止血和包扎的双重作用,且便于搬运。

2.止血带止血法

一般用于加压包扎无效的四肢大动脉出血。

(1)绷扎方法

1)橡皮止血带法:先抬高伤肢,使静脉血液尽量回流,以减少伤肢淤血肿胀。选择出血部位近侧端绑扎止血带,在绑扎处垫纱布,然后用止血带在衬垫上扎第一道、第二道压在第一道上并适当勒紧,如此绑扎 2～4 圈,使橡皮带末端压在紧缠的橡皮带下即可(图 2-14)。

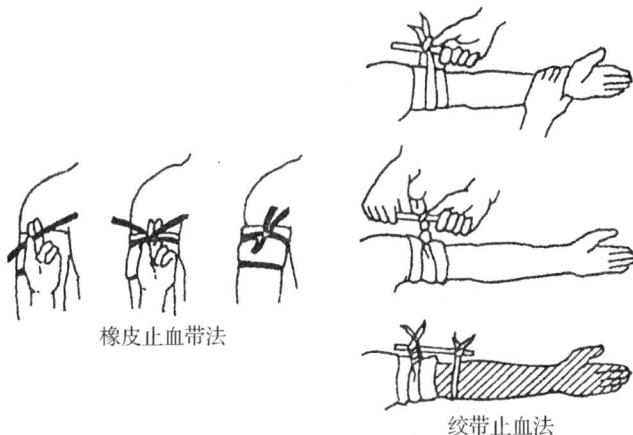

橡皮止血带法

绞带止血法

图 2-14　止血带止血法

2)充气止血带:在出血部位近端绑扎,与体表接触面积较大,施压均匀,可减少局部组织和神经损伤。成人压力为 33.3～39.9kPa(250～300mmHg),儿童为 20～26.6kPa(150～200mmHg)。

3)绞带止血法:抢救现场也可用布块折叠成带状,平整地绕在伤肢上,两端向前打一活结,并在结下放一小木棒,逐渐绞紧至刚好止血为度,然后固定木棒,其步骤为“一提二绞三固定”。

(2)止血带使用的注意要点

1)结扎部位应尽量靠近出血伤口的近心端,尽量靠近伤口,以减少结扎后肢体缺血的范围。上臂扎止血带时,不可扎在中段 1/3 处,以防压迫桡神经。前臂、小腿动脉在两骨之间,上止血带无效,不宜选用。

2)在扎止血带处,必须安放软衬垫,不可直接绑扎在皮肤上,否则会造成皮肤坏死。

3)结扎松紧度要适宜,过紧容易损伤神经、血管等组织,过松仅压住静脉,反而加重出血。故一边结扎止血带一边要观察远端动脉搏动,当动脉搏动消失,出血停止即可。

4)止血带使用时间,原则上越短越好,一般不应超过 1h。如需要超过 1h者,应每小时放松 2～3min,松开时局部加压止血,可暂时恢复肢体血供。因此,上止血带后必须做好标记,写明使用开始时间标记在胸前衣服或手腕等明显处。上好止血带后,包扎伤口,适当固定肢体,尽快转送到就近有条件的医疗单位,及早改用钳夹、结扎等手术方法止血。

3.指压止血法

适用于头、面及四肢较大的动脉出血,以及范围较大的静脉和毛细血管出血。在出血动脉的近心端,用手指将动脉压在骨骼上,以阻断血流,达到临时止血的目的。

常用的压迫点为:

(1)头顶、颞部出血　拇指压在伤侧耳前方搏动点(颞浅动脉)止血(图 2-15)。

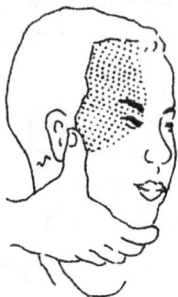

图 2-15　颞浅动脉指压法　　　　图 2-16　面动脉指压法

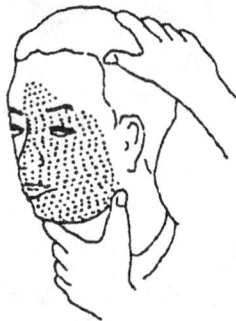

(2)颜面部出血　在伤侧下颌角前方约 1～2cm 的凹陷处,将面动脉压于下颌骨上(图 2-16)。

(3)头颈部大出血　用拇指或其他四指压在同侧胸锁乳突肌和气管之间的较强搏动点,将颈总动脉压向第六颈椎横突上,以达到止血目的,但不能同时压迫两侧,避免阻断全部脑血流供应(图 2-17)。

(4)肩部、腋部、上臂出血　压迫伤侧锁骨上窝中部的搏动点,将锁骨下动脉压于第一肋骨上(图 2-18)。

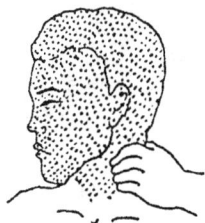

图 2-17　颈总动脉指压法　　　　　　图 2-18　锁骨下动脉指压法

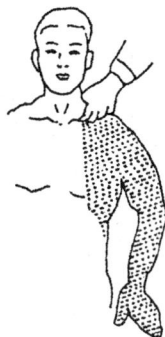

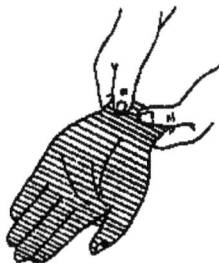

（5）前臂出血　稍屈肘部，压迫伤侧上臂内侧中段（肱二头肌内侧沟）搏动点，将肱动脉压向肱骨（图 2-19）。

（6）手部出血　用双手在腕关节内外侧将尺、桡动脉压于尺、桡骨上（图 2-20）。

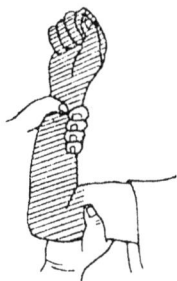

图 2-19　肱动脉指压法　　　　　　　图 2-20　尺、桡动脉指压法

（7）大腿出血　大腿及其以下动脉出血，用双手拇指重叠用力压迫腹股沟韧带中点稍下的搏动点，将股动脉压迫于耻骨上支达到止血目的（图 2-21）。

（8）足部出血　用双手拇指分别压迫足背中部近踝关节处的搏动点（胫前动脉）和足跟与内踝之间的搏动点（胫后动脉）止血（图 2-22）。

（三）包扎

包扎的目的是加压包扎止血、保护伤口、固定敷料、限制肢体活动及骨折固定等。包扎材料有卷轴绷带、三角巾、四头带等，紧急情况下可就地取材，如毛巾、衣服、手帕、布单均可用于包扎。

1. 卷轴绷带包扎法

选择宽度合适的绷带卷，不能使用潮湿或被污染的绷带，包扎四肢应自远心端开始，指（趾）尽量外露，以便观察血循环。每包扎一周应压住前一周的

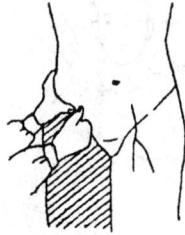

图 2-21　股动脉指压法　　　　　图 2-22　胫前、胫后动脉指压法

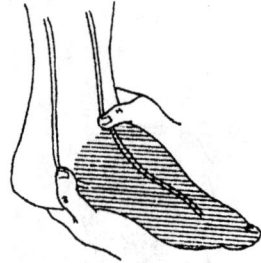

1/2～1/3,包扎开始与终末时均需环绕两周。

　　基本包扎方法(图 2-23)如下:

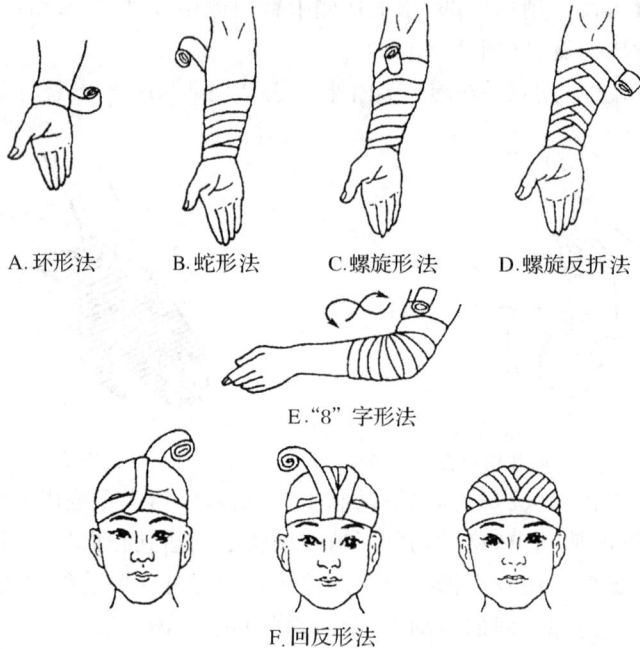

A.环形法　　B.蛇形法　　C.螺旋形法　　D.螺旋反折法

E."8"字形法

F.回反形法

图 2-23　基本绷带包扎法

　　(1)环形法　在包扎部位原处环形重叠缠绕,第一周可以斜缠绕,第 2～3 周作环形缠绕,并将第 1 周斜出圈外的绷带角折回圈内压住,可防止绷带松动滑脱。适用于肢体粗细一致的部位,或开始及终了包扎时。

　　(2)蛇形法　斜形环绕包扎,每周互不遮盖,用于临时固定敷料或夹板。

　　(3)螺旋形法　螺旋状缠绕,后一周压住前一周的 1/2～1/3,适用于肢体粗细相近的部位,如上臂、大腿、躯干等。

(4)螺旋反折形法　在螺旋形的基础上每周反折成等腰三角形,每次反折处须对齐,以保持美观。适用于包扎肢体粗细不均的部位,如小腿、前臂。

(5)回反形法　适用于包扎头顶或残肢端。自顶端正中开始,分别向两侧回反,直至顶端包满为止。

(6)"8"字形法　按"8"字的书写径路包扎,交叉缠绕。常用于包扎关节处,以及前臂、小腿等。

2.三角巾包扎法(图 2-24)

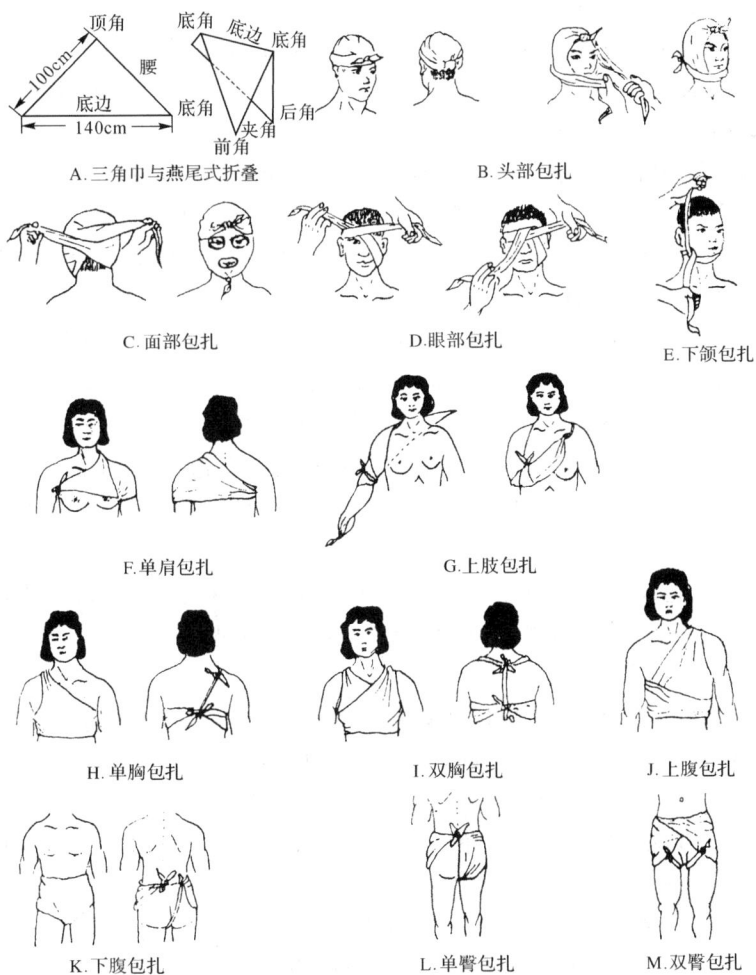

A.三角巾与燕尾式折叠　　　　　　B.头部包扎

C.面部包扎　　　　D.眼部包扎　　　　E.下颌包扎

F.单肩包扎　　　　G.上肢包扎

H.单胸包扎　　　　I.双胸包扎　　　　J.上腹包扎

K.下腹包扎　　　　L.单臀包扎　　　　M.双臀包扎

图 2-24　三角巾包扎法

　　三角巾由边长 100cm 的正方形白布对角剪成两块制成，可折成条带、燕尾巾使用（图 2-24A）。三角巾适用于身体任何部位的包扎，使用方便，包扎面积大，包扎的要领是操作时边要固定，角要拉紧，中心要伸展。

　　（1）头部包扎　①帽式包扎法。将三角巾的底边向上反折约 3cm，其正中部放于伤员的前额，与眉平齐，顶角拉向头后，三角巾的两底角经两耳上方，拉向枕后交叉，交叉时将顶角压在下面，然后绕到前额，打结固定（图 2-24B）。②风帽式包扎法。将三角巾顶角和底边中点各打一结，将顶角结放于额前，底边结放在后脑勺下方，包住头部，两底角拉紧，向外反折包绕下颏，然后拉到枕后，打结固定（图 2-24B）。

　　（2）面部包扎　将三角巾顶角打一结，顶角结放在下颌，底边平放于头顶并拉向枕后，将底边左、右角提起拉紧，交叉压住底边，两头绕至前额打结（图 2-24C）。

　　（3）眼部包扎　单眼包扎将三角巾折成 4 指宽带状，取 1/3 处斜放伤眼部，下侧长端经对侧耳上绕至伤侧耳上拧结。双侧包扎时，取中间部盖住一侧伤眼，下端经耳下绕枕后从对侧耳上至额部压住上端，再绕枕后至对侧耳下与反折上端打结（图 2-24D）。

　　（4）下颌部包扎　将三角巾底边折至顶角呈四横指宽，留出顶角及系带，将顶角及系带放于后颈正中，两端往前，右端包裹下颌，至伤员右耳前与左端交叉，两端分别经耳前与下颌部，在头顶连同系带拉上一同打结（图 2-24E）。

　　（5）肩部包扎　三角巾折成燕尾巾，把燕尾巾夹角朝上，放在伤侧肩上。燕尾巾底边包绕上臂上部打结，然后两燕尾角分别经胸、背拉到对侧腋下打结（图 2-24F）。

　　（6）上肢包扎　将三角巾一底角打结后，套在伤侧手上，结之余头留长些备用，另一底角沿手臂后侧，拉到对侧肩上，顶角包裹伤肢，前臂屈至胸前，拉紧两底角打结（图 2-24G）。

　　（7）胸部包扎　①三角巾包扎胸部。将三角巾底边横放在胸部，位于伤处下方，顶角越过伤侧肩，垂向背部，三角巾的中部盖在胸部的伤处，两端拉向背部打结，顶角也和该结一起打结（图 2-24H）。②燕尾巾包扎胸部。燕尾巾底边反折一道边，横放于胸部，两角向上，分放于两肩上并拉至颈后打结，再用顶角带子绕至对侧腋下打结（图 2-24I）。

　　三角巾、燕尾巾包扎背部方法与胸部相同，只是位置相反，结打于胸部。

　　（8）腹部包扎　①燕尾巾包扎腹部，燕尾巾底边系带围腰打结，夹角对准大腿外侧中线，前角大于后角并压住后角，前角经会阴向后与后角打结

（图 2-24J、K）。②三角巾包扎腹部。三角巾顶角朝下，底边横放于脐部，拉紧底边角至腰部打结，顶角经会阴拉至臀上方，同底角余头打结（图 2-24K）。臀部包扎方法与腹部相同，则是方向相反（图 2-24L、M）。

（9）小腿和足部包扎　将脚放在三角巾近底边的一侧，提起巾的较长一侧包裹小腿打结，再用另一边底角包足，绕足底打结于踝关节处。

（10）膝关节包扎　先将三角巾折成适当宽度的带，然后将其中部放在膝盖上，两端拉至膝后交叉，一端在上，一端在下，再由前向后绕至膝外侧打结。

3.四头带包扎法

将绷带的两头剪开即成"四头带"，常用于下颌、枕、额等部位包扎（图 2-25）。

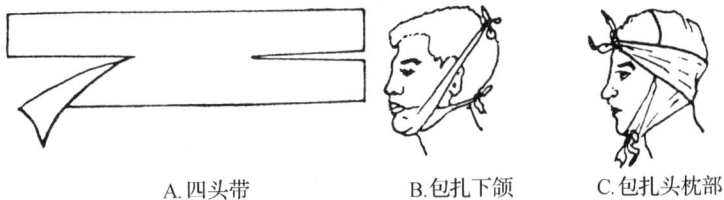

A.四头带　　　　　B.包扎下颌　　　　C.包扎头枕部

图 2-25　四头带包扎法

注意事项：

（1）根据包扎部位，选用宽度适宜的绷带或大小合适的三角巾。

（2）将患者安置在舒适体位，包扎的肢体必须保持在功能位置，需要抬高肢体时，应给予适当的托扶物。皮肤皱褶处如腋下、腹股沟等部位用棉垫或纱布衬隔，骨隆突处也用棉垫保护。

（3）包扎伤口时，先盖上消毒纱布，然后再用绷带等包扎。操作要谨慎，不要触及伤口，以免加重疼痛或导致伤口出血及污染。

（4）包扎时从远心端向近心端包扎，松紧要适宜，过紧会影响局部血液循环，过松易致敷料脱落或移动。包扎四肢时，应将趾（指）端外露，以便观察血液循环。绷带固定的结应放在肢体的外侧，忌在伤口上、骨隆突处或易于受压的部位打结。

（5）解除绷带时，以两手互相传递松解。紧急时或绷带已被伤口分泌物浸透干涸时，可用剪刀剪开。

（四）固定

固定的目的在于限制受伤部位的活动度，从而减轻疼痛，避免骨折断端活动而损伤血管、神经乃至重要脏器；固定也利于防治休克，便于伤员的搬运。

1.固定器材

最理想的是夹板,有木质或金属夹板,还有可塑性或充气夹板。在抢救现场还可因地制宜选用竹板、木棒等代替。紧急情况下,可直接借助患者的健侧肢体或躯干进行临时固定。

2.固定方法

现以最常用的木质夹板和三角巾为例说明。

(1)上臂固定　用长、短两块夹板,长夹板放于上臂的后外侧,短夹板置于前内侧,如用一块应置于外侧,在骨折部位上下两端固定。再用三角巾将上肢悬吊在肘关节屈曲 90°位(图 2-26)。

(2)前臂固定　两块夹板分别置于前臂掌侧和背侧,其长度超过肘关节至腕关节,如用一块则置于掌侧或背侧,再用绷带于两端固定,将肘关节屈曲90°悬吊在胸前(图 2-26)。

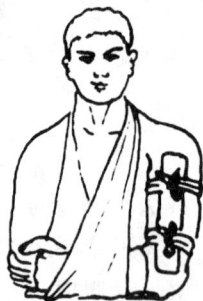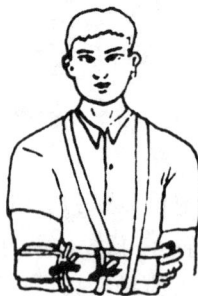

上臂固定　　　　　　　　　前臂固定

图 2-26　上肢固定法

(3)大腿固定　两块夹板分别置于下肢内外侧或仅在下肢外侧放一块夹板,外侧夹板从腋下至足跟下 3cm,内侧夹板从腹股沟至足跟下 3cm,然后用绷带分段将夹板固定。踝关节保持在背屈 90°位置上(图 2-27)。

(4)小腿固定　两块夹板分别置于下肢内外侧,长度从足跟至大腿,用绷带分段扎牢(图 2-27)。

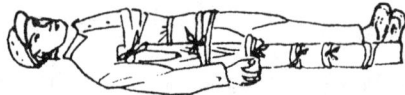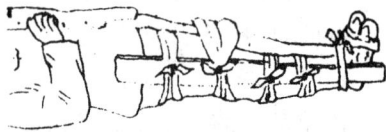

大腿固定　　　　　　　　　　小腿固定

图 2-27　下肢固定法

（五）搬运

现场搬运伤员的基本原则是及时、迅速、安全地将伤员搬至安全地带，防止再次负伤。现场搬运多采用徒手搬运，单人搬运法有背负法及扶持法等（图2-28）。双人搬运法有坐椅式法、拉车式法等（图2-29）。担架搬运，对重伤员最为合适。如果没有专用的担架时，可用门板、竹杠、绳子、床单等做成临时担架。担架搬运时应注意用被子垫平，空隙处以衣服等填实，拴好扣带，防止摇晃时伤员滑脱。担送伤员要保持平稳，前进时伤员头部向后，足部向前，便于观察；往高处抬时前面的人要放低，后面的人要抬高，使伤员保持水平状态，下台阶时相反。

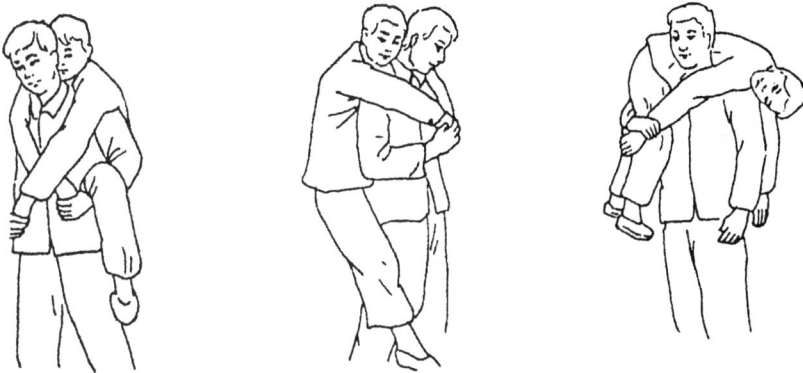

图 2-28　单人搬运法

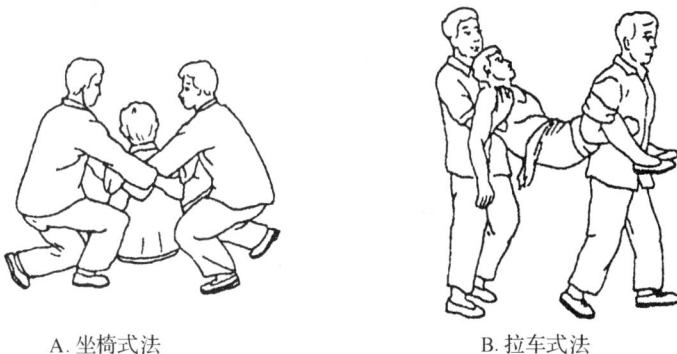

A.坐椅式法　　　　　　B.拉车式法

图 2-29　双人搬运法

第六节　触　电

一、概　述

触电(electric injury)是指一定强度的电流通过人体时所造成的机体损伤和功能障碍,严重时呼吸和心跳立即停止。触电对人体的危害性大小,与下列因素有关:①高压电比低压电危险性大。②身体受潮时电阻降低,容易发生触电;骨骼肌电阻大,而神经、血液和脑组织电阻小,最易受损害。③交流电比直流电危险。④电流途径从一手通至另一手,或通向一足,均经过心脏,易造成心跳停止。⑤接触电流时间越长,强度越大,对人体危害越严重。

二、护理评估

(一)健康史

向现场目击者询问触电时间、地点、电源情况,也要注意触电时受伤情况,如从高处坠落等。

(二)身体状况

1.全身表现

轻者可仅有表情紧张、头晕、心悸、软弱或短暂意识丧失;较重者可有抽搐、昏迷、心律不齐、呼吸不规则;严重者可出现休克、心室纤颤或心跳、呼吸停止。

2.局部表现

主要为电流直接接触身体部位的电烧伤。低压电击伤时,皮肤烧伤较明显;高压电击伤时,局部组织焦化或炭化,肌肉凝固,并可引起广泛血栓形成,较大范围组织坏死或继发性大出血。

三、急救措施

(1)迅速脱离电源,首先关闭电源或拔掉插座,或用干燥木棍挑开电线,或用木柄斧斩断电线,切不可用手直接去拉触电者。

(2)轻症触电者应卧床数日,并严密观察病情,少数可发生迟发性心脏停搏。

(3)如触电者呼吸、心跳已停止,应立即就地进行口对口人工呼吸和胸外心脏按压,同时报警呼救。后续抢救见"复苏"一节。

(4)电灼伤创面的处理,基本上同一般烧伤处理。平时床旁备止血带,以防继发性出血。

触电轻者恢复后多不遗留症状。重者休克恢复后,短期内可遗留头晕、心悸、耳鸣、失眠、听觉或视力障碍,但多能自行恢复。应耐心做好解释,消除患者焦虑、恐惧心理;布置舒适安静的休息环境,提供营养丰富的饮食,指导伤员遵医嘱用药和进行功能锻炼。

(缪群芳　倪国华)

第七节　中　暑

一、概　述

中暑(heat illness)是人体处于高温环境下或受到烈日暴晒引起体温调节障碍,汗腺功能衰竭和水、电解质代谢紊乱所致的一种急性疾病。临床上依据症状轻、重分为先兆中暑、轻度中暑及重度中暑(热射病、日射病、热衰竭和热痉挛)几种类型。

(一)病因与发病机制

环境高温(指35℃或更高)是引起中暑的基本原因。中暑多发生于温热地区的炎热季节。高温环境中,同时存在强热辐射,空气湿度大和通风不良,便容易引起中暑。在高温环境中从事繁重的体力劳动使机体大量产热,更易诱发中暑。

正常人的体温在下丘脑体温调节中枢控制下,通过神经、体液因素调节使产热和散热处于平衡状态,维持体温在正常范围内。人体热能来源主要为氧化代谢及肌肉收缩,在劳动等情况下产热增加,体内通过循环血流将深部组织热量带至皮下组织,通过皮肤血管扩张、血流加速及汗腺分泌、呼吸加速等进行散热。散热方式有辐射、传导、对流及蒸发,以保持体温在正常范围。在周围环境温度超过体表温度时,通过辐射、传导、对流散热发生困难,人体只能过量出汗进行散热,导致失水、失盐、血液浓缩,随之出汗减少使散热受阻,造成体内热的蓄积,发生中暑。

(二)高温对人体系统的影响

1.体温调节

在高温环境下,产热过多,散热不足时,体温调节中枢功能障碍,汗腺功能衰竭致汗闭,可使体温迅速升高称为热射病。

2.中枢神经系统

高温对中枢神经系统起抑制作用，表现为注意力不集中，反应迟钝，肌力下降，动作协调性差等。另外，烈日或强热辐射长时间作用于头部时，可穿透头皮和颅骨引起脑组织损伤、充血和水肿，使大脑温度达 40～42℃，但体温不一定升高，称为日射病。

3.心血管系统

散热时皮肤血管扩张，血液重新分配，血流加速，心排血量增加，而且大量出汗可引起血液浓缩及黏稠度增高，均可造成心脏负担加重，最终导致心输出量降低。

4.水、盐代谢

高温时出汗是主要散热途径。一般认为一个工作日出汗量 6L 为生理最高限度，故在高温环境下从事重体力劳动，排汗显著增多，会导致失水、失盐、血液浓缩，而形成低渗性脱水。此时血管舒缩功能失调，皮肤血管扩张，血容量更加不足从而引起周围循环衰竭的症状，称为热衰竭；若失盐过多且补充不足，引起肌肉痉挛，称为热痉挛。

5.其他

高热时由于心排血量降低，可使肾血流量减少，肾小球滤过率下降易致肾功能减退。体温>42℃时，蛋白质可变性；体温>50℃时，数分钟后所有细胞均死亡。

（三）中暑的诱因

（1）皮肤排汗功能障碍，不利散热。如大面积烧伤、严重痱子、硬皮病及阿托品等抗胆碱药物的应用等。

（2）慢性病患者，如心血管疾病、糖尿病、肥胖症、精神病、神经系统疾病等。

（3）年老体弱、缺乏体育锻炼、营养不良、体内缺水缺盐、过度疲劳、睡眠不足、饥饿等能影响机体对热的耐受性。

（4）细菌或病毒引起的急性感染、饮酒等。

（四）预防

中暑是在炎热的夏季和高温环境下从事重体力劳动引起的常见急症，预防宣教非常重要。其宣教内容如下：

（1）用多种形式如黑板报、发小册子等向在高温环境下操作的工作人员和居民介绍中暑的防治知识，特别是及早识别中暑的早期症状，如头晕、心悸、胸闷、恶心、四肢乏力等。

（2）改善劳动和居住条件，加强隔热、通风、遮光、降温等措施。合理调整夏季作息时间,在夏季,农村可早出工,晚收工,中午多休息。工厂也可按具体情况缩短劳动持续时间,增加工间休息次数;提高休息环境质量,在高温车间旁设置空调休息室,气温维持在30℃以下,可有利缓解热蓄积。

(3)合理供应水、盐和营养。高温作业人员一个工作日需增加饮水量3～6L,需补盐20g,有时需更多,还需补充氨基酸、维生素及微量元素。饮水每次150～200mL,增加饮水次数,防止暴饮。

(4)在烈日下行走或劳作须戴凉帽,穿宽松透气浅色的衣服,配备防暑药品。在高温季节社区护士应加强对老年人、孕妇或患有慢性疾病者的防护。

二、护理评估

1.健康史

重点评估患者发病前所处环境、受热时间、出汗量及饮水补盐情况,也要询问原来体质状况。

2.身体状况

(1)先兆中暑　在高温环境下活动一定时间后,出现大量出汗、口渴、头晕、头痛、胸闷、全身乏力、注意力不集中、动作不协调等症状,体温正常或略有升高,不超过38℃。此时如能及时转移到阴凉通风处安静休息,适当补充水盐,短时间可恢复正常。

(2)轻症中暑　除具有先兆中暑症状外还出现体温升到38℃以上,出现面色潮红、皮肤灼热,有周围循环衰竭的早期表现,如面色苍白、全身皮肤湿冷、血压下降、脉搏增快等。此时若能及时有效处理,可在数小时后恢复。

(3)重症中暑　除具有轻症中暑症状外,同时伴有高热、痉挛、意识障碍等。可分为以下类型,但常混合存在。

1)热衰竭:为最常见的一种,多见于老年人及不适应高温环境者。起病急,先有头痛、头晕、恶心,继而出现末梢循环障碍,面色苍白,皮肤冷汗,脉搏细速,血压下降,有的患者意识模糊或晕厥、休克,体温可正常。

2)热痉挛:多见于健康青壮年。常发生在强体力劳动和大量出汗后,口渴而饮水较多,使血钠及氯化物浓度降低,表现为四肢无力、肌肉痉挛疼痛,以活动最多的四肢肌肉特别是腓肠肌痉挛最常见。严重者波及腹直肌、肠道平滑肌等,症状类似急腹症。体温大多正常。

3)热射病:多发生在持续高温的夏季,常见老年人及原有慢性疾病者。典型临床表现为高热、无汗和意识障碍。前驱症状有全身软弱、头晕、头痛、出汗减少等,继而体温迅速增高达41℃以上,出现嗜睡、谵妄和昏迷,皮肤干热无汗,脉速、脉压增宽。休克时血压下降,呼吸快而浅,后期呈潮式呼吸。严重时患者出现弥散性血管内凝血、心力衰竭、脑水肿、肝肾功能衰竭等严重并发症而死亡。

三、急救措施

1. 迅速脱离高温环境,施行降温措施

做好心理护理,使患者身心放松、安静休息,热衰竭患者应予吸氧。

(1)环境降温　将患者安置在阴凉通风处或室温22～25℃的空调房间内,脱去外衣,加快散热。

(2)物理降温　用温水或50％酒精擦洗全身,在头部、腋窝、腹股沟大血管处放置冰袋,可利用家庭冰箱内的小冰块、热水袋或塑料袋做成。

(3)药物降温　根据医嘱使用氯丙嗪降温,常用剂量25～50mg加入生理盐水500mL中静滴,2h内滴完。在用药时注意观察血压变化,避免血压过低。

2. 补充液体

神志清、无呕吐者给含盐清凉饮料;病重者应静脉快速输入5％葡萄糖盐水或林格氏液500mL。按医嘱大量、快速静脉补液时,应加强病情观察,以防发生心力衰竭。

3. 保持呼吸道通畅

随时清除呼吸道分泌物,给氧或应用人工呼吸器。

4. 对症处理

抽搐惊厥者按医嘱给地西泮10mg,肌肉注射;防止坠床和碰伤;为防舌咬伤,将用牙垫或厚纱布包裹的压舌板塞在上下臼齿间。

5. 加强病情观察,防止并发症

注意观察生命体征,降温治疗中10～15min测肛温一次,直至体温降至38℃以内。

6. 及时转院

对于重度中暑或发生严重并发症的患者,在做出紧急处理的同时,应及时转上级医院治疗。

第八节　中　毒

一、中毒的概念及急救护理操作

（一）概念

中毒（poisoning）是化学物质在人体效应部位达到一定剂量而引起损害的疾病。引起中毒的化学物质称为毒物。毒物可经皮肤黏膜、呼吸道、消化道等途径进入人体。毒物的种类很多，有工业性毒物、农药、药物、有毒的动植物等。中毒可分为职业性中毒和生活性中毒。中毒来源是可以查明的，但如不加注意，也很容易疏忽。

急性中毒患者发病快，病情严重，变化迅速，明确诊断后应立即采取有效措施，处理原则是：①立即终止接触毒物；②清除进入人体内已被吸收或尚未被吸收的毒物；③使用特效解毒剂；④对毒物造成的危害进行对症处理。

（二）护理操作

常用催吐、洗胃、导泻方法来清除停留在胃肠道的毒物。其护理操作如下：

1. 催吐

对清醒合作的患者，可嘱其饮温水 300～500mL，然后用压舌板刺激咽后壁或舌根部诱发呕吐，饮水与诱吐反复进行，直至呕出物澄清为止。

2. 洗胃

吃进毒物后最好及早洗胃，一般在中毒后 4～6h 内，但在很多情况下如超过 6h 也仍有洗胃的必要。对昏迷、孕妇、心脏病患者宜采用吸引器洗胃。吞服强腐蚀性毒物的患者禁忌洗胃，以防插管引起食管或胃穿孔。洗胃时患者取坐位，危重患者取平卧位，头偏向一侧。插胃管时应避免误入气管，操作时要轻巧迅速，不得过分用力。如毒物不明，或现场无适当的解毒药物，洗胃液可用自来水、生理盐水，洗胃液每次注入 200～300mL，不宜过多，以免促使毒物进入肠内，每次灌注后尽量排出，需反复灌洗直至洗胃回收液澄清为止。拔管时，先将胃管管口夹住，以免在拔管过程中液体反流入气管。

3. 导泻

洗胃后口服或由胃管灌入硫酸镁或硫酸钠 15g（溶于水内），以清除进入肠道的毒物。注意镁离子对中枢神经有抑制作用，硫酸镁对有呼吸抑制、昏迷的患者或有机磷中毒晚期者都不宜使用。

二、食物中毒

（一）概述

食物中毒(food poisoning)常见原因有动物性中毒、植物性中毒。植物性中毒如进食含亚硝酸盐的蔬菜或进食蚕豆、毒蕈、发芽马铃薯等；动物性中毒如进食河豚、鱼胆等。

1.发病机制

食物中毒引起的发病机制各不相同。亚硝酸盐中毒可使血液中的血红蛋白转变为高铁血红蛋白，可出现皮肤黏膜青紫和组织缺氧的表现；毒蕈中毒有拮抗阿托品的作用，引起副交感神经兴奋，也可以引起溶血，毒伞肽类能损伤肝、肾、心、脑等实质性脏器；发芽马铃薯含有龙葵素，具有腐蚀、溶血作用，对运动中枢、呼吸中枢有麻痹作用；鱼胆有组胺类毒性物质，可导致人体各脏器的毛细血管通透性增高，引起细胞变性及坏死，引起多脏器损伤；河豚中毒是因为有河豚毒素和河豚酸，其毒性极高且稳定，是钠通道阻滞剂，会阻断运动神经、肌肉接头的传导和阻滞神经轴索去极化过程的离子转运，先引起感觉障碍，以后引起运动神经麻痹。

2.预防

（1）用多种形式向社区居民介绍食物中毒的种类、症状，以及预防措施。

（2）预防食物中毒，食品及其容器不得含有毒成分，不进食有毒动、植物食品，培养科学的饮食习惯。

（3）加强药品管理。对麻醉药品、安眠药品、毒性药品加强管理，药品应放在小儿不能触及处，老人服药时应注意剂量，避免错服药物。

（4）多宣传酗酒的害处，提倡科学饮酒，加强自我保健。

（二）护理评估

1.健康史

询问发病经过、食物摄取史等，观察临床表现特征，以协助医生处理。

2.身体状况

（1）亚硝酸盐中毒　一般在食后 1～3h 起病，但短者 10～15min，长者可达 20h 才起病。临床特征主要是因人体缺氧所导致的症状，如气急、胸闷、皮肤黏膜青紫等。

（2）毒蕈中毒　常见的有四型：①胃肠型，表现为剧烈腹痛、腹泻等；②神经精神型，除有胃肠症状外，还有毒蕈症状，如流涎、瞳孔缩小、多汗、流泪；

③溶血型,除有胃肠症状外还有溶血表现,如贫血、黄疸、肝脾肿大;④肝肾毒型,初为胃肠症状,严重者出现肝肿大、肝肾功能衰竭。

(3)发芽马铃薯中毒 早期恶心、呕吐、腹痛、腹泻、心悸、多汗、头痛等,严重者出现呼吸困难、溶血性黄疸、意识丧失等。

(4)河豚中毒 早期出现恶心、呕吐、腹痛、腹泻;随后出现神经症状,肢体乏力、麻木,肌肉软瘫和腱反射消失;严重者出现心律失常、呼吸困难、瞳孔大小不等、昏迷,最后死于呼吸、循环衰竭。

(5)鱼胆中毒 轻者表现为恶心、呕吐、腹痛、腹泻等胃肠道症状;重者表现为多器官功能衰竭,尤以肾、肝损害最为严重。

(三)急救措施

(1)立即清除毒物 不论何种食物中毒必须采用催吐、洗胃、导泻清除胃肠道尚未吸收的毒物。河豚中毒洗胃液用2%碳酸氢钠溶液,鱼胆中毒用1∶5000高锰酸钾溶液,其他可用自来水或生理盐水。

(2)使用特殊解毒剂 亚硝酸盐中毒可用亚甲蓝及大剂量维生素C,毒蕈中毒应用阿托品,或用二疏丁二钠及二疏丙磺钠。

(3)对症治疗 发生中毒性心肌炎、中毒性脑炎使用肾上腺皮质激素,严重肝损害给予护肝治疗,有脱水、电解质丢失及时输液、补充电解质。

(4)迅速留取血、尿、粪、呕吐物等标本,以配合医生查明中毒原因,以及观察治疗效果。

(5)心理护理 中毒者因病情危重,来势凶猛,身心受到严重打击,内心充满紧张、恐惧。故在配合医生抢救的同时,应做好心理护理,关心体贴患者,消除紧张、恐惧心理。

(6)经上述抢救后,应及时转送上级医院。

三、酒精中毒

(一)概述

酒精中毒(ethanol poisoning)也称乙醇中毒,是由于过量饮用酒精而发生中枢神经系统兴奋,进而出现抑制,严重者产生昏迷、呼吸抑制及休克。酒精为无色易挥发的液体,具有特殊的芳香味,饮酒后约20%的乙醇立刻在胃中吸收,其余在十二指肠和空肠吸收。乙醇吸收后,通过血液分布于全身。进入体内的乙醇首先作用于大脑皮质,表现为兴奋,继而累及皮质下中枢和小脑,出现共济失调,精神失常,最后抑制延髓血管运动中枢和呼吸中枢,导致呼吸和循环衰竭。

（二）护理评估

1. 健康史

询问有无过量饮酒史，了解发病过程。

2. 身体状况

早期主要为兴奋期，出现头晕、乏力、面色潮红或苍白，有欣快感、语言增多等症状；继之为共济失调期，表现为动作笨拙、步态不稳、眼球震颤；最后进入昏睡期，患者沉睡、脸面苍白、呼吸浅表、心跳加快，严重者呈深昏迷。患者呼出气及呕吐物中有明显的酒味。

（三）急救措施

（1）清除毒物，及时进行催吐、洗胃，洗胃液用5％碳酸氢钠。

（2）根据医嘱给予纳洛酮0.4mg静脉注射，用于催醒，解救乙醇中毒引起的昏迷；果糖50mL静脉滴注，以加速乙醇消除速率。

（3）兴奋不安者可用地西泮5～10mg静脉注射，避免用吗啡、氯丙嗪及苯巴比妥等对呼吸有抑制作用的药物。

（4）对症及支持治疗，注意防治休克、脑水肿，维持呼吸、循环功能，纠正水、电解质失衡，纠正酸中毒。

（5）经抢救后病情继续加重者，应及时转送上级医院。

四、药物中毒

（一）概述

因用药不当，误服或一次吞服大量某种药物，引起药物中毒（medicine poisoning）。药物中毒的种类很多，常见的有：安定类、巴比妥类抑制中枢神经系统；洋地黄类主要引起心脏损害；降糖类引起血糖严重低下、精神异常乃至昏迷；鸦片类及水杨酸类对中枢神经系统先兴奋后抑制。本节以安定类为例进行说明。

安定类在临床上常用的有利眠宁、地西泮、氯硝西泮等，主要的作用有镇静、抗惊厥、中枢性肌肉松弛以及较弱的催眠作用。大剂量安定类能引起中枢神经系统和心血管系统抑制，以及引起锥体外系功能障碍。

（二）护理评估

1. 健康史

询问平时服药名称、剂量，了解发病过程。

2.身体状况

有大剂量的安定类服药史,轻者可出现眩晕、头痛、乏力、运动失调、流涎、反应迟钝,重者出现昏迷、血压下降、心率缓慢、呼吸减弱或停止。

（三）急救措施

(1)发现药物中毒立即予催吐、洗胃、导泻。安定类洗胃液可用 1∶5000 高锰酸钾溶液;巴比妥类洗胃液用大量温水;鸦片类用碘酊 1mL 加水 500mL,自胃管缓慢注入,然后用 1∶5000 高锰酸钾溶液洗胃。上述药物中毒导泻用硫酸钠。洋地黄类、降糖类洗胃液用温水,水杨酸类可用温水或 2% 碳酸氢钠溶液洗胃,这三类药物中毒导泻可用硫酸镁。

(2)按医嘱给予静脉输液,补充维生素 C、速尿、中枢神经兴奋药。

(3)对症处理和支持疗法,有呼吸抑制者给予吸氧,控制感染,维持水、电解质平衡等。

(4)经抢救后,病情重者应及时转送上级医院。

五、农药中毒

农药(pesticides)主要是指用以消灭和防止农作物病、虫、鼠、草害的物质或混合物,一般也包括脱叶剂及卫生杀虫剂。因此农药不仅广泛用于农业以保证农作物增产,而且在林业、畜牧业和卫生部门中也广泛应用。

常用农药中除少数为生物源性外,绝大多数为合成的无机及有机的化学农药。农药中毒的原因包括:职业性与生活性。职业性中毒原因有:农药生产车间工艺设备落后、通风欠佳;运输和销售过程发生包装破裂;使用过程中,违反安全操作,缺乏个人防护意识与措施等。生活性中毒原因如农药保管不当,被误服或自杀、他杀,吃了刚洒过农药的水果、蔬菜或误食被农药毒死的家畜、家禽等。我国目前使用的农药中杀虫剂占 76%,而杀虫剂中又以有机磷农药为主;杀鼠剂为香豆素类及茚满二酮类。

（一）有机磷农药中毒

1.概述

(1)病因及发病机制　有机磷农药(organophosphates)多为淡黄色或棕色油状液体,带有蒜味,有挥发性,难溶于水,易溶于有机溶剂中。在生产和使用过程中,如防护不当,或用有机磷农药灭虱子或治疥,有机磷可经呼吸道或皮肤吸收而引起中毒;口服有机磷自杀或吃了有机磷污染的食物,有机磷经消化道吸收而中毒。

有机磷农药毒理机制是抑制胆碱酯酶的活性,使其失去分解乙酰胆碱酶的能力,引起组织中乙酰胆碱蓄积,产生胆碱能神经功能紊乱,先兴奋后抑制。以毒蕈碱样、烟碱样症状和中枢神经系统症状为主要表现,严重者可因脑水肿或呼吸衰竭而死亡。

(2)预防

1)严格执行农药登记管理法规,应发展高效低毒的农药,限制或禁止使用危害大的农药。

2)加强农药管理,应严格遵照有关规定执行农药的贮存、运输、供应和喷洒,保证安全。

3)开展安全使用农药的教育,提高防毒知识与个人卫生防护。如避免皮肤和药液接触;施药前后禁饮酒;操作过程中佩戴个人防护用具,不能吸烟或进食;施药时注意逆风向行走等。

4)对农药生产工人应进行就业前体检及就业后定期健康监护,及时防止农药对接触工人健康的危害。

5)加强环境保护措施,对有毒车间进行卫生监督,防止农药污染大气、水、土壤及食物链。

2.护理评估

(1)健康史　　农药接触史,是确定农药中毒的重要依据。在生产和使用农药过程中,农药中毒明确;而对误服或自杀隐瞒农药接触史者,应注意观察现场有无农药瓶,以及辨别呕吐物气味;了解患者近期情绪、生活、工作及饮食等情况,有助于判断是否农药中毒。

(2)身体状况　　农药经皮肤吸收者一般数小时后发病,大量口服中毒于数分钟内发病,主要症状有:

1)毒蕈碱样症状:因副交感神经节前及节后纤维兴奋,引起平滑肌收缩和腺体分泌,出现恶心、呕吐、腹痛、腹泻;瞳孔缩小,重者如针尖大小;心跳减慢;流涎,气管内分泌物增多;重者发生肺水肿,出现咳嗽、气急、发绀、呼吸困难。

2)烟碱样症状:运动神经终板兴奋,横纹肌发生肌束震颤,多见于面部肌肉、胸大肌、四肢肌肉。轻者仅叩击腓肠肌后见局部肌束震颤,重者可出现全身肌肉强直性痉挛。由于乙酰胆碱蓄积于支配汗腺和肾上腺髓质的交感神经末梢,可出现明显多汗,面色苍白,血压升高,心跳加快。

3)中枢神经系统症状:主要表现为头疼、头晕、乏力、烦躁、谵妄、抽搐、昏迷等。

3.急救措施

(1)迅速清除毒物。迅速将患者撤离中毒环境,并解开上衣领扣,呼吸新鲜空气。皮肤黏膜接触中毒者脱去污染的衣服,用流水及碱性溶液(敌百虫污染除外)彻底冲洗被农药污染的皮肤、指甲、毛发,忌用热水及酒精擦洗。眼部污染者用2％碳酸氢钠溶液和生理盐水反复冲洗。口服中毒者应立即彻底洗胃,洗胃时宜用粗胃管,应先将胃内容物尽量抽完再注入温清水或2％～4％碳酸氢钠溶液反复洗胃,直至胃液澄清无大蒜味为止。敌百虫中毒禁用碱性溶液洗胃,硫磷中毒禁用高锰酸钾溶液洗胃。洗胃后要保留胃管12h,反复冲洗,直至彻底清洗残留农药。洗胃后可在胃管内灌入50％硫酸钠30～50mL导泻,忌用油类泻剂。

(2)迅速建立静脉通路,以便抢救用药。尽快输液,加速毒物从小便中排出,保持水、电解质和酸碱平衡,但不宜输入过多的葡萄糖,以免胆碱酯酶活性降低,以致体内乙酰胆碱合成增加。

(3)保持呼吸道畅通,维持呼吸功能。患者平卧,头偏向一侧,给氧吸入。意识不清的患者肩下垫高,头颈部伸展,以防止舌根后坠影响呼吸。勤吸痰,随时清除呼吸道分泌物;注意预防窒息和吸入性肺炎;出现呼吸肌或呼吸中枢抑制现象需及时作气管切开辅助呼吸。忌用抑制呼吸中枢的药物如吗啡、巴比妥类。预防并发症,可按医嘱应用抗生素预防感染;糖皮质激素解除支气管痉挛和喉头水肿;肺水肿、脑水肿者应用脱水剂。

(4)解毒剂的应用及护理。

1)抗胆碱药物应用:阿托品能阻断乙酰胆碱对副交感神经系统的作用,能缓解毒蕈碱样症状,宜早期、足量、反复应用,以达到阿托品化,应用时以收到最大疗效而又避免过量中毒为原则。每次剂量1～10mg,一般以肌肉注射为宜,当病情危急时可静脉注射。阿托品化指征为瞳孔较前扩大,口干,颜面潮红,皮肤干燥,腺体分泌减少,肺部湿啰音减少或消失,心率增快达90～100次/min。此时,应逐渐减量,维持用药,直至毒蕈碱样症状基本消失后24h再考虑停药。应警惕阿托品中毒,其特征表现为瞳孔放大、谵妄、高热、躁动不安、心动过速、尿潴留,甚至昏迷,此时应立即停药。

2)胆碱酯酶复能剂应用:此类药物能使抑制的胆碱酯酶恢复活性,缓解烟碱样症状,消除肌纤维颤动,促使昏迷患者苏醒。常用药物有解磷定、氯磷啶等。使用原则是尽早给药,首次足量,重复给药。胆碱酯酶复能剂使用时需要注意副作用,可出现短暂眩晕,视力模糊,复视,血压升高等。必须稀释后缓慢静脉注射,发生上述情况,应及时通知医生,协助处理。该类药物忌与碱性药物配伍。

(5)预防并发症和防止意外。急性有机磷农药中毒,病情危急,常因肺水肿、脑水肿、呼吸衰竭三大并发症而死亡。在抢救治疗中要密切观察病情变化,如发现有急性肺水肿、脑水肿等,应立即抢救。

(二)香豆素类及茚满二酮类杀鼠剂中毒

1.概述

(1)病因与发病机制　香豆素类(coumarins)及茚满二酮类(indanediones)杀鼠剂皆为高毒的抗凝血杀鼠剂。前一类的代表品种为杀鼠灵和杀鼠迷,后一类以敌鼠和氯鼠酮为代表产品。这些抗凝血杀鼠剂,具有靶谱广,适口性好,作用缓慢和杀鼠效果佳的特点。本类化合物无色无味,易发生误食毒物或毒物污染食物后中毒。在分装本品粉剂缺少防护时,可致职业性中毒。这类毒物主要抑制肝脏的维生素 K_1—环氧化物循环中的维生素 $K_{1,2,3}$—还原酶,进而抑制维生素 K_1 依赖性凝血因子(Ⅱ,Ⅶ,Ⅸ,Ⅹ)合成,故可产生便血、呕血等出血表现。

(2)预防　在社区投放鼠药时,做好宣传工作。管好家中小孩,告诫他们不要拣地上的东西吃。家中鼠药应保管妥当,以免小孩误食。

2.护理评估

(1)健康史　询问患者有无接触或吃进这类化合物。

(2)身体状况　出血表现多见,如牙龈出血、皮下出血、咯血、尿血、关节出血、脑出血等。患者可有乏力、腹痛、恶心、呕吐、食欲减退、腰痛和尿路刺激症状,重者可出现休克。口服后 24h 即见患者凝血时间及凝血酶原时间延长,尿常规化验可见肉眼或镜下血尿,大便隐血试验可为阳性。

3.急救措施

(1)清除毒物,及时进行催吐、洗胃、导泻,洗胃液用生理盐水。

(2)根据医嘱给予维生素 K_1 治疗,轻者可每日肌注 20～40mg,重者应加大维生素 K_1 剂量,采用静脉滴注,连续治疗几天。

(3)对症及支持治疗,注意防治休克、脑水肿,维持呼吸、循环功能,纠正水、电解质失衡,纠正酸中毒。

六、有害气体中毒

(一)概述

有害气体种类很多,常见的有一氧化碳中毒、急性硫化物中毒、氯气中毒等。这些有害气体吸入后刺激人体皮肤黏膜,引起化学性炎症;对血液或组织产生特殊的化学作用,使血液运送氧或组织利用氧的功能发生障碍,引起组织缺氧或细胞内窒息。在这些有害气体中毒中最常见的是一氧化碳中毒,本节将以一氧化碳为例进行阐述,其他气体中毒的抢救、预防等可参照一氧化碳中毒处理。

1.病因与发病机制

一氧化碳中毒(carbonmonoxide poisoning)俗称煤气中毒。它是因吸入高浓度一氧化碳所致的急性脑缺氧性疾病。我国每年急性一氧化碳中毒发病数和死亡率居各种急性职业中毒之首。

一氧化碳是无色、无臭、无味的气体,不溶于水。在矿井、工厂及日常生活中,含碳物质在不完全燃烧时均可产生,在通风不良时更易中毒。

一氧化碳经呼吸道进入血液中,与血红蛋白结合成碳氧血红蛋白,使其失去携氧作用,引起组织缺氧。一氧化碳与血红蛋白的亲和力要比氧与血红蛋白的亲和力大 200～300 倍;而碳氧血红蛋白的解离度却比氧合血红蛋白慢 3600 倍。故一氧化碳一经吸入即与氧争夺与血红蛋白的结合,碳氧血红蛋白形成后不易分离,使血液的携氧功能发生障碍,造成低氧血症,引起组织缺氧。在一氧化碳浓度过高时还可与细胞色素氧化酶的铁结合,直接抑制组织细胞的内呼吸,阻碍其对氧的利用,造成细胞内窒息。脑组织最先受累,严重时发生脑水肿,甚至导致死亡。

2.预防

(1)在社区宣传一氧化碳中毒的基本知识和防护措施,例如:装有煤气管道的房间不能做卧室;冬季取暖时不可将煤炉或炭火放在密闭的卧室中;厨房的烟囱必须通畅,以防漏气、倒流。

(2)工矿车间应认真执行安全操作规程和个人防护,普及急救知识,定期测定空气中一氧化碳浓度,煤气管道要定期检修。

(3)使用燃气热水器者,切勿安装在卧室,不要用燃烧煤气来取暖。

(4)有可能接触一氧化碳的人,一旦有头痛、头晕,就应立即离开原来环境,以免加深中毒。

(二)护理评估

1.健康史

怀疑为一氧化碳中毒者重点询问中毒时所处的环境、停留时间及发病时情况。

2.身体状况

(1)轻度中毒 最初出现的症状是头痛与头晕,其次有恶心呕吐、四肢无力、心悸、表情淡漠、眼花、耳鸣、短暂意识模糊。如能及时脱离有害环境,吸入新鲜空气,数小时内即好转。

（2）中度中毒　除上述症状加重外,可有中度以上的意识障碍、瞳孔对光反射迟钝、颜面潮红、呼吸加速、口唇呈樱桃红色。若迅速脱离中毒环境,进行治疗和加压给氧,清醒较快,1～2天可完全康复,一般无明显并发症及后遗症。

（3）重度中毒　患者迅速进入昏迷,昏迷持续数小时或数日。随着昏迷的加深,可出现抽搐、去大脑强直、球结膜水肿、两侧瞳孔缩小、光反射消失等。常并发肺水肿、脑水肿、心律失常、呼吸困难、肝肾功能障碍等。如并发迟发性脑病,昏迷时间较长者,可留有神经系统后遗症。

（三）急救措施

（1）脱离现场　立即将患者转移至空气新鲜,通风良好的地方。取平卧位,松开衣服,注意保暖,保持呼吸道通畅,及时清除口、鼻腔分泌物、呕吐物,头偏向一侧,以防窒息。

（2）氧气吸入　立即供给足够的氧气,吸氧可加速碳氧血红蛋白的解离,增加一氧化碳的排出。轻度或中度中毒可用面罩或鼻导管高流量吸氧,流量5～10L/min。

（3）病情观察　迅速评估患者一氧化碳中毒程度,观察神志变化,监测血压、脉搏、呼吸频率及血气分析。若有呼吸、心搏骤停,应立即行心肺复苏术。

（4）用药护理　遵医嘱应用甘露醇、速尿等药物,预防和减轻脑水肿;给予促进脑细胞功能恢复的药物如细胞色素 C、三磷酸腺苷等。

（5）经上述处理后,对中、重度中毒者应转送上级医院进行高压氧治疗,以及作防治并发症处理。

附表

附表 1　洗胃液的配制、应用及注意要点

洗 胃 液 配 制	毒 物 种 类	注 意 要 点
清水或生理盐水	砷、硝酸银、溴化物及不明原因的中毒	
1：5000 高锰酸钾	催眠药、镇静药、阿片类、烟碱、生物碱、氰化物、砷化物、无机磷、士的宁	对硫磷(1605)等硫代类无机磷中毒禁用此液洗胃
2％碳酸氢钠	有机磷农药、氨基甲酸酯类、拟菊酯类、香蕉水、铊、汞、硫、硫酸亚铁、磷	敌百虫中毒及强酸(硝酸、硫酸、盐酸、石炭酸)中毒禁用此液洗胃

续表

洗胃液配制	毒物种类	注意要点
0.3%H_2O_2	阿片类、士的宁、氰化物、高锰酸钾	
1%~3%鞣酸	吗啡类、洋地黄、阿托品、颠茄、莨菪、草酸、乌头、藜芦、发芽马铃薯、毒蕈	
0.3%氧化镁	阿司匹林、草酸	
5%硫酸钠	氯化钡、碳酸钡	
5%~10%硫代硫酸钠	氯化物、丙烯腈、碘、铊、汞、铬、砷	
石灰水上清液	氟化物(氟化钠、氟硅酸钠、氟乙酰胺)	
10%活性炭悬浮液	河豚、生物碱	
鸡蛋清	腐蚀性毒物、硫酸铜、铬酸盐	
液体石蜡口服	硫磺	口服液体石蜡后再用清水洗胃
10%面糊	碘、碘化物	

附表2　常用的特异性解毒剂

解毒药物	解毒种类	解毒作用
依地酸二钠钙(金属络合剂)	重金属类(铅、镉、锰、钴)	可与多种金属形成稳定而可溶的金属螯合物排出体外
二硫基丙醇	重金属类(汞、铜、砷、锑)	与金属结合,使之成为不易分解但可溶的螯合物由尿排出
亚甲蓝	亚硝酸盐、苯胺	改变毒物引起的生化结构异常而解毒,可使高铁血红蛋白还原为正常血红蛋白
亚硝酸盐 硫代硫酸钠	氰化物	亚硝酸盐使血红蛋白氧化为高铁血红蛋白,后者与血中的氰化物络合成氰化高铁血红蛋白;硫代硫酸钠使氰离子转变为毒性低的硫氰酸盐排出体外
解磷定 氯磷定	有机磷农药	恢复胆碱酯酶活力

附表3　体表毒物清洗溶液

毒物种类	清洗用的特殊溶液
苯酚、二硫化碳、溴苯、苯胺、硝基苯、香蕉水	宜用10%酒精液冲洗
磷化锌、黄磷	宜用1%碳酸溶液冲洗
酸性毒物(无机磷、氨基甲酸酯、溴、溴化烷、汽油、甲醛、氯化锌、四氯化碳)	宜用5%碳酸氢钠或肥皂冲洗后再用大量清水冲洗干净
碱性毒物(氨水、氨、氢氧化钠、碳酸钠)	宜用2%醋酸、3%硼酸、1%枸橼酸溶液冲洗

附表 4　特殊毒物清除要求

毒 物 种 类	清除用的特殊溶液与要求
固体生石炭、黄磷	先用镊子、毛刷、清除毒物颗粒后,再用大量清水冲洗干净
三氯化磷、三氯氧磷、五氯化二磷、芥子气	先用纸布吸去毒物后,再用水清洗(切勿先用水冲洗)
焦油、沥青	先用二甲苯清除毒物后,再用肥皂水、清水冲洗皮肤,待水干后,用羊毛脂涂在皮肤表面

（孙曙青）

第三章　社区精神卫生与护理

学习目标

1.说出酒精依赖、精神活性物质滥用、戒断综合征、单亲家庭、网络综合征心理咨询、心理治疗的概念。

2.评估酒精依赖、精神活性物质滥用、暴力行为、自杀行为、单亲家庭、网络综合征的行为特征,制订护理措施。

3.列出神经症的共同特点。

4.评估各类神经症的行为特征,制订护理措施。

5.简述人格障碍的概念、特征及其分型。

6.对各型人格障碍进行护理评估,制订护理措施。

7.分析临床常见性心理障碍的行为特征,指导患者纠正不良行为的方法。

8.举出急性和慢性精神障碍的划分标准、分析其临床特征。

9.对急、慢性精神障碍的患者进行护理评估,制定护理措施。

10.简述临床常用的心理咨询、心理治疗方法。

11.说出工娱和康复治疗的概念、种类及评估方法。

12.结合案例,制订出一份适用于家庭治疗和护理的精神科康复护理计划。

社区精神卫生是应用社会精神病学的理论、研究方法和临床医学、预防医学等医疗技术,用科学的方法促进社区范围内全体人群的心理健康,提高个体承受应激能力和适应社会的能力,从而减少发生心理和行为问题的学科。

随着医学模式的转变,社会经济的发展和生活水平的提高,人们对精神卫生的需求明显增加,从而促进了社区精神卫生工作的开展,同时也扩大了护理工作的内容和范围,对护理工作也提出了更高的要求。

第一节　社区常见心理社会问题及护理干预

社区人群中的心理社会问题涉及面广，主要有精神活性物质滥用、暴力行为、自杀自伤行为、单亲家庭的心理和行为问题、网络综合征、离退休综合征、外来人员的心理社会问题等。本节从精神卫生的角度，着重讨论六种社区中常见的心理社会问题及其护理干预。

一、精神活性物质滥用

精神活性物质系指来自体外，人类摄取后会产生明显的精神效应，且长期使用会对健康不利的物质。常见的精神活性物质有酒精类、鸦片类、大麻、镇静催眠药、中枢兴奋剂、致幻剂和烟草等。随着人民生活水平的日益改善和国际交往的增多，目前我国酒精类、鸦片类物质滥用、依赖呈上升趋势，本文着重介绍这两种精神活性物质滥用和依赖问题及护理。

（一）酒精依赖

1. 概述

（1）概念　酒精依赖（alcohol dependence）是指反复饮酒引起的特殊心理体验，表现为对酒的渴求和经常需要饮酒的强迫性体验，可连续或间断出现，停止饮酒常出现戒断症状，恢复饮酒则这类症状迅速消失。因此酒精依赖是长期饮酒导致对酒的精神或躯体成瘾。

长期、大量饮酒会导致人体产生酒精依赖，这一过程一般需要 10 年以上。但对于青少年饮酒者或女性饮酒者，6～7 年甚至更短的时间就会形成依赖。美国 3 个城市调查发现一般人口中酒精依赖者终生患病率平均为 13.6%，慢性酒精中毒的终生患病率男性约为 5%，女性约 1%。我国最近 10 多年来，酒消耗量和酒精依赖患病率均有大幅度上升。

在有关治疗方法中目前疗效较为肯定的主要有：硬性戒断、脱瘾治疗、厌恶治疗和对症治疗。如出现戒断症状，可用安定 10～20mg 静注，控制抽搐发作和兴奋；出现精神症状时，可用小剂量抗精神病药对症处理。

（2）酒精依赖产生的原因

1）遗传因素：家系研究发现，嗜酒者子女的酒精依赖发生率较不嗜酒者的子女高出 4～5 倍；双生子研究发现，酒精中毒的同病率，单卵双生明显高于双卵双生；寄养子研究发现，后代嗜酒与血缘父母嗜酒关系密切，而与寄养父母嗜酒关系不密切。

2)社会因素:社会文化背景和社会生活经常决定人们对一些酒类物质的可接受性,认为饮酒是生活需要,是文化的表现,可作为社交的手段、解除疲劳的工具,也可作为保健饮品,强身健体,致使酒精依赖逐年上升。据2012年我国酒精依赖相关问题协作研究组的调查,此类酒精依赖者的平均患病率为39.26%。

3)心理因素:有人认为人类饮酒的目的之一是借酒消愁,饮酒可缓解现实困难和心理矛盾引起的焦虑。也有人指出嗜酒者病前人格特征常为:被动、依赖、自我中心、易生闷气、缺乏自尊心、对人疏远,有反社会倾向。而嗜酒者中反社会人格者可高达50%。

4)职业因素:职业也与酒精依赖有着明显的关系,如商人、行政管理人员、供销人员等,容易造成酒精依赖。

2.护理评估

酒精依赖患者的饮酒方式十分单调,他们多半每日必饮,特别是每日晨起后第一件事就是饮酒。为了饮酒可以放弃以往所有的业余爱好和兴趣活动,甚至影响工作及对家庭应尽的义务。长期饮酒会造成身体多个器官系统的病变,如中枢神经系统的脑萎缩、周围神经炎、胃肠道炎症、胰腺炎、肝硬化、心肌病变。孕妇酗酒还会导致胎儿畸形和智力低下。酒精依赖还会造成依赖者的人格障碍,丧失责任感和道德感,为了喝酒,苛求、欺骗、勒索、殴打家人,进而变得自私、没有羞耻感。酒精依赖者中离婚、失业、交通肇事、犯罪及自杀的比例都较高。

确认酒精依赖的标志是出现戒断症状。酒精依赖者在突然停止饮酒或减少饮酒量的数小时后,会出现一系列精神和躯体症状,如焦虑、抑郁、恶心、呕吐、食欲不振、出汗、心悸、高血压、失眠等。及时饮酒,会缓解戒断症状;若继续断酒,上述症状多在7天内消失。一种比较严重的戒断症状称之为震颤谵妄,常因机体抵抗力低下如感染或外伤后促发,多出现在减酒或停酒72h之后。肌肉有粗大的震颤,伴有意识障碍,常合并生动、恐怖的幻觉。患者自主神经系统功能亢进十分突出,全身大汗、心搏加快、发热、兴奋躁动、喊叫等。

酒精依赖者尽管清楚饮酒带来躯体与心理社会的不良后果十分严重,但仍无法控制对酒的依赖,且多数曾多次试图戒酒而失败。

3.治疗

治疗的根本要义在于戒酒。由于病人对戒酒缺乏主动性和坚持性,以及停饮后可能发生戒断症状,因此以住院治疗为宜。先逐步减少饮酒量,最后完全戒绝。双硫醒(戒酒硫)是一种抑制乙醛脱氢酶的药物,服用后若再饮酒,则可因酒精的中间代谢产物乙醛不能进一步代谢而在体内积蓄,引起恶心、呕吐、头昏等严重不适反应,致使病人对饮酒产生畏惧心理,这样可达到戒酒目的。酒依赖者通常都有慢性营养不良,所以要加强营养,补充蛋白质和维生素类。戒酒成功之后,应避免再次饮酒,因为即使是小量饮酒也会在数日之内很快返回到过去的酒依赖状态。心理治疗有助于坚定戒酒信心,防止反复。

4.护理措施

由于对酒的强烈渴求和躯体依赖,以致不能自控,酒精依赖者一般应在社区医院接受戒断治疗。患者最严重的问题是戒断综合征和心理依赖,护理干预主要采取以下措施:

(1)安全和生活护理

1)提供良好的病房环境。社区护士应严格执行病区安全管理和检查制度,严格制止将酒类物质带进病房,防止患者再次饮用。当患者有觅取行为而导致与他人发生冲突时,应注意保护患者的人身安全。

2)此类患者多伴有人格障碍,表现为易激惹、冲动,甚至违反规章制度,不配合治疗。与患者接触中尤其应注意方式方法,既要坚持原则,又要正确疏导,避免直接冲突。

3)做好日常生活护理,如饮食和睡眠。注意服务态度,建立良好的护患关系。帮助患者制订日常生活时间表,鼓励其在能力范围内自理生活。

4)了解病情,对有觅取行为者不要采取训斥的方式,要尊重患者,但决不轻易迁就。注意规范患者的行为,鼓励其参加有兴趣的活动。

5)应强调患者有保持自己生活方式的权利,应尊重患者的隐私权。使患者明白为了舒适、自尊和与人交往,清洁卫生是必要的。培养良好的生活、卫生习惯。

(2)心理护理

1)首先应根据患者的年龄、文化、社会背景及人格改变的特点,制订心理护理策略,心理护理应自始至终贯穿于治疗与护理的全过程。

2)应尊重患者的人格,主动与他们交朋友,扩大患者的社会交往,增加其自尊感,使其克服焦虑、抑郁情绪,调动其摆脱酒精依赖的心理动力。

3)鼓励患者参加有益的活动,如下棋、打球、看电视等,以转移患者对酒的渴求心理。

4)请已成功戒酒的患者现身说法,进行集体心理治疗,讲清酒精依赖对个人、家庭、社会的危害及调动主观能动性的意义和作用,鼓励患者树立信心,以达到成功戒酒的目的。

（3）健康教育

1）利用媒体、展览或其他视听设备，对患者和家属进行精神卫生宣教工作，要宣传文明饮酒、不劝酒、不酗酒、不空腹饮酒、不喝闷酒。移风易俗，努力减少由于工作原因大量饮酒所造成的酒精依赖。避免以酒代药导致酒精依赖。

2）组织患者小组讨论，说明嗜酒对患者身体和心理的危害，以及给家庭和社会带来的严重后果。

3）加强心理咨询和健康教育，减少由于生活事件或家庭及环境不良影响而导致的酒精依赖。

4）帮助患者建构新的价值观和社交关系，形成正常健康的生活方式和行为习惯。

5）鼓励家属树立信心，帮助患者克服和共度精神和躯体依赖的难关，并矫正其不良行为。

（二）鸦片类物质滥用

1. 概述

自上世纪以来，毒品已成为严重威胁人类健康、社会稳定和经济发展的全球性问题。新中国成立前，西北及西南地区曾广泛种植鸦片，全国吸食鸦片类毒品者超过2000万。20世纪80年代后期，鸦片类物质（特别是海洛因）滥用在我国迅速蔓延，1990年全国登记在册的海洛因依赖者为7万人左右，1999年达到60万人以上，据2003年统计为76万人，2009年统计已上升至93万人以上。

鸦片类物质有合法与非法两类。①非法鸦片类物质包括鸦片、海洛因；②合法物质主要在医疗中用以镇痛、麻醉、止咳，如吗啡、镇痛新、杜冷丁、芬太尼、安娜度、可待因等。

鸦片类物质的用药方式各不相同，鸦片烟多通过烟枪吸入呼吸道，海洛因多为加热后吸入，也有静脉注射者。后者因快感强烈、用药量小，使用人数在迅速增加，但也成为过量致死和传播艾滋病的主要原因。

鸦片类物质滥用与下列因素有关。

（1）社会环境因素　社会环境和社会生活在鸦片类物质滥用的传播与发展中起着非常重要的作用。①可获得性。以鸦片类为例，吸毒者常有毒品供应网，并把接近团伙的人拉进吸毒圈。②民俗文化。鸦片产地的农民，易用鸦片治病，往往造成滥用鸦片。③吸毒者常存在家庭问题，如家庭破裂、家属吸毒或酗酒等。

（2）个体素质　①人格缺陷。吸毒者常有某些人格缺陷，如过度敏感、内心孤独、不善交际、易冲动、对外界刺激耐受性差、适应不良、成瘾性强、缺乏自信与决策能力；行为往往不顾及人际关系，冷酷、缺乏爱心和社会责任感，有反社会倾向。②其他个体因素，如遗传、代谢、神经生化、精神状态等。

（3）药物因素　越能产生愉悦感的药物，越易成瘾。

2. 护理评估

使用鸦片类物质会产生"美妙状态"，似睡非睡、宁静、温暖、快慰、愉悦，忧愁烦恼全消，继之感觉精神振作，自我感觉良好等。这种"美妙状态"不会持续很久，因鸦片类物质极易产生耐受性，为求维持药效须不断提高剂量。长期用药会导致体质日渐虚弱，食欲不振、便秘、性欲消失等。

鸦片类物质成瘾后，只要减量或停用，患者便出现戒断综合征，其轻重与用药的种类、剂量、次数等有关。其典型表现是，停药 8～12h 后，出现哈欠、眼泪鼻涕齐流、出汗；12～15h 出现嗜睡，入睡不安稳，情绪恶劣，焦虑、烦躁；其后出现瞳孔扩大、鸡皮疙瘩、寒战畏冷、心搏快、血压上升、顽固性失眠、软弱、全身疼痛、肌肉抽动、厌食、恶心、呕吐、腹痛、腹泻、狂躁攻击。上述症状 36～72h 达高峰，7～10 日内平息。然而，有些症状如失眠、全身疼痛、胃肠道不适、乏力、情绪焦虑抑郁、易激惹等会长时间存在。同时患者对鸦片类物质的精神依赖性即渴求感也持久不息，这都是导致其重新用药的因素。

3. 治疗

（1）过量中毒　缓慢静脉推注纳洛酮 0.4mg，必要时每 2～3h 重复注射。适度给氧，保持呼吸道通畅。

（2）脱瘾　常用的方法有美沙酮替代递减法、丁丙诺啡替代递减法、可乐定（可乐宁）脱瘾法及小剂量抗精神病药物注射治疗法等，脱瘾治疗的主要目的是控制戒断症状。

（3）维持治疗　目前西方有些国家对顽固的海洛因依赖者采用美沙酮维持治疗，但这只是一种姑息的治疗手段，使用鸦片类拮抗剂纳络酮可以预防复发。

（4）康复阶段　主要采用心理疏导、社会帮助、体育锻炼、改善营养等措施，矫正吸毒者的不良心理、行为、态度，完成心理康复，使戒毒者重返社会。

4. 护理措施

（1）安全和生活护理

1）提供良好的休养环境。社区护士应严格执行病区安全管理与检查制度，防止患者再次使用成瘾物质。

2)对伴有人格障碍,表现为易激惹、冲动甚至违反规章制度,不服从管理和治疗的患者,在药物、心理治疗的同时,可采用行为治疗。接触中尤其应注意方式方法,既要坚持原则,又要正确疏导,避免直接冲突。

3)平素注意对患者的品德和安全教育,争取患者、家庭和社会的理解和支持。

4)做好饮食、皮肤、睡眠等日常生活护理,注意服务态度,建立良好的护患关系。

5)对神经系统造成不同程度损害的患者,如手指颤抖,不能做精细动作,步态蹒跚、共济失调等,应加强生活护理,如对其洗漱、饮食、如厕等应加倍关照,以防发生意外。

(2)心理护理

1)耐心向患者解释病情,消除其心理紧张和顾虑,主动宣讲毒品滥用的危害和戒毒的必要性,帮助患者树立戒毒的决心,使之能积极配合治疗并得到充分休息。

2)经常和患者沟通,了解患者的需要,关心和体贴患者,帮助患者解决问题,尊重患者的人格,维护其隐私权。

3)指导患者使用放松技术,如缓慢的深呼吸、全身肌肉放松训练、听音乐、练气功等,减轻和控制焦虑和烦躁情绪。

4)请已成功戒除成瘾物质的患者用现身说法方式进行集体心理治疗。讲清使用成瘾物质对个人、家庭、社会的危害,鼓励患者树立信心,增强意志力,调动其主观能动性。

(3)用药护理　鸦片类物质滥用往往导致成瘾,自行戒毒相当困难,一般应在戒毒中心或社区医院接受戒毒治疗。护士应配合医生实施脱瘾治疗以消除戒断症状,必要时按医嘱使用抗焦虑药,同时也可使用鸦片类拮抗剂纳洛酮预防复发。国外一些社区常通过运用心理社会康复手段,以明显降低复发率。

(4)健康教育

1)反复宣教毒品的危害,可以书面材料、板报、讲解、影视等方式使患者对毒品有一正确的认识。

2)对患者的正确行为给予表扬,坚定其戒毒的决心和信心。

3)在患者出院后,动员患者家属和朋友参与到帮助患者戒毒的活动中来。

4)出院前根据患者戒毒的程度及患者的需要,与患者和家属共同制定控制自身行为的措施。

5)通过电话或家访与患者保持联系,给患者以心理支持,并可随时了解患者的现状，以便采取相应措施。

二、暴力行为

（一）概述

暴力行为可发生于社区中的正常人，但更多见于精神障碍患者的异常行为，本部分重点讨论精神障碍所致的暴力行为。暴力行为表现为突然发生的冲动，可有自伤、伤人、毁物，而攻击性行为最为突出。

暴力行为可发生在家庭、社会、急诊室、病室及任何场所，严重影响周围环境，危害社会。暴力行为攻击的对象可分为人（自己、他人）和物。针对自己的攻击以自杀、自伤行为为主；针对他人的攻击又分为躯体性攻击和性攻击，可使人致伤、致残，甚至致死；针对物的攻击可出现严重的破坏性行为，引起大小不等的经济损失。因此暴力行为是一种十分危急、必须立即处置的社区精神卫生问题。

暴力行为除已发生的外，还有潜在的，此类患者常发生言语威胁或作态而采取暴力行为，对此类患者要积极采取措施，加强防范。

暴力行为可见于精神分裂症、情感性精神障碍、酒精中毒、毒品滥用、癫痫、人格障碍、谵妄状态等患者。

（二）护理评估

导致暴力行为的原因有：

1. 意识障碍

当患者处于意识模糊或错乱状态时易发生冲动性行为，其行为特点为无任何准备和目的，一般半途而废，但也有造成严重后果的。

2. 幻听、幻视等感知觉障碍

由幻觉的支配而产生暴力行为，尤其是出现命令性幻听时，患者会执行幻听的指令而出现意外，这要引起高度重视。

3. 妄想支配

导致暴力行为的妄想常为被害、嫉妒、被控制妄想等。例如有被害妄想患者感到自己被陷害，要被人置于死地，为了保护自己而对被怀疑对象实施攻击和伤害。

4. 精神运动性兴奋

患者处于兴奋躁动状态，情绪激动、易激惹，容易发生冲突，扰乱四邻。同时由于缺乏自我保护，常致自身外伤。

5.人格障碍

反社会型人格障碍、偏执型人格障碍、癫痫性人格障碍等患者都有可能出现冲动和暴力行为。

6.强制治疗

精神障碍、酒瘾、毒瘾等患者由于缺乏自知力,否认有病,不愿接受治疗,当被强制住院接受治疗、戒酒、戒毒,被置于隔离和严谨的防范环境中时,会产生恐惧、急躁等,而出现攻击性举动。

7.护理人员言行不当

在护理过程中,由于护理人员的言行不妥,可能激起患者的兴奋冲动行为。

(三)护理措施

1.暴力行为的预防

(1)做好安全管理工作　无论是家庭还是社区医院,环境设置要适合患者的特点。保管好危险物品,消除不安全因素,经常巡视和检查环境设施。对躁动、易激惹的患者应在社区集中管理。

(2)建立良好的护患关系　对待患者的态度要温和、坦诚,尊重患者的人格。了解患者的需求,满足其合理要求。主动与患者交流,掌握他们的思想动态和行为,建立相互信任的护患关系。

(3)深入了解病情,发现潜在的暴力行为　对幻觉妄想比较丰富的患者,尽量避免触及其病理体验。有暴力倾向者,引导其用适当的方式表达和发泄。通过治疗性人际关系帮助患者提高自控能力。一旦有暴力行为的迹象,应立即采取有效防范措施。

(4)加强护理人员的责任心　重视心理护理,稳定患者的情绪,鼓励其参加集体活动、工娱活动,使其精力得到有效的释放。

2.暴力行为的护理

一旦患者发生暴力行为时,应及时将其送至相关医院或由社区医院精神卫生防治科进行治疗。

(1)当发生暴力行为时,应迅速将其他患者与其隔离,以保护他们的安全。用简单、明确、直接的言语提醒患者暴力行为可能导致的后果,制止患者的行为,同时应劝慰患者,答应患者的合理要求,尽可能说服患者停止暴力行为。

(2)当说服无效时,可采取适当方式制服患者,如保护性约束、安置隔离室等。约束时,注意体位的舒适,不要伤及患者和被患者所伤。约束后要加强监护,经常查看约束带的松紧度,防止过松脱开或过紧影响肢体血液循环。当患者安静后，及时解除约束。

（3）加强被约束者的基础护理，定期监测体温、脉搏、呼吸和血压，保证摄入足够的营养和液体，注意口腔卫生，还要防止褥疮发生。

（4）妥善处理施暴者和被伤害者的伤情，清除被毁坏物品，整理环境。

（5）暴力行为终止后应加强心理护理，让患者知道他被期待的行为标准，提高与他人建立良好关系或遵守社会规范行为的能力，使其逐步建立起被社会接受的行为模式。指导患者重建自尊心和对别人的信任感，学会合理表达自己的需要和情感，当激动、气愤等情绪难以控制时，知道寻求帮助。

三、自杀行为

（一）概述

1. 概念

自杀是自愿并主动结束自己生命的行为。有意采取结束自身生命的行为，并导致了死亡结局，称为自杀死亡。有自杀举动，但未导致死亡结局，称为自杀未遂。

自杀是社区中常见的、严重的心理社会问题，抑郁症、精神分裂症、脑器质性精神障碍及病态人格等患者都易出现自杀观念和行为。

自杀的原因复杂，表现形式多种多样，绝大多数患者自杀前会暴露出一些自杀迹象，护理人员应严密观察病情，有责任识别出那些有自杀企图、自杀意念的患者，采取适当措施防止患者自杀行为的发生。一旦发生自杀行为，应争分夺秒抢救患者的生命。

2. 自杀的常见原因

（1）妄想支配　由于思维内容障碍出现各种妄想，可导致患者出现自杀企图和行为，如罪恶妄想、被害妄想、疑病妄想、嫉妒妄想、影响妄想等。

（2）幻觉影响　①如出现命令性幻听，患者听到叫他去死的指令，为执行这一命令而去自杀；出现被指责、辱骂、讽刺、排挤等内容的幻听，患者无法摆脱，而出现自杀行为。②患者在意识蒙眬或错乱状态下，出现大量错觉和幻觉，而引起冲动性自杀或自伤行为，此种自杀，往往无任何准备和目的。

（3）情绪抑郁　严重情绪抑郁者，由于精神活动充满悲观和绝望，感到度日如年，生不如死，导致自杀，以求解脱。

（4）严重药物反应和药源性抑郁　由于药物反应严重而难以忍受，或出现药源性抑郁状态，表现为焦虑、烦躁、消极悲观、自责自罪、自伤自杀等。

（5）恢复期精神障碍患者　由于不能正确面对自身疾病，不能承受社会、家庭对他们的压力,不能承受得病后造成的学习、事业和经济上的重大损失,家庭离散、生活失去目标等,而产生自杀观念和行为。

(6)神经症患者作态性自杀　神经症患者过分关注自我,总认为别人不关心他,不重视他,有时用自杀手段来减轻其心理压力,吸引他人的注意,此种自杀行为常为作态性的,但也有失手而自杀成功的。

(7)神经症或主观失眠的患者　感到十分痛苦而焦虑,坐卧不安,无法摆脱而自杀。

(二)护理评估

1.自杀的前驱表现

大多数自杀者在实施自杀行为前会有一些前驱表现,识别这些症状特征在社区精神卫生工作中至关重要。

(1)自杀者会发生言语或非言语的信息表示其自杀的意愿。有时会有明确的言语表达,如"我要死了"、"我不想活了";也可有暗示性言语表示,如"我不会再麻烦你了"、"我下辈子再报答你";还有非言语性信息表达,如立遗嘱、交代后事、写告别信等。

(2)情绪极度低落,严重的自责自罪体验,罪恶、被害等妄想,或处于焦虑或恐慌状态。

(3)有的患者在自杀前会出现无特殊原因的突然好转,表现为情绪好转,活动增加,过分合作,这往往有麻痹护理人员,寻求自杀机会的可能。

(4)在行为上表现为坐立不宁,激动不安,频繁如厕。会有喜欢在僻静处活动,支使他人离开,创造独处条件的举动。

(5)有自杀计划的迹象,如拒药、藏药、暗中积存药物,准备刀或绳索等自杀工具。

2.自杀的危险因素

有下列情况者自杀的危险性增高。

(1)人口学方面　男性、中老年、离婚或单身者。

(2)社会方面　无职业、独居、社会支持系统不良者。

(3)精神病学方面　既往有自伤或自杀行为者,临床诊断为情感性精神障碍、精神分裂症、酒或药物滥用者。

(三)护理措施

1.心理上关心同情患者

社区护士应经常与患者接触,了解其思想动态,因势利导地做好心理护理。鼓励患者倾诉内心的痛苦,使之感到医务人员能够了解和分担其痛苦,使其增强战胜疾病的信心。

2.加强安全管理

消除一切不安全因素。社区护士应定期或不定期上门检查患者身体、床铺、居室内有无药品和其他异物,若有发现及时消除。指导家属妥善保管危险物品,如剪刀、绳带、棍棒、玻璃、火柴、药品等。

3.及时掌握病情变化

观察和记录患者的心理活动、精神症状变化、饮食和睡眠情况。通过接触与观察,发现患者的细微变化,给予适当的处理,防止自杀的发生。

4.加强责任心

将有消极观念的患者置于视线下,重点监护,发现其消极观念严重时必须重点交班。对有严重自杀企图者应专人监护,形影不离,严禁单独活动,必要时给予保护性约束。同时及时向医生报告情况,以便尽快采取有效的治疗措施。

5.掌握自杀发生的规律

自杀发生频率最高的时间是午夜之后,清晨起床后、午休和就餐时也是自杀者常选择的时间。故在这些时段家属和医护人员切忌麻痹松懈,应提高警惕,严加防范。

四、单亲家庭的心理和行为问题

(一)概述

单亲家庭是指由父母的某一方与未满 18 周岁未婚子女组成的家庭。单亲现象早已引起婚姻学家、社会学家及心理学家的关注。提到单亲家庭,一般人直觉为离异家庭。但随着家庭、社会结构的多元化,家庭可能因为各种因素而造成单亲,如离婚或分居、配偶死亡、配偶工作居住两地、甚至未婚生子等。不论何种原因形成,这种家庭都是不完整的。因此单亲家庭也可称为不完整家庭。近十年来,全世界单亲家庭呈上升趋势。据 2009 年统计资料显示,美国单亲家庭的比例为 20.6%(单亲家庭孩子占孩子总数的 21.7%);英国为 26.5%;澳大利亚为 13.6%;日本为 8.2%;据不完全统计,我国目前已有单亲家庭 1500 多万,据儿童信息中心公布的单亲家庭为 9.67%。最近有统计数据表明,我国城市中小学生中,单亲家庭子女占 8%~12%。随着离婚率的不断上升,单亲家庭在不断增多,单亲孩子数量骤然上升。单亲家庭及单亲子女教育,已成为一个不容忽视、值得特别关注的问题。

（二）护理评估

由于单亲家庭的成因不同，及个人本身所拥有的内外在资源不同，面对单亲的感受及调适也就有所不同。关于单亲家庭，不管是公众还是单亲家庭成员，在认知上都可能出现一些不正确的观点和心理困惑，往往有碍于身心健康。下面列举3种有关单亲家庭的认知缺陷。

1. 公众对单亲家庭产生的认知缺陷

（1）离婚的父母都是有问题的；

（2）单亲的父母解决不了问题；

（3）单亲都是贫困的；

（4）单亲的家庭很可怜；

（5）单亲家庭都需要帮助；

（6）单亲家庭的孩子都是有问题的；

（7）单亲家庭的孩子都缺乏教育；

（8）单亲家庭的孩子不容易相处；

（9）造成越来越多的夫妻分居或离婚的原因是女性只顾事业，只为自己，不顾孩子。

2. 单亲家庭父母的认知缺陷

（1）这是前世造的孽，都是我命不好；

（2）一切都是我的错；

（3）一切都是他（她）的错；

（4）别人帮助我只是在可怜我；

（5）男人（女人）都不是好东西；

（6）别人会瞧不起我；

（7）孩子好可怜；

（8）孩子是我的唯一，没有孩子我活着没意义；

（9）孩子是我的累赘，没有孩子我可以活得更好。

3. 单亲家庭孩子的认知缺陷

（1）都是我的错，是我不乖；

（2）爸爸妈妈离婚真丢脸；

（3）我什么都比别人差，因为我没有爸爸（妈妈）；

（4）再也没有人会爱我了；

（5）这一切都是他（爸爸或妈妈）害我的；

（6）男人（女人）都不是好东西；

(7)家里都这样了,做得再好也没有用;

(8)爸爸(妈妈)分开就是不要我了;

(9)别人欺负我,都是因为我没有爸爸(妈妈)。

单亲家庭的孩子带着这些不正确的观点和疑惑长大成人,单亲父母也因错误的认知悲伤失落地活着,而别人的"标签"和负面的态度,也影响着这类人在社会上的生存和发展。所以,如何摆脱单亲家庭的困境,破除人们心中的障碍是值得研究的一大课题。

大量的事实和研究表明,单亲家庭的孩子往往会因为缺少父爱或者母爱而变得心理失衡,他们的共同心理和行为特征是:孤独、忧虑、失望、自卑、情绪低沉、性格孤僻、失群、学习成绩下降……这已成为一个无法回避的心理和社会问题。如果不及时纠正,就会使孩子性格扭曲,心理变态,学业荒废,严重影响其情感、意志和个性的发展,影响其社会适应能力,甚至危害社会。

(三)护理措施

通过健康教育来提高单亲家庭成员的自我正视,社区护士以及公众也应给予单亲家庭的孩子必要的关心和帮助,使他们能够健康成长。一名儿童精神科医生指出:"影响孩子情绪成长的决定性因素并不是父母的离异,而是家中的整个家庭气氛。当父母之间的关系不好时,孩子也会感到十分困扰。"她称之为"情绪上的离异",并认为这对孩子造成的困扰要比父母实际离异的困扰更大。对于单亲家庭的孩子来说,最可怕的不是生活上和身体上的问题,而是心灵的创伤。因为心理问题的发展会导致人们出现社会行为问题,甚至给社会带来危害。作为社区护士,应更多地了解社区中的单亲家庭,给予必要的关心和帮助,协助单亲父母做好孩子的教育工作。并向单亲父母做好以下心理卫生宣教工作:

1.不要让孩子卷入夫妻矛盾之中

夫妻即使选择了离婚,也不要用争吵摔打等极端的方式去解决,那会使孩子受惊并对家庭生活产生反感。尤其不要让孩子卷入夫妻之间的矛盾中,更不要逼迫孩子在父母之间周旋、选择。同时要向孩子保证:父母的离异绝对不是由于孩子造成的,不管父母今后怎样,都会一如既往地关爱他。这样做,会有助于减轻孩子在双亲关系发生问题时所出现的内疚感。双方最好协商离婚,并认真安排离婚后孩子的教养问题。不管孩子判给哪一方,双方都要承担起孩子未来教育的责任。

2.多与孩子交流,让其感到亲情依旧

多与孩子交流,绝对不要把"不准见孩子"作为相互报复的手段和要挟对方的砝码,而应当多让孩子和父亲或母亲在一起,以弥补不能每天在一起生活带来的缺憾。最好是坐下来和孩子平等交谈,了解他们的心理活动。

3.以科学的态度对待孩子

有些单亲家长会产生负气的想法,一定要把孩子培养得出人头地,为自己争回面子。结果对孩子期望过高,孩子也不堪重负。家长应以科学的态度对待孩子,而不要带着个人的情绪,这样,孩子才能健康地成长。

4.对孩子不要过分严厉或溺爱

过分的严厉与过度的溺爱,都会造成孩子的不健全心理和性格。家长应该尽量维持一个正常的家庭环境,淡化单亲家庭的阴影,给予孩子积极健康的教育,注意培养孩子的责任心、进取心、自信心,培养他们良好的行为习惯,让其像其他孩子一样正常健康地生活与成长。

5.争取老师给孩子更多的关照

老师的关照对于单亲孩子非常重要。很多孩子在父母离婚后会产生自卑心理,觉得在学校融不进周围的欢乐气氛,很孤单。如果老师多给单亲孩子一些关爱和鼓励,并在同学中间创造一种与单亲子女和谐相处的氛围,就会打消这些孩子内心的孤独感,让他们重新找回童年的欢乐。

6.自我正视

单亲家庭和单亲家庭成员在自我心理调节上存在着很大的问题,从小在单亲家庭中长大的孩子普遍存在孤独、多疑、自卑、心理压抑等问题,他们面对外界时,总是很容易走极端。我国著名心理咨询专家孟全有说:"其实从心理学的角度来看,要缓解单亲家庭心理压力的最大动力,在于自己,这就是在心理学中提到的自我正视。"外界的压力使得越来越多的单亲家庭心理脆弱,要正视单亲家庭和单亲家庭成员,尽量给他们创造公正、客观的社会环境。

单亲家庭也是社会的一个细胞,单亲孩子也是我们灿烂的未来,我们有责任关心他们、爱护他们,一视同仁地对待他们,使他们在甘甜的雨露滋润下茁壮成长。

五、网络综合征

(一)概述

网络综合征,又称为"网络病"、"互联网成瘾综合征",是指人们由于沉迷于网络而引发的各种生理心理障碍的总称,是随着因特网的迅猛发展与网民的日益增多,而悄然滋生的一种新的身心疾病。由于因特网上世界精彩奇妙,吸引着大批网民,不少网民长时间、无节制地"泡"在网吧,浏览、聊天,沉迷其中,精神极度兴奋并乐此不疲,打破了正常的饮食与生活习惯,对其他事物不感兴趣,最终导致生物钟紊乱,甚至出现心理或生理的疾病。据南方脑科医院医学心理科主任张宁介绍,国外患"网络综合征"的患者中,已有相当数量的人精神失常,不少还发生了自杀悲剧。中国网民诞生时间虽然不长,但上升速度十分惊人,据统计我国目前已拥有网民超过 2.5 亿人,而大多数人选择的方式为手机上网,其中以 20 岁左右的高中生和大学生居多。据对上海市 6 所大学 2856 名上网大学生的调查发现,患网络综合征者占 8.37%。某心理学家曾对 23647 名上网者进行调查,结果发现至少有 9.6% 的上网者对上网成瘾。

造成网络综合征的原因是多方面的,包括心理因素和生物学因素等。对于治疗,目前还缺乏行之有效的方法,关键是预防,必要时可考虑进行心理治疗,以及应用一些抗抑郁药物治疗。

(二)护理评估

网络综合征患者最主要的表现是,对网络操作出现时间失控,而且随着乐趣的增强,欲罢不能,难以自拔。患者多沉湎于网上自由交谈或网上互动游戏,并由此而忽视现实生活的存在,或对现实生活不再满足。初时只是精神上的依赖,渴望上网遨游冲浪,尔后发展成躯体依赖,表现为情绪低落、人际关系淡漠、烦躁不安、头昏眼花、记忆力衰退、双手颤抖、疲乏无力、食欲不振等。究其原因,是由于患者上网持续时间过长,使大脑神经中枢持续处于高度兴奋状态,引起肾上腺素水平异常增高,交感神经过度兴奋,血压升高,这些改变会引起一系列复杂的生理和生物学变化,尤其是植物神经紊乱,体内激素水平失衡,导致免疫功能降低,诱发各种疾患,如心血管疾病、胃肠神经官能症、紧张性头痛、焦虑、忧郁等。同时由于眼睛长时间注视电脑显示屏,视网膜上的感光物质视紫红质消耗过多,若未能补充其合成物质维生素 A 和相关蛋白质,就会导致视力下降、眼痛、怕光、暗适应能力降低等。

(三)护理措施

通过健康教育让公众充分认识"网络综合征"的危害,尤其是提高网民的自我保护意识,达到科学地利用网络的目的。

(1)注意保持正常的生活、工作、学习规律,不要把上网作为逃避现实生活问题或者消极情绪的工具。

(2)上网要有明确的目的,有选择性地运用,应扬长避短,尽量避免其负面效应,特别是不可沉湎于网上娱乐。

(3)上网过程中应保持平静心态,消除猎奇心理,不宜过分投入,注意控制上网时间。

（4）家庭成员在上网时间方面应该互相关心，互相制约。关心是指在保健方面的关心，制约是指在网上操作时间方面的制约，尤其是夜晚上网时间不可过长。

（5）丰富家庭生活内容，休息日不妨一起出去运动或娱乐，到野外郊游，或一起野餐，等等，以避免陷入"非上网不可"的泥潭。

（6）注意多吃胡萝卜、鸡蛋、瘦肉、动物肝脏等富含维生素 A 和蛋白质的食物，并适当喝些绿茶。

（7）身体虚弱者最好不要上网。儿童、青少年正处于成长发育时期，应提醒家长对他们注意监督，从严控制，以免成为网络综合征的受害者。

（8）一旦患上网络综合征，要尽早请医生妥善施治，早期心理干预效果不佳时可考虑用药，建议使用副作用相对较小的新型非典型抗精神病药物或抗忧郁药。一般小剂量使用即可有一定的疗效。

第二节　社区常见精神障碍与护理

社区精神障碍护理是精神障碍护理学的一个分支，是应用社会精神病学、流行精神病学、精神障碍护理学、社区护理学、预防医学与其他行为科学的理论和技术，对一定地域或行政区域内社会人群中的精神疾病进行预防、治疗、护理、康复的指导及管理。探讨和尝试如何提高个体承受心理应激和适应社会能力，保持和促进人民群众精神健康，是社区中精神障碍护理工作的发展方向。社区中常见的精神障碍主要有神经症、人格障碍、性心理障碍及急性和慢性精神障碍等。

一、神经症与护理

（一）概述

神经症（neurosis）又称神经官能症或精神神经症，它并非单一的某个疾病，而是一组精神障碍的总称，包括临床上的各种神经官能症。各种神经症的临床表现虽然各不相同，但它们都有着一些有别于其他精神障碍的共同特点，现将其特点归纳如下：

（1）起病及病情的波动与应激性生活事件或无法解决的心理冲突有关。

（2）病前多有一定的人格障碍基础——神经症的易感素质。

（3）自知力良好。

(4)无任何可证实的器质性疾病。

(5)无精神病性症状。

(6)不丧失对外部世界的接触能力。

神经症是社区人群中的常见病,在精神科及其他各科门诊中占有较高比率。据我国12个地区的流行病学调查,其患病率为16‰~28‰。北京市2008年调查结果为35.61‰,西方国家报道约为100‰~200‰。神经症占内外各科患者的9.5%。

神经症的初发年龄一般为20~29岁,40~49岁发病率最高,女性高于男性。神经症的病因与心理社会因素密切相关,如文化因素、心理应激、人格因素、心理冲突等。

近年来,人们对神经症生物学方面的研究报道逐渐增多,发现有神经症的患者也存在着不同程度的生物学变化,与其发病有关的因素报道较多的是遗传因素和神经生化因素。

神经症的预防主要在于从小进行健康人格的培养,增加应对挫折的能力,促进对人性的理解,尽可能避免对现实压力与挫折的回避。心理治疗是神经症的主要治疗手段之一,神经症也是各种心理治疗的主要适应证。各种神经症虽然症状表现不一,但在心理治疗时一般很少考虑它们的症状本身和分类,原则上讲,一般的心理治疗均适应于各种神经症,但也有一定的侧重,如认知治疗适用于抑郁性神经症,行为疗法适于恐怖症、强迫症,暗示疗法适于癔症等。药物治疗主要采用苯二氮䓬类抗焦虑药,如地西泮、佳乐定、罗拉和抗抑郁药如丙咪嗪、阿米替林、多虑平、氯丙咪嗪等。

(二)护理评估

1.常见神经症类型及特征

(1)恐怖症(phobia) 又称恐怖性神经症,是以恐怖症状为主要临床表现的神经症。患者对某种特定的客体或处境或与人交往发生强烈恐惧,并主动采取回避方式来解除这种焦虑不安。

其特征为:①患者对某种场合存在的客体发生强烈恐怖,明知过分、不合理、不必要,又无法控制,伴有明显的焦虑不安及自主神经症状。②一定有回避行为,愈是回避说明病情愈重。③因为要回避则常影响正常的工作和生活。

恐怖症在全国12个地区神经症流行病学调查中其患病率仅为0.59‰,但在近几年的心理咨询服务中,本症患者的比例则相当高。广州赵氏在1000例门诊咨询中发现76例,占7.6%,在500例书面咨询中,占15.2%,提示患病率并不低。发病年龄在20岁左右,但也有晚年发病的,女性多于男性。

恐怖症的表现有多种形式,但常见的是指患者对物体、场所及社交等方面产生的恐怖感。

1)单纯性恐怖症是恐怖症中最常见的一种类型,儿童时期常见。成人的恐怖常来自童年时代,可表现为对某种特定的物体或处境,如动物、高处、黑暗、幽闭、空旷处、雷雨等发生恐怖。

2)广场恐怖不仅指患者在公开场所发生的恐怖,而且包括在人群聚集的地方产生担心不易很快离去,或无法求援的焦虑。这种地方包括公共汽车站、火车站、书店和超市,以及理发室的坐椅上、剧院和影院当中一排的座位上和任何不能迅速离开的地方。因此,这类患者常喜欢待在家里不敢出门,免得在公共场所感到焦虑不安或烦躁。

3)社交恐怖主要表现为对社交场合感到害羞、不安、口吃、尴尬、笨拙及怕别人耻笑,进一步影响他的姿势或动作。因而不敢在公开场合讲话、书写或吃饭。常见的有赤面恐怖和对视恐怖。

恐怖症大多数病例起病缓慢,也可以急起。单纯性恐怖可以持续数年,社交恐怖症如病程超过一年的,则5年内少有变化,但长期患病者可逐渐有所改善。广场恐怖症亦然,一般急性起病者常易缓解。

(2)焦虑症(anxiety disorder)　又称焦虑性神经症,为焦虑、紧张、恐惧的情绪障碍,伴有自主神经系统症状和运动不安等症状,并非由于实际的威胁所致,且其紧张惊恐的程度与现实情况很不相称。临床上分为广泛性焦虑症和惊恐发作。

根据全国12个地区神经症的流行病学调查,发现其患病率为1.48‰,2008年在某县综合性医院门诊的调查发现,焦虑症占神经症的16.5%,而在精神科门诊中占神经症的5.66%,提示本症患者易到综合性医院或社区卫生服务中心就诊。本症女性多于男性,约为2∶1,大多病例发病年龄为20～40岁之间。

1)广泛性焦虑症又称慢性焦虑症,占焦虑症的57%。表现为一种持久的紧张心理,所谓"无名"的焦虑。患者终日提心吊胆,神经过敏,害怕自己或亲人会出现意外,有的患者甚至想不出整天担心的究竟是什么。表现为眉头紧锁、姿势紧张、手足出汗、四肢震颤,可伴有失眠及躯体的各种不适。

2)惊恐发作又称急性焦虑症,占焦虑症的41.3%。急性惊恐发作时,常有明显的自主神经症状,如心悸、呼吸困难、胸闷、胸痛、四肢发麻、出汗,甚至不能控制的发抖。因此患者惊恐万分,似有濒死之感。有时害怕自己完全失去控制而精神失常,因而大声呼救者,不乏其人,发作时间短者1～20min,长者可达数小时;有时发作后可以卧床不起,数日后恢复。有的人一生中只发作数次,有的可以反复发作多次。

据统计 1/3 的焦虑症患者,病程在半年至 2 年,2/3 的患者在 2 年以上。有 41%～50% 的患者能恢复或改善。多数焦虑症有较好的预后,少数预后欠佳。据追踪观察发现女性患者、年轻、病程短、病前性格良好者预后较好,反之预后不良。

(3)强迫性神经症(obsessive-compulsive disorder)　是一种以强迫观念和强迫动作为特征的疾病。

其共同特点为:①患者意识到这种强迫观念、意向和动作是不必要的,但不能以主观意志加以控制。②患者为这些强迫症状所苦恼和不安。③患者可仅有强迫观念和强迫动作,或既有强迫观念又有强迫动作,强迫动作可被认为是为了减轻焦虑不安而做出来的准仪式性活动。④患者自知力保持完好,求治心切。

常见的强迫症状如下:

1)强迫观念,包括强迫性怀疑、回忆、穷思竭虑、对立思维等。表现为对已完成的事情总是放心不下;对没有意义的往事反复回忆;对无实际意义的问题反复思考,以及脑子总是出现对立的思想等。

2)强迫意向,患者做事时总是出现相反的意愿,但实际上并不直接转变为行为。如看到刀,就想到杀人或自杀。正常人也可以有短暂的这种冲动,但马上就被"正常"的思维所压制,而强迫症患者不能,且为这种冲动所纠缠,产生负罪感和焦虑感。

3)强迫动作,包括强迫性洗涤、计数、仪式动作等。患者明知这是毫无意义的,但无法控制,如不做该动作,则会感到焦虑不安。

强迫症起病可急可缓,但缓慢起病多见。由于患者对强迫症状颇感苦恼,这种病痛的折磨则往往伴有焦虑和抑郁,而使病情迁延,经久不愈,有些患者迁延达数年或数十年之久。一般急性起病,诱因明显,病前无强迫人格者,一般预后颇佳。起病缓,病程长,病前有强迫人格者,或有持续性心理社会因素者预后不佳。

(4)抑郁性神经症(depression neurosis)　又称恶劣心境,是指一种以持久的心境低落状态为特征的神经症,常伴有焦虑、躯体不适感和睡眠障碍,患者有治疗要求,但无明显的运动性抑制或精神病性症状,生活不受严重影响。

据全国 12 个地区神经症流行病学调查,发现本病的患病率为 3.1‰。据华西医科大学精神科报告,抑郁性神经症患者占精神科门诊患者的 21.2%,

占神经症的 70.6%。女性多见。

本病表现的抑郁程度较轻,很少发展到严重程度,但患者描述却生动具体。如患者常诉心情不畅、消沉、沮丧,看事物犹如戴着一副墨镜一样,有周围一片暗淡之感;对工作无兴趣,无热情,缺乏信心,对未来悲观失望,常感精神不振、疲乏。有些患者有轻生念头。这种抑郁情绪常随时间、地点和兴趣不同而有所改变,被动性大,但大部分时间是抑郁。尽管如此,工作、学习和生活无明显异常。故往往与环境保持良好的接触,人们常不认为是有病。

抑郁症状的同时可伴有躯体症状,如头痛、背痛、四肢痛等慢性疼痛症状,常不能查出这些疼痛的原因。此外尚有自主神经功能障碍,如胃部不适、腹泻或便秘、失眠等。

抑郁性神经症大多数病程较长,具备两年以上的病程才能诊断,一般没有抑郁症那种精神运动迟滞、自罪、虚无妄想等症状,也没有自杀的行为。如其精神因素单一,无抑郁人格者,预后良好。但如病情反复,随精神因素的影响而波动,具有抑郁人格障碍者,病情较迁延,预后欠佳。

(5)癔症(hysteria)　又称歇斯底里,系由于明显的心理因素,如生活事件、内心冲突或强烈的情绪体验,暗示或自我暗示等引起的一组病征。临床主要表现为感觉障碍、运动障碍或意识状态改变等而缺乏相应的器质性病变基础。其症状表现可具有做作、夸大或富有情感色彩等特点,有时可暗示诱发,也可由暗示而消失,有反复发作的倾向。

据国内 12 个地区流行病学调查,其患病率为 3.55‰,其中农村人群患病率为 5‰。国外有关统计资料显示,居民中患病率女性为 6‰,男性罕见。近年来研究发现,癔症发病率有下降的趋势,其原因不明,多认为文化较落后地区患病率较高。发病年龄多在 16～35 岁之间,少数患者超过 40 岁。

临床上可以分以下几类。

1)分离型障碍:精神活动解体,不同的精神活动之间分离。如发作性意识改变、假性痴呆、附体体验、神游和心因性遗忘等。

2)转换型障碍:强烈的情绪反应转化为躯体功能障碍,如各种感觉、运动障碍,抽搐、震颤等,而躯体症状一出现,情绪反应便消失,而且对情绪反应不能回忆。这些躯体功能障碍无法用解剖生理来解释,甚至相互矛盾,而且患者对这些症状漠不关心或泰然处之,通过暗示或自我暗示可以消除症状。

3)躯体症状:又称 Briquet 综合征,表现出各种各样模糊不清、部位不定的躯体不适。

4)其他形式:多见于流行性癔病,常发生于一个群体内,开始是一个人发病,周围的人目睹其症状,通过暗示和自我暗示出现相似症状。多呈短暂性发病,女性常见。疲劳是其诱发因素。

多数的癔症初发者恢复迅速。然而,若病程超过1年者,可能要持续多年。国内有学者报道,分离型癔症持续时间短,易复发;转换型癔症病程长,复发少,一般预后良好。

（三）护理措施

（1）对各类神经症患者的主要症状及躯体状况做认真细致的评估。制订出具体可行的护理计划。

（2）掌握并熟练地应用"森田疗法"和行为矫正疗法,配合医生做好心理治疗。帮助患者体验积极的生活乐趣。指导患者改变消极的生活态度而使其行为逐渐投入积极的、向上的、有建设性的生活中去。

（3）做好神经症患者的心理护理是十分重要的,其主要内容以支持疗法和疏泄疗法为主。帮助患者了解疾病,认识疾病的性质,正确对待疾病,建立战胜疾病的信心,减轻焦虑、紧张、恐惧、抑郁、强迫等症状。

（4）做好对症护理。如对焦虑、失眠、抑郁的护理;对强迫症患者强迫症状的护理;对癔症患者的木僵、痉挛发作、瘫痪、失眠、感觉障碍的护理。

（5）熟练掌握并正确应用沟通技巧,对患者采取关心、尊重、接纳的态度,与患者建立良好的护患关系,以期在实施护理措施时取得患者的信任及密切配合,达到较好的护理效果。

（6）健康教育。①健康教育是精神症护理必不可少的重要内容之一,是帮助患者找出自身性格上的弱点,指导患者完善自身人格的科学方法。②帮助并指导患者及家属掌握与人交往的方法,培养他们处理日常生活中遇到问题的有效应对技巧,建立良好的人际关系,使之更好地适应社会,最大限度地恢复其社会功能。

二、人格障碍与护理

（一）概述

人格障碍(personality disorder)是指人格发展的畸形与偏离状态,表现为固定持久的适应不良行为,明显影响社交和职业技能,患者自己也感到痛苦。人格障碍开始于童年、青少年或成年早期,并一直持续到成年或终生。主要表现为思维、情感、行为活动的障碍,其智力活动并无异常。有时也称为变态人格、病态人格、人格异常等。

人格障碍的病因复杂,目前一般认为是多种因素相互作用的结果,其中遗传和生长环境(即先天和后天条件)是最重要的原因。人格中的某些特性如气质等,受遗传的影响尤其明显。人格障碍亲属中出现同类障碍的比例高于正常人群平均水平,单卵双生同病率明显高于双卵双生,这些都提示遗传的作用;而寄养于正常家庭的孩子的患病率,明显小于寄养于人格障碍家庭者,提示环境的作用。近年来,有学者认为心理社会因素可能是形成人格障碍的关键因素。

人格障碍形成后较难矫正,因此预防比治疗更具实际意义。强调儿童的早期教育对预防人格障碍的发生发展极为重要。年轻的父母尤其是独生子女父母,懂得这一点是十分重要的。及早给予良好的家庭、幼儿园和学校教育,及时纠正儿童的不良行为,竭力减少家庭纠纷、父母离异对孩子的影响,给孩子以充分的"母爱",创造良好的人际生活环境,这些对人格障碍的预防具有重要意义。

人格障碍较难治疗,但也不是不可矫正。近年来推崇的行为矫正疗法如自我控制疗法及自我松弛训练、奖惩法等,对矫正一些行为障碍疗效是乐观的。

药物不能改变人格结构,但能改善人格障碍症状。有冲动、攻击行为者用碳酸锂治疗往往能收效。情绪不稳者可给小剂量吩噻嗪类药物。有焦虑表现而影响社交时可给以安定类抗焦虑药。

(二)护理评估

1. 特征

人格障碍表现十分复杂,一般有以下特征:

(1)人格严重偏离正常,行为怪癖或情感反应强烈而不稳定,行为紧张退缩,故常常危害他人、殃及社会。

(2)对自身人格缺陷缺乏自知力,经常与周围发生冲突,并处处碰壁,身受其害,却很难从错误中、过去的生活经验中吸取教训加以纠正,因此很难适应环境。

(3)无智能和意识障碍,认识能力完整。一般能正确处理自己的日常生活和工作,不丧失对事物的辨认能力。

(4)人格障碍一旦形成就比较恒定,而不易改变。

(5)早年开始,到中年后至晚年,由于饱经沧桑以及精力不足,人格障碍渐趋缓和。

2. 类型

(1)反社会型人格障碍　突出表现在思维、情感、行为等各方面违反所处社会环境的基本伦理、道德和法律准则。多数在青少年期就有严重的少年品行障碍，表现出不顾他人利益或对他人有暴力的倾向，以离家出走、偷窃、说谎、霸道好斗、毁坏公物、结帮违法乱纪等表现为主。

（2）冲动型人格障碍　这是一种以行为和情绪具有明显冲动性为主要特点的人格障碍，又称为爆发型或攻击型。一般在学龄儿童开始，常因微小的精神刺激而突然爆发非常强烈的愤怒情绪和冲动行为，自己完全不能克制，间歇期表现正常。

（3）分裂样人格障碍　主要表现为退缩、孤僻；对人对事缺乏起码的温和，不善社交，几乎没有朋友；常做白日梦，沉溺于幻想之中；缺乏进取心，对事物采取漠不关心态度；很难适应人员众多的场合和需要人际交往的工作等。

（4）癔病样人格障碍　此类人主要有戏剧化表现，做作夸张，富暗示性和依赖性，对人情感肤浅、表面化，难与周围保持正常的社交往来。

（5）偏执型人格障碍　多见于男性。其主要特点是固执、多疑、喜好争辩和过度敏感。

（6）强迫型人格障碍　主要表现为过分的自制和自我束缚，要求自己十全十美，责任感过强。如墨守成规，缺乏应变能力；过分注重工作，谨小慎微，遇事优柔寡断；平时拘谨、小心翼翼，自我怀疑，思想得不到松弛等。

3. 内容

（1）了解患者的起病原因，如家系中遗传倾向、全身性特别是累及中枢神经系统的感染、中毒、外伤等，易感的心理素质及家庭、社会问题均可成为致病因素。

（2）了解患者的人格类型，注意观察患者人格类型的表现，如依赖、猜疑、孤僻等。同时应观察患者对访谈的反应，是否能保持良好的目光交流，是戒备，还是比较放松。

（3）了解患者目前存在的心理社会问题，是否存在信任、自尊、自我控制能力等方面的问题，是否有失落，应对无效，否认或内疚等。

（4）了解患者的不良行为对他人及自己造成损害的程度。

（三）护理措施

1. 建立良好的护患关系

社区护士必须富有同情心，对患者不歧视，通过深入的接触与其建立良好的关系，取得患者信任，帮助他们认识人格缺陷所在，进而指出人格障碍是可以矫正的。

2.合理运用支持性心理治疗

采用支持性心理疗法,如运用解释、鼓励、安慰、暗示等方法,纠正患者的不良行为模式,重建和恢复良好的行为模式。

3.重视心理护理

鼓励患者多参加集体活动,多与社会接触,包括简单的工作、游戏、音乐、体育活动,培养其有益于身心健康的爱好或学习新的技能。教会患者一些应对压力的技巧,并帮助患者找出适合自己的放松方法。

4.做好患者亲属的工作

与患者家属一起制订治疗计划,特别是每日生活作息时间表,给予正向性的鼓励,当患者主动与他人交往时,及时给予称赞与鼓励。但如患者出现操纵、破坏行为时,必须当面指出并加以制止。

5.必要时采取保护性措施

对潜在冲动伤人毁物行为者,应注意观察行为冲动的周期及发作前表现,在前驱期应积极诱导患者,分散注意力。在说服无效的情况下,给予强制性管理,如保护性约束等,以便控制患者的情绪。

三、性心理障碍与护理

（一）概述

性心理障碍又叫性变态(sexual deviation),是指性对象和性行为的异常。性心理障碍的病因至今尚无一致的认识,但都倾向于认为是性心理发育异常所致。其共同特点是对某些物体或情境有强烈的性兴奋反应,或者采用与常人不同的异常性行为方式满足性欲,或有改变自己性别的强烈欲望。不包括单纯表现的性欲减退或亢进的性生理功能方面的障碍。患者除性心理方面异常外,其他与之无关的精神活动均无明显障碍。

（二）护理评估

1.评估原则

(1)护理人员首先要端正自己对性价值观的认识。

(2)护理人员能与性障碍者自在地讨论性问题,认为讨论性问题是健康评估中很自然而又不可缺少的部分。

(3)掌握有效的会谈技巧。

(4)让性障碍者相信会谈的内容绝对保密。

2.评估内容

(1)了解就医目的。

(2)了解性障碍者对正常两性关系感兴趣的程度,包括过去的和现在的。

(3)了解性障碍者的异常行为在生活中占据什么地位。

(4)了解其生活背景,了解可能导致性障碍的各种心理社会因素。

常见的性心理障碍主要有:

(1)露阴癖(exhibitionism)　主要表现为反复地、强烈地在陌生异性面前暴露自己的生殖器而求得性欲的满足,多见于男性。露阴癖者常躲在昏暗的街道角落、僻静之处,潜藏等待,每遇女性路过则迅速显露出生殖器,或者同时伴随进行手淫,从对方的惊呼、逃跑或厌恶反应中得到性满足,通常不出现进一步的性侵犯行为。由于对社会风尚造成危害,露阴癖者因而常常受到惩罚,但总是恶习不改。究其原因可能是幼年早期的适应不良行为被不断加强。通过行为疗法可帮助矫正。

(2)窥淫癖(voyeurism)　以偷看异性裸露的身体或偷看他人的性生活为性的满足,多见于男性。窥淫癖者比较胆小,性生活能力不足,除偏爱有关性的影视镜头或裸体女性形象外,常常不择手段去偷看女性洗澡、排便或偷看她们的性活动,一般不出现进一步的性侵害。窥淫癖者常常被当成流氓受到严厉惩罚,但恶习难改。有的学者认为,窥淫癖与幼年早期错误习得的性行为有关。可用厌恶疗法加以矫正。

(3)恋物癖(fatishism)　是以接触异性穿戴或佩戴物品的方式引起性兴奋,多见于成年男性。他们通过抚弄、嗅、咬某些异性用过的物品而获得性满足。这些物品大多直接接触异性肉体或明显与性有关,如胸罩、内裤、内衣、头巾、丝袜、发夹等。恋物癖者大多数性功能低下,对异性的渴求与性生活的胆怯无能产生强烈反差,意志薄弱以致不能控制。他们为了获得异性的物品,常常以盗窃的方式为手段,以致触犯刑律,屡教不改,他们本人也为此而感到痛苦。经适当的心理指导结合行为疗法可能得到纠正。

(4)异装癖(tramsvestism)　是指通过穿戴异性服饰而得到性欲满足,多见于男性。有些人着异性服装并不给他们以性的刺激,但他们觉得这样更适合他们的内在性格。异装癖与儿童早期受到不良性教育有关。行为疗法对此有一定疗效。

(5)易性癖(transsexualism)　是一种性别认同障碍,强烈地认同自己是异性,以致企图求助医疗手段,帮助改变性别。男性要求切除阴茎,做人工阴道;女性要求切除乳房,做人工阴茎;或者采用性激素以改变自己的性征。尽管他们坚持认为自己解剖上的性别是错误的,希望改变性别,但他们并不是同性恋者,实际上他们都是异性恋者。给易性癖者做手术问题尚存在争议,系列行为疗法及职业训练有助于使患者对性别角色及认同的态度好转。

（三）护理措施

（1）要体会性障碍者的心境，给予关心与同情及情感上的支持，使之从痛苦中解脱出来。在护理过程中，给予积极的言语刺激，加强思想教育和心理护理，增强其战胜疾病的信心。

（2）多用正面教育，少用批评指责。善于引导，转移注意力。

（3）与家属、朋友、同事交谈，使之认识性障碍者的性行为偏移是疾病的表现，而不是伤风败俗的表现，从而给予关心和支持，而不能采取歧视的态度，以避免加重性障碍者的自悲情绪，导致消极行为。

（4）帮助性障碍者认识疾病性质，增强自控能力，必要时寻求医疗、护理帮助。主动参与社会交往，建立良好的人际关系，积极参加有兴趣的活动，不断提高认识能力。

（5）健康教育 ①正确认识性的自然性，获得科学的性知识，树立健全的性态度。坦诚地进行异性交往，避免性压抑和性放纵，培养健全的性心理认识，防止和纠正不良的性心理行为。②让性障碍者认识正当健康的性行为，使性认同与性适应保持一种和谐状态。③鼓励性障碍者积极培养各种业余爱好，广交朋友，寻找新的适应和应对方式。④给予适当的心理支持。

四、急性精神障碍患者的护理

急性期的患者，由于知、情、意障碍，出现多种多样的精神症状。如果社区的居民对这些症状不了解、不重视、不及时采取有效的护理干预，患者可能会发生意外，给社会、家庭及患者自身带来不可弥补的损失。

（一）概述

1.概念

划分精神障碍的急性期，首要标志是临床动态的表现形态及出现精神症状的时间。症状出现的优先顺序为：

（1）急性起病 2 周内。

（2）存在典型的综合征。

（3）存在相应的急性应激。定义是：在 2 周或更短的时间内由缺乏精神病特征的状态转变为有明显异常的精神病性症状，并导致患者及家属寻求某种帮助或求助于医疗机构。而这些明显的情绪变化和情感性症状不具有器质性病因。

2. 临床特征

急性期患者以阳性症状为主要临床特征，起病急，病程发展快，如及时治疗，症状可以得到控制。

一般急性期患者表现为：

（1）兴奋状态　患者在大量的幻觉妄想状态影响下出现暴力行为，表现为冲动、伤人、毁物，影响正常工作。严重者可有扰乱社会治安，伤害他人生命安全的危险行为。

（2）严重自伤、自杀行为　患者在自责自罪、幻觉妄想支配下出现自杀行为，可采用多种方法结束自己的生命，如在家中服毒、自缢、割腕、触电、煤气中毒、外出卧轨、跳楼等。

（3）木僵状态　患者突然出现不语不动、不饮不食、大小便潴留等症状，暂时丧失了自我护理及自我保护能力。

（4）急性心因性反应　患者在剧烈的精神创伤、严重的生活事件、持续的困难处境情况下起病，主要表现为意识障碍、精神运动障碍，可出现精神运动性兴奋或精神运动性抑制等症状。

（二）护理评估

社区护士可利用家庭访视的机会，从患者生理、心理、社会、文化等方面搜集患者急性期及目前健康状况的主、客观资料。

1. 主观资料

（1）有无兴奋状态；

（2）有无严重的自伤或自杀行为；

（3）有无木僵状态；

（4）有无意识障碍；

（5）有无精神运动性兴奋等。

2. 客观资料

（1）躯体评估　生命体征、意识状态、营养状况、睡眠状况、排泄状况、外伤情况。

（2）疾病认识的评估　有无自知力。

（3）社会心理状况评估　家庭环境、经济状况、家庭成员互动情况，家庭保健需求，患者性格、年龄、兴趣爱好，受教育情况及社会支持系统是否有不良的刺激源等。

（4）继往健康状况评估　家族史、患病史、药物过敏史。

（5）治疗用药情况、药物不良反应等。

（三）护理措施

急性精神障碍患者的症状是起病急、发展快，社区护士在得到信息后，应立即到患者家中根据患者情况与照顾者共同协商，选择恰当的护理措施。目标确立后应立即对症护理。

1. 急性期精神障碍的患者

优先考虑住专科医院，接受系统治疗。没有条件的情况下，应有专人在家中照护，密切观察病情变化。社区护士每日到家中访视，指导、督促患者按医嘱接受治疗。一般对急性期不配合治疗的患者以注射长效针剂为宜。

2. 有自杀观念的患者

社区护士应指导照顾者认真观察识别有自杀观念患者的症状。自杀观念强烈的患者24h应有专人监护，尽可能多与患者交流，了解患者心理活动，洞察病情动态的变化。社区护士与照顾者应充分利用沟通技巧帮助患者消除悲观情绪，达到转移患者自杀观念的目的。同时应注意患者居住环境的安全，如窗户、电源、玻璃器皿、刀剪、安眠药等应严格管理。社区护士要指导照顾者掌握患者自杀的规律和时间，尤其在午夜及凌晨要加强看护，要求患者不蒙头睡眠以免发生意外。

3. 伤人、毁物、扰乱社会治安的患者

社区护士或照顾者应立即制止其行为，讲清伤人毁物的后果，帮助患者提高自我约束、自我控制能力。指导患者用非破坏性行为表达和发泄，必要时可限制其活动范围。照护这类患者时，护士与照顾者要注意态度，对患者要有爱心、同情心，避免用不良言语刺激患者。

4. 有离家出走、走失及夜不归宿行为的患者

由于患者无自知力或在幻觉妄想支配下会出现这些异常行为。社区护士在护理患者的同时要教会照顾者掌握观察病情动态变化、早期发现异常行为的方法。此类患者24h应有专人陪护，治疗之余可带患者参加一些有意义的活动，分散注意力。如出现患者走失、夜不归宿等问题，应立即通过有关部门协助查找，防止发生意外。

5. 木僵患者

应24h专人照护，防止患者在木僵状态时受伤，照顾者要与患者加强言语沟通，同时做好患者的生活护理，防止发生躯体并发症。这类患者不宜在家中由家属自行照顾，建议送专科医院住院治疗。

6. 急性意识障碍的患者

应送专科医院治疗。无条件的情况下应在社区中心接受护理，确保患者

在意识障碍过程中不发生意外。

7. 拒食、拒药、拒绝治疗的患者

照顾者应与社区护士共同分析患者拒食、拒药、拒绝治疗的原因，找出最佳护理方法以达到预期目标。例如：对拒食患者首先采取劝说的方法，做患者喜欢吃的可口饭菜，尽量满足其对饮食的合理要求，必要时对不配合的患者采取协助喂饭的方式，保证患者摄入量。对拒药、拒绝治疗的患者，照顾者需采取督促、协助和半强迫的方法，按时帮助患者治疗、服药，服药后检查其口腔。如发现有藏药行为，要耐心解释，尽量取得患者合作。必要时，将药物研碎后协助患者服下。以上方法如失败，可建议患者住院接受系统的治疗。

8. 服药护理

给药途径无论是经口还是注射，给药后社区护士要观察患者用药后的不良反应，如口干、嗜睡、皮疹、手抖、震颤、肌张力高、坐立不安、动眼危象、扭转痉挛、体位性低血压等，发现问题应积极联系社区医生尽快处理。同时将观察药物不良反应的方法教给照顾者，以确保在家中接受治疗的患者安全用药。

9. 生活护理

急性期患者应卧床休息，照顾者应协助或督促其完成每日的个人卫生工作，帮助患者树立自尊、自爱、自立的信心。

10. 健康教育

对社区患者实施健康教育分两部分进行。

（1）患者　①帮助患者稳定情绪，指导患者遇事应寻求社区护士及家人的帮助；②利用沟通技巧与患者建立良好的治疗性护患关系，尽量让患者疏解自己的想法，从中了解病情的动态变化；③与患者交谈时避免对质或过多的批评，可以因势利导帮助其分析病情变化及异常行为；④鼓励患者坚持治疗、按时服药，尽可能让患者表达对治疗的感觉和看法；⑤病情允许的情况下，社区护士可以就患者的症状，从精神疾病的角度，让患者了解和掌握自己疾病的一般知识，以取得患者的配合。

（2）家庭　①向家庭成员宣传精神卫生的重要意义及早期发现、早期治疗精神疾病的重要性；②指导家庭成员学习精神疾病的一般知识，做到理解同情患者，正确对待患者出现的精神疾病症状；③让家庭成员真正理解住院系统治疗、出院坚持治疗、定期复查、按时服药的必要性；④教会家庭成员掌握观察病情变化、预测危险问题的技巧；⑤为家庭成员提供与精神障碍相关的法律知识。

五、慢性精神障碍患者的护理

慢性精神障碍患者由于病程迁延,临床以阴性症状为特征,绝大部分患者在家中治疗、在社区康复。根据这些特点,社区护士要重点照顾他们,积极采取有效的康复措施,帮助慢性病患者恢复生活自理能力,达到延缓精神衰退的目的。

(一)概述

1. 概念

慢性精神障碍是指病程迁延,或反复多次住院,虽经充分治疗但仍有残留的精神症状,严重者精神衰退。

诊断慢性精神障碍的首要标志是:

(1)可有残留症状呈迁延性病程,急性期的症状已基本消失。

(2)部分患者精神残疾或智力残疾,出现人格、记忆及智能方面的缺损,导致社会功能的明显下降。

(3)可有短暂的病情波动,如激越或不安、怪异行为、幻觉妄想。

(4)难治性精神病经各种治疗效果欠佳,预后不良。

2. 临床特征

慢性精神障碍的临床特征为:思维贫乏、情感淡漠、孤独退缩、缺乏动机或兴趣、自我忽略、接触被动、生活不能自理。部分慢性精神病患者可出现精神残疾或智力残疾(老年性痴呆)。

(1)慢性精神分裂症　临床特征以阴性症状为主要特征。病程特点是迁延难愈,缓解多发,或呈缓慢进行性发展。部分患者有社会功能全面下降的症状,一部分患者晚期可有精神衰退。

(2)慢性情感性障碍　慢性情感性障碍中约20%的患者病程迁延,尤以抑郁症常见。临床表现为慢性状态,多数反复发作者为中老年患者,这类患者无明显的间歇期。

(3)慢性脑器质性精神障碍　起病缓慢,病程持久,呈进行性加重,包括阿尔采木氏病、血管性痴呆。主要临床表现为记忆减退、智能障碍、人格改变。

(4)慢性酒精中毒性精神障碍　主要临床症状为酒精中毒性幻觉症、酒精中毒性嫉妒妄想症、痉挛发作、震颤、谵妄,严重者嗜酒数十年后可出现柯萨可夫精神病。慢性酒精中毒者有精神症状及人格改变,严重影响个人生活及社会的安定。

(二)护理评估

1.主观资料

(1)有无情感淡漠、思维贫乏、意志减退;

(2)有无残留的幻觉妄想症状;

(3)有无社会功能受损;

(4)有无孤僻、独处、行为退缩、懒散、痴笑等;

(5)有无情绪低落、抑郁消极的念头;

(6)有无痴呆的表现;

(7)有无行为障碍和人格改变。

2.客观资料

(1)躯体评估　生命体征、意识状态、营养状况、睡眠状况、排泄状况、有无器质性疾病。

(2)疾病认识的评估　有无自知力。

(3)社会心理状况评估　家庭环境,经济状况,家庭成员互动情况,家庭保健需求,患者性格、年龄、受教育情况,社会支持系统等。

(4)继往健康状况评估　家庭史、患病史、药物过敏史。

(5)治疗用药情况　药物不良反应等。

(三)护理措施

慢性精神障碍患者单纯用药物治疗和护理难以全面康复,必须采用药物—心理—社会综合性康复措施,尤其是对相当一部分伴有社会功能缺陷者,包括各种儿童、少年和老年人的心理问题,老年痴呆患者的生活和家庭监护等问题。慢性精神障碍患者主要在社区接受治疗和护理。

1. 提高患者服从治疗、按时服药的依从性

(1)社区护理应定期进行家庭访视,与患者建立良好的治疗性护患关系,取得患者的信任,争得患者对治疗的信赖及主动配合治疗的态度,按时服药。

(2)家庭访视时社区护士要督促检查患者服药情况,了解服药后的不良反应,观察病情的动态变化,并针对发现的护理问题采取积极有效的措施,必要时与社区医生取得联系,共同商议处理方法,增加患者对治疗的信心,从而提高坚持治疗的依从性。

2. 建立自理模式,训练自理能力

(1)慢性精神障碍患者多缺乏主诉,家庭成员要密切观察患者非言语的病态表现,主动关心其病情动态变化,照顾好患者的日常生活,满足患者心理需

求,加强基础护理,预防并发症,确保患者在家中接受治疗的安全,预防意外的发生。

(2)照顾者与患者共同制定生活康复计划,内容具体,时间规范,并督促患者按计划每天完成基本的个人生活料理,培养患者的卫生习惯,帮助患者建立自理信心,使患者逐步适应社会生活。

(3)指导家庭支持系统为患者提供良好环境与自理条件,让患者有参与家务劳动的机会,肯定患者的劳动价值,从中培养其自信心。

(4)帮助患者恢复正常生活,要重视调动其主观能动性,克服懒散和依赖的个性倾向。同时社区护士与家庭成员应理解患者恢复正常化生活的渴望和实际困难,安排适宜程度的作业,防止患者因作业能力与正常人有一定差距,主观上感到吃力而失去信心,产生自卑感。

(5)痴呆患者动作缓慢、行动困难、智能障碍,导致生活不能自理。照顾者要为其制订作息时间及生活护理计划,并帮助患者完成日常生活料理,如按时进餐,定时沐浴、更衣等,根据情况逐渐训练患者的自理能力。

3. 提供环境和条件,帮助患者恢复社会功能

(1)为延缓慢性病患者精神衰退、减少精神残疾,减轻社会负担,社区护士可与本社区的行政部门取得联系,建立日间工疗站、康复站供社区患者使用。患者通过集体活动,丰富生活情趣,从集体活动中汲取生命的活力,促进人际交往,改善人际关系。社区护士可根据患者的兴趣、爱好创造条件,安排恰当的活动项目以配合康复训练,如家庭游戏、体育比赛、音乐欣赏、文艺表演、劳动技巧展示等,使患者减少孤独感,提高对自己行为的认识和对社区生活再适应的能力,降低再住院率。

(2)重视在家庭生活中继续对患者实行康复训练,增加患者与家庭成员的互动,组织患者和家庭成员共同参加一些日间治疗或有关活动。通过亲属和患者的协同作用,提高患者康复的成功率。

(3)痴呆患者因记忆力和定向力障碍容易发生走失现象,家庭成员要限制患者单独外出,由照顾者陪伴外出活动。带患者参与一些简单的手工制作、散步、做操等。同时做好患者的生活护理,防止躯体并发症,将患者失去社会功能的危险因素降到最低限度。

4. 健康教育

(1)家庭访视时护士根据患者的具体情况,指导患者了解自己所患疾病的一般医疗知识,向患者讲解服从治疗的重要意义,教会患者一些自护的方法。

(2)社区护士指导家庭主要成员掌握观察患者病情变化的方法,教会照顾

者掌握看护患者服药的技巧,鼓励家庭成员用健康的支持系统给患者以正向的支持。

(3)对于儿童或老年患者,社区护士应指导照顾者协助患者完成治疗。

第三节　　社区心理健康促进

一、心理咨询

(一)心理咨询的概念

"咨询"一词的基本含义为商讨、协商,古今中外"咨询"一词都有"通过商谈求得问题解决"的含义。心理咨询(psychological counseling)是指专业人员在良好咨询关系基础上,运用心理学的理论和技术,通过和来访者(即咨询对象)商谈、讨论、启发和教育,从心理方面帮助来访者解决各种心理问题,使其更好地适应环境,保持心理健康的过程。

心理咨询的根本目标是帮助来访者成长,咨询者不参与决策和解决具体问题,而是充分发挥来访者自身的潜力,在咨询者的帮助和支持下自己解决自己的问题。

(二)心理咨询的范围和形式

1. 心理咨询的范围

心理咨询的范围非常广泛,主要可概括为:医学心理咨询,社会心理咨询,发展心理咨询。

(1)医学心理咨询　主要包括:①神经症及各种情绪障碍;②心身疾病及临床各科所出现的心理问题;③无器质性基础的慢性疼痛;④性功能障碍与性心理异常;⑤心理危机干预;⑥精神疾病的诊断、咨询和治疗,精神疾病的早期诊断和恢复期的心理指导;⑦残疾康复咨询,智力残疾,瘫痪及各科疾病康复的心理行为训练;⑧心理卫生知识的咨询。

(2)社会心理咨询　主要有婚恋心理咨询,家庭心理咨询,求学与就业心理咨询,人际关系心理咨询,不良生活方式的心理咨询,性心理咨询,犯罪心理咨询,消费心理咨询,人格障碍心理咨询,社会适应心理咨询和跨文化咨询。

(3)发展心理咨询　主要有优生与优育,儿童心理咨询,青春期心理咨询,青年期心理咨询,中年期心理咨询及更年期心理咨询,老年心理咨询等。

2.心理咨询的形式

心理咨询的形式多样，以咨询途径可分为：门诊咨询，信函咨询，宣传咨询，电话咨询，现场咨询等。

（1）门诊咨询　　这是心理咨询中最主要、最有效的形式，门诊咨询是指来访者直接访问咨询者。门诊可以设在综合性医院的门诊部或卫生保健部门。门诊咨询由于是面对面的交流所以能及时、深入、全面地了解来访者的问题，来访者可充分详尽的倾诉，咨询者能及时有效地进行帮助。

（2）信函咨询　　信函咨询是咨询双方通过书信往来的形式进行的。适用于距离较远或不愿暴露身份的人。这种形式的优点是可突破时空距离，能避免当面咨询时的紧张和难以启齿，不足之处是由于不能当面与咨询对象会谈，难以深入了解情况，不能及时地调整方案，有时需多次通信而费时较长，同时也受被咨询者文化水平的限制，咨询者有时无法把握问题的关键而影响咨询效果。信函咨询最好配合其他咨询形式进行。

（3）宣传咨询　　就是通过报纸、杂志、广播、电视、讲座和板报等传媒对公众进行专题咨询指导和答疑。严格地讲这是一种科普宣传，所以针对性不强，无法解决个别的、特殊的心理问题。最大优点是量大面广，有利于普及心理卫生知识，具有一定防治结合的作用。如传播媒体与信函和热线电话相结合就能提高针对性。

（4）电话咨询　　是通过电话进行咨询，具有方便、迅速、及时的特点。电话咨询的方法主要采取倾听、支持、疏导、改变认知等技术。不足之处是时间不宜太长，费用较高。电话咨询对于处理心理危机有较好的效果，因此被称为"生命线"或"希望线"。目前随着网络的快速发展和普及，网络咨询正在迅速发展，网络咨询具有电话咨询、信函咨询等形式的优点。

（5）现场咨询　　是咨询者到一些具有特定心理需要的地方进行个别或团体心理咨询。如到社区、学校、家庭、企事业单位、病房等地方进行心理咨询，具有预防和治疗的双重效果，是特种群体心理卫生的重要方式。

（三）心理咨询的程序和技巧

1.心理咨询的程序

（1）建立关系收集资料阶段　　建立关系即咨询者与来访者建立良好的关系，这是进行有效咨询的重要环节，咨询关系的发展贯穿于整个咨询过程中。收集资料是指咨询者明确来访者需要解决的基本问题及其与之有关的心理、躯体和社会方面的情况。收集资料应包括以下一些内容。

1）来访者的一般情况，如姓名、性别、年龄、职业、文化程度、民族、宗教信仰、婚姻状况和经济收入等。这些内容可由来访者以表格方式填写。

2)来访者面临的主要问题,包括来访者的心理、躯体方面的主要症状,想迫切解决的心理问题,近期重大的生活事件,想要达到的咨询目的。

3)来访者心理问题的背景资料,围绕来访者的主要心理问题进一步了解其有关的背景资料。如工作环境、学习能力、生活习惯、过去生活史、个人和家庭成员的健康状况,社会人际关系、个性特征、兴趣特长、生活的转折点和对未来的看法,以及性发育的情况等。

(2)诊断分析、拟订方案阶段　该阶段的主要任务是根据所收集的资料,结合心理学的有关知识,对来访者的问题进行分析和诊断。明确来访者的问题属于什么类型,例如是一般适应性问题还是神经症。同时要对其严重程度进行评估,明确来访者心理问题的原因。完成这些工作以后,咨询者以简明的语言把自己对问题的了解和判断反馈给来访者,通过讨论与来访者达成共识,共同确立咨询目标,并制订出一个切合实际的、有效的咨询方案。

(3)帮助和改变阶段　该阶段是心理咨询的关键阶段,主要任务是咨询者应用心理学的方法和技术帮助来访者减轻或消除心理障碍。常采用的方法有领悟、支持、解释、行为指导和改变认知等。

(4)评估、结束阶段　这个阶段的工作是对整个咨询过程作一个总结性的评价,咨询者帮助来访者重新回顾咨询的要点,检查咨询目标的实现情况,使来访者对自己的情况有更加清楚的认识,对咨询过程中所接受的有益的帮助、启示和领悟记得更加深刻。咨询结束后最好对来访者进行跟踪观察以便总结经验。

2. 心理咨询的技巧

(1)建立良好咨询关系的技术

1)同感。就是咨询者从来访者的角度去感受来访者的内心世界(他的感觉、需要、痛苦等)的心路历程。它包括两个方面的内容:一是充分理解,二是准确表达。

2)尊重。是指对来访者接纳的态度,也就是咨询者要接受对方,能容忍对方不同的观点、习惯等。在咨询过程中既要尊重来访者的个性特征又要尊重他所面临的挫折和困难,这样来访者才能真正体会到被尊重,会感到处于一种安全的境地,才会放开自己的内心世界。

3)真诚。指咨询者在心理咨询过程中对来访者真挚诚恳,不特意取悦对方,不因自我防御而掩饰、修改自己的想法和态度,不回避自己的失误或短处,直截了当地表达自己的想法。真诚能获得来访者的信任和喜爱,还可给来访者一种安全感,而且为来访者提供了一个榜样。

(2)会谈技术

1)开放式提问。指对回答类型不作具体、明确规定的提问,也就是不能用"是"或"否"来回答的提问。常运用"什么"、"怎么"、"为什么"、"能否"等词发问,如"什么样的情景令你最紧张?"、"这件事你是怎样看的"。开放式提问可让来访者对有关的问题、事件给予较为详细的反映,它可以引导来访者更多地讲出有关情况、想法、情绪等。其缺点是:无法排除许多无价值、不正确的信息;非标准化的,常不易数量化而且费时间。

2)封闭式提问。这类问题的特征就是可以用"是"或"不是"、"有"或者"没有"、"对"或者"不对"等一两个字简短回答的提问。这类问题在会谈中具有收集信息、澄清事实、节省时间的作用,有助于缩小讨论范围和帮助来访者集中注意某些主要问题。但封闭式提问的采用要适当,通常在会谈的中后期才采用,而且次数不宜太多。

3)鼓励。是指咨询者借助语气词或表情动作来表达对来访者叙述的兴趣、重视或接受,给来访者以心理支持,使会谈顺利进行。咨询者在倾听时要让对方知道你在听他讲话,不时用点头、微笑或简短的词语如"嗯……嗯"、"是这样"、"后来呢?"来鼓励对方继续讲下去。

4)复述。就是重复来访者所讲的一些重要的话,这表明咨询者对来访者所说的话中关键词语的注意,有助于引导会谈向某一方向的纵深进行。

5)总结。就是把来访者所讲的事实、信息、情感和行为反应等,经过咨询者分析综合后以概括的形式表达出来,总结是每次会谈必用的技巧之一。

(3)影响对方的技术　在咨询过程中咨询者要积极主动地通过自己的心理学理论和技术、个人生活经验及对来访者特有的理解来影响、促进对方在认知和行为上的改变。主要有以下几种技术。

1)解释。就是咨询者依据某一心理学理论或个人经验针对来访者的问题、困扰,给来访者提供一种新的认识他们问题和自身的方式。解释是最重要的影响技术。解释有多种多样,一般讲有两种,一种来自各种心理咨询与心理治疗理论;一种是根据咨询者个人的经验、实践与观察得出的。解释不要过多,一次会谈最多运用2~3个恰当的解释即可。

2)指导。就是告诉来访者做什么或者如何做,指导的实质在于直接造成来访者行为改变。指导与解释配合使用效果会更好一些。给予什么样的指导与咨询者的理论取向有很大的关系。

3)劝告与提供信息。就是对来访者关心的问题提出建议,给予指导性或参考性的信息，以帮助来访者思考问题，做出决策。劝告与提供信息通常用在职业心理咨询中。但对一些重大的人生选择，如"我应该离婚吗？""我应该选择哪一项工作？"等不宜给予直接劝告。

4）自我暴露。指把自己个人的有关信息讲出来使别人知道。咨询者的自我暴露有助于双方的沟通，增加来访者对咨询者的信任感，从而使来访者的自我暴露增多。

（4）消除阻抗　阻抗是指咨询者在心理咨询过程中，所遇到的来访者有意或无意的抵抗。阻抗是影响心理咨询与心理治疗顺利进行的最重要因素。

1）阻抗的表现形式。①来访者在咨询时迟到，或要求延长会谈时间；②在咨询时来访者把话题转移到与咨询者有关的问题上；③来访者在表达上出现沉默、寡言、赘言、顺从、控制谈话方向、最后说出某些重要事情、用大量的心理学或医学术语交谈、谈论小事而回避中心问题、不认真完成咨询者布置的作业等；④来访者为自己的症状或问题行为辩护。

2）消除阻抗的技术。①与来访者建立良好的咨询关系，尽可能地创造良好的咨询气氛，解除来访者的顾虑；②正确地进行诊断和分析，这有助于减少阻抗的产生，尤其是及早把握来访者真正的、深层的问题；③咨询者要以诚恳的帮助对方的态度对待阻抗，不要把阻抗问题看得过于严重；④调动来访者的积极性，使他和咨询者一起寻找和认清阻抗的根源。

（四）心理咨询者应具备的条件及注意事项

1. 咨询者应具备的条件

（1）高尚的职业道德和高度的责任感　心理咨询工作者要真诚、平等友好地对待来访者，尊重来访者的意愿和权益，严守秘密，认真审慎地处理问题。

（2）具有全面的知识结构和专业技能　心理咨询工作者不仅要具有心理学、精神病学和医学的知识，还要有一定的哲学、社会学、教育学、伦理学、行为科学等社会科学知识，还应具备一定的临床实践经验，能正确选择和使用心理测试工具。

（3）良好的心理素质和语言表达能力　心理咨询工作者要有健康的心理与态度，要善于与人沟通，具有一定的情绪感染力，娴熟的语言表达能力。

2. 心理咨询的注意事项

（1）咨询的环境　安静、舒适的诊室是心理咨询的基本要求。如有条件最好有3～4间诊室，这样各种工作可分开进行，保密性也好。诊室内要准备好各项心理测量工具和必要的体检工具。

（2）咨询时间　每次咨询时间以45～60min为宜，每周一次或每两周一次较为合适。

（3）整体综合的原则　在咨询过程中应按照生物、心理、社会医学模式全面收集来访者的情况，除了作心理检查外，必要时还需作医学检查，对不适合咨询的对象要及时转诊或会诊。

（4）咨询者要情绪稳定，态度冷静，回答问题准确、谨慎　心理咨询的理论、方法繁多，咨询者应根据来访者的具体情况进行选择，如有必要也可与其他治疗方法结合起来，不要把心理咨询当作万能的良方。

二、常用心理治疗方法简介

（一）心理治疗的概念

心理治疗（psychotherapy）也称精神治疗，是指专业人员运用心理学的理论和技术，对病人的心理障碍和行为异常进行治疗，达到改善心理状态和行为方式的治疗过程。

心理治疗的对象是病人，不仅是有精神疾病或行为障碍的病人，还包括其他心因性疾病、躯体疾病的病人。

（二）心理治疗的适用范围

心理治疗的范围一般包括：①社会心理应激引起的各种适应性心理障碍，如心境不好、自责自卑、悲观失望、攻击、退缩等；②神经症和精神科病人，这是心理治疗应用较多的领域，包括各种神经症如神经衰弱、焦虑症、强迫症、恐怖症、癔症、抑郁性神经症和疑病症；精神分裂症的恢复期等；③综合性医院临床各科的心理问题，如躯体疾病病人的心理反应、心身疾病的治疗与康复；④各类行为问题，如人格障碍、进食障碍、烟瘾、酒精成瘾、非器质性性功能障碍、口吃、遗尿、儿童行为障碍等。

（三）心理治疗的原则

1. 尊重原则

这是实施有效心理治疗的基础，在心理治疗过程中，治疗者应当对患者保持尊重、同情、关心和支持的态度，建立良好医患关系的核心在于使患者相信你愿意帮助他，而且有能力帮助他。良好的医患关系本身就是一个有力的治疗因素。

2. 保密原则

心理治疗会涉及病人的隐私，为保证资料的客观真实，使病人得以正确及时的治疗，同时也是维护心理治疗本身的声誉和权威性，在工作中必须坚持保密的原则。

3.计划性原则

心理治疗应在周密检查,明确诊断的前提下对治疗方法、治疗程序、实施时间、治疗目标都要形成计划。在治疗过程中应详细记录各种变化,形成完整的病案资料。

4.灵活性原则

在治疗过程中出现了事先制订的方案与变化的病情不相适应时要注意及时调整治疗方案,贯彻灵活性原则。

5.针对性原则

在心理治疗过程中应根据病人的具体问题,有的放矢地选择治疗方法,以保证最佳的治疗效果。心理治疗在不同理论影响下,方法各异,适应对象也有所不同,对心理疗法的选择是否恰当往往影响治疗效果。

(四)心理治疗常用的方法

1.精神分析疗法(psychoanalytic psycho-therapy)

以精神分析理论为基础,探讨患者的内心世界,协助其深入了解自身的心理,引导患者领悟其心理防卫机制的真正来源,改善其适应困难的心理机制。通过长期治疗,用治疗者与患者之间的移情关系,调整患者的心理结构,消除其内心的异常情结。

精神分析疗法主要应用于神经症病人,也可用于心身疾病的某些症状。

2.支持性心理疗法

支持性心理治疗是心理治疗中最基本的方法之一,它是指治疗者在心理治疗过程中提供的支持构成了心理治疗的主要内容。其适应证范围较广,各种心理疾病和躯体疾病都常以支持治疗作为治疗的基础。支持主要有以下形式:解释、鼓励、保证、指导和改善环境,这五种支持形式既是支持的成分,也是支持的技巧。

支持性心理治疗的方法是灵活多样的,没有固定的模式。无论用什么方式给病人以支持最根本的是了解,了解本身对病人就是一种有力的支持。支持治疗每次一般 1h 左右,每周 3 次为宜,疗程长短依病情而定。

3.行为疗法

行为疗法又称学习疗法,它是以行为学习理论为指导,按一定的治疗程序来消除或纠正异常或不良行为的一种心理治疗方法。

行为治疗的适应证有神经症,人格障碍,酒精与药物依赖,心身疾病,习得性不良行为如口吃、赌博、吸烟等,性心理障碍和非器质性性功能障碍等。

常用方法主要有：

（1）系统脱敏疗法　是一种减轻恐怖、焦虑、敏感的治疗方法，因为治疗过程是有序而连续的，故又称为系统脱敏疗法。治疗的基本思想是：一个可引起微弱焦虑的刺激，由于向正处于全身松弛状态下的患者暴露，因而逐渐失去了引起焦虑的作用。

系统脱敏治疗可分为三步，第一步学会放松；第二步划分焦虑等级；第三步脱敏训练。

系统脱敏治疗主要适用于各种恐怖症、强迫症，也可用于各种原因导致的焦虑综合征或躯体症状。

（2）满灌疗法（冲击疗法）　该疗法不需要进行放松训练，而是一下子呈现最强烈的恐怖、焦虑刺激（冲击）或者是一下子呈现大量的恐怖、焦虑刺激，以迅速纠正或消除这种刺激引发的恐怖、焦虑反应。满灌疗法可在现实情景中进行，也可采取想象或模拟方式（如录像、幻灯片等）进行。该疗法对病人身心冲击较大故需谨慎使用，要充分考虑病人的承受能力和坚持性。

（3）厌恶疗法　是将要治疗的症状与某种不愉快的或厌恶性的刺激结合起来，当症状出现时立即出现一种厌恶性的或惩罚性的刺激，从而使病人对不良行为产生厌恶使其逐渐消退。厌恶刺激的方法很多，应根据问题行为的性质和其他条件选择使用，常见的有电击法、弹拉橡皮筋等物理方法，还有使用药物如黄连、阿扑吗啡（去水吗啡）等化学方法，也可通过想象引起，如令病人想象痛苦、羞辱、恶心等情景或体验。

厌恶疗法的适应证主要是：性心理障碍，酒精成瘾，强迫症，肥胖症，赌博等等。

（4）放松疗法　是通过一定程式的训练，学会心理上及躯体上（骨骼肌）放松的一种行为治疗方法。它是通过降低肌肉紧张和自主神经兴奋来减轻焦虑的。常用的放松训练有：渐进性肌肉放松，自主训练，松弛反应，生物反馈辅助下的放松等等。

其适应证是：焦虑症、恐怖症、睡眠障碍、高血压病、转变 A 型行为模式、也可以与系统脱敏疗法一起使用，也可应用于正常人的健康保健。

4.认知疗法

认知治疗是根据认知过程影响情感和行为的理论假设，通过认知和行为技术来改变病人不良认知的一类心理治疗方法的总称。所谓不良认知是指歪曲的、不合理的、消极的信念或思想，往往导致情绪障碍和非适应行为。常用的认知疗法有理性情绪疗法（RET）、贝克的认知转变法。

认知疗法的主要适应证有：抑郁症性神经症、焦虑症、恐怖症、强迫症、人格障碍、进食障碍(包括神经性厌食、贪食症)睡眠障碍、性心理障碍、非器质性性功能障碍、心身疾病、婚姻冲突和家庭矛盾、社交恐怖等。认知治疗可以采取个别、小组和家庭等多种形式。

5.森田疗法

森田疗法是由日本学者森田正马教授于 1918 年创立的,其理论基础是森田提出的"神经质"学说。神经质发生的基础是疑病素质,就是一种担心患病的精神倾向,这种人对自己的身心状态非常敏感,过分注意、担心自己的心身健康,常把人们司空见惯的某些正常生理反应视为病态。当诱发因素出现时,有森田神经质的人注意容易集中于某种感觉而使感觉过敏,感觉过敏又使注意更集中此感觉,从而形成所谓"精神交互作用"的恶性循环,最后导致各种神经症。

森田疗法的治疗原则是,承认现状、顺其自然,即对自己的症状及情绪变化采取不理、不怕、不抵抗,顺其自然,接受症状的存在。森田疗法不是要引导患者消除症状,而是要引导患者维持在"有症状也无所谓","有症状也能工作"的状态中,不知不觉地就不去介意症状的存在。同时利用病人的求生欲重新树立生活的目标,鼓励病人参与社会实践活动,重新体验自身价值,逐渐消除病态反应和不良感知,切断精神交互作用的恶性循环,其症状可随之减轻乃至消除。治疗的基本方法是住院治疗,其他形式有门诊治疗、通信治疗、读书治疗、集体学习疗法等。

森田疗法的主要适应证为神经症,尤其是焦虑症、强迫症、恐怖症、疑病症和神经衰弱,但抑郁症、癔病则不合适。

6.催眠暗示疗法

催眠暗示疗法是应用催眠术使人进入催眠状态,并以暗示进行治疗的一种方法。催眠是指催眠者应用某种方法,使个体进入一种特殊的意识状态,称为催眠状态。

催眠疗法的主要适应证：神经症、精神性头痛、人格障碍、神经性厌食症、性行为异常、心身疾病等。

禁忌证有：精神分裂症和其他精神病、脑器质性损伤伴有意识障碍的病人、有严重心血管疾病者、对催眠治疗有严重恐惧心理,经解释仍不能接受的病人。催眠治疗具有疗程短、疗效快的特点,但疗效不太巩固,只能用于暗示性高的病人。

暗示是指个体不加批判地接受他人的观念、语言、情感或动作,从而导致自己的知觉、思维、观念、情感、行为等发生改变的心理现象。暗示疗法是治疗者通过给患者积极的暗示使之不加主观意志地接受一种观点、信息或态度，以消除某种症状或加强某种治疗效果的治疗方法。

暗示疗法可以在觉醒状态下进行也可在非觉醒状态下进行，觉醒状态下的暗示疗法又有直接和间接暗示疗法之分，直接暗示就是用暗示性语言进行治疗，间接暗示要借助于某些刺激或仪器的配合，并用语言暗示来强化。非觉醒状态下的暗示疗法是在催眠状态下进行的暗示治疗方法，由于在催眠状态下，患者顺从治疗者的指令，所起的效果比在意识清晰状态下的暗示更为理想。

临床上常用的暗示方法有语言暗示、药物暗示、手术暗示、理疗暗示、榜样暗示等。无论采用何种方法，其治疗效果与个体对暗示的易感性有关，同时治疗者的权威性对其也有重要的影响作用。由于催眠与暗示疗法大多同时进行，故称为催眠暗示疗法。

三、工娱和康复治疗与护理

（一）工娱治疗与护理

1. 概述

工娱治疗是通过工作、劳动、娱乐、文体活动，缓解患者精神症状，促使疾病康复，防止精神衰退，提高适应外界环境能力的一种治疗方法。它是患者处于恢复期或慢性迁延期时的一种辅助治疗手段。目前，在我国，这种疗法除在各地精神病院内广泛开展以外，在社区精神卫生防治工作中，也已成为一项有效的防治措施。

2. 工娱治疗的种类

（1）按工娱治疗的兴奋性分为

1）镇静性工疗：主要使兴奋患者从事节奏较快或强度较大的劳动，如挖沟、刨坑、搬运物品等，可使患者安静。

2）振奋性工疗：主要用于情绪抑郁或情感淡漠的患者，其目的是唤起患者的注意力，激发患者对周围事物的兴趣。工疗项目应有刺激性，材料应色彩鲜明，操作简单，常为多工序的流水作业，如糊纸盒、粘商标、包装制作小工艺品、缝制布娃娃等。

3）一般性劳动：主要用于慢性精神衰退及痴呆患者，操作应简单易行。如打扫卫生、浇水、拔草等。应由护士耐心指导，做示范，以便不断提高患者的劳动能力。

(2)按工娱治疗的内容分为

1)音乐治疗。由于音乐的节奏、旋律、音调、音色不同,由此达到抑制兴奋、调节身心、镇静、降低血压的作用。

2)舞蹈治疗。对情绪消沉、紧张不安和孤独患者的作用是活跃情绪,改善接触,增加活动,增进生活乐趣。

3)阅读报纸、杂志,欣赏电影、电视、书法、绘画等,可使患者轻松愉快,活跃情绪,丰富知识,有益于他们减轻对外界现实的疏远及陌生感。

4)竞技性娱疗。

5)参观游览。

6)服装表演。让患者穿上最喜爱的衣物,在音乐伴奏下,展示自己的风采,这对患者的身心健康能够起到良好的作用。

(3)按体育活动的内容分为

1)早操、工间操等。

2)球类运动。如乒乓球、羽毛球、排球、篮球等。

3)棋类、牌类活动。如象棋、军棋、跳棋、扑克牌等活动。

4)集体游戏。如拔河比赛、跳绳比赛等集体活动。

3.护理

(1)在工娱治疗活动中,应根据病情,因人而异,选择不同的项目,以便患者发挥各自的特长与爱好。

(2)在工娱治疗进行中,护士应时刻注意观察患者的精神状态变化,并认真管理好各种器材和危险物品,应认真清点数目,防止患者伤人或自伤。集体娱疗活动时,应随时注意患者的动向,患者中途要离开时应予以陪伴,并随时清点人数,以防患者走失或其他意外发生。

(3)工娱治疗室应建立与健全工作人员职责和各项医疗护理常规,以及财务、保管、安全及其他相关制度。

(4)在住院患者每天参加工娱治疗时,应做好患者的交接工作,认真清点患者人数,以防患者走失。

(5)组织郊外活动时,应经主管医生开出医嘱,有自杀、外走等倾向的患者不宜参加,并组织好患者,编成小组,严格按外出活动护理常规实施,做到定人定岗。

(二)康复治疗与护理

1.概述

精神康复目的是使精神残疾者,能充分发挥其剩余能力。康复过程是患者对某些活动的适应与再适应的过程,要设法限制或减少他们的残疾程度,同时培养和训练其具有代偿性的生活与工作技能。

康复治疗目标是使患者的工作与生活得到重新安置,使他们能独立从事一些工作和操持部分家务劳动,提高患者适应社会的能力,提高其社会角色水平和生活质量。

2.康复治疗和护理的措施

(1)人际交往技能训练:教会患者交谈技巧,包括交谈时的目光对视、体态、姿势、动作、面部表情、语调变化、声音大小、语速快慢等。

(2)药物治疗的自我管理技能训练

1)应使患者了解药物治疗对预防病情复发、恶化的重要意义,从而自觉接受和坚持药物治疗自我管理的训练。

2)学习有关精神药物的知识,并对药物的作用、不良反应等有所了解,如学会识别常见的药物不良反应,并能做简单自我处置,以便进一步得到医生的帮助。

3)学会药物治疗自我管理方式:①学会安全用药技巧;②学会对治疗问题的初步判断,随时向医生报告;③未经医生允许,不随意加减药物。

(3)学会求助医生的技能,如在需要时能找到和得到医生的及时帮助;能向医生正确地提出问题和要求;能有效地描述自己所存在的问题和症状。

(4)家庭康复是家庭治疗的重要组成部分。这一点将在后面的家庭治疗与护理中讲述。

(5)日间医院:患者只在日间到医院或社区工疗站接受治疗护理,并积极参加各种工娱治疗。

(6)寄宿康复:患者暂时与家人分开,住入具有一定照料能力的暂时寓所。寄宿中,患者尽量自理生活,由精神科医护人员定期随访指导,最后过渡到回归家庭。

(7)技能训练,包括日常生活能力、集中注意力、解决问题、注重个人仪表、人际交往及提高学习和工作能力等技能的训练。训练方法有:①教育并作回答训练;②解决困难训练;③角色扮演训练;④家庭作业。

(8)对患者康复治疗和技能训练的评价,如:①患者对每种康复治疗、技能训练步骤及内容的了解;②角色扮演的适当性;③完成作业的自觉性;④家庭作业质量等。

(9)重新安置工作:康复治疗的最终目标是使患者能够回归家庭和社会,在家庭和社会中发挥作用。为了达到这一目标,应注意先易后难,不宜操之过急，从简单到复杂，从家务劳动过渡到社会工作，直至恢复原来的工作。

四、家庭治疗与护理

家庭治疗是以家庭系统为单位，把家庭看成一个群体，并在特殊环境中进行心理治疗的一种方法。20 世纪 60 年代后期由于临床心理学家、社会工作者的参与，家庭治疗的范围从严重的精神疾患拓展到一般家庭问题。20 世纪 70 年代以来，欧美各地建立了以家庭治疗为主的中心及诊所，主要治疗手段是以家庭的系统观点为取向，了解家庭与个人的心理与行为。

家庭治疗的目标是以行为矫正治疗为开端，使患者能与家庭成员友好相处，协助家庭预防和消除患者的异常或病态情况，以便能执行健康的家庭功能。

家庭护理是以家庭为单位所施行的护理过程，其宗旨是借助家庭内沟通与互动方式的改变，协助患者对其生存空间有更好的调适。

对慢性和康复期精神障碍的患者实施家庭护理可分为两个方面：一是家庭康复；二是社会康复。所谓社会康复指的是让患者进入社会，参加学习、工作和社会活动，发挥他正常的社会功能。家庭康复可以监护和保证患者按时、按剂量服药，没有家庭监护，药物治疗往往得不到保证。总之，家庭康复目的在于使出院后的精神病患者能充分发挥其生理功能、情绪调试、职业能力及社会生活的适应能力。

对有暴力行为的精神障碍者，家庭成员应耐心和蔼，避免出现不适宜的态度和行为。对于躁狂患者，应建立信任的人际关系，多正面教育，表扬多于批评，并用转移注意的方法，防止群众围观及挑逗，避免患者因激惹而更加兴奋。应帮助家属组织患者适当参加体力劳动和体育活动，使精力得到应有发泄，促进晚间睡眠。同时注意采取安全保护性措施，减少环境中的不良刺激。对幻觉妄想丰富的患者防止其突然发生冲动行为。

对有自杀、自伤行为的患者，家庭成员应密切观察其病情变化及异常的言语和行为表现，及时采取有效措施加以看管监护。同时应加强危险物品的保管，患者居住的地方用具要简单，凡有跳楼、触电、服毒、刎颈、自缢等各种自杀条件的，都要加以防范。另外，加强治疗，改善患者的情绪与睡眠，也是防止自杀的有效措施。

（陆　斐）

参考文献

[1] 殷磊.护理手册.成都:四川科学技术出版社,1999.

[2] 周秀华,牛德群.急救护理学.北京:中国医药科技出版社,2010.

[3] 周郁秋.社区护理.北京:华夏出版社,2000.

[4] 燕铁斌.康复护理学.北京:人民卫生出版社,2013.

[5] 尤黎明、吴瑛.内科护理学.5 版.北京:人民卫生出版社,2012.

[6] 路潜,王兴华.外科护理学.北京:北京大学医学出版社,2008.

[7] 李乐之,路潜.外科护理学.5 版.北京:人民卫生出版社,2014.

[8] 李梦樱.外科护理学.北京:人民卫生出版社,2001.

[9] 彭雪娟.留置胃管的护理研究进展.中华护理杂志,2001(7):52—54.

[10] 路潜,郭蕾蕾,王静.直肠癌结肠造口病人生活质量的研究.中华护理杂志,2002(9):8—11.

[11] 沈渔村.精神病学.北京:人民卫生出版社,2009.

[12] 吴建红,梅红彬,张春娇.现代精神障碍护理学.北京:科学技术文献出版社,2010.

[13] 翁永振.精神分裂症的康复操作手册.北京:人民卫生出版社,2009.

[14] 徐一峰.精神分裂症.北京:人民卫生出版社,2012.

[15] 李丽华,周意丹.心理与精神护理.北京:人民卫生出版社,2009.

[16] 陈孝平.外科学.北京:人民卫生出版社,2010.

[17] 刘哲宁.精神科护理学.3 版.北京:人民卫生出版社,2012

[18] 桂永浩,薛辛东.儿科学.3 版.北京:人民卫生出版社,2015

[19] 吕探云,王琦.健康评估.北京:中国中医药出版社,2005.

[20] 张培生.内科护理学.北京:人民卫生出版社,2006.

[21] 邓长生.诊断学.5 版.供临床医学专业用.北京:人民卫生出版社,2006.

[22] 姜安丽.新编护理学基础.2 版.北京:人民卫生出版社,2012.

[23] 崔焱.护理学基础.北京:人民卫生出版社,2001.

[24] 黄人健,吕一平,贾明艳.社区护士培训教程.2 版.北京:中央广播电视大学出版社,2009.

[25] 姚蕴伍,倪国华.社区护理知识与技能.2 版.杭州:浙江大学出版社,2008.

21世纪社区护士岗位培训教材

社区护理知识与技能

（下　册）

主　编　章冬瑛

副主编　付　伟

ZHEJIANG UNIVERSITY PRESS
浙江大学出版社

图书在版编目（CIP）数据

社区护理知识与技能：全 2 册 / 章冬瑛，陶月仙主
编. —3 版. —杭州：浙江大学出版社，2016.7（2019.1 重印）
　21 世纪社区护士岗位培训教材
　ISBN 978-7-308-15990-6

　Ⅰ.①社… Ⅱ.①章… ②陶… Ⅲ.①社区—护理学
—岗位培训—教材 Ⅳ.①R473.2

中国版本图书馆 CIP 数据核字（2016）第 141644 号

社区护理知识与技能(下册)

主　编　章冬瑛　陶月仙(上册)
副主编　付　伟　缪群芳(上册)

责任编辑　秦瑕
责任校对　邹小宁
封面设计　姚燕鸣
出版发行　浙江大学出版社
　　　　　（杭州市天目山路 148 号　邮政编码 310007）
　　　　　（网址：http://www.zjupress.com）
排　　版　杭州中大图文设计有限公司
印　　刷　杭州杭新印务有限公司
开　　本　787mm×960mm　1/16
印　　张　27.5
字　　数　540 千
版 印 次　2016 年 7 月第 3 版　2019 年 1 月第 2 次印刷
书　　号　ISBN 978-7-308-15990-6
定　　价　59.00 元(上、下册)

21世纪社区护士岗位培训教材
编写人员

主　　编　章冬瑛

副 主 编　付　伟

编 写 人 员　（按姓氏笔画排序）

付　伟　朱碧华　邵爱和

陶月仙　钱　英　章冬瑛

前　言

　　21 世纪社区护士岗位培训教材 2003 年由浙江省卫生厅牵头，杭州师范学院副院长兼医学院院长郭清教授主持，组织杭州师范学院的护理学、医学等专家、教授编写了《社区护理导论》《社区特殊人群护理》《社区护理知识与技能》（上、下册），共 4 本，100 余万字。这套教材在社区护士岗位培训工作中发挥了积极的作用，得到了广大学员的肯定，为社区护理的发展起到了较好的推动作用，收到了良好的社会效益。随着国家医疗卫生体制改革的不断深化，社区卫生服务快速发展，社区护理实践逐步推进。为更好地适应形势发展、总结社区护理实践经验、完善教材体系，吸取实际教学工作中的宝贵意见，于 2008 年对原书作了重要的补充、调整和修改。

　　再版教材使用至今又过了八年，期间，国家出台了许多与社区护理相关的医疗卫生政策和规范，如《国家基本公共卫生服务技术规范》《中国护理事业"十二五"发展规划纲要》、医养结合政策、"二孩"政策、长期照护保险制度建设试点以及有利于社区护士职称晋升的《关于进一步改革完善基层卫生专业技术人员职称评审工作的指导意见》等，教材需要再次调整。为此，我们在原版的基础上，由主编负责对教材进行重新整编。

　　《社区护理知识与技能》（下册）以社区护士的实际需求为导向，以人的健康为中心，突出社区护理特点，注重理论联系实际，强调社区护理的基本知识和技能。《社区护理知识与技能》（下册）由社区护士的人际沟通、家庭护理、社区中医护理、社区康复护理、社区传染病预防和护理五大章构成。新版教材增加了社区常见传染病：流行性感冒、细菌性痢疾的预防和护理。根据各地培训、教学情况及社区护士的知识需求对教材内容进行了调整,强化了社区中医护理适宜技术、社区常见病的康复护理等知识技能,使教材的内容和结构更趋完善。

　　希望社区护士通过岗位培训完成社区护理基本知识、基本技能训练之后,继续多种途径的社区护理继续教育,不断创新和实践,努力提升护理技能,以适应人口老龄化和疾病谱改变,满足社区人群日益提高的健康需求。

　　由于社区护理在不断发展,社区人群健康需求也在不断变化,本书编写不足和疏漏之处在所难免,恳请各位读者批评指正,相信在广大读者的关心下,教材将得到不断的修正,为提高社区人群健康水平而发挥积极的作用。

杭州师范大学　章冬瑛

2016 年 4 月 10 日

目　录

第一章　社区护士的人际沟通……………………………………… 1

　第一节　人际沟通概述…………………………………………… 1

　　一、人际沟通的概念 …………………………………………… 1

　　二、人际沟通构成要素 ………………………………………… 2

　　三、人际沟通的作用 …………………………………………… 2

　　四、人际沟通的态度与要诀 …………………………………… 3

　　五、社区护士人际沟通的特征 ………………………………… 7

　第二节　人际沟通的方式………………………………………… 7

　　一、语言沟通的方式 …………………………………………… 8

　　二、非语言沟通的方式 ………………………………………… 8

　第三节　影响人际沟通有效性的因素………………………… 12

　　一、人际沟通的影响因素 …………………………………… 13

　　二、人际沟通的障碍 ………………………………………… 15

　第四节　人际沟通的技巧……………………………………… 16

　　一、一般性的人际沟通技巧 ………………………………… 16

　　二、与不同群体的沟通技巧 ………………………………… 20

第二章　家庭护理……………………………………………… 23

　第一节　家庭概述……………………………………………… 23

　　一、家庭的概念 ……………………………………………… 23

　　二、家庭结构 ………………………………………………… 25

　　三、家庭功能 ………………………………………………… 28

　　四、家庭生活周期、家庭资源与危机 ……………………… 30

　　五、家庭资源 ………………………………………………… 32

　　六、家庭生活压力与家庭危机 ……………………………… 33

第二节　家庭访视 ……………………………………………………… 34

　　一、家庭访视的目的和意义 ………………………………………… 34

　　二、家庭访视的种类 ………………………………………………… 35

　　三、家庭访视的程序 ………………………………………………… 35

　　四、家庭访视中护理人员的安全管理 ……………………………… 37

　　五、家庭访视护理中的家庭评估 …………………………………… 38

第三节　家庭病床 ……………………………………………………… 44

　　一、家庭病床的概念 ………………………………………………… 44

　　二、家庭病床服务特点 ……………………………………………… 44

　　三、家庭病床服务对象 ……………………………………………… 45

　　四、家庭病床服务内容 ……………………………………………… 45

　　五、家庭病床的组织管理 …………………………………………… 46

　　六、长期卧床患者的家庭护理 ……………………………………… 48

第三章　社区中医护理 ………………………………………………… 52

第一节　中医护理概述 ………………………………………………… 52

　　一、中医护理的基本特点 …………………………………………… 53

　　二、中医护理的基本原则 …………………………………………… 54

　　三、中医辨证施护程序 ……………………………………………… 57

第二节　中医护理一般知识 …………………………………………… 59

　　一、生活起居护理 …………………………………………………… 59

　　二、情志护理 ………………………………………………………… 61

　　三、病情护理 ………………………………………………………… 63

　　四、用药护理 ………………………………………………………… 64

　　五、饮食护理 ………………………………………………………… 73

第三节　常用中医护理技术 …………………………………………… 78

　　一、针灸疗法 ………………………………………………………… 78

　　二、拔罐疗法 ………………………………………………………… 92

　　三、刮痧疗法 ………………………………………………………… 93

　　四、按摩疗法 ………………………………………………………… 94

第四节　社区常见病证的中医护理 …………………………………… 99

　　一、内科常见病证的护理要点 ……………………………………… 99

　　二、外科常见病证的护理要点 ……………………………………… 101

三、妇科常见病证的护理要点 ……………………………… 103

四、儿科常见病证的护理要点 ……………………………… 105

第四章　社区康复护理 …………………………………… 108

第一节　社区康复护理概述 ………………………………… 108

一、社区康复与护理 ………………………………… 109

二、社区康复护理发展概况 ………………………… 111

三、社区康复护理的对象 …………………………… 112

四、社区康复护理的工作内容 ……………………… 113

第二节　康复护理评估 ……………………………………… 114

一、评定的目的和方法 ……………………………… 114

二、残疾评估 ………………………………………… 116

三、运动功能评估 …………………………………… 118

四、日常生活活动能力评估 ………………………… 125

五、心理测量与评估 ………………………………… 129

六、生活质量和社会生活能力评估 ………………… 130

第三节　常用康复护理方法 ………………………………… 133

一、物理疗法及护理 ………………………………… 133

二、作业疗法及护理 ………………………………… 142

三、言语疗法及护理 ………………………………… 144

四、心理康复及护理 ………………………………… 146

五、假肢、矫形器、助步器在康复护理中的应用 …… 150

第四节　社区常见病的康复护理 …………………………… 154

一、脑卒中的康复护理 ……………………………… 154

二、慢性阻塞性肺病的康复护理 …………………… 158

三、冠心病的康复护理 ……………………………… 162

四、颈、肩、腰腿痛的康复护理 …………………… 165

第五章　社区传染病的预防及护理 ……………………… 172

第一节　传染病护理概述 …………………………………… 173

一、感染与免疫 ……………………………………… 173

二、传染病的流行过程及影响因素 ………………… 175

三、传染病的基本特征和临床特点 ………………… 176

　　四、传染病的护理评估 ……………………………………………… 177

　　五、传染病的护理措施 ……………………………………………… 178

　第二节　传染病的访视管理……………………………………………… 180

　　一、传染病的分类与报告 …………………………………………… 180

　　二、传染病的访视管理 ……………………………………………… 181

　　三、传染病的预防 …………………………………………………… 181

　第三节　社区常见传染病的预防和护理………………………………… 187

　　一、艾滋病的护理及预防 …………………………………………… 187

　　二、病毒性肝炎的护理及预防 ……………………………………… 193

　　三、肺结核的护理及预防 …………………………………………… 203

　　四、流行性感冒的护理及预防 ……………………………………… 211

　　五、细菌性痢疾的护理及预防 ……………………………………… 214

　　六、其他传染病 ……………………………………………………… 217

参考文献………………………………………………………………… 223

第一章　社区护士的人际沟通

学习目标

1. 举例说明人际沟通的态度和要诀。

2. 运用人际沟通的理论,分析成功与失败的沟通实例。

3. 能够结合社区工作实际,进行有效沟通。

社区护士无论是在从事家庭护理、健康教育等社区护理服务,还是在与其他各部门合作工作时,都必须借助沟通与服务对象和合作对象进行信息和情感交流。社区护士的工作性质对社区护士的沟通能力和沟通技巧提出了相当高的要求,因此,学习沟通的基础知识和技能对社区护士十分必要,将这些知识和技能付诸实施更为关键。

第一节　人际沟通概述

一、人际沟通的概念

从字面上解释,沟通是开沟而使两水相通的意思,但现在沟通的概念已泛指信息沟通。信息沟通广泛存在于自然界。例如,有些动物在遇到危险时,会发出独特的叫声报警,其他同伴听到后,会采取一致的习惯行动来摆脱险境。而存在于人类社会中人与人之间的沟通称为人际沟通,它是人们运用语言符号系统或非语言符号系统传递信息、交流情感和行为的过程。或者说是在社会交往中,人们借助共同的符号系统,如语言文字、图像、记号及手势彼此传递或交换知识、意见、感情、愿望、观点和兴趣等信息的社会行为。

人际沟通是人际交往的工具,而人际交往是构建人际关系的基础。

二、人际沟通的构成要素

为了更好地理解沟通的要素和含义,我们先来看下面一个实例。

退休老人顾大妈坐在自家的院子里晒太阳。这时,她看到社区护士小林从前面走过来,顾大妈想到自己这两天血压有些偏高,正好可以咨询一下,于是她站起身,走到门边,笑眯眯地与小林打招呼,并伸出了双手。小林见到大妈也很高兴,她拉住老人的手,微笑地问:"大妈,您老最近身体还好吗?"老人将自己血压偏高的情况告诉了小林,小林向她交代了有关的注意事项。

从以上的沟通事例中,我们可以分析出人际沟通所包含的要素有:引发沟通的客观事物、信息发出者、信息、沟通渠道、信息接收者以及反馈。

顾大妈受到小林的身影和面容(引发沟通的客观事物)的刺激,产生了沟通的需要和愿望。作为沟通的主动方(信息发出者),她站起身,笑眯眯地与小林打招呼,并伸出了双手。通过动作、语言及微笑等信号的组合,使其成为负载了友好、高兴和希望沟通的信息。小林利用视觉、听觉等渠道接收了对方的信号(信息的接收者),将其转化为可以理解的信息,并做出了积极的反应(发出反馈信息),如拉住老人的手,微笑、问候。接着,新的沟通又开始了。

从上不难看出,沟通是不断交换信息的过程,信息是沟通的核心。双方为了理解彼此的观点,需要不断发表自己的意见,不断接受对方的意见,再修改自己的意见,形成了沟通的双向往返回路。

在护理工作中,护士往往作为沟通的主动方,承担着信息发出者的角色功能,这就要求护士有敏锐的观察力,能及时捕捉各种引发沟通的客观事物,如患者的表情、动作等,然后通过自己的音容笑貌向患者传递关心和问候的信息。当患者需要帮助而主动发出信息时,护士作为信息的接收者,要充分利用各种感觉渠道,全面接受患者的信息并能正确地理解其含义。

三、人际沟通的作用

(一)分享信息、交流思想

当今社会是信息社会,个人的发展、社会的进步都离不开信息的交流,而信息交流的渠道就是沟通。通过沟通可以使人们信息灵通、视野开阔、思维敏捷。英国文豪萧伯纳说过:"假如你有一个苹果,我也有一个苹果,而我们彼此交换这些苹果,那么,你我仍然是各有一个苹果;如果你有一种思想,我也有一种思想,而我们彼此交换这些思想,那么,我们每个人将各有两种思想。"这生动说明了沟通在分享信息和交流思想中的作用。社区护士通过与服务对象的交往、沟通，可以收集到全面而真实的资料，为护理诊断（提出健康问题）提供必要的条件。通过交换意见、护理干预，可提高人群的自我保健意识及遵医行为。护士在工作中也需要与其他护士、护士长、医生及其他工作人员交换信息、协同工作，这样才能减少差错事故、提高工作效率和服务质量。

（二）建立和协调关系

人际关系是靠交往与沟通建立起来的，人与人之间一旦发生问题和产生矛盾，也必须靠交往和沟通来加以协调解决。护理工作是一项群体性的专业工作，护士与服务对象之间、护士与合作对象之间都必须通过交往与沟通，才能建立起协调、和谐的良好关系。这有利于发掘、利用居民家庭资源，积极开展预防保健工作，建立与社区居民间长期连续的合作，提高工作效率。

（三）表示态度、交流情感

良好的沟通可以增进思想感情的交流，使双方获得亲密感，产生愉快的好心情，起到心理保健的作用。同时利于发现患者和家属未发现的、新的问题或难言之隐，如心理创伤、药物依赖、早期精神症状或痴呆等。此外还有助于我们开展健康教育并取得理想的效果；也有助于患者配合我们进行各项护理操作。并有助于减少医疗纠纷和误会。

（四）自我认知、自我完善

人的自我认知水平是在持续的人际沟通和交往中形成、发展和提高的。如果一个人没有周围的人作为参照时，他怎么评估自己的能力、水平？他又怎么会有自知之明？如果一个人不清楚别人对自己的态度和评价，他怎么认识自己在别人心目中的地位。所以只有通过交往和沟通，才能比较正确地认识自我。在自我认知的基础上，人们可以通过多种方式自我改造，努力实现自我完善。护士要准确地认识自己的专业水平和职业道德状况，并提升自己，当然也必须与服务对象、同行进行深入地沟通才有可能。

四、人际沟通的态度与要诀

（一）人际沟通的态度

1. 尊重

当一个人受到别人尊重时，意味着他得到了别人的肯定和承认，体现了他的存在价值。因此，尊重是人的基本需要。无论交往双方的出身、地位、宗教信仰和生活习惯如何不同，他（她）们在人格和权利上都是平等的。作为社区护士，要为不同的个体和群体提供健康服务，只有通过真诚和关注的态度表现，才能体现其对交往对象的尊重。

2. 真诚

真诚是社区护士与服务对象、合作对象建立信赖关系的基础，当服务对象和合作对象感到你可以信赖时，便会向你表达他的真实感受和想法。真诚的感情基础是爱心和与人为善。讲真话并不等同于真诚，如果怎么想就怎么说，而不顾及别人的感觉，甚至伤害了对方，这就不是真诚了。社区护士必须对服务对象充满爱心，千方百计替他们着想；同时也应该与合作对象将心比心、友善相处，这才是真正的真诚。

3. 关注

沟通时所表现出来的关注是负责精神的体现，也是建立信任关系的基础。在沟通过程中，如果我们能始终表情专注、聚精会神、认真倾听、适时反馈，及时提问和耐心解答问题，那么可以博得交往对象的好感，使沟通得以顺利进行。社区护士的服务对象千差万别，我们不但要听懂他的语言含义，还要通过观察他的表情举止，了解其真实想法。要做到这一点，没有关注是不行的。

（二）人际沟通的要诀

1. 高度的自信心

自信是成功沟通的首要心理素质。林肯曾经说过："不论人如何仇视我，只要他们肯给我一个略说几句话的机会，我就可以把他说服。"这是何等的自信！一般来说，成功的沟通者都有着强烈的自信心。只有自信，才能对自己的观点和表达力坚信不疑，沟通时才会思维敏捷、得心应手、神态自若、真切动人，从而产生强大的感染力和说服力。

社区护士要培养沟通的自信心，首先要学会把握不同类型交往对象的心态，并采用适当的沟通方式。很多人在沟通过程中缺乏信心的一个重要原因就是不知道对方在想什么，就像一个工人要修理陌生的进口机器，他的每一个动作都会迟疑、犹豫，不够自信。因此社区护士应具备心理学方面的基本知识，不断积累、总结成功和失败的沟通经验，学会分析判断不同人的个性特征和心理特点，这样在遇到各种各样的人时，都会充满自信地与之沟通和交往。其次，社区护士应具有本专业扎实的基础理论和丰富的实践经验。"问渠哪得清如许，谓有源头活水来"，社区护士要为个体或群体提供健康服务，进行有效的健康教育，就必须对所表达的材料充分熟知，这样才能在交往沟通过程中胸有成竹，从容自如。再者，社区护士应有健康良好的心理状态，克服自身存在的自卑心理和害羞心理，在沟通实践中通过全面辩证地看待自身情况和外部评价，坚信自己与被沟通者的平等地位。对自己的弱点或遇到的挫折，持理智的态度，既不自欺欺人，也不必把此事看成了不起的大事，而是以积极的方式应付现实。同时不要放过任何一个沟通的机会，注意成功的积累，有意识地锻炼自己解决问题的能力，以提高自己的自信心。最后，沟通前做好充分准备，如了解背景，分析问题产生的原因，确定合适的交谈目标和方式方法也可以提高自信。

自信的行为表现是：姿势放松，表情自然，衣着整洁大方，语言清晰明确，语音坚定响亮，眼光正视前方，语言行为与非语言行为保持一致等。当然，自信不等于骄傲和狂妄。如果在沟通过程中，护士说话的语气咄咄逼人，频频打断对方的讲话，表情淡漠、姿势随便、目光斜视等，肯定会导致对方的反感和厌恶，最终产生不信任感。

2. 敏锐的观察力

每个人都像一本书，如果你知道了阅读的方法，你就能读出与你沟通对象的心理，这会使你获得沟通的自信心。而"阅读的方法"就是观察力。人都有隐蔽着的思想、内在动机等，这些当然是人们不愿意轻易表现出来的。因此，在沟通过程中可能存在着"言不由衷"的现象，有些人甚至会说谎。但是内在的、隐蔽的东西往往会在不经意中通过人们的外显行为流露出来。如果你是一个有洞察力的人，这些对方不自觉流露出来的表情、举止都会被你捕捉，并发现其语言信息与非语言信息是否有矛盾，有助于你分析判断其心理状态。一次，当社区护士在向一位患者进行健康宣教时，这位平时非常配合、认真倾听的患者尽管礼貌地点着头，嘴里不断地应着，但是他却一直皱着眉，几分钟的时间里看了三次表。社区护士注意到了他的表情和动作，停下来询问其原因。原来该患者昨晚牙疼，没睡好觉，现在正急于去医院看牙，社区护士立即停止了此次沟通，并与患者约定了下次交谈的时间，患者十分感激。

3. 展现人际魅力

在日常生活中我们不难发现，那些被人喜欢、受人欢迎的人易于和别人沟通，并建立良好的人际关系，这就是所谓的人际魅力（也称作人际吸引）。人际魅力是指人与人之间在感情方面相互接纳、喜欢和亲和的现象，它以情感为主导，并以相互之间的肯定性评价倾向为前提。由于社区护士与服务对象、合作对象的关系是专业性的人际关系，因此在专业活动中如何增加自身的人际吸引力，提高服务与合作的质量已成为专业人际沟通中值得研究的重要课题。

根据心理学家的研究，人际魅力的条件和规律有很多，这里重点介绍其中几个。

（1）接近吸引律

当沟通双方存在某些接近点和共鸣点时，能缩小相互间的时空距离和心理距离,彼此间易于相互吸引。例如,在同一科室工作、在同一宿舍居住、在同一班级学习,由于联系方便,相互间接触机会多,容易彼此了解和熟悉。熟悉是相互了解的程度,也是产生喜欢情感的必要条件。由于熟悉,当碰到特定的情景时,可以预测对方的情绪反应、行为方式,并采用相应的沟通方法,因此,最好的朋友一定是熟悉的人。此外,交往过程中如果交往的双方存在某些相似的特征时,如共同的价值取向、态度观点、兴趣爱好和精神信仰,共同的专业、经历和地位,甚至共同的籍贯、出生地等,都可能成为相互吸引的原因和条件。

(2)需求互补吸引律

当交往双方的需要和满足途径,恰好能互相弥补对方之所缺时,彼此之间会产生强烈的吸引力。这种互补可以是利益需要和能力特长上的互补,也可以是性格特点和工作作风上的互补。如技术型人才和管理型人才之间的互补,或支配型、关怀型的人与依赖型、顺从型的人之间的互补。

(3)喜欢回馈吸引律

当别人的喜欢对我们构成"酬赏",引起了我们的反应时,就会产生人际吸引,于是,我们也以喜欢的情感、方式去报答别人;反之亦然。这就是喜欢回馈。由于获取他人的赞许是一般人都有的社会动机之一,所以恰当地赞美别人能产生相互吸引是显而易见的。

(4)能力吸引律

人们都有一种追求自我完善、崇尚能力、寻求补偿的欲望,一个聪明能干、富有才华的人总可以给别人某方面的帮助,或给人精神上的力量。但是研究表明,并不是越有能力、越聪明的人,越让人喜欢。请记住,聪明能干的人比平凡庸俗的人可爱;能力超群略出小错的人则比"十全十美"的人显得更平易近人;能力低下且错误频频的人则令人生厌。

(5)个性品质吸引律

具有优良个性品质的人,自然会使人产生崇敬、亲切等情感,对人有较强的吸引力。心理学家的研究表明,在人际交往中,与真诚有关的个性品质是最重要的。因为与虚伪自私的人打交道,意味着你有可能上当受骗,受到侵害;而与真诚的人打交道,会使人倍感安全和踏实。

(6)诱发吸引律

诱发吸引指的是由某一自然或人为的刺激因素而引发的吸引。其中自然因素诱发的吸引主要是指人的外貌、气质和风度等自然因素。"爱美之心,人皆有之"。秀美、英俊的外表,高雅、潇洒的姿势都具有强烈的人际吸引力。

从人际吸引的条件和规律中,我们可以看出,邻近与熟悉、相似、互补、喜欢回馈、能力、个性品质和外表都是影响人际吸引的重要因素。社区护士的工作性质决定了其人格魅力在于她具有较强的独立工作能力、乐于助人的个性品质、大方整洁的外表。此外,她与社区居民的熟悉程度也是她人际魅力的重要组成部分。

五、社区护士人际沟通的特征

社区护理工作有其特殊性,所以护理人际沟通与一般性的人际沟通相比,具有如下特征:

(一)沟通目的的特定性

社区护士人际沟通的目的是为了收集、了解患者和其他人群的健康状况、疾病情况,为治疗护理患者提供有效的依据,同时也是帮助患者或其他人群促进健康和维护健康的重要手段。

(二)沟通对象的特定性

社区护士人际沟通的对象包括患者、患者家属、有健康需求的人群和为患者服务的医生、护士及其他工作人员。患者和家属具有很强的流动性和不稳定性,且疾病状态下的沟通又有其特殊性,这就对社区护士的沟通态度和能力提出了相当高的要求。

(三)沟通信息的特定性

社区护士人际沟通信息的核心是健康。社区护士一方面收集患者关于疾病的征兆、健康的感受和判断等方面的信息,另一方面向患者传递维护健康、疾病治疗和护理的信息。

第二节　人际沟通的方式

沟通是人人都需要的,但是精于此道的人很少。可以说,沟通是一门艺术,但对它的研究却并不比其他的研究简单,因为沟通的主体和对象是人,所以它所要求的技巧性更强。要掌握沟通的技巧,绝不是读一两本书、听一两次课就能达到目标的,这需要实践和体验。当然,通过学习一些关于沟通技巧的理论,得到一些理论性的指导将有助于提高我们的沟通能力。人际沟通有语言沟通和非语言沟通两种形式。

一、语言沟通的方式

语言是一定社会约定俗成的符号系统,人们运用语言进行信息交流,传递思想、情感、观念和态度,达到沟通目的的过程。语言沟通是人际沟通的主要形式,它可以分为有声语言沟通和无声语言沟通两种类型。有声语言沟通包括两人间的交谈、几个人之间的讨论及做报告等。无声语言指的是书面语言和聋哑人的手语。

在面对面的人际沟通中,人们多采用口头语言沟通的方式,如会谈、讨论、演讲及对话等。口头语言沟通可以直接、及时地交流信息、沟通意见。这个过程取决于由"说"和"听"构成的言语沟通情境,说者在沟通过程中积极地对信息进行编码,然后输出信息。同时,听者也要积极地思考说者提供的信息,进行信息译码,从而理解信息源所发送的信息,将它们储存起来并对信息源做出反应。

在间接沟通过程中,书面语言用得比较多,它的优点是不受时空条件的限制,还有机会修正内容并便于保留,信息内容不容易造成失误,沟通的准确性和持久性都较高。同时,由于人们通过阅读接受信息的速度通常高于通过听讲接受信息的速度,因而在单位时间里的书面语言沟通的效率会较高。但是,书面语言沟通往往缺乏信息提供者的背景资料,所以对目标的影响力不如口头语言沟通的高。

不同的群体有不同的语言风格,医务人员、律师、科学家等群体都有各自的专门术语。因此,在沟通过程中,语言的运用要根据不同的对象和环境而改变,不然沟通就有可能在某一个环节出现障碍。

二、非语言沟通的方式

运用一切非语言信号所进行的人际沟通,称为非语言沟通,可以分为表情体态(如面部表情、姿势、仪态和服饰等)、人体触摸(如握手、拥抱、抚摸等),以及空间距离、环境信息等。非语言信号是人们大脑活动的外露显示,有时甚至是下意识的,它具有独特的可靠性、隐喻性,强烈的感染力和吸引力。非语言信号能表达情感、验证信息、调节互动和显示关系。非语言信号所表达的信息往往不是很确定,但由于它发自内心、不易掩饰,所以常比语言信号更真实。据研究,高达93%的沟通是非语言的,其中55%是通过面部表情、形体姿态和手势传递的,38%通过音调传递。在医疗和护理实践中非语言沟通有时显得特别重要,这是因为在某些情况下,非语言沟通有时会成为信息交流的唯一方式。

（一）非语言沟通的特点

1. 连续性

在一次交往过程中，语言沟通从词语开始并以词语结束，可以中断，但是非语言沟通却是连续的。

一位老年女性患者在手术室里接受手术，他的儿子在手术室门口等候。只见他皱着眉头，一会儿站起来，一会儿坐下去，一会儿抽着香烟在走廊上踱步，一会儿趴在手术室的门口想往里面张望。见到有医护人员出来，他就马上会追上去问："里面的手术进行得怎么样了？还有多长时间才能结束？"

患者儿子除了向医护人员询问手术的进展情况外，在等待手术的其余时间里，他的表情动作等非语言信号在连续不断地表达着他焦急、担忧的情绪。

2. 多渠道性

语言沟通用的是单一的听觉通道，但非语言沟通的表情、动作、空间距离、服饰、触摸、环境布置等信号可以通过视觉、触觉、嗅觉通道进行传递。这种多渠道的信息传递，更有利于双方准确接受信息，分析综合判断，调节互动，及时地做出正确的反应。

3. 不易控制性

语言沟通可以选择语言，信息是可以控制的。但是非语言信息却很难控制。当一个人兴奋、失望、愤怒、紧张、惊讶时，他表现出来的非语言信息是不由自主的、无意识的、本能的，一般不易控制。所以语言信息与非语言信息可以出现矛盾，在这种情况下，非语言信息往往较语言信息更具真实性，所以非语言沟通可以表达情绪，验证信息。

4. 缺乏结构性

语言沟通有许多规则，有决定构建句子的语法，它们这种严密的结构，学习者要通过正式环境的学习而掌握。非语言沟通缺乏正式的结构，当你在与一个人交谈前，一般不会去计划什么时候做出什么表情、什么动作。所以非语言沟通主要通过模仿习得，而不是靠系统学习掌握。

5. 文化性

由于人的非语言沟通是在孩童时期通过模仿其父母和相关的文化群体习得的，所以，在特定社会的成长过程中，人们接纳的是自己所处文化群体的非语言信号的特征和风格。如中国人见面时一般用握手表示欢迎、问候，但有些地区的人则用拥抱和亲吻面颊来表示。如果不了解其他文化群体非语言信号的特定含义，往往会引起沟通障碍。

(二)非语言沟通的形式及应用

1.面部表情

人类祖先为了适应自然环境,达到有效沟通的目的,逐渐形成了丰富的表情,这些表情随着人类的进化不断发展、衍变,成为非言语沟通的重要手段。西方一位哲学家说过:"一个人心灵的每一个活动都表现在他的脸上,刻画得很清晰,很明显。"的确,面部表情传递出的非语言信号,是非常丰富而具体的,它可以对人们所说的话起着解释、澄清、纠正和强化的作用,是测量人的情绪的客观指标之一。如皱眉表示内心不快,撇嘴表示轻蔑,龇牙瞪眼表示愤怒,咬唇表示坚决,扬眉瞪目表示惊讶等。

眼睛是心灵的窗户,不同的眼光传递着不同的信息。在人际沟通中,目光接触往往能够帮助说话的人进行更好的沟通。通过目光的接触可以反映双方心中的意向:互相正视片刻,表示坦诚;互相瞪眼,表示敌意;逼视,表示命令;翻白眼,表示反感;注目、仰视,表示尊敬;左顾右盼,表示困窘等。社区护士应该学会用眼光表达与对方沟通的反应,以启动目光的交往,同时领悟对方眼神里所包含的服务需求。例如用凝视的目光使服务对象感受到尊重和关注;用镇静的目光给患者以安全感。

在目光的交往中,我们还要注意:对一个陌生人或不太熟悉的人,只可以迅速地瞥他一眼,表明你注意到它的存在,不可长时间地盯住对方的眼睛,这样会使对方感到不安和恐惧;与人交谈时,视线接触对方脸部的时间不应少于全部谈话时间的 50%～60%,少于这个时间,表示对谈话内容和交谈对方不感兴趣;长时间交谈时一直凝视对方的眼睛则显得不太礼貌,因为对方会感到是对自己私人空间或势力圈的侵犯;我们可采用注视对方眉毛到嘴巴整个区域的办法;视线交流的角度也有讲究,表达父母、长辈对子女的爱护和宽容时视线向下,表达平等冷静的心态时保持平视,表达尊敬、敬畏时视线向上。

在所有的面部表情中,微笑是最能表示友好的非语言信号。自然而真诚的微笑是交往的通行证,它使人感到温暖、愉快和亲切。能给人们的沟通带来融洽和谐的气氛。尤其是护士的微笑能对患者起到抚慰作用。但值得注意的是,微笑是一种内心情感的自然流露,虚假、夸张和做作的笑不但起不到应有的作用,反而会令对方莫名其妙,甚至反感。职业性的微笑需要训练,更重要的是我们应保持开朗的心境,平稳的精神状态,那样,微笑自然会挂在你的脸上。

2.身体姿势

我们的身体姿势、动作节奏是会随着我们的情绪而发生变化的,如交谈时身体前倾、目光注视表示对对方予以关注,对话题感兴趣;而身体后仰、目光漂移不定则表示漫不经心和若无其事。当与陌生人打交道,存在戒备心理时,身体姿态会显得紧张、拘谨;当与厌恶的人打交道时,身体姿态会显得无精打采;当与喜欢的人打交道时,身体姿势会自如、放松。再如,双臂胸前交叠,表示自我保护;双臂置于背后且双手相握,表示个人的权威性;走路时步履轻快、有节奏感是心情愉快的表现;步履沉重、迟缓拖拉是心事重重的表现。生活的经验告诉我们,当我们与身份地位低于自己的人交往时,身体姿势最为放松,甚至随便;而在与身份地位比自己高的人交往时,身体姿势往往比较紧张;当我们与同等地位的人交往时,姿势比较放松、自然。

这提示我们,作为社区护士,在很多情况下,服务对象需要我们提供帮助,我们切不可采用过于放松的姿态,摆出一副施舍的表情,这样会引起对方的紧张。我们应该用亲切的态度、和缓的语调、得体的语言使对方感受到双方所处地位的平等。在与上司或合作对象交往时,也不必过于拘谨和紧张,不卑不亢,充分显示出你的人格尊严。

应该说,身体姿势既是社交礼仪的组成部分,也是体现一个人修养的重要方面。护士不但要学习相关的知识,还要在实践中加以运用。在介绍别人时应由内向外自然伸展手臂,掌心向上。在自我介绍时,应将掌心贴在胸口。落座时轻、稳,最好只坐沙发或椅子的一半,上身挺直,双腿并拢或略分开,小腿不要前伸;双腿也可交叠,但两个膝盖尽量靠拢,脚尖不能上翘,更不能抖个不停。交谈时不宜抓头、挖鼻、掏耳、剔牙、打哈欠、伸懒腰。站立时,要抬头、挺胸、直腰、提臀,下颌微收,双肩放松并略向后展,双手自然下垂或交叠于腹部前方,目光平视。走路时,要轻快平稳,富有节奏,双手自然前后摆动,切忌步履拖沓或上下颠动。

3. 仪表服饰

在交往的过程中,一个人的仪表和服饰往往向对方显示了他的个性和情趣,是一种表现力很强的非语言信号。护士的职业特点,决定了其仪表服饰的特定要求。

护士在工作时的仪表应该端庄典雅。工作服须干净、合体、平整,切忌皱皱巴巴、满是污渍,或有破洞和绽线。穿着时要注意扣好纽扣,特别是领口和袖口上的纽扣。护士的脸部可以适当修饰,化个淡妆,这样更加精神,无疑会提高自信心。但化妆要得体,切不可浓妆艳抹。化妆的技巧性很强,护士应该学习美学的基本知识,富有审美情趣,掌握化妆的基本原则和技巧,这样会增加你的魅力和亲和力。护士的帽子要戴端正,头发应保持清洁,梳理整齐,符合工作要求，不宜披头散发。此外，手部皮肤也需给予保养，指甲不能留得过长，护士双手应该保持洁净、柔软，给服务对象带来舒适感。

4. 空间距离

空间距离是指人们身体之间所保持的间隔。个体在交往的过程中与他人间保持一定的间隔，会使他产生安全感、自由感和控制感。由于人们都在自觉或不自觉地运用空间来进行交往，以表明对他人的态度和与他人的关系，因此空间距离也是人们沟通中的非语言信号。研究表明人际距离可分为以下四种：

亲密距离（50cm 以内），一般只有感情亲近的人才能被允许进入该距离，在这一空间距离内，人们保持着接近状态。

个人距离（50~120cm），一般要比较亲近的人才能进入这一空间，适用于亲朋好友间的交谈。

社交距离（1.2~4m），这是正常社交和公务活动中常用的距离。

公众距离（4m 以外），这是人们在较大的公共场合所保持的距离。

作为社区护士，在进行公众健康教育或给实习生讲课时，常采用公众距离。此时应声音响亮、姿势手势可适度夸张。在与服务对象或合作对象进行一般交谈时，常采用社交距离。此时音量要适中，但也必须根据交谈对象的具体情况做调整。如对方为一老年听力减退者，则需要提高音量。在与一些特别需要关照、抚慰的服务对象交往时，我们可采用个人距离，以传达"我很关注你"、"我可以帮助你"的信息，但要得体和恰到好处，并被对方所接受。在进行某些护理操作时，我们必须进入对方的亲密距离，此时应该向对方做出解释和说明，使对方有所准备并给予配合，以免引起对方的紧张和不安。

总之，非语言沟通的合理运用会提高沟通的有效性。社区护士既要学会非语言信号在不同场合的使用，更要学会观察、捕捉交往对象所表现的非语言信号，并理解其所要表达的含义。只有这样，我们才能沟通得更好。

第三节　影响人际沟通有效性的因素

人际沟通发生在人与人之间，沟通者个人的生理和心理因素自然会对沟通产生影响。同时人际沟通不可能在真空中进行，因此沟通过程也会受到客观环境的干扰。

一、人际沟通的影响因素

（一）个人因素

个人因素包括生理心理因素、也包括社会因素，范围比较广泛。与沟通关系较为密切的是：

1. 生理因素

存在永久性生理缺陷的人，其沟通功能将长期受到影响，如智力发育障碍（弱智、痴呆等）、感官功能障碍（聋哑人、盲人等）。在与之沟通时，需要运用特殊的手段，像哑语、盲文等。存在暂时性的生理不适的人，像疲劳、饥饿、疼痛等，其沟通功能同样受到影响，因此我们最好避开这个时段，待生理性不适消除后，再与其进行沟通。如此时必须沟通，那我们应尽量缩短沟通的时间，选择最需要问题沟通，以达到目的。

2. 个性特征

每个人在不同的生活环境中形成了各自的心理和社会特征，它们对于人们的关系建立和沟通效果都有着不同程度的影响。

社区护士在遇到独立型性格的人时，要注意沟通的方式，尽量多用商量的口气，否则易发生冲突和矛盾；在遇到内向、拘谨的人时，要启发对方多说，以收集我们所需要的信息。

由于每个人的经历、教育程度和生活环境有所不同，所以个人的认知范围、深度，以及认知涉及的专业领域存在差异。社区护士在与不同的人沟通时，要考虑到认知差异对沟通效果的影响，沟通语言尽可能符合其认知程度，最大限度地为对方所理解和接受。

沟通技能可体现在不同的方面。有些人善口头表达，而不善书面表达，另一些人却相反；口齿不清、方言过多、记录速度缓慢等，均可影响沟通。社区护士应有意识地训练自己的沟通技能，以利沟通。

3. 情绪状态

稳定的情绪状态是正确理解沟通信息的前提。当处于激动和愤怒状态时，常常会对信息产生过度反应；而在悲伤、焦虑等状态下，又往往对信息的反应比较迟钝。

4. 社会角色因素

年龄的差异和时代的不同往往造成了两代人观念和生活方式上的区别。年轻人充满活力，渴望进取，积极追求，勇于创新，但经验不足，急于求成；老年人则老成持重，深思熟虑，但比较死板，因循守旧。年轻人追求时尚；老年人却艰苦朴素。这些都是造成代沟的因素,也是影响沟通的因素。

社会分工产生了"三百六十行"。虽说职业本无贵贱之分,但受传统观念的影响,导致了人们心目中对不同行业有着高低不等的看法。这样一来从事各种职业的人,不知不觉地为自己做了一个定位。无形中"行沟"产生了,人与人之间的交往自然打上了相关的烙印。

由于工作的需要,每个人的职位有高低,这种身份上差别经常导致人格上的不平等。位高者趾高气扬,位低者低声下气。这条深深的"位沟"成为顺利实现人际交往的鸿沟。

护士在沟通过程中必须摆正自己的角色位置,多运用移情等策略,消除角色障碍带来的负面影响。

(二)环境因素

除影响沟通的个人因素之外,环境因素对沟通的影响也是不容忽视的。

1.嘈杂声的干扰

在嘈杂的环境中,像门窗开关的碰撞声、邻街的汽车喇叭声和小贩的吆喝声、隔壁的音响声、其他各种机械噪音,以及与沟通无关的谈笑声等都会造成沟通双方的情绪改变,干扰彼此间信息传递的渠道,影响沟通的效果。

2.环境氛围的影响

环境氛围也是影响沟通效果的重要外部因素。如果房间光线太暗,沟通者无法看清对方的表情;室温过高或过低,及难闻的气味等,会使沟通者精神涣散,注意难以集中;单调、庄重的环境布置和氛围,有利于集中精神,进行正式而严肃的会谈,但也会使沟通者感到紧张、压抑而词不达意;色彩鲜丽活泼的环境布置和氛围,可使沟通者放松、愉快,有利于随意交谈和促膝谈心。

3.隐私条件的影响

凡沟通内容涉及个人隐私时,若有其他无关人员在场,缺乏隐私条件,便会干扰沟通。回避无关人员的安静场所有利于消除顾忌、畅所欲言。

应该说,影响沟通的因素是多方面的。作为社区护士,要努力扩展自己的知识面,丰富内涵,提高文化水平,注重人文社会科学知识的学习和修养;要培养自己具有良好的心理素质,保持稳定的心理状态和情绪;加强自己在人际沟通方面的适应能力;尽量创造有利于沟通的环境条件。只有做到这些,才能与各种各样的服务对象和合作对象进行有效的沟通。

二、人际沟通的障碍

在现实生活中,某些影响人际沟通的因素会造成沟通的必要条件缺失,导致人际沟通受到阻碍。

(一)社会地位障碍

社会中每个个体都处在一定的社会地位中,由于地位各异,人通常具有不同的意识、价值观念和道德标准,从而造成沟通的困难。不同阶级的成员,对同一信息会有不同的、甚至截然相反的认识,他们对同一健康问题往往持有不同的看法;宗教差别也会成为沟通障碍,不同宗教或教派的信徒,其观点和信仰各异;职业差别更有可能造成沟通的鸿沟,所谓"隔行如隔山"即是此意。

(二)文化障碍

文化背景的不同给沟通带来的障碍是不言而喻的。如语言的不通带来的困难,社会风俗、规范的差异引起的误解等,这在我们社会生活中是屡见不鲜的。不同地域、不同民族的文化在长期的发展中会形成许多具有鲜明地域性和民族性的特征,从而形成特定的文化传统。当沟通双方文化传统有差异时,理解并尊重对方的文化传统将有利于沟通,这一点也是社区护士在沟通过程中应予以充分重视的。

(三)社会心理障碍

人们随时随地都须与他人沟通,对人际沟通的恐惧也不同程度地伴随着人们。它表现为个人在与他人或群体沟通时所产生的害怕与焦虑。如果沟通个体存在沟通恐惧的心理,沟通将无法进行。对沟通有恐惧心理的人,轻者为了保护自己而表达有限的沟通的信息,重者甚至无法与人交谈。这种沟通上的心理障碍除直接对沟通产生影响外,因为沟通者不能获得人际沟通所附带的积极意义,所以其社会功能必然要受到严重影响。比如说,在生活习惯上比较孤独封闭;在学习态度上会比较消极退缩;在人际接触中会逃避,因此减少了被认识与被赏识的机会,反而增加了被误解与被排斥的机会;沟通恐惧的长期经验会降低个人的自尊心;在现代服务业发达的社会中,沟通恐惧感会造成个人丧失许多就业的机会等。

尽管沟通存在许多环节的障碍,但是可以通过学习一些沟通技巧,从而提高沟通能力,克服一些沟通障碍。

第四节　人际沟通的技巧

社区护士在工作中需要与患者、患者家属、健康人群、合作伙伴沟通,为了保证工作的有效性,社区护士必须学会必要的沟通技巧与不同的对象进行沟通。

一、一般性的人际沟通技巧

(一)交谈的技巧

1.交谈前的准备

与服务对象交谈前,应明确此次交谈的目的,需要完成的任务;通过家庭医生和健康档案尽可能详细地了解对方的情况,获取有关信息;选择安静和不易受干扰的交谈地点,而且应使对方感到有安全感、舒适感,方便谈话;安排适宜的时间;准备好相关物品,如病历、记录本、笔等,并设计好提问的问题。

2.交谈开始

交谈初始应礼貌地称呼对方,做自我介绍,向对方说明本次交谈的目的和所需要的时间,保持合适的距离、姿势、仪态和视线接触。

3.交谈展开

交谈展开阶段将涉及实质性内容,此时需要社区护士充分利用各种沟通技巧,与对方进行沟通。

(1)倾听　倾听是指一个人全神贯注地接受和感受对方在交谈时所发出的全部信息,并做出全面的理解,它不等同于"听见",而是表明了接受的态度。护士必须明确倾听的原则,即对方有诉说问题和要求解决问题的权利;不过度猜测和错误理解;不超越对方的情感层;不遗漏问题和内容。

(2)核实　核实是指护士在倾听过程中,为了校对自己理解是否准确时所采用的技巧。通过核实,对方知道你正在主动地倾听,能够增强对方继续交往的信心,促进双方关系的发展。同时它还可以使你获得更加具体和确切的信息,弄清问题的关键所在,给对方重新思考的机会。核实的具体方法有重复和澄清。

(3)提问　交谈的过程实际上是不断提问和回答提问的过程,因此提问是交谈的基本工具。提问的目的是确定交谈的主题,通过提问,可以求得真实可靠的资料,并征求对方的意见,取得双方对所谈问题的一致认识。善于提问是一个有能力的护士的基本功。提问有封闭式提问和开放式提问两种类型。封闭式提问是一种将对方的应答限制在特定范围内的提问,对方回答问题时选择性很小,有时只需回答"是"或"不是","有"或"没有"。例如:你知道了这些检查结果,是不是感到很担心?(回答"是"或"不是")封闭式提问时,对方的回答直接明确,能使我们在短时间内,获得所需要的信息。但由于回答问题比较机械,缺乏主动性,我们往往很难得到问题之外的信息。开放式提问的问题范围较为广泛,对方的回答不受限制,有一定的自主权,我们可以从中获取较多的信息。例如:最近你积极进行锻炼,你的肢体功能恢复情况如何?你对此有什么想法?但是开放式提问耗时较长。在交谈过程中,我们应根据具体情况,适当选用提问的方式,而且每次提问一般只提一个问题,便于对方回答。

(4)阐释 是以对方的陈述为依据,提出一些新的看法和解释,以帮助对方更好地面对或处理自己的问题的一种交谈技巧。阐释包含了新的提议和解释,已超出了对方自己所要表达的本意。对方对此既可以拒绝,也可以接受。阐释时口气应该委婉,给对方提供接受或拒绝的机会,要让对方感受到尊重和诚恳。

(5)沉默 俗话说:"雄辩是银,沉默是金。"由于沉默既可表达拒绝和否认,也可表达接受和关注,因此它也是一种十分有效的沟通技巧。

4.交谈结束

交谈结束前应以适当的方式提醒对方交谈已进入尾声,对交谈的内容和效果要进行必要的反馈。如社区护士在与服务对象交谈结束前,可征求对方对本次交谈的看法,提出有关的建议,就对方在交谈中的表现,给予积极的肯定和鼓励,必要时约定下次交谈的目标、内容、时间和地点等。

5.交谈中的口语技巧

交谈的基本工具是口语,而交谈用的口语不像书面语那么正式。如果在交谈过程中我们忽略了口语的技巧,说话太随便,有时会使沟通失败。

(1)称呼语 称呼是交谈的开始。称呼是否得体,既会影响对方的情绪和态度,也会影响自己的形象。请看一例:"6床,这是你的药,吃完饭后服用。""6床"是这位护士用床位编号对患者的称呼,这是对患者的极不尊重,给患者带来不愉快的同时,护士在患者心中的形象也一落千丈。

一般情况下,护患之间常用的称呼方式有:

老年或成年男性可以称呼"先生"。

老年或成年女性可以称呼"女士"。

年轻女性可以称呼"小姐"。

青少年或儿童可以直呼其名。

如果对方是比较熟悉的人,可以根据对方的职业称呼"经理"、"校长"、"老师"、"医生"等;也可以根据年龄及关系称呼"阿姨"、"伯伯"等。

选择称呼的原则是准确、恰当。与此同时，我们还必须告诉对方自己的称呼方法。例如："我姓袁，是你的责任护士，你可以叫我小袁或袁护士。"

（2）开场白　开场白是一种普遍存在的社交行为，指两人见面时相互间明确表达的问候和致意，它可以使人进入一种准备就绪的心理状态。开场白要根据情况，从不同的角度切入话题。学习开场白的技巧，有助于我们迅速建立和谐良好的交谈氛围。例如："顾先生，您好，欢迎光临本公司，您能来我感到十分荣幸，下面我们就谈谈这次的合作项目吧。""唐太太，你今天看起来气色好多了，现在感觉如何？"

（3）专业术语　专业术语是专业工作者交谈时常用的语言，在与同行、上司、下属交谈时，一个训练有素的人都会习以为常地运用专业术语。但是护士的服务对象中，相当一部分人是缺乏专业知识的，文化水平也参差不齐，他们对专业术语会感到陌生和费解，所以为了保证交谈信息的有效性、准确性，需要我们调整自己的叙述方式，尽量通俗易懂。如果必须用专业术语，那也应做必要的解释。

（4）避讳语　人们在交谈过程中对那些不便直说的词，习惯用某些含蓄委婉和约成俗定的语言来替代，这就是避讳语。如用"可能致残"来替代"要瘫痪了"；用"采取措施"替代"上环、结扎"；用"病人去了"替代"病人死了"等。准确使用避讳语，可以在医疗护理实践中体现保护性原则。

（5）结束语　结束语是开场白的继续和完善，两者彼此呼应，构成了一次成功交谈的完整过程。恰当准确地运用结束语，既是这次交谈的完善终点，也是下次沟通的良好起点。如："顾先生，今天谈得很有进展。我们随时保持联系，祝合作愉快。""唐太太，看来你恢复得不错。请你按我们的要求继续治疗，我相信你不久就会康复的。"

（二）演说的技巧

社区护士在工作中会面对公众开展健康教育，会在小组内做中心发言，会带教在社区卫生服务中心实习的护生，也可能会在学术会议上做学术报告，此时，你如果表现出良好的演说才能，那么，你一定会受到公众的称赞和同行的钦佩。

演说主要凭借口语表达，是最经济、最灵便、最直接、最有效、最实用的宣传教育形式。演说的特点是单向信息传递，因此对语言的艺术性、感染性要求更高。

1.演说前的准备

首先一次演说肯定涉及一个中心问题，所以演说前需要将纷杂的材料整理、归纳起来，确定主题并抓住重点。再者演说内容要条理清楚，主次分明，结构形式最好用单线式，便于听众感觉前后连贯，形成清晰的印象。同时，应认真分析研究听众,根据听众的特点,选择演说过程中不同的语言表达技巧。如在做学术报告时,应强调逻辑严密、遣词规范,尽量用专业术语;而在面向大众开展健康教育时,则必须通俗易懂、形象生动。最后还要开头巧妙,结尾精彩,设计一个能打动听众的开场白和回味深长的结语。

演说前一定要熟悉材料,反复演练,对演说的材料做到烂熟于心。这不一定是指只字不漏地全文背诵,而是使这些材料成为你思维的一部分。万一当你由于紧张而大脑变成一片空白,无法背出讲稿时,你可以凭借你对材料的熟知,用自己的话来表述,这样的例子是不胜枚举的。此外通过反复演练,你可以对时间的把握、语言的节奏、表情手势的运用等心中有底,这就可以做到临阵不慌。

2.演说时的表达

演说时首先要克服怯场情绪,做到"眼中无人,心中有人",既不要因为观众而影响个人的情绪及表演,又要和观众有情感交流,保持饱满的热情,稳定的心态。演说过程中一定要发音准确、吐字清晰、适当停顿、节奏分明、声音洪亮、重点突出、语调语气与内容一致。此外,演说时非语言沟通技巧的运用十分重要,演说者的眼神表情、姿势手势以及仪表风度都对演说中的情感表达起着举足轻重的作用,必须合理地加以运用。

(三)倾听

在古汉语中,听的写法为"聽",从字面上分析,首先是偏旁中的"耳",指的是语言中的信息大多是通过耳朵获取的,语速、语气、语调的变化都能体现出一定的信息,捕捉这些微小的变化都要依靠耳朵。但是,仅仅用耳朵倾听是远远不够的,还需要全身上下积极配合,共同来捕捉和解读对方传达的信息。其次是在偏旁"耳"的下面有个"王",指的是在倾听的过程中,要关注对方,以对方为主。在部首右边,有个"四",这是"目"的异体写法,代表眼睛,指的是在倾听的过程中,一定要用到眼睛,通过眼睛可以和对方保持目光上的交流,传达一些微妙的思想和情感。观察对方的身体姿势,也能分析出一些有用的谈话信息。同时,在字的右下方,还有一个"心",指的是听不仅仅是外在器官的参与,更是内心的关注,要用心体察对方的真实意图,这样才能明白对方话语的意思。

倾听是接收口头和非语言信息、确定其含义和对此做出反应的过程。人生来长着一张嘴,两只耳朵,似乎也在暗示我们多听少说,实际上也确实如此。人们在每天的交流中,听是多于说的。但在听说读写的沟通技能中,倾听却是被教得最少的一项技能。任何不能被理解的沟通都不能算是成功的。在有效的沟通中,人们用倾听去理解别人,表达的是一种尊重的态度。相比较于说而言,听是被动的,人们可以通过说来主动地表达自己的想法和意见,但当倾听他人的想法和意义时候，理解他人的想法和感情，这就要求倾听者放下自己的想法和偏见，所以倾听是很需要修养的一项沟通技巧。

倾听方面的研究者迈克尔·普尔迪的调查显示了好的和差的倾听者的特性：

好的倾听者能做到：①适当地使用目光接触；②对讲话者的语言和非语言行为保持注意和警觉；③容忍且不打断（等待讲话者讲完）；④使用语言和非语言表达表示回应；⑤用不带威胁的语气来提问；⑥解释、重申和概述讲话者所说的内容；⑦提供建设性（语言和非语言）的反馈；⑧移情（起理解讲话者的作用）；⑨显示出对讲话者外貌的兴趣；⑩展示关心的态度，并愿意听；⑪不批评、不判断；⑫敞开心扉。

差的倾听者会出现：①打断讲话者（不耐烦）；②不保持目光接触；③心烦意乱，不注意讲话者；④对讲话者不感兴趣；⑤很少给讲话者反馈或根本没有；⑥改变主题；⑦做判断；⑧思想封闭；⑨谈论太多；⑩自己抢先讲话；⑪给不必要的忠告；⑫忙得顾不上听。

对照上面的内容，我们每个人可以的倾听检查自己的倾听风格，并思考如何进一步提高自己的倾听技巧。

（四）移情

所谓移情就是用对方的目光去观察事物，从对方的角度去感受世界，从而体味和理解对方的思想感情。一个人患病后，不但在生理上有改变，而且在心理、社会适应能力等多个方面都会有变化。患者对事物的判断、对问题的理解及对周围的要求会出现与正常人有所有同的情况。但作为医务工作者，特别是护士，在给予患者关怀、照顾的同时，理解是首位的。它能帮助你取得患者的信任，在这方面，移情就是取得理解、获得信任的重要策略。当然，在护理人际关系中，移情不是针对关系的某一方的。其实，要想取得关系的平衡，双方都要有移情的意识。如护士在具体的工作中，由于各种原因不能完全满足患者的生活需要，此时，若能通过引导，获得患者及其家属的移情式理解，就会大大减少护患之间矛盾的产生。

二、与不同群体的沟通技巧

（一）与服务对象沟通

1. 与有护理需求的人沟通

（1）与不同健康状态的人沟通

护士的服务对象有健康者、亚健康者、患者等，由于个体角色的差异，心态也不尽相同,所以沟通时要有针对性。例如在对一位身体健康的吸烟者进行健康教育时,我们可以向他陈述吸烟所带来的种种危害,举例说明吸烟致病后的痛苦,劝导他戒烟。而如果是一位长期吸烟并已患肺癌的患者,我们则不能用渲染痛苦的沟通方法来达到我们的目的。

（2）与不同年龄性别的患者沟通

在医院和社区中的患者往往以慢性病、老年病居多,他们大多存在着焦虑、担忧和无能为力感,被人尊重、获得情感补偿和得到更周到服务的需求比其他人更为强烈。护士在与之沟通时,要了解其生理和心理状态,尽量满足他们的要求。例如主动打招呼、细心听取意见;拉近空间距离、说话的声音适当提高,以克服交谈中的障碍;多运用移情、确认等沟通策略,耐心地帮助他们解决问题。与儿童交谈时要面带微笑,亲切地称呼孩子的名字,护士的视线应与孩子的视线平齐或稍高。说话声音柔和,语调舒缓,语言要符合儿童的年龄特点,在治疗过程中应多运用鼓励性语言。与男性患者沟通时,要考虑到其刚毅外表下的内心也有脆弱的一面,绝不能对他们的担忧和胆怯表现出蔑视和嘲讽,要多给予理解、关注和同情;此外男性患者中,有吸烟、酗酒和赌博等不良生活方式者较女性多,引导他们建立健康的生活方式,也是我们交谈的重点目标。与女性患者交谈,要鼓励她们坚强勇敢,对喜欢絮絮叨叨的人应注意有效地控制话题。

2. 与患者家属沟通

要提高护理工作的实效,患者家属的沟通亦是至关重要的。患者家属是患者利益的支持者、保护者和代表人,他们的情绪和行为直接影响着患者的情绪和康复的过程。因此,社区护士要充分调动患者家属积极参与和配合患者的治疗及康复过程,真正实现以患者为中心、以家庭为单位的整体照顾。一般来说,长期照顾患者的家属有几种情况:一是家人完全能适应在居家环境中对患者的照顾,能积极配合护士工作,并满足患者的各种需求;二是家人基本上能适应在家中对患者的照顾,能协助护士工作;三是家人产生厌烦情绪,对护士的工作不能很好地配合,对患者的病情产生不良影响;四是家人情感脆弱,对患者的照顾显得顾虑重重,对护士的工作也常常流露出担忧、不满,这往往也会影响患者的情绪。对第一和第二种情况,社区护士的主要工作是指导家属对患者实施居家护理。而对第三种情况则需要护士有足够的耐心,宽容和理解对方,用赞赏的语气对家属已给予患者的照顾以肯定,并留出适当的时间倾听其诉说,尽量求得家属的配合与支持。对第四种情况,我们首先必须表现出自信,向家属说明我们所做护理的目的意义,在进行这些护理时可能碰到哪些困难和问题，家属应该怎样面对和处理。另外要告诉家属，其担心和忧虑都可以向护士咨询，但不能当着患者的面问，或在患者面前有明显的情绪流露，这样会影响患者的病情。如果社区护士能与患者的家属有效沟通，建立良好的关系，那么，我们就能与患者和家属之间长期合作，取得实效。

此外，照顾患者的保姆、患者单位的有关人员、邻居等，对患者的生活照顾和情感支持也都起着一定的作用，社区护士也应注意与他们的交流，最终达到提高患者生活质量的目的。

（二）与合作对象沟通

每个人都是整个社会的有机组成部分，离开了社会这个整体，离开个人与人之间的联系与合作，任何人都不可能独立生存。和谐的人际关系说到底就是人与人之间的完美合作。有了这种合作，我们的生活会更美满，我们的工作也就更易取得成就。作为一种现代沟通的技巧，积极寻求与他人的合作是必不可少的。因为合作不仅能使你个人的能力得到加强和提高，而且通过合作还能生发出一种崭新的力量，创造出一种大于个人的能力简单相加的集体力量。

在与合作对象沟通时，真诚和尊重同样是我们应遵循的基本原则。尽管我们的合作对象有各种各样的性格特点，且能力有大小、水平有高低，但关键是我们要抱着真诚和尊重的态度，去发现每个人的优点和长处，并采用不同的沟通方式。比如对方的性格比较内向，就应该想到对方可能比较敏感，在沟通中应尽量避免给他刺激；如对方是一个行动迟缓的人，很难跟上你的节奏，那你最好捺住性子，拿出耐心，尽可能地配合他的情况去做。

在与同事、上司、下属共处时，不可能事事一帆风顺，也不可能要每个人都对我们笑脸相迎。当我们受到误解、听到逆言时，大发雷霆是最不明智的做法。要学会控制自己的情绪，有事断然、无事超然、得意淡然、失意泰然，这样将有助于你与他人的合作成功。

德国哲学家黑格尔说过：一个人不懂得消化的规律照样可以吃饭，但是懂得了消化的规律，会吃得更好。社区护士不懂得沟通的规律，并非不能沟通，但懂得了沟通的规律，服务质量一定会更好。

（钱　英）

第二章　家庭护理

学习目标

1. 简述家庭结构类型与健康的关系。

2. 描述家庭评估的方法。

3. 说出家庭访视护理的程序及质量评价方法。

4. 讨论家庭病床护理的特点。

5. 阐述家庭病床护理的要求。

6. 说出长期卧床患者的护理要求。

以家庭为单位的服务是社区护理的原则之一。家庭是社会的重要组成单位，是个体生活的主要环境。随着社会的发展，人们的家庭观念已发生了显著的变化。家庭结构日趋简单，核心家庭取代了传统的大家庭，家庭的许多功能逐渐向社会转移，并对社会和护理服务提出了更高的要求。但尚未完善的社会化服务体系使现代家庭面临许多新的挑战，如家庭内部资源的缺乏、适应性下降和家庭关系不稳定等，而更突出的表现是家庭成员的生活质量和身心健康受到明显的影响，家庭与个人健康的关系已逐渐引起社会的极大关注，将家庭这一概念引入医疗保健服务，提供完善的家庭保健服务已成为现代医学的基本概念，也是社区护理产生与发展的重要基础。

第一节　家庭概述

一、家庭的概念

（一）家庭的定义

家庭是人类生活的最基本、最重要的一种组织，因为有了家庭才可能有人类的繁衍。家庭的稳定，能使社会安定、国家繁荣。不同的时期和不同的国家，对家庭的定义也不同。20 世纪 60 年代，美国学者柏基斯、洛克和汤玛斯认为，家庭是因婚姻、血缘或收养关系所组成的小团体，家庭成员通常居住在一起，而且彼此沟通与照顾，并分别扮演家庭中的社会角色，如父、母、子、女等，彼此分享同一文化和某些独有的家族特征。近年来，我国的一些学者将家庭定义为：家庭是通过生物学关系、情感关系或法律关系联系在一起的一个群体。家庭关系在性质上主要是一种情感联系，它比其他社会团体更重视关心、爱护感情。实际上，社会上存在大量关系不健全的家庭，如单身、单亲、同居、同性恋等家庭。关系不健全的家庭往往存在更多的问题。

（二）家庭类型

家庭的人口结构又称家庭的类型，关系健全的家庭主要有三种基本类型：核心家庭、主干家庭、联合家庭，后两者统称为外展家庭，是包含两对或两对以上夫妇的家庭，由核心家庭外展至夫妇单/双方的父母和/或已婚子女所构成的家庭。

1.核心家庭

核心家庭是指由父母和未婚子女所组成的家庭，也包括无子女夫妇（无生育能力或选择不要子女）和养父母及养子女组成的家庭。核心家庭将逐渐成为现代社会中主要家庭类型。核心家庭的共同特征是：规模小，人数少，结构简单，关系单纯。核心家庭对亲属关系网络的依赖性较小，但同时可利用的家庭资源也少。此外，家庭关系具有亲密与脆弱的两重性，出现危机时，较少得到家庭内外的支持而易导致家庭解体。

2.主干家庭

主干家庭又称直系家庭，是由一对已婚子女同其父母、未婚子女或未婚兄弟姐妹构成的家庭。主干家庭在我国占家庭总数的第二位。主干家庭往往有一个权力和活动中心，同时有一个次中心存在。此类家庭相对比较稳定。

3.联合家庭

联合家庭又称复式家庭，是由两对或两对以上的同代夫妇及其未婚或已婚子女组成的家庭，包括由年长的父母同几对已婚子女及孙子女构成的家庭，也包括两对以上已婚兄弟姐妹组成的家庭。此类家庭多代多偶，同时存在一个权力和活动中心及几个次中心或几个权力和活动中心并存，其结构相对松散且不稳定，难以做出一致的决定。然而，其严格的家庭、门第、房产等观念及维护家庭整体利益的行为规范，有利于家庭成员间的相互帮助，增大家庭内外资源的可利用性，有利于家庭适应危机事件，抵御外界力量的侵袭。

4. 其他家庭类型

其他家庭包括单身家庭、单亲家庭(离婚、鳏寡、未婚的单身父母及其子女或领养子女的家庭)、重组家庭(一方或双方离婚或鳏寡或从未婚者,以及一个或两个来自前次婚姻的子女组成的家庭)、同居家庭(无合法的婚姻关系住在一起的)及同性恋家庭等。这些家庭类型,在有些西方国家呈明显上升趋势。在我国,由于人口流动性增加、离婚率增高等原因,单身家庭和单亲家庭也呈现出增多的趋势。这些家庭类型虽不具备传统家庭的形式,但也行使类似家庭的功能,表现家庭的主要特征。由于此类家庭存在某些缺陷,如重要角色的缺失,或家庭组成人员关系复杂,或缺少法律的约束等,家庭关系稳定性差,面对生活事件与家庭危机将付出更多的艰辛,因此,更需要得到社区医护人员的关注。

二、家庭结构

家庭结构是指家庭内部的构成和运作机制。家庭作为一个系统,各成员间及与外部环境之间有广泛的相互作用和影响,家庭结构即反映了家庭成员之间的相互作用及相互关系。这种关系可以从四个方面考虑:权力结构、角色结构、沟通类型及过程和价值观。其中任何一个方面受环境影响而改变时,其他的方面也会发生相应的变化。

1. 家庭权力结构

家庭权力结构的中心就是权力中心,即一般意义上的一家之主。家庭的权力中心可以是约定俗成的,如父亲为一家之主,也可以是继承的,如传统的大家庭中有长子在父亲去世后掌握家政大权的规定。随着社会的变迁,家庭权力中心的形成越来越受到感情和经济因素的影响,专制的家庭权力形式逐渐向民主、自由的家庭权力形式转变。

(1)传统权威型。由家庭所在的社会文化传统"规定"而来的权威。如男性主导社会,父亲通常是一家之主,家庭成员都认可他的权威,而不考虑他的社会地位、职业、收入、健康、能力等。

(2)工具权威型。负责供养家庭、掌握经济大权的人,被认为是这种家庭类型的权威人物,妻子或子女若能处在这种位置上,也会成为家庭的决策者。

(3)分享权威型。家庭成员分享权力,共同协商做出决定,由个人的能力和兴趣来决定所承担的责任。这是现代社会所推崇的类型。

(4)感情权威型。由家庭感情生活中起决定作用的人担当决策者,其他家庭成员因对他(她)的感情承认其权威。

家庭权力结构并不是固定不变的,它有时会随家庭周期阶段的改变、家庭变故、社会价值观的变迁等家庭内外因素的变化而转化为另一种家庭权利结构的形式。家庭权力结构是社区护士进行家庭评估继而采取家庭干预措施的重要参考资料。因此,社区护士必须能确定家庭中决策者,同其协商,才能有效地提供建议,实施干预。

2.家庭角色结构

从社会心理学的观点出发,角色是与某一特定的身份相关联的行为模式,即每个社会角色都代表着一套有关行为的社会标准。角色是社会对个人职能的划分,它指出了个人在社会中的地位和位置,代表着每个人的身份,这种身份不是自己认定的,而是社会客观赋予的。同样,家庭角色则是家庭成员在家庭中的特定身份,代表他(她)在家庭中所应执行的职能,反映出他(她)在家庭中的相对位置及与其他成员之间的相互关系。

家庭角色会随着社会潮流、特定的家庭教育程度、文化宗教背景等因素的变化而变化。如以前被认为父亲或母亲各自的角色行为,现在正在由许多家庭的父母共同承担,如分担家务、母亲外出工作等。每个家庭成员可能同时具有多重的角色,角色结构可能会出现以下几种情况:

(1)角色冲突　当一个家庭成员实现不了对其的角色期待,或适应不了角色转变时,便会在内心产生矛盾、冲突的心理,称角色冲突。它可以由本身、他人或环境对其角色期待的差异所引起。如父母向孩子灌输与老师不同的是非标准,孩子会感到茫然;儿子夹在吵架的父母亲和妻子之间,因为有儿子和丈夫的双重家庭角色而左右为难等等。当家庭对角色的期望各有不同,或角色划分不清时,常常会发生角色冲突,而导致情绪、心理功能紊乱,甚至会出现躯体障碍,表现为社区医护人员所见到的症状和体征。此外,还会使家庭功能发生障碍,对整个家庭产生影响。

(2)角色期待　家庭角色如同其他社会角色一样,要按照社会和家庭为其规定的特定的模式去规范行为,这些特定的模式行为称为角色期待。比如上面谈到的父亲的家庭角色,就是传统家庭对父亲的角色期待。当然,各个家庭对同一角色的期待内容也会有所不同。

(3)角色学习　家庭角色要实现角色期待,完成相应的角色行为,需要一个学习、发展的过程,这个过程称为角色学习。这个角色行为的发展过程为角色至角色期待,再到个人接受的模式,最终形成角色行为。

(4)角色适应　当一个人具有某种家庭角色时,社会和家庭往往对该角色有其特定的角色期待,个人对此角色期待的模式行为接受的程度受到他的性格、气质、能力、态度的影响,然后他履行其所能接受的角色行为。这种角色行为的学习发展过程是循环进行的,当角色发生转变,有了新的角色期待后,他便要开始一个新的学习周期,以适应新的角色。如原来是女儿的角色,受到父母的怜爱,现在父母因车祸瘫痪卧床,女儿既要工作赚钱,又要料理家务、照顾父母,完成许多从前由父母所完成的角色行为。

家庭角色功能的优劣是影响家庭功能的重要因素之一,进行家庭评估时,理应考虑到家庭角色的问题。社区护士在判断家庭角色功能是否充分时,可依据下面五个标准:①家庭对某一角色的期望是一致的。②各个家庭成员都能适应自己的角色模式。③家庭的角色模式符合社会规范,能被社会接受。④家庭成员的角色能满足成员的心理需要,即家庭成员愿意扮演自己的角色,不会产生反感,否则会因情绪不能维持平衡,最终会有问题产生而影响健康。⑤家庭角色具有一定的弹性,即在必要时发生角色转换,承担各种不同的角色。这可使家庭对压力的适应能力增加,是家庭功能良好的表现。

3. 家庭沟通类型及过程

沟通是家庭成员间相互作用的关键,是维持家庭系统稳定的必要手段,也是了解家庭功能的重要指标。

沟通由三个元素构成,即信息发送者、信息和信息接受者。在这个传递过程中的任何一个环节出现差错都会出现相应的问题。如发送者表达不清、信息模糊不明、表达的意思含沙射影或心不在焉等,都会导致沟通不良或引起误解,影响相互关系。沟通的方式有语言和非语言,不论是语言的内容、语调,非语言的表情、姿态、动作等,所传递的不仅仅是信息表面的意思,还包含着明显或潜在的情绪意义。因此沟通相当复杂,家庭的沟通也随家庭成员互动的复杂程度增加而更趋复杂。

家庭要维持和睦,其沟通必须是双向的,同时,允许成员可以充分表达感受,在家中能自然地表白心中所想的、所感受的、所关心的、所在乎的、所喜欢的等,家庭成员能倾听,并能适当地给予支持与反馈。

一个家庭成员的沟通,会以开放性及含蓄忍让两种方式,维持家庭平衡。家庭中含蓄忍让的沟通方式越多,沟通的效果越差,家庭中的误解或问题就可能越多;在自己的家中,所面对的都是自己的亲人,往往不会刻意注意沟通的技巧,因此家庭中往往可能出现许多沟通不良的情况。

4. 家庭的价值观

家庭的价值观是指家庭判断是非的标准及对某件事情的价值所持的态度,它规范了各个家庭成员的行为方式,也深深影响着家庭成员对外界干扰的感受和反应性行为。各个家庭成员可以有自己的价值观,他们相互影响并形成家庭所共有的价值观。价值观的形成深深地受到传统、宗教、社会文化环境等因素的影响,在相同的社会环境中是极不容易改变的。家庭价值观的这种性质要求我们在进行家庭护理时尤其应予注意。家庭的疾病观、健康观更是直接关系到家庭成员的就医行为、遵医行为、实行预防措施、改变不良行为等方面,因而对维护家庭成员的健康至关重要。

社区护士必须了解家庭的价值观,特别是健康观,确认健康观念在家庭中的地位,才能同家庭成员一起制订出切实可行的预防保健及护理计划,以期有效地解决健康问题。

三、家庭功能

(一)家庭的功能

家庭作为人和社会的主要连接点,同时与两个方面发生联系,因而家庭具有满足家庭成员个人和社会最基本的需求功能。家庭可以独立地满足人们社会生活的需要,家庭功能具有多样性、基础性、独立性的特征并随着社会文化的发展而变化,有些功能退化直至消失,有些则可得到强化。但某些最基本的功能始终存在,它们满足了家庭成员在生理、心理及社会各个层次的最基本的需要。家庭功能可归纳为以下几个方面:

1. 满足情感需要功能

情感是形成和维护家庭的重要基础,家庭情感的互动赋予了家庭成员的爱、支持、安全感及归属感的力量。

2. 社会化功能

家庭可提供社会教育,帮助子女完成社会化的进程;依照社会的要求管理家庭成员的行为。同时,社会也提供给家庭法律上的保障,如承认夫妻的合法性、保障婚姻关系、维护家庭利益,使家庭能在社会环境中发挥其生活功能。

3. 生育功能与性需要功能

生养子女,培养下一代,是家庭特有的功能,同时它还满足了人对性的需要。人们多数通过建立家庭满足性生理的需要,同时,又借助法律、道德和习俗的力量来限制家庭之外的性行为。

4. 经济功能

满足家庭成员的衣、食、住、行、育、乐等各方面的需求。家庭是社区经济生产消费单位,需要有充足的经济资源作基础,也就是家庭要能适当地提供金钱、物质等。家庭既是消费单位,同时也是生产单位,为他人提供某些生活必需品及服务,家庭中所有成员会分工合作,解决各方面的生活所需。

5.健康照顾功能

保护家庭成员的健康,并在家庭成员患病时提供各种与疾病痊愈有关的支持。

(二)家庭对个人健康的影响

家庭是个人健康和疾病发生、发展的重要背景,了解家庭与健康的关系是社区护理学研究的中心内容之一。虽然我们对家庭和疾病的关系有了一定的了解,但在致病原和危险因素的作用下,为什么有的人或有的家庭会出现危机,而有的家庭却能保持健康,对此还需作进一步的研究。对影响健康的心理、社会因素研究表明,压力和社会支持能影响人对疾病的易感性。因此要求社区护士,不但要了解家庭对个人生长发育及其身心健康的影响机制,而且还应了解个人与家庭健康的关系。

1.遗传和先天的影响

每个人都是其父母基因型与环境相互作用的产物,有些疾病就是受到家庭遗传因素和母亲孕期各种因素的影响而产生的。

2.对生长发育的影响

家庭健康是儿童生理、心理和社会性成熟的必要条件,大量的研究和证据表明,家庭病态和儿童的躯体、行为方面的疾病有着密切的联系。例如,长期失去父母照顾与自杀、抑郁和社会病态人格三种精神障碍有关。

3.对疾病传播的影响

疾病在家庭中的传播多见于感染和神经官能症。Meyer 和 Haggerty (1962)的研究表明,急慢性链球菌感染与家庭压力有关。病毒感染在家庭中有很强的传播倾向。此外,母亲患精神性疾病,孩子更可能染上神经症。

4.对发病和死亡的影响

很多研究表明,在很多疾病发生前都伴有生活压力事件的增多。家庭因素不仅影响了发病和死亡,还影响到病人及家庭对医疗服务的使用程度。研究表明,在家庭压力增加时,对医疗服务的使用程度也增加。

5.对康复的影响

家庭的支持对各种疾病(尤其是慢性病和残疾)的治疗和康复有很大的影响。Anderson(1981)等人发现,糖尿病控制不良与家庭低凝聚度和高冲突度有关。家长的漠不关心可导致最严重的糖尿病失控和孩子患抑郁症。

(三)健康家庭应具备的条件

健康家庭必须具备以下五个条件:

1. 良好的交流氛围

家庭成员能彼此分享感觉、理想,相互关心,使用语言或非语言的方式促进相互间的了解,并能化解冲突。

2. 增进家庭成员的发展

家庭给各成员以足够的自由空间和情感支持,使成员有成长机会。能够随着家庭的改变而调整角色和职务分配。

3. 能积极地面对矛盾及解决问题

对家庭负责任,并积极解决问题。遇有解决不了的问题,不回避矛盾并寻求外援帮助。

4. 有健康的居住环境及生活方式

能认识到家庭内的安全、营养、运动、闲暇等对每位成员的重要意义。

5. 与社区保持联系

不脱离社会,充分运用社会网络,利用社区资源满足家庭成员的需要。

四、家庭生活周期、家庭资源与危机

(一)家庭生活周期

家庭存在着由诞生到成熟乃至衰老死亡和新的家庭诞生的周期循环,称之为家庭生活周期(表 2-1)。这个周期中的任何重大事件如结婚、分娩、患病、死亡等,不仅会对家庭系统及其成员的心理产生影响,还会对家庭成员的健康造成影响。就像社区护士为个体提供预防性护理服务时必须了解人体的正常发育过程一样,将家庭作为服务对象时,社区护士也应知道家庭生活周期。

需要说明的是,并非每个家庭都要经历表中的 8 个阶段,家庭变故、离婚、再婚、独生子女家庭、社会传统等都会使家庭生活的阶段发生变异。如独生子女家庭,若子女离家上学或工作,家庭立即进入空巢期;反之,若成年子女婚后仍与父母在一起,则很难说这个家庭处于空巢期,尽管父母可能会有空巢期的某些感受和问题。

了解家庭生活周期可以帮助社区护士鉴别正常和异常的家庭发展状态,预测和识别在特定阶段可能或已经出现的问题,及时地进行健康教育和提供咨询,采取必要的预防和干预措施。有时,用很简便的方法就能避免很严重的后果出现。

表 2-1 家庭生活周期

阶 段	定 义	面临的主要问题和任务
新婚期	结婚之日起至第一个孩子出生	双方互相适应及沟通,性生活协调及计划生育,建立新的亲戚关系。
第一个孩子出生期	第一个孩子出生0～30个月	父母的角色适应,存在经济及照顾幼儿的压力,稳定婚姻关系。
有学龄前儿童期	30个月至6岁	儿童的身心发展、社会化,适应与亲人的分离。
有学龄儿童期	6～13岁	儿童的身心发展、上学问题,家庭需适应子女的同伴及学校对其子女的影响。
有青少年期	13岁至孩子离家	青少年的教育与沟通,青少年的性教育及与异性的交往恋爱,再强化婚姻及事业。
孩子离家创业期	最小孩子离家	父母与子女关系形成为成人间的关系,父母逐渐有孤独感,需建立独立与认同感。
家庭空巢期	父母独处至退休	恢复仅有夫妻两人的生活,重新适应婚姻关系,并再投资夫妻关系的认同,适应老年生理性退化及病痛。
家庭老化期	退休至死亡	适应退休,维护配偶及个人的功能,面对死亡。

(二)预防性家庭健康服务

1.新婚期

家庭关系最初是由一对新婚夫妇所建立。刚组成的家庭,夫妻关系亲密,能相互容忍对方的缺点,并体贴对方,谅解对方的难处。新婚期的夫妻双方应做好计划生育,注意处理好与对方亲戚的关系,建立共同的生活习惯,分担家务。

2.第一个孩子出生期

由于孩子的出生,增加了父母的角色。夫妇均要投入精力养育孩子,故夫妻关系需重新调整。在养育孩子的过程中,会平添许多烦恼,同时也带来欢乐,需进一步巩固夫妻关系。夫妻任何一方不能把全部精力投放到孩子的身上,以致冷落对方,给婚姻带来危机。

3.有学龄前儿童期

学龄前儿童是身心发展的重要阶段,家庭培养子女社会化的最初阶段是让学龄前儿童在幼儿园与小朋友相处,适应与亲人的暂时分离。

4.有学龄儿童期

孩子进入小学,学校老师的威信在孩子心中建立,可能会出现"该听谁的话"的问题。父母亲在养育孩子的过程中同时需注意教育孩子,在教孩子学知识的同时学会做人,尊敬学校老师,尊重父母及其他长辈。

5.有青少年期

孩子长大进入青春期,表现出较强的独立意识。孩子对父母不再是一味依赖与顺从,父母与孩子在沟通上可能会出现一些问题,作为父母应尊重孩子,并注意正确引导。对青春期的子女,父母还应进行有关性生理教育,了解正常的生理变化,从容面对性的逐渐成熟。对早恋问题父母应以正确引导为主,不能粗暴干涉,以免加重子女的逆反心理。

6.孩子离家创业期

孩子上大学或到社会工作,父母与孩子的关系转为相互依赖。父母有时会有孤独感,但父母同时可以有较多的时间和精力,考虑自己的工作与兴趣爱好。

7.家庭空巢期

孩子另组家庭,原来的家庭只剩下夫妻两人。此时要再次调整夫妻生活,对身体状况的衰退与经济收入减少,要有足够的思想准备,并注意培养兴趣爱好。

8.家庭老化期

退休、丧偶至家庭结束为止。这个时期须正确面对身体健康状况减退与经济收入减少及亲戚朋友逐渐减少等现实,克服失落感,寻找自己的乐趣。

五、家庭资源

一个人或一个家庭在其发展过程中,总会遇到困难、压力等事情,甚至处于危机状态。此时,个体或家庭便会开始寻求足够的支持,以克服困难,渡过危机。个体除动用个人力量外,位于二线的支持者便是他的家庭,此外还有外部的支持,常常是来自社区服务团体、医务工作者、邻居等。这种家庭为了维持基本功能,应付压力或危机状态所必需的物质和精神上的支持,称作家庭资源。家庭资源充足与否,直接关系到家庭及其成员对压力及危机适应能力的强弱。家庭资源可分为家庭内资源和家庭外资源。

1.家庭内资源

(1)经济支持　　家庭对成员提供的各种金钱、财物的支持。

(2)健康维护　　家人参与对成员健康的维护和支持。

(3)医疗处理　　家人提供及安排医疗照顾。

(4)情感支持　　家人对成员的关怀及精神支持。

（5）信息和教育　家人提供医疗咨询及建议。

（6）家庭结构上的支持　家庭住所或设施的改变，以适应患病成员的需求。

2．家庭外资源

（1）社会资源　亲朋好友及社会团体的支持。

（2）文化资源　文化水平的高低。

（3）宗教资源　宗教信仰、宗教团体的支持。

（4）经济资源　来自家庭之外的收入及赞助。

（5）教育资源　教育程度的高低。

（6）环境资源　居所的环境。

（7）医疗资源　医疗保健机构。

社区护士可以通过家庭访视与社区护理等形式与病人交流，了解居民家庭资源状况，评估可利用家庭内、外资源的丰富程度，必要时可将结果记录下来，存入护理病历。当家庭内资源不足或缺乏时，社区护士应充分发挥其协调作用，帮助患者及家庭寻找和利用家庭外资源。

六、家庭生活压力与家庭危机

1．家庭生活压力

家庭是提供支持的重要资源，但同时也是绝大多数人压力的来源。家庭生活压力事件可大致分为四类：家庭生活事件，如丧偶、离婚、分居、家庭矛盾、新成员的加入等；个人生活事件，如患病、生活环境改变等；工作生活事件，如退休、失业、升迁等；经济生活事件，如经济状况出现较大的变化等。

压力的大小通常是难以测量的，最好的办法是通过观察重要生活事件对家庭、个人及健康状况的发生、发展的影响来反映压力的程度。

2．家庭危机

当生活压力事件作用于个体或家庭后，会对个体或家庭同时产生影响。家庭对压力事件的认知程度及应付压力事件的家庭资源多寡，决定了家庭对压力的调适能力。当家庭资源充足时，家庭可通过较好的调适恢复到原来的平衡状态，如果家庭内外资源不足或缺乏，家庭就可能陷入危机。在家庭出现危机后，家庭也可以通过一定的病态调适，暂时处于一种病态平衡状态，但最终会进入彻底的失衡状态。

（1）意外事件引发的危机　这一类危机是由来自家庭外部的作用而引发的，一般无法预料，是各类危机中最不常发生、最单纯的一种，如意外死亡、住所被毁灭、破产等所造成的家庭危机。

（2）家庭发展所伴随的危机　此类危机是由家庭周期各阶段特有的变化所引起的，具有可预见的特点。一类是无法避免的，如结婚、孩子出生、子女入学、退休、丧偶等；另一类是可以预防的，如青少年子女的性行为、中年时的离婚、婚外恋等。

（3）与照顾者有关的危机　这类危机是由家庭因某些原因而单方面地长期依赖外部力量造成的。如家庭靠福利救济生活、家庭内有慢性病人长期需要照顾等。当家庭想要摆脱依赖，或家庭希望尽快治好病人，或外部力量发生改变而未做出解释时，常会发生危机。

（4）家庭结构本身造成的危机　这类危机的根源埋伏在家庭结构内部，可以造成家庭矛盾的突然恶化。发生时，可有压力事件的触发，也可以没有。由于源自内部，因而具有反复发作的特点。常见于酗酒家庭，暴力家庭，反复用离婚、自杀、离家出走等应付普通压力的家庭。处理这类危机时，社区护士应通过详细周密的分析，找出引起家庭健康问题的根本原因。

第二节　家庭访视

一、家庭访视的目的和意义

家庭访视简称家访，是社区护理服务的基本手段，社区护理人员通过家庭访视，完成对社区健康人群及居家患者的预防保健、健康促进、护理照顾和康复护理工作。随着疾病谱的改变与老年人口比例的迅速上升，有大量的慢性病患者需要在家庭接受连续性治疗与照护，临终患者更愿意在家庭中面对死亡。因此，通过家庭访视进行医疗与护理，将越来越受到人们的欢迎与重视。

（一）家庭访视的目的

社区护士运用护理专业知识与技能直接为社区人群提供服务。可通过家庭访视发现存在有各种健康问题的个案，帮助人们解决现存的健康问题，预防或发现潜在且影响健康的问题；掌握家庭资源利用的情况以便不断地评估与调整护理干预计划；适时地提供预防保健工作，帮助家庭成员维护身心健康。

（二）家庭访视的意义

社区护士通过家庭访视来接触、了解社区居民健康状况和对其家庭进行健康评估，其责任是向社区的个人或人群提供健康信息和健康咨询，社区护士还通过上门为患者提供各种护理服务，为患者进行生理、心理、社会方面的护理，使居家的患者尽快恢复健康或减轻病痛，提高生命质量。综上所述，家庭访视有以下的意义：

（1）通过家庭访视了解并评估该家庭的功能、结构及家庭成员的健康状况和家庭环境对其成员健康的影响，从而发现健康问题及病患的个案。

（2）通过家访，充分利用家庭资源服务于患者，适时地开展各项护理活动，包括实施有针对性的预防保健工作与健康教育。

二、家庭访视的种类

1. 预防性访视

目的是预防疾病和健康促进，主要是妇幼保健与计划免疫工作的家访。

2. 评估性访视

目的是对护理对象的家庭进行评估。常用于有家庭危机或有心理问题的患者及年老体弱或残障患者的家庭环境考察。

3. 连续照顾性访视

目的是为居家的慢性病或需要康复护理的患者提供连续性的照顾，并对临终患者进行护理，常定期进行。

4. 急诊性访视

对在家庭中出现临时性或紧急情况进行家庭访视。

三、家庭访视的程序

家庭访视的程序可分为准备、实际家庭访视、预约下次访视并作访视记录、访视评价等。

1. 准备

家庭访视前的准备工作相当重要，社区护士只有在访视前做好充分的准备，才能达到访视目的。

访视前的各项准备工作包括：确立访视对象，确定访视目的，查看家庭资料，准备物品，安排路线等。

（1）确定访视对象及优先次序　在许多需要接受家庭访视的对象中有婴幼儿、产妇、慢性病患者、高危人群等。社区护士在有限的时间、人力情况下，应安排好家庭访视的优先次序，以便充分利用时间和人力，并防止医源性交叉感染。在确定访视对象与安排次序时应注意的要点：①影响人数的多少。一个健康问题影响人数的多少，是安排优先访视首先要考虑的问题。一般来说，影响人数多则应优先考虑，尤其是传染病，若不优先加以控制，将会影响到更多人的健康。②对生命的影响。对于社区致死率高的疾病，应列为优先访视。如社区中的外伤、出血应优先访视，并积极配合急救或协助送至就近医院治疗。③是否留下后遗症。疾病的后遗症会造成患者家庭和社会的负担，如心肌梗死、脑卒中等患者出院后仍需加强护理的，应相对优先访视并安排具体的家庭护理。④卫生资源的控制。对于预约健康筛查未能如期进行的患者，如糖尿病、高血压患者，疾病的控制如何将对其今后生活质量产生很大的影响。由于未能及时监测到疾病早期症状而使得病情发展，将会加重患者的痛苦和导致卫生资源的浪费，此类患者应相对优先访视。

在优先访视的患者中，对不同的情况，要具体情况具体分析，灵活安排访视程序和路线。如一处有两位患者，一位患者躯体留置引流管需换管，另一位患者有褥疮已破溃感染需换药，则应安排前者优先处置，洗手后再对后者进行换药。

（2）确定访视目的　社区护士在访视前，必须把访视的目的、目标先确定后再制定实际访视中的具体程序。此外，对整个家庭进行连续性的管理时，其管理目标也要列出具体的要求，当经过一段时间的管理后，便可根据目标评价管理效果。

（3）查看家庭资料　查看存放在社区的家庭健康档案资料，了解该访视对象的家庭背景资料，尤其是了解家庭成员的健康状况，以便能在此次访视前做到胸中有数。

（4）准备访视物品　①根据访视对象准备物品。例如，对婴儿的访视目的是：测体重、母乳喂养、指导预防接种、婴儿的行为神经测定等。社区护士要准备秤、布包以测量体重；带齐有关母乳喂养和预防接种的材料以对产妇进行有关指导；带手电筒、出声音的小盒子和红球以测查婴儿的行为神经能力。②利用家中的物品。如体温表；训练婴儿用的各种玩具，可用来开发婴儿的智力。在准备访视物品的同时，访视人员应作好自身的准备，包括仪表、着装、通信工具等。

（5）安排访视路线　基本同优先访视原则，以避免访视护士将病菌带到其他个案家中，引起交叉感染；有的个案访视时间性很强或情况紧急，应提前安排访视；一般个案的访视路线可依交通路线安排，以节约时间。

2.实际家庭访视

在实际访视中，与初次访视的对象建立良好的关系十分重要，要学会使用交流技巧处理访视中遇到的各种问题。在实际访视中，为居家患者提供护理服务工作,如:①常用基础护理技术操作;②各专科护理服务;③临终护理等。

3.预约下次访视时间并作访视记录

(1)预约下次访视时间　实际访视完毕,应根据个案问题的缓急,预约下次访视时间,并将预约时间记录在病历上,同时在患者家中的日历上做记号,提醒患者准备。社区护士应将联系方法告知患者,以便于联络,并记录患者的家庭电话及家人的姓名。

(2)访视后记录的目的与原则　①目的:对访视中计划的实施情况等进行记录,可供日后评价参考,或作为护士本人对自我工作评价及改进工作的依据。社区护理是一种需要团队合作的工作,同时也是社区卫生工作中十分重要的一部分,工作中需要与各方面人士共同进行交流、合作,访视记录可提供给其他工作人员,使其对患者或其家庭的健康问题有所了解,也可作为同行间交流、协作的资料。访视记录中的内容,还可作为科研和教学的素材。②原则:正确、简洁、时效,应使用统一、规范的表格。

4.访视评价

访视评价应贯穿在访视过程的始终,家访护士应及时评价访视计划、效果等情况,以便及时修改访视内容,调整护理计划,提高访视成效。

家庭访视护理质量评价包括以下几个方面:①访视对象对社区护士的服务满意率;②家庭护理过程中差错、事故发生率;③访视目标达成率;④访视的各种护理文书记录合格率;⑤访视用品准备及携带、严格无菌达标率。

四、家庭访视中护理人员的安全管理

(一)家庭访视中护理人员的安全问题及对策

社区护士在单独家庭访视过程中,有可能会遇到一些情绪激动甚至有攻击性行为的服务对象,而在陌生环境中社区护士常常无法有效地控制局面,造成对身心的伤害。因此,社区护士应注意做好以下几个方面的工作:

(1)访视前初步了解访视对象和家庭的基本情况。通过电话联系的方式,询问其家庭地址、所处环境及家庭成员的性别、年龄和患病情况。

(2)适宜的着装。着装应当是美观大方(不宜裙装)、适宜得体、方便活动与操作。

(3)不携带贵重物品。家庭访视中,应佩戴工作证或服务牌,通信工具及少量的钱,不佩戴贵重的首饰。

(4)报告具体访视时间与去向。应将家庭访视的具体时间与地点及联系方式报告领导或机构中的其他人员,以便及时联系。

(5)做好安全性评估。去一些偏僻的场所或偏远地方或访视家庭只有单独异性时,社区护士有权要求有陪同人员同行。

(6)灵活应对突发事件。如果在家庭访视中遇到有敌意、发怒、情绪异常的访视对象或看到打架、酗酒、有武器、吸毒等不安全因素时,可立即离开并迅速与有关部门取得联系。

(二)访视过程中应对危险情况的原则

1. 保护自身的安全

社区护士在家庭访视中遇到不安全情况时,要沉着冷静,设法离开不安全环境并及时向有关部门汇报。暂时无法脱身时,要巧妙与不法分子周旋并及时报警。

2. 保护家庭成员的安全

社区护士在家庭访视中,如果发现家庭成员正受到威胁或受到伤害,应立即报警或通知急救中心。

五、家庭访视护理中的家庭评估

社区护士在进行家庭访视和居家护理的同时,还应注意家庭因素对患者现存或潜在的影响。因此,有必要对家庭进行评估。它包括对家庭及其成员基本材料的搜集,对家庭结构的评估,对家庭生活周期阶段的判断,对家庭压力及危机的评估,对家庭资源的了解,等等。对家庭的健康状况及其对影响健康的因素做出整体评价,以了解此家庭的功能、发展阶段、家庭成员互动情况、家庭保健需求、家庭健康问题,以及明显或潜在的家庭压力或危机。并对这些评价的问题和危机制订出完整的家庭整体护理计划,协助家庭采取适当措施,以解决其问题与困境。

(一)要求对患者及其家庭进行全面调查

询问时要注意发挥多方面的技能,如语言表达能力、理解问题能力、观察力与洞察力、组织管理能力、人际交往能力、处理问题的能力、调查研究的能力等。描述尽量客观、真实,分析力求深入准确,建议的措施要切合实际,可操作性强。

(二)评估内容

1. 家庭外环境

家庭所处地理位置与周边环境情况,如空气、噪声、交通及其安全等;与家庭日常生活相关的服务设施,如商店、银行、通信、文化设施和社区服务与社区卫生服务设施等情况。

2.家庭(居室)内环境

家庭内环境包括住宅的特点,如住宅的种类、人均居住面积、朝向、病人居住情况、室内温湿度、室内采光、有无饲养宠物、室内照明及安全设施,是否最近迁入等情况。

此外,还应包括家庭成员对家庭内外环境的满意度,是否打算长期居住及与邻里的关系,对社区物业服务设施的满意度如何等评估内容。

3.家庭各成员基本资料

家庭各成员基本资料包括家庭成员的姓名、性别、年龄、职业、教育及健康资料等。

4.家庭经济状况

家庭经济状况包括家庭主要生活来源,家庭成员卫生资源利用情况、消费观念等。

5.家庭生活方式与健康观念

家庭生活方式与健康观念应包括家庭成员中对健康有影响的行为,如是否有吸烟、过多饮酒、药物依赖、不良饮食习惯、缺少运动、家庭压力事件、家庭成员的自我保健意识及卫生资源的利用等情况。

(三)家庭评估方法

1.家系图

家系图的形式可展示家庭成员及相互关系,同时也为护理活动提供家庭的历史和健康信息。每个家庭成员的姓名、年龄、出生日期、职业、健康问题、死因、结婚、离婚、分居时间、同居与再婚时间、受教育程度等可根据需要在图上表示出来。家庭成员与其他个体、群体和组织的关系及能量流向由不同的连线表示。

(1)家庭中三代或三代以上的关系。

(2)各家庭成员的姓名。

(3)各家庭成员的出生年份或年龄。

(4)如果家庭成员中有死亡者,应注明死亡年份或年龄、死亡原因。

(5)家庭成员患有的主要疾病,并采用相关标志。

(6)标出生活在一起的家庭成员。

(7)结婚或离婚的时间。

(8)家庭中的同一代人。在图中应按出生先后自左向右排列。

国际上常用的家系图符号见图 2-1,家系基本结构图见图 2-2,家系基本结构图举例见图 2-3。

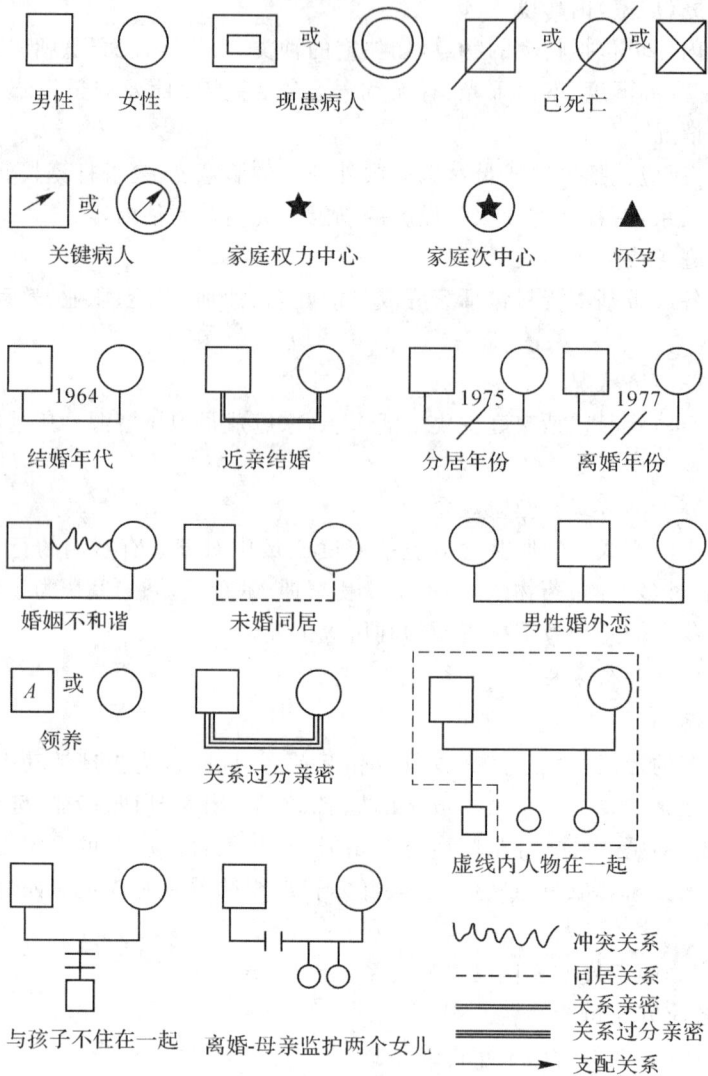

图 2-1　国际上常用的家系图符号(1)

高血压病	糖尿病	支气管哮喘	高血压病	糖尿病	支气管哮喘
高度近视	青光眼	血友病	高度近视	青光眼	血友病
高血脂	冠心病	CVA	高血脂	冠心病	CVA
肥胖	癫痫	精神障碍	肥胖	癫痫	精神障碍

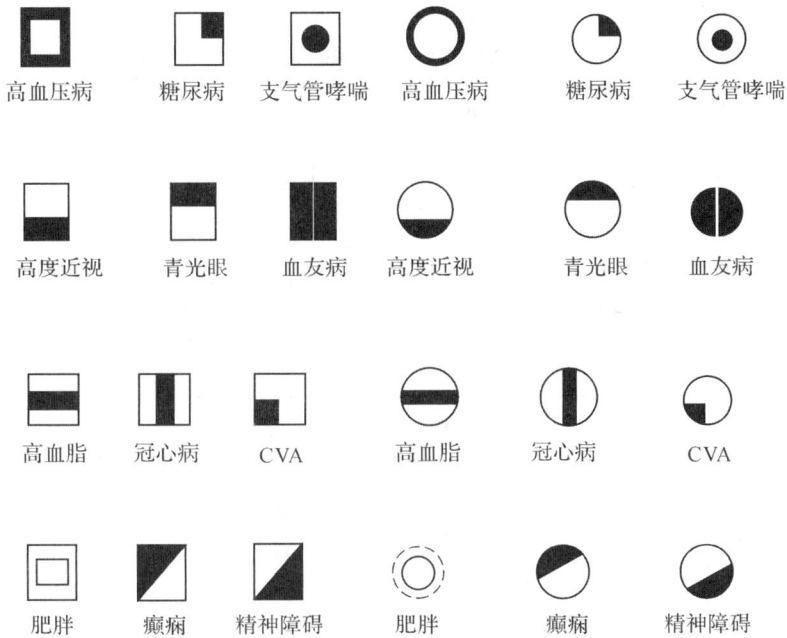

图 2-1 国际上常用的家系图符号(2)

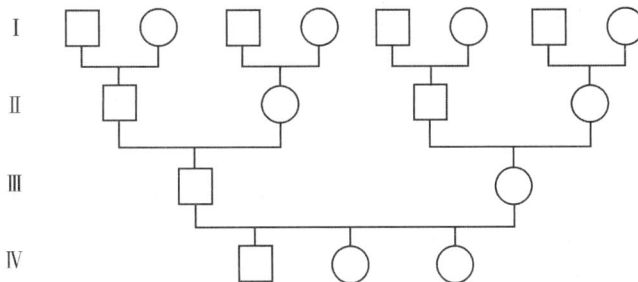

图 2-2 家系基本结构图

2. 家庭关怀度指数（APGAR 问卷）

APGAR 问卷是斯密克斯汀（Smilkstein）于 1978 年首先设计的监测家庭功能的问卷，是主观评估法中比较简单的一种。APGAR 五个字母分别代表家庭功能的五个重要成分，即适应度（adaptation）、合作度（partnership）、成熟度（growth）、情感度（affection）和亲密度（resolve），简称 APGAR 问卷表（表 2-2）。APGAR 问卷是用来测量个人对家庭功能的整体满意度和了解个人与家庭其他成员间的个别关系，由 5 个问题组成，分 3 种程度。

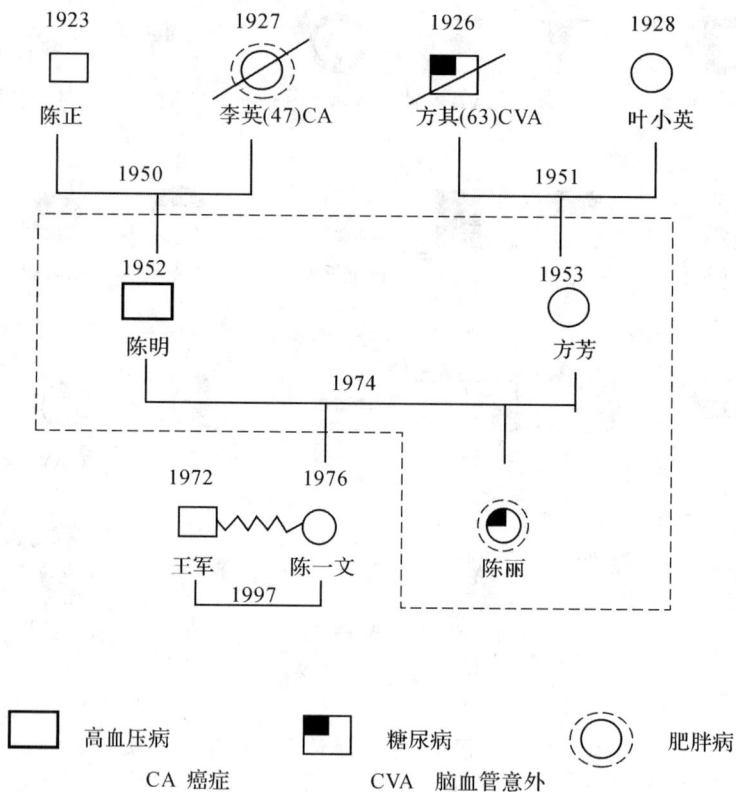

图 2-3　家系基本结构图举例

APGAR 问卷的名称与含义：

适应度：家庭遇到危机时，利用家庭内、外资源解决问题的能力。

合作度：家庭成员分担责任和共同做出决定的程度。

成熟度：家庭成员通过互相支持所达到的身心成熟程度和自我实现的程度。

情感度：家庭成员间相爱的程度。

亲密度：家庭成员间共享时间、钱财、空间的程度。

表 2-2　**APGAR 问卷表**

APGAR 家庭功能主观评估	经常这样	有时这样	几乎很少
当我遇到问题时,可以从家人那里得到满意的帮助(适应度)	☐	☐	☐
我很满意家人与我讨论各种事情及分担问题的方式(合作度)	☐	☐	☐
当我希望从事新的活动或发展时,家人都能接受且给予支持(成熟度)	☐	☐	☐
我很满意家人对我表达感情的方式及对我情绪的反应(情感度)	☐	☐	☐
我很满意家人与我共度时光的方式(亲密度)	☐	☐	☐

注:此表满分为 10 分,每项满分为 2 分,每项三级评分,分别为 2、1、0 分。0~3 分家庭功能严重障碍,4~6 分家庭功能中度障碍,7~10 分家庭功能良好。

3.家庭圈

家庭圈是由某一家庭成员自己画的关于家庭结构与家庭关系的图谱,主要反映一个家庭成员对家庭关系的感性认识、情感倾向、家庭成员间关系的亲密程度及与重要社会网络的联系。社区护士先让患者画一个大圆圈,表示患者所处的家庭,在大圆圈的适当位置上(代表患者在家庭中的地位)画一个小圆圈表示患者自己,然后在其周围的合适位置上,画几个小圆圈或其他标志,代表家庭成员中的其他成员,同时标明他们在家庭中的重要性及与患者的关系(图 2-4)。标志相互接触表示关系亲密,距离越远关系也越疏远。必须向患者做出保证,家庭圈无所谓对或错。在患者画圈时,社区护士可离开,一般需 5~10min,画完后让患者解释家庭圈的含义。同时,社区护士可询问一些与家庭关系有关的特殊问题。家庭圈所反映的只是患者当前对家庭关系的主观感觉,是极易变化的。家庭圈是一种了解家庭结构与功能的简单方法,可作

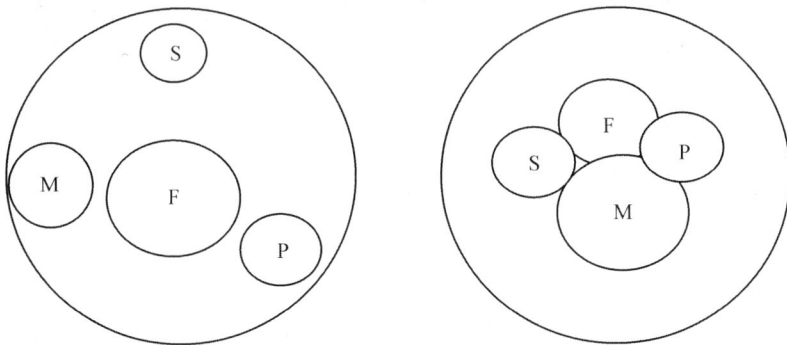

图 2-4　家庭圈示意图

为访视功能障碍家庭的出发点。

（四）家庭评估的主要适用对象

1.家庭生活周期中重要事项

如婚姻问题、怀孕、遗传病、儿童行为问题、家庭成员住院、家庭关系紧张、家庭过度使用医疗资源（或医疗服务）、家庭有临终患者等。

2.家庭成员患病或有健康问题

如频繁的急性发病、无法控制的慢性疾病、经常主诉身体不适、遵医嘱不良、精神疾患、滥用药物或酗酒、肥胖症等。

（五）家庭健康护理

针对家庭评估中所发现的健康问题，采取综合性的措施，进行家庭健康护理。家庭健康护理的基本手段是交谈，通过交谈，分析家庭问题的性质和原因，帮助家庭制订护理干预计划，通过交谈与家庭合作实施干预计划，最后评价干预效果，及时调整干预计划的措施。

第三节　家庭病床

一、家庭病床的概念

家庭病床是指医疗机构为了最大限度满足社会医疗需求，派出医护人员，选择适宜在家庭环境中医疗和康复的病种，让患者在自己熟悉的环境里，在家人的陪伴和照料下接受综合性、连续性的治疗和护理服务形式。

家庭病床的建立可以最大限度地增加医院病床的使用率、降低交叉感染的发生率、减少患者家人在医院、工作单位与家之间往返奔波的辛劳、减少医疗费用的开支，而且还可以使患者尽可能得到家人周到的关爱和照料等。因此，家庭病床的医疗服务形式受到普遍欢迎。在我国，家庭病床自 20 世纪 50 年代首先在天津兴起以来，很快就普及到全国。

二、家庭病床服务特点

1.整体性

家庭病床在提供"六位一体"的服务时，突出的是整体性、连续性，需要各方面的医务人员精诚合作，发扬团队精神。患者在家庭中，除接受护理服务外，还需要有其他专业人员共同参与服务，这其中最主要的是要有医师的治疗与访视。其他人员包括康复师、物理治疗师、营养师、药剂师等,在多方专业人士的努力下,共同完成对患者的健康恢复与促进工作。

2.独立性

社区护士在为家床患者护理时往往是单独进行,所面对的工作环境复杂多变,因此要求护士具有较高的综合素质,要求有:①丰富的各专业护理知识与技能;②敏锐的观察能力与较强的独立处理问题的能力;③较强的人际沟通技巧;④良好的职业道德及服务态度;⑤良好的心理与身体素质。

3.可充分利用社区服务资源

患者在家庭接受护理的同时,应有良好的社区配套服务,解决日常生活与必要时外出就医等问题。如家政服务公司、陪护中心等,为患者解决个人卫生料理、打扫家庭内外卫生等,如有洗衣服务、送餐服务、交通服务等单项服务,则更有利于患者安心接受治疗与护理。

4.应熟悉相关法律与伦理

社区护士要熟悉与家庭病床护理有关的法律、制度与伦理等,以保证家床患者的安全与护士自身的安全。如应熟悉社会医疗保障制度、各种医疗保险、养老保险、食品卫生法、药品管理法、传染病防治法、母婴保健法以及卫生部颁发的有关社区护理的一系列文件等。

三、家庭病床服务对象

家庭病床服务应本着方便患者,就近医疗的原则,并根据本单位的设备条件和技术水平来确定收治范围。家庭病床服务的对象主要有:

(1)诊断明确无须住院治疗的慢性病患者,如心脑血管疾病、肺部阻塞性疾病、内分泌疾病及肿瘤等。

(2)经医院住院治疗病情稳定但仍需治疗和康复的患者,如各种术后等待拆线和(或)拔管的患者、各种慢性病急性发作治疗后病情稳定者;产后康复、神经系统疾病和伤残的康复、骨关节肌肉疾病和损伤后的康复、精神残疾的康复等。

(3)病情需要住院治疗,但医院暂无床位或其他原因不能住院治疗者。

(4)需照顾的患者,如自然衰老、主要脏器衰竭、生活不能自理的患者;疾病晚期、需进行支持疗法的患者;需要姑息治疗和减轻痛苦的晚期癌症患者。

四、家庭病床服务内容

1.建立家庭病床病历,针对不同病情制定具体治疗护理方案。

2. 定期访视、代配药代送药、提供各种必要的检查、治疗、康复手段。如：

(1)注射类项目　肌肉注射、静脉推注、静脉补液、皮下注射等。

(2)治疗类项目　换药、导尿、雾化吸入、理疗、插胃管、小手术、灌肠、吸氧、膀胱冲洗、褥疮护理、拆线、推拿、局封等。

(3)检查类项目　上门抽血、心电图、化验、B超、眼底检查、动态心电图等。

(4)服务类项目　护理指导，包括指导建立合理的生活、营养、运动等制度，协助患者正确进行功能锻炼，指导有关隔离清洁消毒等措施；指导患者或家庭正确使用家庭医疗器械等，进行临终关怀等。

3. 向医生报告病情变化，根据患者的情况，帮助联系医院检查或住院治疗。

4. 进行患者及家属的心理护理，减轻心理负担，增强战胜疾病的信心。

五、家庭病床的组织管理

(一)组织形式

1. 建立健全家庭病床管理机构

各级医疗机构要有一名业务领导干部分管家庭病床工作，并根据单位的实际情况，建立健全家庭病床管理机构。大城市街道医院、中小城市要建立家庭病床科。城市综合医院、专科医院及农村医院要结合自身特点和专科特长开展家庭病床，并建立相应机构进行管理。

2. 人员配备合理

家庭病床服务的医务人员要依法执业，提供家庭病床服务的医、护人员，应具备执业医师和注册护士资格，并通过社区岗位培训。编制合理并保持相对稳定。

3. 规范家庭病床管理制度

各级医疗中心要加强对家庭病床的管理，制定规章制度、服务流程、管理规范；使家庭病床服务制度化、规范化、科学化。

4. 及时检查与落实

各级医疗机构的家庭病床管理部门应定期对家庭病床工作进行检查，了解、掌握家庭病床制度落实及医疗服务质量等情况，协调做好转、会诊工作。

(二)管理制度

1. 建床制度

(1)患者或家属提出建床申请，家床科医师应根据患者病情确定是否可建床。

（2）责任医师、护士指导患者或家属按规定办理建床手续,详细告知注意事项,签订家庭病床服务协议书。

（3）责任医师、护士要完整填写相关信息,认真书写家庭病床病历和护理病历。

2. 查床制度

（1）首次访视应对建床患者进行生命体征的测量,详细询问病情,分析病人的心理状态、饮食情况、经济条件、家庭卫生环境等因素,对建床病人进行疾病的治疗及护理评估。

（2）责任医师根据家庭病床的类型,制订查床计划,每周查床 1～2 次,病情变化随时查床,并及时书写查床记录。

（3）对新建床患者,上级医师在 7 天内完成查床。责任医师、护士应参加上级医师查床,查床前准备好病历、X 线片、有关检查报告及所需用的检查器材等,简要报告病历。上级医师对治疗方案及医疗文书书写质量提出的指导意见,责任医师要记入病程,并经上级医师签字确认。

（4）责任护士根据患者病情,制订巡视与护理计划。

（5）责任护士在执行医嘱时,应严格遵守各项护理常规和操作规范,执行查对制度,避免差错发生。

（6）责任护士应指导家属进行生活护理,如防压疮、翻身、口腔护理等,配合家属做好患者的心理护理。

（7）家床科或社区卫生服务中心的护士长应定期进行护理查床,检查护理质量和医源性感染控制情况,研究解决护理问题。

3. 会诊与转诊制度

（1）建床患者出现病情变化,责任医师应及时出诊,必要时请上级医师会诊并详细记录。

（2）由于技术和设备条件限制,需要进一步诊疗的建床患者应及时转诊。

（3）建床患者病情加重,要及时通知家属转院,如拒绝转院,需在病历上记录并要求家属签字。

（4）对转回社区的患者,根据病情需要可继续在家庭病床治疗。

4. 撤床制度

（1）建床患者经治疗病情稳定,责任医师开具家庭病床撤床证,办理撤床手续。

（2）责任医师、护士应书写撤床小结并向患者或家属交代注意事项、进行健康指导。

（3）建床患者及家属要求提前撤床，经患者或家属签字后办理撤床手续，并记录在撤床小结中。

（4）撤床后的家庭病床病历，归入健康档案一并保存。

（三）家庭病床护理的注意事项

1. 家庭病床护理评估的注意事项

除了对患者一般情况进行评估，还应评估同住亲友、起居饮食照顾、经济来源、医疗费承担情况、参加社会活动、居住环境以及家庭情况等，了解此家庭的功能、家庭成员互动情况、家庭保健需求、家庭健康问题，以及明显或潜在的家庭压力或危机，对家庭的健康状况及其家庭对健康的影响因素作整体评价，为全面制订护理计划提供依据。

2. 制订护理计划的注意事项

制订护理计划应重视充分尊重患者自主权，明确患者有了解其健康状况的权利、知情同意的权利、参与决策的权利，了解并选择照顾者的权利。因此，制订护理计划应遵循以下原则。

（1）共同参与　家庭护理计划的实施，必须在护士与患者及家人的共同参与下才能完成，这是与医院临床护理的区别点。因此，在制订家庭护理计划前，应首先考虑患者及其家属的知情同意和可参与性。护士在确定患者及家庭的需求、护理活动的选择及结果的评价时，都必须与患者及家庭成员一起商讨，商讨护理目标的可行性、护理措施的操作方法及护理效果的测量方法，以保证计划实施。

（2）突出个体特点　不同的个体虽然所患疾病相同，但由于所处家庭的结构类型不同、内部结构不同，以及文化背景与价值观、医疗资源利用等各不相同，在制订护理计划时，应充分考虑个体及其家庭特点，制订切实可行的、并且经济上又能承受得起的护理计划。

（3）团队合作　离开了其他专业团体和社区服务机构的配合，将影响护士和家庭的正常工作。因此，护理计划的制订必须考虑与社区相关工作人员间相互沟通、团队合作，使得有限的资源得以合理利用。

六、长期卧床患者的家庭护理

因骨折、脑外伤、某些严重的疾病及后遗症或极度衰弱会导致患者长期卧床。由于长期卧床，活动减少或不动，从而使机体在很多方面发生问题。

1. 皮肤

发生褥疮又称压疮，是长期卧床患者最常见的并发症，由于皮肤组织长时间受压,影响局部血液循环,引起组织坏死。发生褥疮的主要原因是压力,摩擦也是引起的原因之一。其他还有一些原因,如体重、循环、营养、皮肤、大小便失禁、昏迷、药物等。褥疮主要发生在皮肤和脂肪少而薄的骨隆突处。褥疮的护理关键在预防,要保持皮肤干燥、清洁,经常变换体位。一旦发生褥疮,在处理疮口的同时,积极去除病因。褥疮没有特效疗法,一旦形成褥疮,所花费的费用、人力、时间及精神的损失将会很大。

2.肌肉

发生肌肉萎缩。患者因卧床过久,活动减少或没有活动时,肌肉耐力减退,运动力变小,肌肉很快就发生萎缩。患者体力衰退就更不愿意活动,活动减少,会使患者变得更为软弱,恶性循环的结果导致患者无法下床活动。肌肉因不用而萎缩,当力量减退、手脚软弱后,患者逐渐无法独立处理许多日常生活及自我照顾的活动事项,从而必须依赖他人,在心理上对自我价值感是一种严重的打击,会对"存在"的意义打上一个问号。肌肉萎缩的预防性措施有:治疗性运动、自我照顾活动训练、轮椅上运动、下床行走活动等。对神经受损所引起的四肢瘫痪,即使给予运动治疗,效果也往往不好,但依然要为患者进行关节运动,防止关节僵硬。

3.骨骼

可能有骨质疏松症。骨骼结构是以胶原纤维做构架,钙盐和磷盐沉积在此构架中,使得骨骼变得坚硬。骨骼经常处于新陈代谢中,体内钙的再吸收与沉积,以及外来的压力和身体的重量对骨骼的新陈代谢都有影响。当长期卧床不动时,机体丧失了许多受力的机会。因为活动减少或不动,使得钙自骨中游离出来,钙的排泄率超过沉积率,骨骼因而变得疏松和脆弱,即使普通的力量,也可能发生骨折。老年人容易发生骨质疏松症,尤其是老年女性,长期卧床可加重骨质疏松症的病情。早期下床活动或协助患者站立,将有助减少或减轻骨质疏松症的发生。

4.关节和结缔组织

发生挛缩。身体的可动部分有关节、韧带、肌腱和相关肌肉及皮肤,它们都在身体做适当的活动时达到正常的运动范围,任何一者的正常运动范围减小时,即出现挛缩。长期卧床不动,常可发生髋关节挛缩、膝关节挛缩或踝关节挛缩。在正常情况下,我们每天的日常生活活动都使全身肌肉、骨骼、结缔组织有机会活动,因为有活动,使得结缔组织中的胶原纤维能够维持其正常的弹性,并完成其正常的伸张功能;否则会使其变短、变直和紧缩一团。卧床不动半天,挛缩情形就会开始。若经历 2～3 周的卧床不动,挛缩就会加重,此时,必须借助关节运动方能纠正;若 2～3 月不动而导致的挛缩,则必须通过外科手术才能解决。护理人员要及时评估是否有关节挛缩的情况存在,其办法是用量角器来测患者关节的活动范围,并及时记录。挛缩不严重时,实施运动、各种活动或利用矫正器具有助于改善或恢复其正常的关节运动范围,使挛缩消除。严重者,只有以手术矫正。物理治疗有助于减轻疼痛和减少肌肉痉挛,按摩有助于解除水肿,使得运动能顺利进行。实际上,最好的方法是预防挛缩的发生。预防的基本原则是每日至少 8h 以内,将所有关节运动一遍。由护理人员、家属或患者自己完成。保持正确的卧姿,经常翻身,鼓励患者早期下床活动,学习自我照顾及做各类活动。当挛缩的发生范围太大或是无法矫正时,必须借助必要的辅助用具。

5. 消化系统

出现食欲减退、便秘。护理措施主要是改善饮食结构和烹调方法,鼓励尽早下床活动。防止排便时发生意外,妥善处理便秘问题。

6. 泌尿系统

可发生肾结石与泌尿道感染。肾结石的发生与长期卧床、骨骼脱钙有关。游离的钙在尿液中沉积过多而形成结石,如在床上排尿不畅或饮水量过少,或有留置导尿管,可能会发生泌尿道感染。泌尿道感染会威胁到肾脏的健康,从而使病情进一步复杂化。预防肾结石与泌尿道感染的措施有多饮水、早期下床活动、注意个人卫生、定期尿液分析,可早期发现感染现象。口服枸橼酸钾可使尿液碱化,对尿结石的预防和治疗有一定意义。

7. 循环系统

可发生血栓性静脉炎(肺栓塞)、体位性低血压。据研究显示,卧床不动 2～3 周即可引发血栓性静脉炎的形成。当血栓脱落,进入肺静脉时,阻断肺的大部分血液循环,会引起急性心力衰竭,甚至死亡。长期卧床后突然坐起或站立时,常会因血液下降而休克,即体位性低血压,原因是血液都聚集在下肢和腹部。早期下床活动是预防血栓形成的根本方法。预防体位性低血压的方法是使患者逐渐直立坐起或站立。一旦发生体位性低血压时,使之立即躺下,可很快恢复正常。

8. 呼吸系统

可发生肺炎(坠积性肺炎)。平卧时,深呼吸和咳嗽反射动作减少,会使肺部分泌物不易排出而积存在肺部,造成细菌感染。预防肺炎的措施是:做床上活动,经常变换姿势或翻身,鼓励做深呼吸和咳嗽,多饮水以稀释分泌物,预防上呼吸道感染。

9. 心理状态

出现心理障碍。由于患者的病情严重程度不同、个人的心理素质不同、支持系统的不同,而出现程度不同、表现不同的心理障碍情况。有的可能只是轻微的心理反应,有的则出现焦虑不安、发脾气、情绪低落和睡眠状态改变,有的甚至出现严重的抑郁现象。护理人员要及时进行心理疏导,及时解决患者的医疗和护理需要,维护患者的身心健康。

（付　伟　邵爱和）

第三章　社区中医护理

学习目标

1. 简述中医护理的基本特点和基本原则,能在社区中医护理实践中运用辨证施护的程序。

2. 叙述中医护理一般知识的内容和护理方法。

3. 指导患者的生活起居、情志调摄、病情护理、用药护理及饮食调护等,实施整体护理。

4. 解释中药的性能及临床意义,指导患者正确煎服中药,并能对中草药中毒及不良反应的患者进行护理。

5. 说出常用中医护理技术的适应范围和操作注意事项。

6. 能比较熟练地操作下列中医护理技术:针刺法、灸法、拔罐法、刮痧法、按摩法。

7. 准确指出50个常用穴位的定位,并分别叙述其主治要点与操作方法。

8. 简述内科、外科、妇科、儿科常见病证的观察方法,运用中医护理方法说明其施护要点。

第一节　中医护理概述

中医药学是中国人民长期与疾病做斗争的经验总结,有着悠久的历史。中医护理学是中医药学的重要组成部分,是研究运用中医护理理论和护理技术,结合预防、保健、康复等措施,对患者及老、弱、幼、残进行辨证护理,以保护人民健康的一门应用学科。几千年来,中医护理对保障我国人民健康做出了巨大的贡献。

一、中医护理的基本特点

（一）整体观念

中医历来十分重视人体自身的统一性和完整性，并认为人体和自然环境、社会环境之间有着密切的联系。因此，整体观念包括两个方面，即人体是一个有机的整体及人和自然环境、社会环境的统一性。

1.人体是有机的整体

人体是由脏腑、组织、器官组成的，经过经络的作用使脏腑与脏腑、脏腑与形体组织器官之间发生生理上的联系，成为不可分割的有机整体。构成人体的各个组成部分之间在结构上相互联系，功能上相互协调、相互为用，在病理上相互影响。

在生理上，人体各个脏腑都有各自不同的功能，又有整体活动下的分工合作，这是人体局部与整体的统一性。如心藏神，为"君主之官"，主宰整个人体的生命活动，主血脉，与小肠相表里，开窍于舌，在志为喜。要维持人体正常生理功能平衡，既要靠各脏腑组织发挥自己的功能，又要靠脏腑间相辅相成的协同作用和相互间的制约作用。在病理上，人体某一脏腑、组织、器官发生了病理变化，都与全身脏腑、气血、阴阳的盛衰有关，说明人体的局部与整体辩证的统一。在治疗护理上，体表局部的病变，可以采取调整脏腑功能的方法，如心脾积热而致的口舌生疮，除进行口腔护理外，还应服用清泻心脾的药物。

2.人和自然环境、社会环境的统一性

中医学认为"人与天地相应"，"天人合一"即人与自然环境之间有着密切的联系。人是自然界的一部分，自然界是人类生息的环境，人体的生理功能和病理变化，不断地受自然界四时气候、地理环境、居住条件及一天中昼夜晨昏变化的影响，一旦自然界的这些变化超越了人体的适应能力，或由于人体的功能下降，不能对外界变化做出适应性调节时，疾病就会发生。再则，人生活在社会环境中，社会生活和种种因素也会影响人体健康而导致疾病的发生。因此，在社区护理工作中，必须根据各方面的因素，制订出适宜的护理计划。

（二）辨证施护

辨证与施护是相互关联的两个方面。辨证是运用中医护理理论，通过望、闻、问、切四诊的方法，收集患者有关疾病的病史、症状、体征等有关资料，进行分析、综合、概括、判断，确定疾病的证候。施护是在辨证的基础上，对疾病的证候确立相应的施护原则和方法，制订出护理计划和具体的护理措施，对患者实施护理。辨证是决定治疗和护理方法的前提和依据，施护是落实辨证的手段和方法，两者是诊治和护理疾病过程中相互联系不可分割的两个环节。

辨证施护不同于"对症治疗"，也不同于"辨病治疗"，其主要特点是：同一种疾病由于发病的时间、地区及患者的机体反应性不同，或处于不同的发展阶段，所表现出的证候不同，护理时应根据不同的情况，采取不同的治疗和护理方法，谓之"同病异护"；不同的疾病，在其发展过程中出现了相同的病机变化时，也可采取相同的方法进行治疗和护理，谓之"异病同护"。中医在对"病"、"症"、"证"三者关系的认识和处理上，最终决定治疗护理原则的是证候。这种针对疾病发展过程中不同性质的证候用不同方法去解决的法则，就是辨证施护的精神实质。

二、中医护理的基本原则

（一）预防为主

预防为主，是我国卫生工作四大方针之一。预防护理就是采取种种护理措施，防止疾病的发生和发展。中医学对疾病的预防历来十分重视，早在《素问·四气调神大论》中就提出了"圣人不治已病治未病，不治已乱治未乱"的预防思想，强调防重于治，对后世预防医学的发展做出了宝贵的贡献。所谓"治未病"，包括未病先防和既病防变两方面的内容。

1. 未病先防

未病先防就是在未病之前，做好各种预防工作，防止疾病的发生。未病先防的护理方法有：

（1）调摄精神形体　这是增强体质，提高抗病能力，减少疾病发生的一个重要环节。《素问·遗篇·刺法论》说："正气存内，邪不可干。"中医认为精神情志活动与人体的生理、病理变化有密切的关系。故要心情舒畅，精神愉快，尽量减少不良的精神刺激和过度的情志变动；经常参加各种健身运动，如太极拳、气功、八段锦等，利于关节通利，气机调畅；适应自然环境的变化，合理调配饮食，劳逸结合等。这些对于减少和防止疾病的发生具有十分重要的意义。

（2）药物预防　我国很早就已开始用药物和人工免疫法预防疫病了，如用"小金丹"预防疾病传染；人痘接种法预防天花。近年来，运用中药预防疾病收到很好的效果，如用贯众、板蓝根、大青叶预防流行性感冒、流行性腮腺炎；用茵陈、栀子、板蓝根预防病毒性肝炎；用马齿苋预防细菌性痢疾等，都是简便易行、行之有效的预防方法。

（3）防止病邪的侵害　病邪是导致疾病发生的重要条件，应讲究卫生，防止水源、食物和环境的污染；对"虚邪贼风，避之有时"；对"五疫之至，皆相染易",应"避其毒气";对生活起居方面,应起居有常、饮食有节、不妄作劳等,都是防止病邪入侵的有效方法。

2.既病防变

既病防变主要指两点,即早期治疗和防止病情发展与转变。

(1)早期治疗　疾病初期,护理人员要加强观察,捕捉先兆,通过患者出现的症状、体征及对有关情况的综合分析,为医生早期诊断、及时治疗提供可靠的依据,防止疾病的发展。如治疗不及时,病邪就会由表入里,病情也会由轻变重。

(2)控制传变　护理人员应掌握疾病的传变规律和途径,及早采取有效的治疗和护理措施。《金匮要略》指出:"夫治未病者,见肝之病,知肝传脾,当先实脾。"说明对传经的病变,要掌握其传变规律和途径,在治疗和护理上采取适当措施,防止未受邪之地被病邪侵害。如肝病未及脾时,护理上应注意调理脾胃,给以健脾以振中土,不但可杜邪传脾,防患于未然,而且可通过实脾以制肝木之横逆。

(二)护病求本

护病求本,就是寻找疾病的根本原因,并针对根本原因进行治疗和护理。它是辨证论治的一个根本原则。本和标是一个相对的概念,主要说明病证各种矛盾的主次关系。从正邪关系来说,正气为本,邪气为标;从病因和症状来说,病因为本,症状为标;从疾病先后来说,旧病、原发病为本,新病、继发病为标。在复杂多变的病证中,常有标本主次的不同,护理应透过现象看本质,正确判断疾病的标本情况,找出疾病的根本原因,然后配合治疗,采取相应的护理原则。

1.治标与治本

1)急则护治其标:当标病很急,成为疾病的主要矛盾,不及时治疗可危及患者生命或影响本病治疗时,护理上应采取应急措施,解决其标的问题。如患者忽然大量出血,气随血脱,症见大汗淋漓,四肢厥冷,脉微欲绝。护理上应积极配合治疗,做好止血和防止血脱的抢救工作。这种先止血以治其标,而后针对病因以治其本的方法,就是为了创造治本的条件,更好地治本。

2)缓则护治其本:对慢性病或恢复期患者,在标证不甚明显时,重点应护其本。如脾虚泄泻,脾虚为本,泄泻为标,采用健脾益气的方法,使脾气健运后,泄泻自然停止。此外,做好精神护理、加强锻炼、适当食补等以增强体质,这都是护本。

总之,标本缓急的护理原则,既有原则性,又有灵活性,临床应用时应视病情变化适当掌握。

2.正治与反治

(1)正治　又称"逆治",是指在疾病的本质和现象相一致的情况下,逆其证候性质而治的一种常用法则。如临床上常用的"寒者热之"、"热者寒之"、"虚则补之"、"实则泻之"均为正治法,适用于疾病证候与本质相一致的病证。

(2)反治　又称"从治",是指疾病的临床表现与本质不相一致甚至相反的情况下,顺从疾病的假象而治的方法。具体应用有:"寒因寒用"、"热因热用"、"塞因塞用"、"通因通用"。

正治和反治虽然概念有别,方法上有逆从之分,但两者都是针对疾病的本质而治,故都属于"治病求本"。

(三)扶正祛邪

疾病的过程,是正气和邪气矛盾双方相互斗争的过程,邪胜则病进,正胜则病退。因而中医治疗与护理疾病就是要掌握扶正祛邪这一条重要法则,通过扶正祛邪,使疾病向痊愈转化。

1.扶正

适用于正虚为主的病证,运用扶助正气的药物,辅以适当的营养和加强身体锻炼的方法,以增强体质,提高机体抗病能力,从而达到祛除邪气、战胜疾病、恢复健康的目的。临床可根据病证的不同分别采用益气、养血、滋阴、助阳等方法。

2.祛邪

适用于邪实为主的病证,运用攻逐邪气的药物,或采用针灸等方法,消除病邪,控制疾病的发展,达到邪去则正安的目的。临床根据病证的不同,分别采用发汗、攻下、清热、散寒、消导、化瘀等方法。

3.扶正与祛邪

两者相互为用,相辅相成。临床必须全面分析正邪双方消长盛衰的情况,根据其在疾病中的地位,决定扶正祛邪的主次和先后。或以单纯扶正为主,或以单纯祛邪为主,或扶正与祛邪兼知。机动灵活,辨证施护,做到"扶正不留邪,祛邪不伤正"。

(四)相因制宜

相因制宜是指治疗和护理疾病时,要针对疾病发生发展的具体情况,因时、因地、因人制宜。

1.因时制宜

是根据不同的季节气候特点,来决定护理原则。气候的变化,对人体的生理病理均有重要影响。如夏季人体腠理疏泄,冬季则致密,同为外感风寒,夏天就不宜过用辛温,以防发汗太过伤阴,且夏季暑多挟湿,应给予解暑化湿之品;而冬天则可重用辛温解表,使邪从汗而解。

2.因地制宜

是根据不同地区的环境特点,制定其护理原则。不同地区不仅有不同的地理特点,而且其环境、气候、习俗、生活条件等也不相同,因而人的生理活动和病理变化也不相同。如西北地区地高气寒少雨,病多燥寒,治宜辛润,慎用寒凉之品,应多吃牛羊制品及生津止渴的饮料等。东南地区地低气温多雨,病多温热或湿热,治宜清热化湿,护理上做好防暑降温和祛湿工作,并多食扁豆、绿豆、冬瓜、西瓜等祛暑利湿之品。

3.因人制宜

是根据患者年龄、性别、体质、生活习惯等不同特点,来考虑其护理原则。年龄方面,老人生理功能减退,气血亏虚,属残阳,病多虚证,护理上重在扶正补虚,搞好生活护理;小儿生机旺盛,气血未充,脏腑娇嫩,属稚阳,易寒易热,易虚易实,抵抗能力差,治疗上忌用峻攻,少用补益,药量宜轻。性别方面,有男女之别,妇人又有经、带、胎、产等情况,护理用药就不相同。体质方面,有强弱和寒热之偏、阴虚或阳虚之体,护理上均要予以考虑。

因人、因地、因时制宜,充分体现了中医护理整体观念和辨证施护的原则性和灵活性。临床上正确运用相因制宜,才能取得满意效果。

(五)调整阴阳

疾病的发生是由于机体阴阳的相对平衡遭到破坏,出现阴阳偏盛偏衰的结果。因此,调整阴阳,补偏救弊,恢复阴阳的相对平衡是治疗护理疾病的根本法则之一。

1.损有其余

即针对阴或阳一方过盛有余的病证,采用"实则泻之"的治疗法则。如对阴寒内盛的实寒证,用"寒者热之"的方法,温散其阴寒;对阳热亢盛的实热证,用"热者寒之"的方法。

2.补其不足

即对阴或阳一方偏衰、不足的病证,采用"虚则补之"的治疗法则。如对阴虚、阳虚、阴阳两虚的病证,用滋阴、补阳、阴阳双补的方法以补其不足。

三、中医辨证施护程序

(一)运用四诊收集资料评估病情

四诊即是望、闻、问、切四种诊察疾病的方法。运用四诊可以收集到有关患者健康和疾病的资料,观察和了解病情。望诊是对患者全身或局部及分泌物、排泄物进行有目的的观察,以发现异常情况;闻诊是通过听声音和嗅气味来辨别疾病的寒热虚实等变化;问诊是通过询问患者及家属来了解疾病发生过程中的变化,以全面了解病情;切诊是通过切按患者的脉搏和局部,来了解和推断疾病的性质、部位和预后。在整体观念的指导下,四诊合参进行辨证分析,为辨证施护提供依据。总之,正确运用望、闻、问、切收集可靠的资料,四诊合参进行辨证分析,以便采取适当的护理措施。

(二)运用辨证分析提出护理问题

临床患者的病情复杂多变,因人而异,表现形式有阴、阳、表、里、寒、热、虚、实等证之分。因此,护士应运用评判性思维,分析四诊所得的健康资料,运用八纲辨证、脏腑辨证等进行综合分析,辨识患者的病性、病位,正确评估患者的病情,做出护理诊断,为临床提出相应的护理问题打下基础。并按照先后、主次顺序归纳出需要护理手段来解决或部分解决患者身心存在的和潜在的健康问题。应优先解决生理需要,以后随着病情的变化随时提出新的护理问题。

(三)运用施护原则制订护理计划

患者病情多因人、因地、因时而异,故在护理时要以辨证施护为主分别对待,方法有"同病异治异护"、"异病同治同护"。

"同病异护",如感冒:冬季和夏季由于感受的病邪不同,所采取的治疗和护理方法也不同,因为冬季感受寒邪居多,常用解表祛寒的方法;而夏季感冒多感受暑湿邪气,常用芳香化浊的方法以祛暑湿,多用藿香正气水祛暑。"异病同护",如久痢脱肛和子宫下垂,虽是不同的病,但如果均表现为中气下陷证,那么都可以用升提中气的方法进行治疗和护理。

因此,所制订的护理措施既要具体、切实可行,真正落实到患者身上,又要体现出"急则护标,缓则护本,标本同护"以及"因人、因地、因时制宜"的护理原则。

(四)运用中西医术语及时记录评价

护理记录是患者在住院期间,护士按照护理程序对患者实施护理措施,进行整体护理全过程的记录,具有真实性、动态性,亦是评价是否为患者解决问题的记录。因此,记录要及时、准确、具体,运用中西医医学术语描述。

评价是患者住院期间,护士按中医护理程序对患者实施整体护理全过程的总结,是对每个护理问题实施相应的护理措施后的结果的评价,也是对护理计划效果的评价。如患者住院期间共提出护理问题几个?有效解决几个?现存的护理问题是什么？下一步应如何解决？

（五）运用中医特色的颐养知识进行宣教

健康宣教是实施整体护理的一项重要内容，护士可采用通俗易懂的语言，将具有中医特色的颐养知识向患者和家属耐心宣教，教会患者自我调养、自我保健的方法。宣教时必须遵循中医"三因制宜"的原则，针对每个患者的具体情况，从生活起居、情志调节、饮食调理、用药指导、特殊指导等五个方面提出，以便患者在日常生活中使用。

综上所述，中医辨证施护总的特点是"同病异治异护"和"异病同治同护"，主要表现在运用中医学理论指导和观察疾病的动态变化，提出辨证施护的原则。

第二节　中医护理一般知识

护理是医疗工作的重要组成部分，祖国医学历来十分重视护理工作，曾经提出"三分治疗，七分护理"的治病原则，明确指出了护理的重要性。对患者的一般护理，包括生活起居护理、情志护理、病情护理、用药护理、饮食护理等内容。

一、生活起居护理

（一）生活起居护理的目的

人们的日常生活起居及周围环境，与人体的健康具有密切的关系。生活起居护理，就是要对患者的日常生活起居加以照料，要给患者提供一个安静、整洁、舒适的休养环境，促进机体内外阴阳的平衡，恢复和保养正气，增强机体抵御外邪的能力，为疾病的治疗和康复创造良好的条件。同时根据不同的病证进行不同的护理。

（二）生活起居护理的内容和方法

1.顺应四时，起居有常

中医认为自然界与人体是一个有机的整体，自然界季节、气候的变化，必然会使人产生相应的反应，即"人与天地相应"。因此在护理工作中，也应根据自然界四时阴阳的变化规律，指导患者的日常生活起居。如春季阳气初升，万物萌发，人体的阳气经过一冬的闭藏，也渐发于外，此时应当"晚卧早起"，鼓励患者每天早起到户外去散步，呼吸新鲜空气。初夏万物生长茂盛，人体阳气也发散于外,可以晚些入睡,但应早起锻炼身体;盛夏天气热,不可让患者因一时之快而在空气对流的过道弄堂中乘凉,以免因贪凉而受寒。秋季天气渐凉,人体阳气也应当收敛,要"早卧早起";秋季某些旧病容易复发,所以要注意调摄。冬季天寒地冻,人体"伏阳在内",可以"早卧晚起",病室宜暖和。

2.沐浴更衣,讲究卫生

养成良好的卫生习惯,对于预防疾病的互相传播具有积极意义。护士要督促病情轻的患者搞好个人卫生,每天早晚刷牙,餐后漱口,饭前、便后洗手,勤剪指甲,经常保持皮肤及口腔的清洁,每晚临睡前用温水洗脸洗脚。对卧床不起的患者,护士应当定期为其擦浴、洗头,修剪指(趾)甲。对于二便失禁的患者,要勤换尿布、勤擦洗,保持臀部干燥,防止发生褥疮。同时还要经常做好卫生宣传,教育患者不但要搞好个人卫生,还要保持公共卫生,不要随地吐痰、乱扔果皮等。

3.劳逸适度,促病痊愈

一般而言,患者患病期间,当以静养为主,使脏腑功能恢复,气血旺盛,正胜邪退。但适当的运动,可以使关节滑利,经络通畅,气血调和,增强机体的抗病能力。所以社区护理患者应根据每个人的具体病情,适当安排休息和活动,做到劳逸适度,动静结合。一般来说,急性病和危重病患者须卧床休息,日常生活要由护理人员帮助。随着病情的好转,可在床上做适量的活动。大病初愈,也应注意休息,待体力恢复后,再循序渐进地适当运动。慢性病患者和恢复期患者,不可久卧病榻,"久卧伤气",对于中风偏瘫、痿证等卧床不起的患者,在其病情稳定后,护士应当协助患者在床上做些适当的活动,如活动肢体或进行按摩,以促进气血的运行。同时要鼓励患者,尽量自己下床活动,加强肢体的功能锻炼。对于泌尿系结石患者,在其服药排石期间,要督促其去做跳跃运动,也可以打球、跑步等,促使结石排出。

4.内外环境,舒适整洁

安静、舒适、整洁的环境,有利于机体的康复,因此,内外环境的调适对于患者十分重要。

(1)室外环境　居住或病室周围应打扫干净,室外可种些花草树木,既美化环境,又防风、防尘、调节空气,并可挖池堆山,安置石桌、石椅,便于患者休息。

(2)室内环境　病室内的卫生环境,直接影响患者的身体健康,要定时打扫病室,要求门、窗、四壁、天棚、地板洁净。室内要湿式擦洗,防止灰尘飞扬。患者床单必须保持清洁、干燥。床头柜要擦干净。患者物品放置要规范。

（3）室内温度与湿度　温度以 18～20℃为宜。老年人和阳虚证、寒证患者多畏寒,室温宜稍高;年轻人和阴虚证、热证患者多燥热喜凉,室温宜稍低。病室湿度以 50％～60％为宜。阴虚证、燥证患者,湿度宜偏高,可在室内洒水或用湿拖把擦地;阳虚证、湿证患者,湿度宜偏低,可开窗通风。

（4）室内光线　宜明亮而柔和。室内墙壁不宜白色,因为反光强,可采用淡蓝色或浅黄色。室内光线过强时,应用窗帘适当遮蔽强光。患者午睡时应拉上窗帘,使光线稍暗,以保证休息。晚间室内的灯光宜柔和,不宜过亮,以日光灯为佳。热证、肝阳亢盛患者,光线宜稍暗;癫痫、抽搐、麻疹患者,光线要暗淡;虚寒证、风寒湿痹者,光线宜充足。

其他,患者患病后,常有紧张、焦急、烦恼、不安的情绪,这些情绪可使病情加重。因此,护士除做好心理护理外,还必须维护病室的安静,防止噪声干扰,做到说话轻、走路轻、关门窗轻和操作动作轻。病室内严禁吸烟,同时要注意室内通风。夏季天气炎热,应经常打开窗户通风换气,其他季节可视情况而定,每天至少 1～2 次。冬季气候寒冷,只能打开小气窗,时间不宜过长,通风前要做好患者的保暖工作,防止患者受凉而感冒,切勿使空气对流。

二、情志护理

（一）情志护理的目的

人有七情,即喜、怒、忧、思、悲、恐、惊。在正常情况下,七情仅是精神活动的外在表现,并不成为致病因素,但是如果过于强烈持久的精神刺激,则可以引起人体的阴阳失调,气血紊乱,经络脏腑功能失常而发生疾病,同时人的精神状态对疾病的发展和治疗又有很大的影响。因此,情志护理的目的是:①设法消除患者的紧张、恐惧、忧虑、烦恼、愤怒等情绪;②帮助患者建立稳定协调的心理环境,树立战胜疾病的信心,使精神因素成为促进疾病转化的积极因素;③帮助患者适应病人角色和医院、社区生活环境;④帮助患者建立新的人际关系,尤其是护患关系。

（二）情志护理的内容和方法

1. 关心体贴,说理开导

患者的情志状态和行为不同于正常人,常常会产生各种心理反应,如依赖性增强,猜疑心加重,主观感觉异常,情绪容易激动,不稳定,焦虑、恐惧等。此时,就迫切需要医护人员给予关怀和温暖,设身处地为患者着想,孙思邈在《备急千金要方》的"大医精诚"篇中指出:"凡大医治病,必当安神定志,无欲无求,先发大慈恻隐之心,誓愿普救含灵之苦。……华夷愚智,普同一等,皆如至亲之想。"要"见彼苦恼,若己有之"。表明了医者应当处处体谅患者的心情,以仁慈之心爱护患者,以济世救人作为自己的行为准则。

针对患者不同的症结,做到有的放矢,动之以情,晓之以理,喻之以例,明之以法,使其认识到情志对人体的影响,提高战胜疾病的信心,积极配合治疗,从而起到改变患者精神状态、躯体状况的目的。《灵枢·师传》中指出:"人之情,莫不恶死而乐生,告之以其败,语之以其善,导之以其所便,开之以其所苦,虽有无道之人,恶有不听者乎?"原文是指王公大人骄恣纵欲,在治疗中出现矛盾,禁之则逆其志,顺之则加其病,如何处理? 乃配以说理开导。

2.因人施护,释疑解惑

《灵枢·寿夭刚柔》中指出:"人之生也,有刚有柔,有强有弱,有短有长,有阴有阳。"由于人的体质有强弱之异,性格有刚柔之别,年龄有长幼之殊,性别有男女之分。因此,对同样的情志刺激,由于体质、性格、年龄、性别的差异等,对疾病的态度和认识不同,就会有不同的情绪反应。

(1)体质差异　《灵枢·通天》认为人们的体质有阴阳之禀赋不同,对情志刺激反应也不相同,"太阳之人,多阴无阳",精神易抑郁;"少阳之人,多阴而少阳",爱慕虚荣,自尊心强。《灵枢·行针》中指出:"多阳者多喜,多阴者多怒。"

(2)性格差异　一般而言,性格开朗乐观之人,心胸宽广,遇事心气平静而自安,故不易为病;性格抑郁之人,心胸狭窄,感情脆弱,情绪常剧烈波动,易酿成疾患,这种耐受性的差异,与人的意志和勇怯密切相关。《素问·经脉别论》中就指出:"当是之时,勇者气行则已,怯者则著而为病也。"

(3)年龄差异　儿童脏腑娇嫩,气血未充,中枢神经发育不完全,多易为惊、恐致病;成年人,气血方刚,奋勇向上,又处在各种复杂的环境中,多易为怒、思致病;老年人,常有孤独感,多易为忧郁、悲伤、思虑致病。

(4)性别差异　男性属阳,以气为主,感情粗犷,刚强豪放,较易为狂喜、大怒而致病;女性属阴,以血为本,感情细腻而脆弱,一般比男性更易因情志为患,多易为忧郁、悲哀而致病。所以,《外台秘要》中说:"女属阴,得气多郁。"

(5)解除疑虑　正是基于对个体特异性的认识,情志护理特别强调应根据患者的遗传禀赋、性别年龄、自然条件、社会环境、精神因素等不同特点区别对待。人患病以后,产生各种各样的疑虑是较普遍的心理现象,即俗语所说的病者多疑,特别是性格抑郁、沉默寡言的患者更为突出。患者常常胡乱猜测,或小病疑大,或轻病疑重,或久病疑死。最终疑虑成疾,使无病之躯真的疑出一场大病,"杯弓蛇影"便是典型的案例。因此护理时,要因人而异,有的放矢,减轻患者患病后的心理压力,以利于身体康复。

3.避免刺激,精神转移

可根据患者的具体病情,及时提醒探视患者的亲朋,不要给患者以不必要的刺激,危重患者应尽量谢绝探视;病历应严格管理,不能让患者及家属随便翻阅,以免增加患者的精神负担;轻重患者要分开安置,一方面便于重患者的治疗与护理,另一方面避免给轻患者造成一定的心理负担。

人患病住院后,接触的除了医护人员外,就是患各种疾病的人,因此他们的注意力很自然地就集中在疾病上,时时刻刻关注着自己身体的变化,害怕疾病加重或恶化,为自己的前途、孩子的成长、家庭的实际问题而担忧,这样胡思乱想不仅对治疗无益,还会加重原有的疾病。护理人员应采用一定的措施,设法分散患者对疾病的注意力,使其注意力转移到另外的人或物上。如根据患者的特长开展一些有益的活动:看书、读报、下棋、打拳等。耐心解答患者的问题,主动为患者讲述有关的医学科学知识,改变患者的性情,调动机体正气,从而战胜疾病。

三、病情护理

(一)病情护理的目的

病情护理是指护理人员运用四诊的方法,了解患者的病史和现状,对病情做出综合判断的过程。其目的是:①为做出护理诊断,制订护理计划,实施护理措施提供依据;②有利于判断疾病的发展趋向和转归;③有利于了解治疗效果和用药反应;④有利于及时发现危重症和并发症,采取有力措施,防止病情恶化。

(二)病情护理的要求

1.了解诊断,辨证施护

护理人员在了解诊断时,既要了解是什么病,同时还要了解是什么证。只有弄清了病和证,才能制订出护理计划,做好辨证施护。

2.既有重点,又要全面

病情护理应根据疾病和证候的不同,有重点地进行,做到心中有数。社区护理人员要照顾全社区的患者,如果毫无重点地泛泛观察,反而会造成抓不住重点,遗漏重要情况的后果。如体温的变化是对发热患者的重点护理内容,而对高血压患者来说,则并不重要。所谓全面,是指对重点护理对象的各个方面及全过程都要了解,不要放过任何细微的变化。

3.排除干扰,力求准确

观察病情常会受到其他因素的干扰,如患者或家属的主观因素,患者的语言表达能力,对痛苦的耐受能力及由于某些特殊原因所反映的不真实病情等。护理人员要排除干扰,通过直接观察,与相关指标对照判别,去伪存真,力求准确。

4.认真观察,及时记录

对观察的项目,能用计量表示时,要记录具体数量;症状和体征,要准确地描述记录,并重点扼要地进行交班。

（三）病情护理的方法

1.运用四诊,观察病情变化

护理人员运用四诊的方法有目的地对病情进行观察和分析,以收集病情变化资料,从而制订出护理计划,对疾病进行适宜的护理。

2.运用辨证方法,对病情进行分析

通过四诊所获得的病情资料,运用辨证的方法,进一步判断与确定疾病的性质、部位,为辨证施护及制订护理措施提供依据。

3.观察护理效果,及时调整护理计划

在进行病情观察中,不仅要收集有关病情变化的资料,还要观察治疗与护理后的效果,以便验证所制定的治疗方案与护理计划是否正确,是否应该进行修改与补充,促使护理措施的实施能符合病情变化的规律。

四、用药护理

中药治疗是中医最常用的方法,社区患者的药物治疗是通过护理人员来执行的,因此,用药护理是护理人员的主要任务之一。

（一）中药的常用剂型

剂型是根据病情需要与药物特点相结合,使其在治疗上能更好地发挥药效的各种给药方法。中药的剂型很多,在此介绍常用中药的剂型(见表3-1)。

1.汤剂

汤剂是由多种药物配合,加水煎煮,去渣取汁饮服,称为汤剂。其特点:吸收快,疗效迅速,并可灵活加减运用,全面照顾到患者或病证的特殊性。适用于一切急慢性疾病,尤其是病情复杂、变化较多者。

2.丸剂

丸剂是将多种药物按剂量加工成细末,与赋形剂混合制成圆粒状内服丸药。根据赋形剂的不同而有不同的名称,如蜜丸、水泛丸、糊丸、蜡丸等,现代还有浓缩丸、滴丸等。"丸者缓也",其特点:吸收缓慢,药效持久,便于携带、服用及贮存。适用于慢性病患者和病后调理,但也有用于急救者,如安宫牛黄丸、苏合香丸等。

3.散剂

散剂是将一种或多种药物研成细末并混合均匀,有内服和外用两种。内服散剂直接用水冲服,如三七粉、玉枢丹等,也可装入胶囊服用;外用散剂多外敷撒布患处,亦可作点眼、吹喉等外用,如金黄散、锡类散等。散剂的特点是制作简便、运用灵活、吸收较快、便于携带、不易变质等。

4.膏剂

膏剂是由药物用水或植物油煎熬浓缩而成,分内服和外用两种。内服有煎膏、流浸膏、浸膏等,如当归养血膏、十全大补膏等,它们大多用于慢性患者的调理培补。外用分软膏、硬膏。软膏多用于外科疾患,如三黄软膏等;硬膏又叫膏药,用于风湿痹痛和局部外伤疼痛,如狗皮膏等;近代又有白胶布膏,作用相似,但不污染衣服,如伤湿止痛膏等。膏剂的特点是用量小,外用可缓慢吸收,持久发挥药效。

5.酒剂

酒剂又称药酒,是将药物置于白酒或黄酒中浸泡20天,使其有效成分溶出,滤出药渣,以供内服和外用,多用于风湿痹痛或跌打损伤等病证,也有用于虚证补养等。如五加皮酒、木瓜追风酒、十全大补酒等。

随着中药剂型的不断改革和提高,还有冲剂、片剂、针剂、糖浆剂、气雾剂等各种剂型,以及妇科、外科、耳鼻喉科使用的特殊剂型。

表 3-1　部分常用中成药简表

方名	功用	主治	用法	剂型
感冒退热冲剂	清热解毒	感冒发热,上呼吸道感染,急性扁桃炎,咽喉炎	开水冲服。1日3次,每次1~2袋	冲剂(袋)
板蓝根冲剂	清热解毒、凉血利咽,消肿	感冒,扁桃体炎,腮腺炎,咽喉肿痛,防治传染性肝炎	冲服。1日4次,1次1袋	冲剂(盒),每包重10g
银黄片	清热解毒	上呼吸道感染,急性扁桃体炎,急性咽炎,肺炎,疮疖脓肿等	口服。1日4次,1次2~4片	片剂(袋)
双黄连口服液	辛凉解表,清热解毒	病毒和细菌感染引起的感冒,肺炎,气管炎,咽炎,扁桃体炎	口服。1日3次,1次2支,小儿酌减或遵医嘱	口服液(支)
藿香正气片(胶囊)	发散风寒,化湿和中	伤风感冒,怕冷发热,食物积滞,头痛胸闷,吐泻腹胀	口服。1日3次,1次4片或4粒	片剂、胶囊剂(瓶)
三黄片	清热解毒,泻火通便	三焦热盛,目赤肿痛,口鼻生疮,咽喉肿痛,牙龈出血,尿赤便秘,急性胃肠炎,痢疾	口服。1日2次,1次4片	糖衣片(袋)

续表

方名	功用	主治	用法	剂型
急支糖浆	清热消炎,祛痰止咳	急性支气管炎,感冒后咳嗽,慢性支气管炎	口服。1日3～4次,1次20～30mL	糖浆(瓶)
海珠喘息定片	祛痰,镇咳,安神	支气管哮喘,慢性气管炎和哮喘性支气管炎	口服。1日2～3次,1次2片	片剂(瓶)
保剂丸	发散风寒、化湿和中	四时感冒,发热头痛,腹痛吐泻,消化不良	口服。1日3次,1次6g	小粒丸剂,每瓶140粒
香砂养胃丸	化湿理气	湿阻气滞所致胃脘胀满为特征的慢性胃炎,胃溃疡等	口服。1日2次,1次9g	小粒丸剂(瓶)
木香顺气丸	顺气止痛,健胃化滞	肝郁气滞所致消化不良,慢性肝炎,早期肝硬化,慢性胃炎,肠炎等	口服。1日2次,1次6～9g或1蜜丸	小粒丸剂、大粒蜜丸(瓶)
附子理中丸	温中散寒	脾胃虚寒引起的脘腹疼痛及慢性胃肠炎	口服。1日2次,1次6～9g	小粒丸剂(瓶)
保和丸	消食,导滞,和胃	食积停滞,脘腹胀满,嗳腐吞酸,不欲饮食	口服。1日2次,1次1丸	蜜丸(盒)
地奥心血康	调节心脏功能,改善心脏血流量	预防和治疗冠心病、心绞痛、心律失常、高血压、高血脂	口服。1日3次,1次1～2片	片剂(盒)
复方丹参片	活血化瘀、理气止痛	瘀血阻滞之冠心病、胸中憋闷、心绞痛	口服。1日3次,1次3～4片	片剂(瓶)
冠心苏合丸	理气宽胸,止痛	气滞、寒郁痰阻所致心绞痛	嚼碎服。1日1～3次,1次1丸	大粒丸剂(瓶)
速效救心丸	增加冠脉血流量,缓解心绞痛	冠心病、胸闷、憋气、心前区疼痛	口服。1日3次,1次4～6粒	丸剂,每瓶40粒
银杏叶片	活血化瘀,通脉舒络	脑卒中之舌强语謇,半身不遂及血瘀引起的胸闷痛	口服。1日3次,1次1片	片剂(盒)
生脉饮	益气复脉,养阴生精	气阴两亏,心悸气短,自汗脉微	口服。1日3次,1次10mL	口服液(支)
六神丸	清热解毒,消炎止痛	烂喉丹痧,咽喉肿痛,喉风喉痛,痈疡疔疮,无名肿毒等	口服。1日3次,温开水吞服。成人1次10粒,小儿酌减。外用适量	小粒丸剂(瓶)
牛黄解毒片	清热解毒	火热内盛,咽喉肿痛,牙龈肿痛,口舌生疮,目赤肿痛	口服。1日2～3次,1次3片	片剂(袋)
六一散	清暑利湿	内服用于暑热身倦,口渴泄泻,小便短赤;外治痱子刺痒	调服或包煎服。1日1～2次,1次6～9g	散剂(瓶)
龙胆泻肝丸	清肝胆,利湿热	肝胆湿热,头晕目眩,耳鸣耳聋,尿赤涩痛,湿热带下	口服。1日2次,1次3～6g	水丸(袋)

续表

方名	功用	主治	用法	剂型
加味逍遥丸	舒肝清热,腱脾养血	肝郁血虚,肝脾不和,两胁胀痛,头晕目眩,月经不调	口服。1日2次,1次6g	水丸(袋)
乌鸡白凤丸	补养气血,调经止带	月经不调,崩漏带下,气血两虚	口服。1日2次,1次1丸或1瓶	大蜜粒丸、小粒丸(盒、瓶)
痛经灵冲剂	活血化瘀,温经止痛	寒凝血瘀,或气滞血瘀所致功能性痛经	冲服。每次经前3天开始服,1日2次,1次1袋	冲剂(袋)
益母草膏	活血调经,祛瘀生新	月经不调,痛经,产后恶露不净等	口服。1日3次,1次1袋	冲剂(袋)
正天丸	活血化瘀、祛风止痛	各种头痛,三叉神经痛,痛经等	口服。1日2~3次,1次1袋	丸剂,每袋6g
元胡止痛片	理气,活血,止痛	气滞血淤的胃痛,胁痛,头痛,痛经	口服。1日3次,1次4~6片	糖衣片
补中益气丸	补中益气,升阳举陷	脾胃虚弱、中气下陷证引起的体倦乏力,食少腹胀,久泻脱肛,子宫脱垂	口服。1日2~3次,1次6g	水丸(袋)
十全大补丸	温补气血	气短心悸,头晕自汗,体倦乏力等气血两虚证	口服。1日3次,1次6~9g	小粒丸剂(瓶)
六味地黄丸(口服液)	滋补肝肾	肝肾阴虚所致腰膝酸软,头昏眼花,潮热盗汗,消渴等	口服。1日3次,1次6~9g或1支	小粒丸、口服液(瓶、支)
杞菊地黄丸(口服液)	滋养肝肾	肝肾两亏,眩晕耳鸣,羞明畏光、迎光流泪,视物昏花	口服。1日2次,1次6~9g或1支	小粒丸、口服液(瓶、支)
知柏地黄丸	滋阴泻火	阴虚内热,盗汗,遗精,咽喉疼痛等	口服。1日2次,1次10g	小粒丸剂(瓶)
人参归脾丸	健脾养心,益气补血	心脾两虚所致心悸怔忡,失眠健忘,崩漏,血小板减少性紫癜等	口服。1日2次,1次1丸	大蜜粒丸剂(盒)
附桂八味丸	温补肾阳	肾阳不足、腰膝冷痛、小便不利或尿多、便溏、水肿等	口服。1日2~3次,1次1.5~3g。小儿酌减	小粒丸(瓶)
灵芝胶囊	养心安神,补血益气,健脾养胃	气血两虚证及白细胞减少,肝炎后体弱者	口服。1日3次,1次4粒	胶囊(瓶)
天王补心丹	滋阴养血,宁心安神	血虚头晕,心悸,失眠等	口服。1日2~3次,1次3~10g	小粒丸剂(瓶)
四神丸	温肾暖脾,涩肠止泻	命门火衰,脾胃虚寒、五更泄泻	口服。1日1~2次,1次9g	水丸(袋)
八珍丸	补益气血	气血两虚,面色萎黄,食欲不振,月经过多	口服。1日2次,1次1丸	蜜丸(盒)
小活络丸	祛风除湿,活络通痹	风寒湿痹,肢体疼痛,麻木拘挛	口服。1日2次,1次1丸	蜜丸(盒)

续表

方名	功用	主治	用法	剂型
伤湿止痛膏	祛风湿、活血止痛	风湿性关节炎,肌肉疼痛,关节肿痛	外用。贴于患处	片状橡胶膏(袋)
大活络丹	祛风止痛,除湿豁痰,舒筋活络	卒中后遗症,四肢痿痹及风湿性关节疼痛等	开水化服。1日2次,1次1丸	蜜丸,每丸重3g
云南白药	祛瘀生新,止痛止血	跌打损伤,瘀血肿痛,外伤出血,吐血,衄血,咳血	口服。1日2～3次,1次0.2g,小儿酌减	散剂(瓶)
正红花油	止血止痛,消炎消肿	心腹诸痛,风湿骨痛,扭伤瘀肿,烫伤,烧伤	外用,擦敷患处	油剂(瓶)
跌打丸	活血祛瘀,消肿止痛	跌打损伤,腰部和筋骨扭伤等	口服:1日2～3次,1次1丸或3g。外用:用黄酒或醋调,敷患处	丸剂(盒)
人参再造丸	祛风化痰,舒筋活血	中风,口眼歪斜,言语不清,半身不遂等	开水化服。1日2次,1次1丸	大蜜丸(瓶)
安宫牛黄丸	清热解毒、镇惊开窍	热入心包、高热惊厥、神昏谵语	日服1日1次,1次1丸	大蜜丸(盒)

（二）中药的药性

1.四气五味

药物具有"性"和"味",其中"性"又称为"气"。四气五味是中药药性的基本理论之一,是药物性能的重要标志。

（1）四气,即寒热温凉四种药性。四气中温热与寒凉属于两类不同的性质。温热属阳,寒凉属阴。温次于热,凉次于寒,即在共同性质中又有程度上的差异。

能够减轻或消除热证的药物,一般属于寒性或凉性;反之,能够减轻或消除寒证的药物,一般属于温性或热性。阳热证用寒凉药,阴寒证用温热药,这是临床用药的一般原则。

（2）五味,指辛甘酸苦咸五种最基本的滋味。药物的味相同其作用就有共同之处,味不同就会有差异。五味(含淡、涩)的功效分述如下:

辛:能散、能行。有发散、行气、行血等作用。

甘:能补、能缓、能和。有补益、缓急止痛、调和药性、和中的作用。

酸:能收、能涩。有收敛固涩作用。

苦:能泄、能燥。有泻热、泄下、燥湿等作用。

咸:能软、能下。有软坚散结和泻下作用。

淡:能渗、能利。有渗湿利水作用。一般常把淡味药附于甘。

涩：与酸味药作用相似。一般将涩味与酸味并列。

2.升降浮沉

升降浮沉反映药物作用的四种趋向。

升是上升，降是下降，浮表示发散，沉表示收敛固藏和泄利二便。升浮属阳，沉降属阴。一般具有升阳发表、祛风散寒、涌吐、开窍等功效的药物，都能上行向外，药性都是升浮的；具有泻下、清热、利水渗湿、重镇安神、潜阳息风、消导积滞、降逆止呕、收敛固涩、止咳平喘等功效的药物，都能下行向内、药性都是沉降的。

（1）升降浮沉与性味的关系　一般来说，药性升浮的，大多具有辛甘之味的温热之性；药性沉降的，大都具有酸苦咸涩之味的寒凉之性。

（2）升降浮沉与药物质地的关系　前人重视药性升降浮沉与药物质地的关系，认为花、叶、皮、枝等质轻的药物大多是升浮的，而种子、果实、矿物、贝壳等质重者大多是沉降的。然而，上述关系并非是绝对的，如旋覆花降气消痰、止呕止噎，药性是沉降的。

3.归经

归经是表示药物的作用部位，体现了药物对人体作用部位的选择性。

归经是以脏腑经络理论为基础，以所治病证为依据而确定的。由于经络能沟通人体内外表里，所以体表病变可通过经络影响内在的脏腑，脏腑病变亦可反映到体表。通过疾病过程中出现的证候表现以确定病位，这是辨证的重要内容。例如，心主神志，当出现精神、思维、意识异常的证候表现，如昏迷、癫狂、呆痴、健忘等，可以推断为心的病变。能缓解或消除上述病变的药物，如开窍醒神的麝香、镇惊安神的朱砂和补气益智的人参皆入心经。同理，桔梗、杏仁能治胸闷、咳喘、归肺经；全蝎能止抽搐，归肝经。

4.毒性

毒性是指药物对机体的损害性。毒性反应与副作用不同，它对人体的危害性较大，甚至可危及生命。有些人错误地认为中药大多直接来源于生药材，因而其毒性小、安全系数大，对中药毒性缺乏正确的认识。为了确保用药安全，必须正确对待中药的毒性，了解毒性反应产生的原因，掌握中药中毒的解救方法和预防措施。

（三）中药给药规则

口服给药的治疗效果，除受到剂型等因素的影响外，还与服药的时间、服药的多少、服药的冷热等服药方法有关。

1. 服药时间

适时服药是合理用药的重要方面,具体服药时间应根据胃肠的状况、病情需要及药物特性来确定。

(1)饭前服药 饭前胃中空虚,药物可避免与食物混合,能迅速入肠中,充分发挥药效。驱虫药、攻下药及其他治疗胃肠道疾病的药物和滋补药宜饭前服。

(2)饭后服药 饭后胃中存有较多食物,可减少对胃的刺激,故对胃肠道有刺激的药物(如抗风湿药)宜饭后服;消食药亦宜饭后及时服用,以利充分发挥药效。一般药物,无论饭前或饭后服,服药与进食都应间隔 1h 左右,以免影响药物与食物的消化吸收与药效的发挥。

此外,为了使药物能充分发挥作用,有的药物还应根据人体的生物节律在特定的时间服用:如安神药宜在睡前 30min 至 1h 服药;缓下药宜睡前服用,以便翌日清晨排便;涩精止遗药应晚间服一次药;截疟药应在疟疾发作前两小时服药,急性病则不拘时服。

2. 服药多少

一般疾病服药,多采用每日 1 剂,每剂分早晚二服或早中晚三服。病情急重者,可每隔 4h 左右服药 1 次,昼夜不停,使药力持续,有利于顿挫病势。应用药力较强的药物如发汗药、泻下药时,服药应适可而止,以得汗、得下为度,不必尽剂,以免汗、下太过,损伤正气。呕吐患者服药宜小量服用,小儿根据要求和年龄酌情减量。

3. 服药冷热

汤药多宜温服。如治寒证用热药,宜于热服。特别是辛温发汗解表药用于外感风寒表实证,不仅药宜热服,服药后还需温覆取汗。治热病所用寒药,如热在胃肠,患者欲冷饮者可凉服;如热在其他脏腑,患者不欲冷饮者,寒药仍以温服为宜。

4. 服药方法

中药剂型种类多样,应根据患者的不同情况、药的剂型等采取不同的服药方法。一般丸剂、片剂、胶囊、滴丸等用白开水送服,祛寒药可用姜汤送服,祛风湿药宜用黄酒送服,以助药力;散剂、丹剂、膏剂、丸剂及某些贵重细料药,可用白开水或汤药冲服或含服;呕吐患者在服药前先服少量姜汁,亦可先嚼少许生姜片或橘皮,预防呕吐,汤药应浓煎,少量多次服用;婴幼儿、危重患者,可将药调化后喂服;对于神志不清、昏迷、破伤风及其他不能进食者,可行鼻饲法将药液或中成药调成药液注入胃中。

（四）中药汤剂的煎煮法

1.煎药容器的选择

煎药容器以砂锅为佳，忌用铁器、铜器、铅器与掉瓷的搪瓷器皿。

2.浸泡中药

煎药前将药物放入砂锅内，加冷水浸泡 30min 左右，使水渗进药物深部。加水应高出药面 3～5cm，第 2 次煎煮加水超过药面 2～3cm 为宜。煎药时不要频频揭盖，尽量减少挥发性成分的损失。

3.煎药的火候、时间

一般先用武火（大火）煎沸，后改用文火（小火），以免水分迅速蒸发，影响有效成分的煎出。通常第 1 次煎煮沸后再煮 30min，第 2 次煎煮沸后再煎 20min；解表药，芳香类药物宜武火急煎，第 1 次煎煮沸后再煎 10～15min，第 2 次煎煮沸后再煎 5～10min；滋补药宜文火煎，第 1 次煎煮沸后再煎 50～60min，第 2 次煎煮沸后再煎 30～40min。

4.煎取的药量

每剂药煎取药液以 200～250mL 为宜，小儿及服药困难者可减半。

5.特殊药物煎法

（1）先煎　一般先煎 30min，再加入其他药物一起煮。如质地坚硬的贝壳类、矿物类药、滋补药及有毒药物等。

（2）后下　一般药基本煎好后，再加入后下药继续煎 5min 即可。如气味芳香及久煎后有效成分易于破坏的药。

（3）包煎　小粒子易浮于水面者（如葶苈子），粉末药及有茸毛的药物（如旋覆花），应用纱布包好入煎。

（4）烊（溶）化　一般为胶体药物。如阿胶、鹿角胶、饴糖、龟板胶等，药煎好后，将烊（溶）化药加入汤液，经溶化后服用。

（5）冲服　一些比较贵重的中药，如三七、琥珀等，或某些不需要煎煮的中药，如芒硝、沉香末等，将药煎完后，把冲服药投入药液中摇匀后服之。

（6）另炖或另煎　某些贵重药，为保存其有效成分，减少耗损，需另煎，煎好后再与汤剂合并服用，如人参、玳瑁等。

（7）泡服　某些含挥发油，易出味的中药，用开水泡后代茶饮，如胖大海、参须等。

（五）服药护理

1.服药前

药物备齐后，经查对无错，尤其是剧毒药品更应注意查对，发现可疑时，应查清后，方可发给患者。对丸、散、膏、丹、饮片等，服用前须仔细检查有无发霉、变质现象。

2.服药时

注意助药力，助药力是指服药后为使药物发挥更好的效能，而采用的一些措施。如服解表发汗药时，应趁热服下，服药后卧床保温要求微汗出，有时在服药后喝热粥，以助药效；服攻下剂时，要严密观察大便的次数、性状，见效后是否再服，报告医生酌定；呕吐患者服药时，宜将汤药分次服用，或在服药前取姜汁数滴，滴于舌面上；催吐剂的应用，服药后发生呕吐者，其剩余药是否再服，应报告医生；驱虫药宜空腹用；补益药宜空腹趁热服用；治疟疾药须发病前两小时服用；婴儿服药，必须喂服，在喂药时忌药液呛入气管内；对较大儿童应劝慰其主动服药，不可采取威胁、恐吓或暴力手段逼迫其服药。

3.服药后

要严密观察药效和病情变化，如服发汗药后，观察患者是否出汗，汗出多少。服催吐药时，如一时不吐，可用探吐法（用手指触咽部助其呕吐的方法）使其呕吐，对呕吐次数和呕吐物的性状、色泽、量等要做好观察记录。服攻下药、驱虫药时，要注意观察服药后大便的次数、颜色、质量等。如排便过多，可停用；如服后 3～4h，仍无大便者，可继续服用。

（六）中草药中毒及不良反应的护理

中草药中毒现象及不良反应虽然较西药少见，但是由于近年来不断开发中草药，用化学提取法制取了不少新药，致使中毒及不良反应日益增多。导致中毒及不良反应的原因主要是服用剂量过大、用药时间过长、炮制不规范、错用伪药品以及患者为过敏体质等。

1.有毒中草药大致分类

（1）含生物碱类：罂粟、天南星、洋金花（曼陀罗）、马钱子（番木鳖）、雷公藤、马兜铃、断肠草、藜芦、烟叶、走马芹、秋水仙、闹羊花、乌头等。

（2）含毒蕈类：细辛、威灵仙、白果、狼毒、红茴香、油桐等。

（3）动物类：蟾酥、鱼胆、斑蝥、蜈蚣、全蝎等。

（4）矿物类：雄黄、红升丹、轻粉、白降丹等。

（5）含甙类：芫花、半夏、鸦旦子、万年青、芦荟、马桑、夹竹桃、木薯、商陆等。

（6）含蛋白类：巴豆、苍耳子、大麻仁、蓖麻子等。

2.中草药中毒的护理

（1）应立即停止接触及服用有毒药物。将患者移离有毒现场，安置在空气流动的空间。

（2）清除体内尚未被吸收的有毒药物：①催吐：适用于口服有毒药物 2～3h 以内，清醒能合作的患者。用压舌板或棉花等刺激咽喉壁以引起呕吐；②一次性饮入大量温开水进行催吐；③用白矾 6g 研末，温开水调服；④或食盐 2汤匙，调温开水一碗服之。

洗胃：适用于催吐无效，服毒物 4～6h 以内的患者。若患者服药困难，或用催吐法效果不佳者，可用生理盐水、绿豆汤、温开水多次、反复洗胃。

导泻：清除胃内容物后，可用大黄 15g、厚朴 10g 煎水，或玄明粉 15～30g开水冲服；或番泻叶 15g 泡开水口服以导泻。

（3）促进有毒物的排泄：主要采用补液及利尿等方法。

（4）中和解毒：主要采用生绿豆 60～200g 泡水，磨烂取汁；或生甘草 60g；或岗梅根 150g，银花 30g 煎水口服。同时可针对有毒物的成分，分别选用不同药物或食物，以减少吸收及对抗其毒性作用。如断肠草中毒，可用生山羊血解救；乌头碱中毒，可用阿托品对抗；斑蝥中毒，可服用青黛汁、黑豆、黄连、葱、茶等，或用黄柏煎汤冲鸡蛋清口服解毒。

（5）对症处理：根据病情，及时补液、给氧、护肝、强心、镇静、镇痛及其他对症处理。

五、饮食护理

祖国医学以药物祛除病邪，以饮食调养身体。中医饮食护理，是根据病情或患者的需要，采用针对性的饮食，对疾病进行治疗或防病健身的一种方法。"民以食为天"，饮食是维持人体生命活动必不可少的物质基础，是人体脏腑、四肢百骸得以濡养的源泉。利用饮食调理和药食配伍调理，是中医治疗学的一大特色。合理的饮食，对未病之人可以补益身体，预防疾病；对患者不仅能促使疾病早日康复，而且能调治疾病、缩短病程；尤其是对慢性疾病和重病的恢复期，合理运用饮食调护，能起事半功倍之效。

（一）常用食物分类及性能

食物品种繁多，每类食物具有不同的性能及营养特点，以食物的性能结合品种归类如下。

1. 蔬菜类

蔬菜大多为陆地生的，还有水生的，如紫菜、石花菜、野菜也包括其中。蔬菜除真菌、藻类植物外，绝大多数为草本植物，食用部分又分叶、根茎、瓜果等不同，因种类和食用部分的差异，功能不一。除韭菜、葱、蒜等蔬菜性温，能温中散寒、开胃消食外，大多数性质偏于寒凉，并以清热除烦、通大便、利小便、化痰止咳等功能为多见；柔滑的蔬菜尤善通利二便；许多野菜和某些柔滑蔬菜有清热解毒、凉血的功能；瓜菜长于生津止渴，藻类又多以化痰、软坚、利尿为特点；真菌类则有较好的滋养补益作用。

2. 谷物干果

谷物以粮食为代表，干果的食疗部分是果实中的种子或种仁（核仁）。此类大多甘平，以补益脾胃、利水除湿等功能见长；豆类以滋养补益功能为强，胡桃仁、火麻仁、甜杏仁、榧子等则以润肠通便为主。一般地说，谷物均含淀粉、蛋白质、维生素、无机盐等；豆类和干果富含蛋白质、脂肪、糖类等。尤其豆类和干果，是人体植物性蛋白质、油脂的重要来源，因其多含不饱和脂肪酸，故尤宜于老年人和心血管患者食用。

3. 水果类

本类食物指多以果肉供食的"肉果"，如梨、桃、李、柑橘等，大多数味甘、酸而多汁液，性质偏寒凉，有生津止渴、清热除烦、开胃、润燥化痰、利尿通便等功能。而无花果、大枣、龙眼肉、枸杞子等性较温和，有补血或补益肝肾的功能。大多数水果鲜果所含营养成分与蔬菜相似，主要能供给人体钙、磷、铁等无机盐，以及维生素、有机酸、糖和纤维素等。

4. 香花茶料

此类是指可供饮用的香花和以茶叶为代表的一些代茶饮用的叶，其性质偏于寒凉，主要能清热除烦、生津止渴，部分制茶的香花如茉莉花、玫瑰花等芳香而有化湿和中、理气解郁的功能。

5. 禽兽虫蛇

此类主要以肉质供食用，性能多是温和的，有较好的补益作用，能补益脾胃、补血或补肝肾。大型兽类的某些内脏、器官也供食用，其功能各不相同，但皆可以脏补脏。此外，禽类的卵也是较好的补益之品。虫、蛇尚有其他特殊功能，如蛇能祛风除湿、通经活络，九香虫则能理气止痛，蝗虫能止痉、止咳等。动物的肌肉含丰富的蛋白质、脂肪和无机盐，但其脂肪多为饱和脂肪酸、胆固醇，对于老年和心血管病患者不利。动物的肝脏则含丰富的维生素 A 和维生素 B，营养价值很高。

6. 鱼虾类

此类是指以鱼类为主的水产食用动物，大多性平或较温和，并以补益脾胃、补血和利水除湿见长，不少的鱼类又善开胃进食。海参与虾又能补肾助阳，龟鳖性平而善于补益肝肾，蚌蛤之类性多偏寒凉或平，多能滋养肝肾，其中部分又有明目和生津止渴的功能。

7.调料类

此类是指糖、醋、酱油、盐、酒等酿造调料和姜、椒、茴香等芳香辛辣调料。食物通过调味后能增加食欲,分而言之,糖类具有补益、和中、缓急之功;醋、酱油等能开胃、助消化;酒能散寒、行血;姜、椒能温中散寒。

(二)饮食护理的原则

食物有气味之偏,病有阴阳盛衰,故饮食护理必须遵循以下原则。

1.因人因病,辨证施食

人体由于个体素质和生活习惯的不同,感受的病邪也不同,即使感受同一病邪,也会因体质的差异而表现出不同的证候,因而运用食疗时应因人因病,辨证施食。如对成年体质壮实的外感风寒患者,可选用发散作用较强的食疗方,如姜糖饮、姜糖苏叶饮、葱白粥等;对老年体虚而感风寒者,食疗时宜配补益食品或药品,如人参桂枝粥、木耳粥等。

2.因时因地,灵活选食

在选择饮食时,还要根据四季不同气候特点及地理环境之差异,因时因地,灵活选择不同性质、不同功用的食疗方进行调治。如春季宜选用辛凉疏散的食疗方,以防疫毒入侵;夏令宜用清凉饮料或清暑食品,以清解暑热;秋冬则宜用平补或温补的食品,以散寒扶正。各地寒温差异较大,南北生活习惯不同,故食疗亦必须因地制宜,灵活选用食品。

3.审证求因,协调配食

疾病的原因错综复杂,要做到合理调配饮食,必须审证求因。如便秘一证,因有气虚、津亏、燥实之不同,其治疗当有补气、生津、泻下之异,食疗处方也不尽相同,如气虚便秘宜用胡桃粥,津亏便秘宜用鸭梨粥,燥实便秘宜用牵牛子粥等。只有审证求因,协调配食,才能达到治病求本的目的。

(三)饮食护理的方法

患者的饮食应具有营养,适应病情,并在调配、烹调上做到色香味俱佳,清洁卫生,易于消化等,除了掌握饮食原则外,还必须做到以下几个方面。

1.饮食有节

水谷是气血生化的源泉,饮食不当,过饥、过饱都易损伤脾胃的功能。故饮食调理也必须做到定时定量,或少量多餐,既不能急于求成,过饱伤胃,也不能食量不足,难以达到治疗作用。

2.饮食有时

进食不定时,不仅容易造成过饥过饱,而且会使肠胃功能紊乱,影响消化吸收。因此,必须合理安排好患者的治疗、检查时间,保证按时进食。

3. 不宜偏嗜

食物也有四性五味和归经，若饮食偏嗜可导致人体脏腑阴阳失调而发生多种疾病。如过食肥甘厚味可助湿生痰化热；过食生冷则损伤脾胃阳气，而发生腹痛、腹泻等证；偏食辛辣，则易致胃肠积热而大便干燥，酿成痔疮下血等。

4. 轻者治以食，重者食药并举

以食品治病，固然能取得一定效果，但其针对性和作用不像药物那样强，故病轻者可单用食治，但重病者则要食疗药疗并用。

5. 病中忌口

疾病中要特别注意忌食某些食物，以免影响药效和疾病的治愈。故病中忌口，一方面是药后忌口，如服药期间忌食黏腻、腥气等不易消化的食物；另一方面是疾病忌口，如水肿患者忌盐，消渴患者忌糖，皮肤病、过敏性疾病忌食鱼、虾、蟹等发物类食品。

（四）饮食护理种类

食物中除许多干鲜果品和较少的蔬菜可直接食用外，一般都必须根据保健或饮食的需要，制成不同的食品或药剂，供食用或药用。食物的用法较多，主要有汤羹、饮料、鲜汁、酒剂、膏滋、蜜饯、糖果、粥食、散剂、菜肴、米面食品等。

1. 羹类

以水和食物一同煎煮或蒸、炖而成，可根据食物的滋味、性能加入适当的佐料，食用时除饮汤外，同时吃其中的食物。汤羹有汤和羹之分，羹是其中较稠厚的液体食品，所用的食物主要是有滋养补益作用的肉、蛋、鱼，或海味、银耳、莲子等，如银耳羹、海参瘦肉汤。

2. 粥食类

一般以粳米、粟米、大麦、小麦等富含淀粉的粮食和某些果实和蔬菜或肉类，一同加水煮成，为半流质食品（稀粥）。若加入的食物有渣不宜同煮，可先煎熬取汁或绞取汁液，再与粮食同煮。某些平淡的药物也可煮成粥食，如薏苡仁粥等。粥食可加糖或盐等调味。

3. 面食类

面食类包括以粳米、糯米、小麦、豆类等富含淀粉的食物为主要原料，加入其他食物或药物制作而成的各种米饭、糕点、小吃等。面食类的花样品种较多，有蒸食的米饭、粽子、包子，如《圣济总录》的葛根饭方、《饭膳正要》中的茄子馒头等；煮食的面条、粉丝、汤圆，如《饮膳正要》的山药面等；烙、炸的饼，以及蒸、烙、炸、烘烤的各种糕点，如《圣济总录》的羊肉索饼方、《太平圣惠方》中的药烧饼等。

4.糖果类

以白糖、冰糖或红糖、饴糖等作为主要原料,加水煎炼成半固体状,再掺入其他食物的汁液、浸膏或粗粉,搅拌均匀后,继续煎至挑起呈丝状而不粘手为止,将糖倒在平滑的容器上,待稍冷时用刀分割成块状,供嚼食或噙含汁液。

5.膏滋类

膏滋类又称煎膏。一般选取滋养性食物加水煎煮,取汁液浓缩至一定稠度,然后加入炼制过的蜂蜜或白糖、冰糖,再浓缩至呈半固体状。临用时以沸水化服。

6.散剂类

散剂类是将食物晒干或烘干、炒燥,研磨而成的细粉末。所用食物多为富含淀粉、蛋白质的谷物或干果,亦可加入适宜的药物。用时以沸水调匀食用或以温开水、米汤送下。

7.菜肴类

菜肴类是指具有食疗作用的荤素菜肴的总称。菜肴类的种类繁多,从其调制加工方法来看,有炙、蒸、煎、烩、炒、烧、煮、炸、爆、炖、溜、渍、腌等多种,从形式来看,又有汤、羹、脍、灌肠等。菜肴类一般都要加入调味佐料,由于所用食物和菜肴品种不同,因而吃法各异,作用也不尽相同。

8.饮料类

古代常用的饮料类除汤饮外,还有酒浆、乳、茶、露、汁等。酒剂是将有药效的食物或药物加酒浸泡过滤后制成,如《食鉴本草》中的猪肾酒;乳品则常用人乳及牛、羊、马等动物乳;茶类为单独用茶叶或与某些食物、药物混合制成,如《饮膳正要》中的枸杞茶,现代所制减肥茶、降压茶等皆属此类;若将菜果草木花叶诸品含水之物,取其鲜品蒸馏得水,则为露;汁则是新鲜多汁的植物果实、茎叶或块根,捣烂绞取汁液或压榨取汁制成。

（五）饮食护理的适应证与禁忌

1.温补类膳食

一般有温热性质,含热量较高,营养滋补性强,有温中补阳散寒之功。宜用于禀赋不足,久病体弱,阳虚或寒证、湿证等,禁用于阴虚火旺、阳证、热证、火毒证、温热证、暑热证及素体阴亏和久病阴伤的患者。

2.清补类膳食

一般均有寒凉性质,热量稍低,多为清淡食品,脂肪和糖的含量略低,有清热泻火解毒之功。适用于禀赋不足,素体虚弱,久病亏损,阴虚阳亢、阳证、热证、火毒证及暑热证等,禁用于阳虚证、寒证及痰湿证、阴疽、阴毒患者。

3.平补类膳食

此类是指寒热偏性不显，其性较平和的食物，适用于一般性的患者。临床上常用于阴、阳、寒、热偏颇不明显者或寒热错杂、阴阳两虚者，也适用于正常人生活的需要。本类食物无特殊禁忌。

4.辛辣类膳食

此类是指姜、葱、蒜、韭、胡椒、酒等，辛辣食品，具有辛行、发散作用。用于治疗寒证，但因其性热动火，故忌用于阳热证、目疾、皮肤病等。

5.生冷类膳食

此类是指一切瓜果、生冷凉菜以及冷菜等食物，具有清热解毒、生津止渴作用。用于治疗热证。但因其性凉或偏寒，故脾胃虚寒者慎用。

6.发物类膳食

各类食物中都有诱发疾病的品种，如蔬菜中的香蕈、蘑菇、笋、香椿等；瓜果中的南瓜；禽畜中的猪头、鸡头、鸡翅、鸡爪；水产中的黄鱼、带鱼、虾、蟹等。

第三节　常用中医护理技术

一、针灸疗法

（一）腧穴

是人体脏腑经络之气输注于体表的特殊部位。"腧"与"输"义通，有转输、输注的含义；"穴"是孔隙的意思。人体的腧穴，既是疾病的反应点，又是针灸施术的部位。针灸刺激腧穴，通过经络的联络、传输、调节作用，以达到防治疾病的目的。

1.腧穴的分类

人体的腧穴很多，大体可归为十四经穴、奇穴及阿是穴三类。

（1）十四经穴　简称"经穴"，即分布在十二经脉和任、督两脉上的腧穴，现有361个。这些腧穴具有固定的名称、固定的位置，且有主治本经病证的共同作用，是人体腧穴的主要部分。

（2）奇穴　即"经外奇穴"。是指既有一定的名称，又有明确的位置，但尚未列入十四经穴的腧穴。这些腧穴的主治范围较单纯，多数对某些病证有特殊疗效。

（3）阿是穴　又称"天应穴"、"不定穴"、"压痛点"等。这些腧穴既无具体名称，亦无固定位置，而是以压痛点或其他反应点作为针灸施术部位，古代称为"以痛为腧"。"阿是穴"对扭挫伤、各种疼痛等有较好的疗效。

2.腧穴的作用

(1)近治作用　这是一切腧穴主治作用所具有的共同特点。这些腧穴均能治疗该穴所在部位及邻近组织、器官的病证。

(2)远治作用　这是十四经腧穴主治作用的基本规律。在十四经腧穴中,尤其是十二经脉在四肢肘、膝关节以下的腧穴,不仅能治局部病证,而且能治本经循行所涉及的远隔部位的组织、器官、脏腑的病证,有的甚至具有影响全身的作用。

(3)特殊作用　临床实践证明,刺激某些腧穴,对机体的不同状态可起着双向的良性调整作用。

3.腧穴的定位方法

(1)解剖标志定位法　是以人体解剖学的各种体表标志为依据来确定腧穴的位置的方法,又称自然标志定位法。可分为固定的标志和活动的标志两种。

固定标志:指各部位由骨节和肌肉所形成的突起、凹陷、五官轮廓、发际、指(趾)甲、乳头、肚脐等。

活动标志:指各部位的关节、肌肉、肌腱、皮肤随着活动而出现的空隙、凹陷、皱纹、尖端等。

(2)“骨度”分寸定位法　是以体表骨节为主要标志折量全身各部的长度和宽度,定出分寸用于腧穴定位的方法。取穴时,将设定的骨节两端之间的长度折成一定的等分,每一等分为一寸。不论男女老幼,肥瘦高矮,一概以此标准折量作为取穴的依据(表 3-2)。

表 3-2　各部位“骨度分寸”折量法

部　位	起　止　点	量法	常用骨度(寸)
头部	前发际至后发际	直量	12
胸腹部	两乳头或两侧锁骨中点之间	横量	8
	胸剑联合到脐中	直量	8
	脐中至耻骨联合上缘	直量	5
背部	两肩胛骨内缘之间	横量	6
上肢	腋前横纹至肘横纹	直量	9
	肘横纹至腕横纹	直量	12
下肢	股骨大转子至膝中	直量	19
	膝中至外踝尖	直量	16
	耻骨联合上缘至股骨内上髁上缘	直量	18
	胫骨内侧髁下缘至内踝尖	直量	13

（3）指量法　以患者的手指为标准，来定取穴位的方法称为"手指同身寸取穴法"。①中指同身寸，是以患者的中指中节屈曲时，内侧两端纹头之间作为1寸。②拇指同身寸，是以患者拇指指关节的横度作为1寸。③横指同身寸，又名"一夫法"，是令患者将食指、中指、无名指和小指并拢，以中指中节横纹处为准，四指横量作为3寸。

（4）简便定位法　临床上有些腧穴可以采用一种简便易行的定位方法，如两耳尖直上连线中点定百会；两手虎口自然平直交叉，食指尖端的凹陷处取列缺；直立垂手时中指的尖端到达处定风市；两髂嵴上缘连线中点定腰阳关等。此法只适用于某些少数腧穴的量取。

4.常用腧穴的定位、主治及操作

见表3-3至表3-17。

表3-3　手太阴肺经常用腧穴

穴 名	定 位	主 治	操 作
尺泽	屈肘，在肘横纹中，肱二头肌腱的桡侧凹陷处	咳嗽气喘、潮热咳血、胸部胀满、咽喉肿痛、肘臂痛	直刺0.5～1寸，或点刺出血，可灸
列缺	在桡骨茎突上方，腕横纹上1.5寸	头痛项强、咳嗽气喘、咽痛牙痛、手腕无力	向上或向下斜刺0.3～0.8寸，可灸
少商	在拇指桡侧，距指甲角旁约0.1寸	咽喉肿痛、热病、中风昏迷、癫狂中暑、呕吐、小儿惊风	向上斜刺0.1～0.2寸，可灸

表3-4　手阳明大肠经常用腧穴

穴 名	定 位	主 治	操 作
合谷	在手背第一、二掌骨之间，近第二掌骨中点的桡侧缘	感冒头痛、面瘫及五官病证、上肢不遂、中暑、发热、痛经、经闭、滞产等	直刺0.5～1寸，可灸
曲池	屈肘成直角，在肘横纹外端与肱骨外上髁连线中点	发热、咽喉疼痛、上肢疼痛、麻木、高血压、皮肤瘙痒、湿疹	屈肘直刺1～1.5寸，可灸
肩髃	锁骨肩峰的下缘，当上臂外展平举时肩前凹陷处	肩臂疼痛、上肢瘫痪、肩关节周围炎、荨麻疹	直刺或向下斜刺0.8～1.5寸，可灸
迎香	在鼻翼外缘中点旁，当鼻唇沟中	鼻塞、鼻衄、鼻渊、面瘫、三叉神经痛、胆道蛔虫症	直刺0.1～0.2寸或向鼻孔斜刺0.3～0.5寸，不宜灸

表 3-5 足阳明胃经常用腧穴

穴名	定位	主治	操作
地仓	面部口角外侧,上直对瞳孔	面瘫、三叉神经痛、流涎	直刺 0.2 寸,或向颊车方向平刺 0.5～1 寸,可灸
颊车	下颌角前上方一横指,当咬紧牙齿时咬肌隆起处	牙痛、三叉神经痛、口眼㖞斜、面瘫、失音、流涎、腮腺炎	直刺 0.3～0.4 寸,或向地仓方向斜刺 0.5～1寸,可灸
下关	在颧弓下缘凹陷处,当下颌骨髁状突的前方,闭口取穴	牙痛、下颌关节痛、三叉神经痛、耳鸣耳聋、面瘫	直刺 0.3～0.5 寸,可灸
天枢	脐中旁开 2 寸	腹痛腹胀、肠鸣泄泻、痢疾、便秘、月经不调、肠痈	直刺 0.5～1 寸,可灸
犊鼻	屈膝,髌骨下缘,髌韧带外侧凹陷处	膝关节及周围软组织疾患	向内上方斜刺 0.5～1寸,可灸
足三里	在犊鼻穴下 3 寸,胫骨前嵴外侧约一横指处	胃痛呕吐、腹胀泄泻、肠鸣便秘、痢疾、乳腺炎、高血压、失眠、休克、昏厥、下肢瘫痪等。本穴有强壮作用,为保健要穴	直刺 0.5～1.5 寸,可灸
丰隆	足三里下 5 寸,在胫骨前嵴外侧两横指处	咳嗽痰多、哮喘、眩晕、癫痫、癫狂、下肢痿痹、呕吐	直刺 0.5～1 寸,可灸

表 3-6 足太阴脾经常用腧穴

穴名	定位	主治	操作
三阴交	内踝高点上 3 寸,当胫骨内侧面后缘处	腹胀、肠鸣泄泻、月经不调、崩漏、痛经、经闭、带下、滞产、遗尿、尿潴留、子宫脱垂、遗精阳痿、外阴瘙痒、下肢瘫痪、高血压、失眠、湿疹、荨麻疹	直刺 0.5～1 寸,可灸
阴陵泉	胫骨内侧髁下缘凹陷处	腹胀腹泻、痢疾、水肿、尿潴留、遗尿、遗精阳痿、膝痛、黄疸	直刺 0.5～1.5 寸
血海	髌骨内上缘上 2 寸	月经不调、崩漏、痛经、闭经、贫血、湿疹、荨麻疹、高血压、膝关节痛	直刺 0.5～1 寸,可灸

表 3-7　手少阴心经常用腧穴

穴名	定位	主治	操作
少海	屈肘,在肘横纹内侧端与肱骨内上髁连线中点处	心绞痛、肘臂挛痛、腋胁痛、头项痛、瘰疬	直刺 0.5～1 寸,可灸
通里	尺侧腕屈肌腱桡侧,当腕横纹上 1 寸	心绞痛、心悸怔忡、失语、腕臂痛、癔病	直刺 0.3～0.5 寸,可灸
神门	腕横纹上,当尺侧腕屈肌腱的桡侧	心痛、心烦健忘、心悸怔忡、失眠、癫狂、癫痫、胁痛	直刺 0.3～0.5 寸,可灸

表 3-8　手太阳小肠经常用腧穴

穴名	定位	主治	操作
后溪	第五指掌关节尺侧上方,赤白肉际凹陷中,握拳纹头尽处	头项项强、耳鸣耳聋、咽喉肿痛、热病、落枕、急性腰扭伤、肩胛痛、癔病、癫痫	直刺 0.5～1 寸,可灸
颧髎	目外眦直下,颧骨下缘凹陷处	面瘫、三叉神经痛、牙痛	直刺 0.3～0.5 寸或斜刺 0.5～1 寸,可灸
听宫	耳屏中点与下颌关节之间,张口取穴	耳鸣耳聋、中耳炎、牙痛、癫、狂、痫	直刺 0.5～1 寸,可灸

表 3-9　足太阳膀胱经常用腧穴

穴名	定位	主治	操作
肝俞	第九胸椎棘突下旁开 1.5 寸	胸胁痛、腰背痛、黄疸、吐血、目视不明、眩晕、夜盲、癫、狂、痫	斜刺 0.5 寸,可灸
脾俞	第十一胸椎棘突下旁开 1.5 寸	胃痛呕吐、腹胀泄泻、消化不良、水肿、痢疾、月经过多、贫血、神经衰弱	斜刺 0.5 寸,可灸
胃俞	第十二胸椎棘突下旁开 1.5 寸	胃痛呕吐、消化不良、胃下垂、慢性腹泻	斜刺 0.5 寸,可灸
肾俞	第二腰椎棘突下旁开 1.5 寸	遗精阳痿、不孕不育、遗尿、月经不调、白带、腰背酸痛、头昏、耳鸣耳聋、水肿尿少、喘咳少气	直刺 0.5～1 寸,可灸
委中	腘窝横纹中点	腰痛、坐骨神经痛、急性腰扭伤、下肢瘫痪、急性吐泻、高热抽搐、中风昏迷、遗尿	直刺 1～1.5 寸或点刺出血

续表

穴 名	定 位	主 治	操 作
承山	腓肠肌两肌腹间的凹陷处	腰腿痛、腓肠肌痉挛、坐骨神经痛、下肢瘫痪、痔疮、脱肛	直刺 0.5～1.5 寸，可灸
至阴	足小趾外侧，距趾甲角旁 0.1 寸	头痛、鼻炎、胎位不正（艾条灸）、难产	直刺 0.1 寸，可灸

表 3-10 足少阴肾经常用腧穴

穴 名	定 位	主 治	操 作
涌泉	足趾屈时，在足心前三分之一的凹陷处	昏厥、癔病、癫痫、小儿惊风、头痛、呕吐不止	直刺 0.5～0.8 寸，可灸
太溪	内踝尖与跟腱连线中点	眩晕、耳鸣耳聋、牙痛咽痛、失眠健忘、遗精阳痿、小便频数、腰痛、足跟痛、月经不调	直刺 0.5～0.8 寸，可灸

表 3-11 手厥阴心包经常用腧穴

穴 名	定 位	主 治	操 作
天池	乳头外侧 1 寸，当第四肋间隙中	胸闷、胁肋痛、咳嗽、气喘	向外斜刺 0.5 寸，不可深刺，以免伤肺脏，可灸
曲泽	肘窝横纹上，当肱二头肌腱尺侧	心痛心悸、胃痛呕吐、泄泻、高热、肘臂挛痛	直刺 0.5～1 寸或点刺出血，可灸
内关	腕横纹上 2 寸，掌长肌腱与桡侧腕屈肌腱之间	心痛心悸、胸痛、胃痛呕吐、呃逆、癫痫、哮喘、神经衰弱、休克、无脉症	直刺 0.5～1 寸，可灸

表 3-12 手少阳三焦经常用腧穴

穴 名	定 位	主 治	操 作
外关	腕背横纹上 2 寸，桡骨与尺骨之间	感冒发热、耳鸣耳聋、头痛项强、胁肋与上肢病证	直刺 0.5～1 寸，可灸
肩髎	肩峰后下方，上臂平举时肩后凹陷处，肩髃后 1 寸	肩关节及上肢外侧病证	直刺 0.5～1 寸，可灸
翳风	平耳垂，乳突前下方凹陷处	耳鸣耳聋、外耳道肿痛、乳突部疼痛、面肿面瘫	直刺 0.5～1 寸

表 3-13　足少阳胆经常用腧穴

穴 名	定 位	主 治	操 作
阳白	眉毛正中上1寸,眼平视,瞳孔直上	面瘫、头痛、三叉神经痛、近视、青光眼、视神经萎缩	沿皮刺0.5~0.8寸,可灸
风池	枕骨粗隆直下凹陷处,与乳突之间,当斜方肌与胸锁乳突肌上端之间	感冒头痛、眩晕、颈项强痛、鼻炎、耳鸣耳聋、目赤肿痛、近视、失眠、热病、高血压	针尖微下,向鼻尖斜刺0.5~0.8寸,深部为延髓,注意角度和深度,可灸
肩井	大椎与肩峰连线的中点处	肩背疼痛、乳腺炎、难产	直刺0.3~0.5寸,内为肺尖不可深刺和留针,可灸
环跳	侧卧屈股,当股骨大转子最高点与骶管裂孔连线的外1/3与中1/3的交界处	坐骨神经痛、下肢疼痛、瘫痪、麻痹	直刺1.5~3寸,可灸
阳陵泉	腓骨小头前下方凹陷处	口苦、呕吐、半身不遂、胸胁痛、下肢瘫痪、坐骨神经痛、黄疸、高热抽搐	直刺1~2寸,可灸
悬钟	外踝尖上3寸,腓骨前缘	落枕、胸胁痛、小儿麻痹、足内翻、下肢关节痛、脚气、痔疾	直刺0.5~1寸,可灸

表 3-14　足厥阴肝经常用腧穴

穴 名	定 位	主 治	操 作
太冲	足背第一、二跖骨结合部前的凹陷处	头痛眩晕、目赤肿痛、胁痛、遗尿、疝气、月经不调、小儿惊风、下肢痿痹	直刺0.5~0.8寸,可灸
曲泉	膝关节内侧,屈膝横纹头上方胫骨内髁之后凹陷处	少腹痛、小便不利、外阴痒痛、痛经、遗精、膝痛	直刺0.5~1寸,可灸

表 3-15　督脉经常用腧穴

穴 名	定 位	主 治	操 作
命门	第二腰椎棘突下凹陷处	脊强腰痛、遗精阳痿、早泄、泄泻、小儿惊风	向上斜刺0.5~0.8寸,可灸

续表

穴名	定位	主治	操作
至阳	第七胸椎棘突下	肝炎、胆囊炎、疟疾、咳嗽、肋间神经痛	向上斜刺 0.5～0.8寸,可灸
大椎	第七颈椎与第一胸椎棘突之间	中暑、癫狂痫、感冒发热、咳嗽哮喘、荨麻疹、头痛项强	向上斜刺 0.5～0.8寸,可灸
百会	后发际正中直上7寸,约当两侧耳尖连线中点的头顶正中	头痛眩晕、失眠健忘、癔病、精神病、癫痫、子宫脱垂	向前或向后横刺 0.5～1寸,可灸
水沟	鼻中隔直下,人中沟上1/3处	休克、中暑、昏厥、面瘫、癫狂痫、癔病、小儿惊风、急性腰扭伤、晕车、晕船	针尖稍向上,斜刺 0.5寸

表 3-16　任脉经常用腧穴

穴名	定位	主治	操作
中极	前正中线上,脐下4寸	月经不调、痛经、子宫脱垂、外阴瘙痒、遗尿、尿潴留、尿路感染	直刺 0.5～1寸,可灸
关元	前正中线上,脐下3寸	遗精阳痿、早泄、遗尿、尿潴留、腹痛腹泻、月经不调、痛经、子宫脱垂、休克、中暑、全身衰弱	直刺 0.5～1寸,可灸
气海	前正中线上,脐下1.5寸	遗精阳痿、早泄、遗尿、尿潴留、腹痛、腹胀腹泻、痢疾、脱肛、胃下垂、月经不调、痛经、子宫脱垂、休克、中暑、全身衰弱	直刺 0.5～1寸,可灸
神阙	脐窝正中	肠鸣、腹胀、腹痛、泄泻、虚脱、脱肛、水肿	禁刺,可灸
中脘	前正中线上,脐上4寸	胃痛呕吐、呃逆、腹胀腹泻、食欲不振、便秘、黄疸	直刺 0.5～1寸,可灸

表 3-17 经外奇穴

穴 名	定 位	主 治	操 作
印堂	两眉头连线中点,鼻尖直上	前额痛、鼻炎、眩晕、面瘫、小儿惊风	斜刺 0.3～0.5 寸或点刺出血
太阳	眉梢和目外眦的中点,向后约 1 寸的凹陷处	头痛牙痛、面瘫、三叉神经痛、目赤肿痛	直刺或向后斜刺0.3～0.5寸
四神聪	在头顶部,当百会前后左右各旁开 1 寸,共4 穴	头痛、眩晕、失眠、健忘、癫痫、偏瘫	平刺 0.3～0.5 寸,可灸
十宣	在手十指尖端,距指甲游离缘 0.1 寸,左右共10 穴	昏迷、癫痫、高热、咽痛、中风、中暑	浅刺 0.1～0.2 寸或点刺出血
四缝	第二、三、四、五指掌面近端指关节横纹中点	小儿消化不良、营养不良、百日咳	点刺出血,或挤出少许黄色透明黏液
八邪	手背指缝间,左右共8 穴	手背红肿、手指麻木、头项强痛、落枕、毒蛇咬伤	斜刺 0.3～0.5 寸,或点刺出血
落枕	手背第二、三掌骨间,指掌关节后约 0.5 寸	落枕、手臂痛、胃痛、咽喉痛	直刺或斜刺0.5～0.8 寸
八风	于足背五趾各趾间的缝纹端取穴,左右共8 穴	足背红肿、脚气、毒蛇咬伤	斜刺 0.5～0.8 寸,可灸

(二)毫针刺法

毫针是社区护理应用最广泛的一种针刺技术,它既是医疗技术,又是护理技术。

1.毫针的构造

毫针多以不锈钢丝制成,也有用金、银或合金为制针原料的。其构造可分为针尖、针身、针根、针柄和针尾五部分。

2.针前准备

(1)选择针具 为保证针刺顺利进行,必须根据腧穴选择长短粗细适宜、质量上乘的毫针。针柄无松动,针身光滑挺直,针尖如松针而无钩为佳。再准备好物品,如 75% 酒精棉球、干棉球、无菌镊子等。

(2)选择体位 病人体位舒适能持久,根据不同需要选择仰卧位、侧卧位、仰靠坐位、俯伏坐位。对初诊、体虚、病重患者应尽可能取卧位,以防意外。

(3)消毒 针具应用高压灭菌或煮沸消毒、灭菌。用于传染病的针具必须另行放置,严格消毒,专针专用,如果条件许可,最好一次性使用。施术者的手指、施针穴位用碘酒、酒精消毒。

(4)解释工作 初诊者往往精神紧张,对此应做好患者的思想工作,以取得合作。

3.进针方法

(1)单手进针法 以右手拇、食两指捏住针体,中指紧靠针尖与表皮,对准腧穴快速刺入,适用于1.5寸以内的短针。

(2)双手进针法 ①指切进针法:用左手拇指或食指端切按在腧穴旁边,右手持针,紧贴左手指甲面快速刺入腧穴,此法适用于短针。②夹持进针法:用左手拇、食两指持捏消毒干棉球,夹住针身下端,将针尖固定在所刺腧穴的皮肤表面,右手捻动针柄,将针刺入。此法适用于长针。③提捏进针法:用左手拇、食两指将针刺部位的皮肤捏起,右手持针,从捏起的皮肤上端刺入。此法适用于皮肉浅薄的部位,如印堂穴等。④舒张进针法:左手拇、食两指将针刺腧穴部位的皮肤向两侧撑开,使之绷紧,右手持针快速刺入。此法用于皮肤松弛或皱纹较多的部位,如腹部。

4.进针的角度与深度

(1)进针的角度 指进针时针身与皮肤表面所构成的夹角。①直刺:针身与皮肤呈90°角垂直刺入。适用于人体肌肉丰满和距离实质性脏器较远的部位,如四肢、腹部、腰部的腧穴。②斜刺:针身与皮肤表面呈45°角左右倾斜刺入,适用于接近脏器的部位,如胸背部及某些关节处的穴位。③平刺:又称沿皮刺或横刺,即针身与皮肤表面大约呈15°角沿皮刺入。适用于皮薄肉少的部位,如头面部腧穴。

(2)针刺的深度 指针身进入体内的深浅程度。一般根据腧穴的部位、患者的体质及年龄而定,以既有针感又不损伤内脏器官为原则。如头面及背部宜浅刺,腹部、臀部及四肢宜深刺;年老体弱及小儿宜浅刺,年轻强壮者宜深刺;瘦小者宜浅刺,肥胖者可深刺。

5.得气与行针

(1)得气 又称"针感",是指针刺后患者产生酸、麻、重、胀的感觉并可沿经络循行方向传导,操作者手下有沉、紧、涩、重的感觉。

(2)行针 又称"运针",指进针后,为了探求或加强针感而采取的操作方法。行针手法一般有基本手法和辅助手法两类。

基本手法：①提插法。针刺达到一定深度后，用右手拇、食、中指持针身，用无名指抵住穴位，将针反复上下提插，以加大刺激量。注意操作时提插幅度相等，指力均匀，防止针身弯曲。至于提插幅度的大小、频率的快慢及操作时间的长短，应根据患者的体质、腧穴的部位、病情的轻重而定。②捻转法。进针后，将针身左右来回旋转捻动，以增加刺激量。

辅助手法：①循法。用手指顺着经脉的循环路径，在所刺腧穴的上下徐徐地循按，以激发经气的运行，有催气的作用。②刮柄法。以左手拇、食两指夹持针身，右手拇指抵住针尾，用食指指甲由下向上地刮动针柄，以增强针感。③弹针法。以手指轻弹针柄，使针身震动，以增强针感。④摇法。将针刺入腧穴一定深度后，手持针柄轻轻摇动针体。⑤震颤法。以拇、食、中三指夹持针柄，用小幅度、快频率作提插捻转动作，使针身发生轻微震颤，以增强针感。

6. 针刺补泻

针刺补泻是根据《灵枢·经脉》中"盛则泻之，虚则补之，热则疾之，寒则留之，陷下则灸之"这一基本原则而确立的两种治疗方法。即通过针刺腧穴，采用适当的手法激发经气以补益正气、疏泻病邪而调节脏腑经络功能，促使阴阳平衡而恢复健康。

（1）补法　是泛指能鼓舞人体正气，使低下的功能恢复旺盛的方法。要求进针慢而浅，提插轻，捻转幅度小，留针后不捻转，出针后多按揉针孔。适用于虚证患者及重要脏器所在处。

（2）泻法　是泛指能疏泻病邪，使亢进的功能恢复正常的方法。要求进针快且深，提插重，捻转幅度大，频率快，留针期间多次捻转，出针时不按针孔。适用于实证患者。

（3）平补平泻法　指补泻力量适中。要求进针得气后均匀地提插，捻动后即可出针。适用于一般患者。

7. 留针与出针

（1）留针　进针后将针留置在穴内一定时间，目的是为了加强针刺的功用和便于继续施行手法。一般病证可在针下得气后留针 20～30min；对一些慢性、顽固性、疼痛性、痉挛性等疾病，可延长留针时间，甚至长达数小时。

（2）出针　一般先以左手捏干棉球压住针孔周围皮肤，右手持针轻微捻转，将针退至皮下，迅速拔出，用干棉球揉按针孔片刻，以防出血，最后检查针数，防止漏针。

8. 针刺异常情况的处理

（1）晕针　针刺过程中患者出现头晕目眩、胸闷心慌、面白肢冷，甚至晕厥,称为晕针。其原因常由于患者体质虚弱、精神紧张或疲劳、饥饿、大汗、泄泻及大出血之后,或体位不当及操作时手法过重所致。

遇有上述情况,应立即停止针刺,将针全部起出,令患者平卧,注意保暖,并给饮温开水或糖水,轻者休息片刻即可很快恢复正常。重者在上述处理后,可刺人中、素髎、内关、足三里,灸百会、关元、气海等穴,若仍不省人事,呼吸细微,脉细弱者,应积极配合医师采用急救措施。

(2)滞针　在行针时医者感觉针下涩滞,捻转、提插、出针均感困难且患者感觉疼痛剧烈,称为滞针。其原因有患者精神紧张,进针后局部肌肉强烈收缩;或行针手法不当,向单一方向捻转太过,使肌纤维缠绕针身;留针时间过长,也可发生滞针。

处理时首先应消除患者的思想顾虑,使肌肉放松,同时轻轻按摩腧穴四周,或弹动针柄,或在腧穴附近再刺一针,以缓解痉挛;因行针不当或单向捻针而致者,可向相反方向将针捻回,即可消除滞针。

(3)弯针　针刺过程中,针身在体内形成弯曲,称为弯针。常见原因是医者进针时用力过猛、过速,或针尖碰到坚硬的组织器官,或患者在针刺及留针时移动体位,或因针柄受到外力压迫、碰撞等,均可造成弯针。

处理弯针时如针身轻微弯曲,就慢慢将针起出;如弯曲角度过大,可顺着弯曲方向将针起出;如因患者移动体位所致,应使患者慢慢恢复原来体位,待局部肌肉放松后,再将针缓缓起出,切忌强行拔针,以免造成断针。

(4)断针　针身折断在人体内时称为断针。其原因主要是针具质量欠佳,针身或针根有剥蚀,当针刺时针身全部刺入腧穴,或行针时强力捻转、提插致使肌肉猛烈收缩,或留针时患者随意改变体位,或弯针、滞针未能正确处理等,均可造成断针。

发现断针时要保持冷静,嘱患者切勿变动原有体位,以防针身继续下陷。如断端尚有部分外露,应立即用镊子取出;如断端与皮肤相平,可挤压针孔两旁,使断端暴露体外,再用镊子取出;如针身完全陷入皮下或肌肉深层,应在X线下定位,手术取出。

(5)血肿　出针后局部呈青紫或伴肿胀疼痛时称为血肿。常由于针尖弯曲带钩刺伤血管所致。

皮下微量出血造成局部小块青紫时,一般可自行消退。若局部肿胀疼痛较剧、青紫面积大且影响到活动功能时,可先冷敷止血,再做热敷或在局部轻轻揉按,以促进瘀血消散。

9.针刺注意事项及护理

(1)针前做好患者的思想工作　以解除各种顾虑及紧张情绪,为患者安排舒适的体位,以利于操作。

(2)做好针具的检查工作　对有弯曲、锈蚀、带钩、断裂的针应剔除不用。在行针、留针期间,不宜将针身全部刺入皮内。留针时应记录针数,出针时再进行核对,以防遗漏。

(3)严格执行操作规程　进行皮肤消毒及针具消毒,取穴准确,进针顺利,掌握好角度和深度,基本手法熟练。

(4)掌握禁忌证　①患者在饥饿、疲劳、精神紧张时不宜针刺,体弱者不宜强刺激。②患者的胸、背部不宜直刺或深刺。③孕妇小腹部的腧穴、腰骶部的腧穴均不宜针刺。④小儿囟门未闭合者,头部不宜针刺。⑤皮肤有感染、溃疡、瘢痕、肿瘤、出血倾向及高度水肿者,局部不宜针刺。

(5)尿潴留患者的行针　对此类患者针刺小腹腧穴时,应掌握针刺方向、角度和深度,避免误伤膀胱。

10.针刺疗法在护理中的应用

(1)退热　适用于各种原因引起的发热。常用穴有大椎、曲池、合谷、内关。重证可配用十宣、少商点刺放血。

(2)各种痛证　①头痛,头顶痛取百会、太冲、涌泉;前额痛取印堂、上星、阳白、合谷、列缺;侧头痛取太阳、头维、外关、风池;后头痛取风池、后溪、昆仑、阳陵泉;外感头痛加风池、大椎;内伤头痛加足三里;失眠加神门、三阴交。②牙痛,取合谷、下关、颊车。实证配外关、内庭。虚证配太溪、涌泉。③胃脘痛,实证取中脘、内关、足三里、阳陵泉等穴;虚证取脾俞、胃俞、中脘、足三里,亦可加用灸法。④腹痛,实证取中脘、天枢、足三里、内庭等穴;虚证可取脾俞、中脘、气海、足三里等穴位。⑤腰痛,多用于软组织损伤及风湿等所致的腰痛,常用肾俞、命门、委中、后溪、阿是穴等。

(3)失眠　心脾亏损取心俞、脾俞、厥阴俞、神门、三阴交。肝阳上亢常取肝俞、间使、太冲。心肾不交常取心俞、肾俞、太溪。

(4)调理脾胃　食少、便溏、腹胀及消化不良等证常用足三里、天枢、脾俞、关元、合谷、大肠俞、肾俞等。

(5)夜尿　如小儿遗尿,常用百会、三阴交、关元、中极等穴。

(6)尿闭　各种原因引起的尿闭可取三阴交、膀胱俞、关元、中极、气海、阴陵泉等穴。

(7)高血压　各种原因所致的血压增高,常用印堂、内关、足三里、太冲、百会、曲池。

（8）面瘫　取地仓、颊车、合谷、下关等。

（9）痹证　肩部取肩髃、肩髎、天宗、肩贞；肘部取曲池、合谷、尺泽、外关、少海；腕部取外关、阳溪；背脊取水沟、身柱、腰阳关、夹脊、次髎、后溪、背俞穴；臀部取环跳、承扶；股部取承扶、风市、阳陵泉、阴陵泉；膝部取犊鼻、阳陵泉、膝眼、三阴交、足三里；踝部取照海、昆仑、绝骨、太溪。

（10）半身不遂　上肢取肩髃、曲池、手三里、外关、合谷；下肢取环跳、阳陵泉、足三里、昆仑。

（11）痛经　取关元、中极、三阴交、足三里、血海。

（12）小儿疳积　取四缝、足三里、三阴交、气海。

（三）灸法

灸法是用艾绒为原料做成艾柱或艾条，借灸火的热力和药物的作用，通过经络腧穴起到温经通络、活血行气、散寒祛湿、消肿散结、回阳救逆及预防保健康复等作用。

1.临床应用

主要适用于慢性虚弱性疾病及风寒湿邪为患的病证。如眩晕、贫血、风湿疼痛、肢体麻木、腹痛、呕吐、泄泻、脱肛、阴挺、阳痿、遗尿、寒厥等，常灸足三里、气海、关元、大椎等。

2.禁忌证

凡实证、热证、阴虚发热，以及面部、大血管和黏膜附近，孕妇胸腹部和腰骶部，均不宜施灸。

3.艾条制备

艾柱：取艾绒，用右手拇、食、中三指捏成圆锥形的艾柱，大小可根据病情而定。

艾条：一般取艾绒 24g，平铺 20×26cm 性质柔软而有韧性的纸上，将其卷成直径约 1.5cm 的圆柱形，越紧越好，用胶水或糨糊封口而成。

4.物品准备

治疗盘、艾条或艾柱、火柴、凡士林、弯盘、纱布。

5.操作方法

（1）艾柱灸　燃烧一个艾柱，叫作一壮。此法分为直接灸和间接灸。直接灸分为有斑痕灸、无斑痕灸；间接灸有隔姜灸、隔蒜灸、隔附子饼灸等。隔姜灸方法是将鲜生姜或大蒜、附子饼切成 0.2～0.3cm 厚的薄片，中间以针刺数孔，置于腧穴或患部，上置艾柱一壮，以火点燃艾柱上端，当患者感觉灼痛时即更换艾炷再灸,每穴灸 3~7 壮不等,至皮肤红润为度。

(2)艾条灸　将艾条燃着一端,与施灸部位皮肤保持 2~3cm 的距离,使患者只有温热而无灼痛,一般每穴灸 5~15min,至皮肤红润为度。这种方法称为温和灸。如果艾条点燃一端与皮肤保持距离不固定、上下移动,称为雀啄法,此法温热感强烈。将艾条点燃的一端与皮肤保持一定的距离,作左右方向移动或反复旋转地施灸,称为回旋灸。

(3)温针灸　针刺与艾条同时进行的一种方法,称温针灸。先进行针刺,得气后将艾条剪成 3~5cm 插在针柄上,或用艾绒捏在针柄上点燃,直到燃尽为止。热力通过针身传入穴位,可同时达到针刺及艾灸治疗的目的。

6.护理及注意事项

(1)防止烫伤　艾绒或艾条燃烧完后应立即除去灰烬,防止烫伤皮肤。熄灭后的艾条应装入小口玻璃瓶或铁罐内,以防复燃。

(2)施灸的先后顺序　临床上一般是先灸上部,后灸下部,先灸阳部,后灸阴部,壮数是先少而后多,艾炷是先小而后大。

(3)灸后处理　施灸后局部皮肤出现微红、灼热属于正常现象,无须护理。如灸后局部起泡,小者可自行吸收,较大的水疱可用注射器抽出液体,再涂以龙胆紫,用消毒纱布覆盖,防止感染。

二、拔罐疗法

拔罐法,是一种以罐为工具,借助热力排除其中空气,造成负压,使之吸附于腧穴或应拔部位的体表,产生刺激,使局部皮肤充血、瘀血,以达到祛病目的之方法。

(一)常用罐具

常用罐具有竹罐、陶罐、玻璃罐、抽气罐。

(二)操作方法

1.拔罐方法

拔罐的方法常用的有以下几种。

(1)火罐法　利用燃烧时火焰的热力,排除空气,使罐内形成负压,使罐吸附在皮肤上。具体操作方法有投火法、闪火法两种。

(2)水罐法　此法一般适用竹罐。先将竹罐倒置在沸水或药液之中,煮沸 1~2min。然后用镊子挟住罐底,颠倒提出液面,甩去水液,乘热按在皮肤上,即能吸住。

(3)抽气罐法　用抽气筒套在塑料杯罐活塞上,将空气抽出,使其产生负压吸拔在选定的部位上。

2.拔罐法的应用

(1)留罐　又称坐罐,即拔罐后留置10～15min,罐大、吸拔力强的应减少留罐时间。单罐、多罐皆可应用。

(2)走罐　又称推罐,一般用于肌肉丰厚的部位,须选口径较大的玻璃罐,先在罐口或所拔部位的皮肤上,涂一些凡士林等润滑油脂,再将罐拔住。然后用右手握住杯罐,上下反复推移,至所拔皮肤潮红充血甚或瘀血时为止。

(3)闪罐　此法是使罐拔住后,又立即取下,再迅速拔住,如此反复多次地拔上取下,取下拔上,直至皮肤潮红为度。

(4)刺血拔罐　又叫"刺络拔罐",先将应拔部位的皮肤消毒后,用三棱针点刺出血或用皮肤针叩击出血后,再行拔罐。适应于急慢性软组织损伤、神经性皮炎、皮肤瘙痒等疾病。

3.临床应用

拔罐疗法具有通经活络、行气活血、消肿止痛、祛风散寒等作用,其临床应用广泛,如风湿痹痛、各种神经麻痹、腹痛、背腰痛、痛经、头痛、感冒、咳嗽、哮喘、消化不良、胃脘痛、眩晕、丹毒、红丝疔、毒蛇咬伤、疮疡初起未溃等。

4.护理及注意事项

(1)拔罐部位选择　拔罐时,要选择适当体位和肌肉丰满的部位。若体位不当、移动或骨骼凹凸不平、毛发较多的部位均不适宜。

(2)火罐的选择　拔罐时要根据所拔部位的面积大小而选择大小适宜的罐。操作时必须迅速,才能使罐拔紧,吸附有力。

(3)起罐方法　起罐时,手法要轻缓,以一手抵住罐边皮肤,按压一下,使空气进入罐内,即可将罐取下,切不可硬行上提或旋转提拔,以防拉伤皮肤。

(4)拔罐后护理　用火罐时应注意勿灼伤或烫伤皮肤。若烫伤或留罐时间太长而皮肤起水泡时,小泡无须处理,仅敷以消毒纱布,防止擦破即可。水泡较大时,用消毒针将水放出,涂以龙胆紫药水,或用消毒纱布包敷,以防感染。

(5)禁忌证　皮肤有过敏、溃疡、水肿和大血管分布部位,不宜拔罐。高热抽搐者和孕妇的腹部、腰骶部亦不宜拔罐。

三、刮痧疗法

刮痧法是用边缘光滑的器具如铜钱、硬币、瓷器片、小汤匙等物蘸油或清水在患者体表部位刮动,使局部皮下出现细小的出血斑点,状如沙粒,以促使全身气血流畅,祛邪外出,从而达到治疗目的的一种方法。

1. 器具

取边缘光滑、没有缺损的铜钱或硬币或瓷汤匙一个。准备小碗或酒盅一只,盛少许植物油或清水。

2. 操作方法

(1)刮痧部位　主要在背部,有时亦可在颈部、前胸和四肢。

(2)刮痧方法　先暴露患者的刮痧部位,施术者用右手持拿刮痧工具,蘸取植物油或清水后,在确定的体表部位,轻轻向下顺刮或从内向外反复刮动,逐渐加重用力。刮时要沿着同一方向,力量要柔和均匀,应用腕力,一般刮10~20次,以出现紫红色斑点或斑块为度。要求先刮颈项部,再刮脊椎两侧部,然后再刮胸部及四肢部位。

3. 临床应用

本法临床应用范围较广。以往主要用于痧证,现已扩展用于呼吸系统和消化系统等疾病。如痧证、中暑、伤暑、湿温初起、感冒、发热、咳嗽、咽喉肿痛、呕吐、腹痛、伤食、头痛、头昏、风湿痹痛等症。

4. 护理及注意事项

(1)室内环境　室内空气要流通,忌对流风,应注意保暖,勿使患者感受风寒。

(2)选择体位　患者体位要根据病情而定,一般有仰卧、俯卧、仰靠、俯靠等,以患者舒适为度。

(3)禁忌证　局部皮肤有溃烂、损伤、炎症等均不宜采用本法。

(4)操作要领　掌握好刮痧手法轻重,及时调整,由上而下顺刮,并时时蘸取植物油或清水保持肌肤润滑,不能干刮,以免刮伤皮肤。

(5)观察病情　刮痧时应注意患者病情变化及局部皮肤颜色,如病情不减,反而更加不适者,应立即送医院诊治。

四、按摩疗法

按摩也称推拿,是在患者穴位或体表的一定部位上,采用各种手法治疗疾病的一种方法。具有疏通经络、滑利关节、强壮筋骨、散寒止痛、健脾和胃、扶正祛邪等作用。

(一)常用按摩手法

按摩手法总的要求是:持久、有力、均匀、柔和,从而达到"深透"。持久指手法能按规定持续运用一定时间;有力指手法必须具有一定的力量,这种力量因人、因病、因部位制宜；柔和指手法要轻而不浮，重而不滞，用力不可生硬粗暴或用蛮力，更换动作要自然。持久、有力、均匀、柔和是一个有机整体，要熟练掌握各种手法，并能在临床上灵活运用，必须经过一个时期的手法练习和临床实践，才能由生而熟，熟而生巧，以至得心应手，运用自如。

1.滚法

用手背近小指侧部分或小指、无名指、中指的掌指关节部分，附着于一定部位，以肘部为支点，前臂作主动摆动，带动腕部作屈伸和前臂旋转运动。

（1）动作要领　前臂不要过分紧张，肘关节微屈约120°。手放松，手法吸定的部位要紧贴体表，动作是手动而不是拖动、辗动或跳动。手动时的压力、频率、摆动幅度要均匀，动作要协调而有节律。手法的频率每分钟120次。

（2）临床应用　该手法的接触面较大，压力亦较强，常用于肩背、腰臀及四肢肌肉较丰厚的部位；风湿酸痛、麻木不仁、肢体瘫痪、运动功能障碍等疾患适合本手法。

2.一指禅推法

用大拇指指端，螺纹面或偏峰着力于一定的部位或穴位上，腕部放松，沉肩、垂肘、悬腕，肘关节略低于腕，以肘部为交点，前臂作主动摆动，带动腕部摆动和拇指关节作屈伸运动。

（1）动作要领　放松上肢肌肉，不用蛮力。腕关节自然悬垂，肘关节微屈下垂略低于腕，腕部摆动时，尺侧要低于桡侧，使腕部作往返均匀摆动时产生的力持续地作用于施术部位。手握空拳，拇指端自然着力，随着腕部的摆动，拇指端作缓慢的移动，即紧推慢移之意。压力须均匀，动作要灵活。手法频率每分钟120～160次。

（2）临床应用　本手法接触面积较小，刺激量中等，但深透度大，可用于全身各部穴位，以及头面、胸腹、四肢等处。头痛、胃痛、腹痛及关节筋骨酸痛等疾患可用本手法。

3.推法

用指、掌或肘部着力于一定的部位上进行单方向的直线运动。分指推法、掌推法、肘推法三种。

（1）动作要领　推时用力要稳，速度宜慢，着力部分要紧贴皮肤。

（2）临床应用　本法有3种不同的具体推法，接触面有大有小，因而刺激量也有大有小，可根据不同部位选择不同推法，常用于肢体肌肉酸痛、麻木等疾患。

4.摩法

以手掌掌面或食、中、无名指指面附着于施术部位，以腕关节为中心，连同前臂作节律性的环转运动。分掌摩法、指摩法两种。

（1）动作要领　肘关节微屈，腕关节放松，指掌自然伸直。指掌着力部分要随着腕关节连同前臂作环转运动，用力要自然，摩动时要缓和协调，摩法频率每分钟 120 次左右。

（2）临床应用　该法轻柔缓和，刺激量较小，是胸腹、胁肋部的常用手法之一。对脘腹疼痛、食积胀满、胸胁迸伤等疾病可用此法。

5.擦法

用手掌大鱼际部、掌根或小鱼际部附着于一定部位，手指自然伸开，整个指掌要贴在患者体表的治疗部位，以肩关节为支点，上臂主动带动手掌做前后或上下往返直线摩擦运动。

（1）动作要领　擦时一定要直线往返，不可歪斜，并尽量拉长距离。接触部分要紧贴皮肤，但不要硬用压力，以免擦伤皮肤，用力要稳，动作要均匀连续，呼吸自然，不可屏气。擦法频率每分钟 100～120 次。

（2）临床应用　擦法是具温热性刺激的一种手法，其中掌擦法温热度较低，多用于胸胁及腹部，适用于脾胃虚寒引起的脘腹疼痛及消化不良等证；小鱼际擦法的温热度较高，多用于肩背、腰臀及下肢部，适用于风湿酸痛、肢体麻木、伤筋等；大鱼际擦法的温热度中等，在胸腹、腰背、四肢等部位均可施用，对外伤红肿、疼痛剧烈者较为适合。

6.按法

用拇指端或指腹按压体表称指按法；用单掌或双掌，或两掌重叠按压体表称掌按法。

（1）动作要领　用拇指按压时要握拳，拇指伸直，用指端或螺纹面按压。着力部位要紧贴体表，不可移动。用力垂直、由轻到重，不可用暴力猛然按压。

（2）临床应用　指按法接触面小，适用于全身各部穴位；掌按法接触面较大，适用于腰背和腹部。胃脘痛、头痛、肢体酸痛、麻木等病证可施用本法。

7.揉法

用手掌大鱼际、掌根部分或手指螺纹面部分，吸附于一定的部位或穴位，以肘部为支点，前臂做主动摆动，带动腕部及掌指做轻缓柔和的环形运动，分掌揉法和指揉法两种。

（1）动作要领　手腕须放松，前臂摆动，幅度可逐渐扩大，压力要轻柔，揉法频率每分钟 120～160 次。

（2）临床应用　本法具有轻柔缓和的特点，适用于全身各部。脘腹胀痛、胸闷胁痛、便秘及泄泻等肠胃道疾患。也可用于外伤引起的红肿疼痛等疾患。

8. 拿法

用大拇指和食、中两指，或用大拇指与其余的四指对称用力，在相应的部位或穴位上作节律性一紧一松的拿捏（提捏）。

（1）动作要领 动作要缓和而有连贯性，用力要由轻而重，不可突然用劲。

（2）临床应用 本法刺激性较强，常与其他手法配合用于颈项、肩部和四肢等部位。有祛风散寒、开窍止痛、缓解肌肉、肌腱痉挛等作用。

9. 拍法

将手指自然并拢，掌指关节微屈，用虚掌平稳而有节奏地拍打患部。

（1）动作要领 拍打时以腕关节的主动运动带动手掌拍打，力度要适中。

（2）临床应用 适用于肩背、腰臀及下肢部。对风湿酸痛、局部感觉迟钝或肌肉痉挛等症常与其他手法配合使用。

10. 击法

用拳背、掌根、掌侧小鱼际、指尖叩击体表。

拳击法：手握空拳，腕伸直，用拳背平击施术部位。

掌击法：手指自然伸开，腕伸直，用掌根部叩击体表。

小鱼际肌击法（又称侧击法）：手指自然伸直，腕略背屈，用单手或双手小鱼际部位击打施术部位。

指尖击法：用指端轻轻击打施术部位，如雨点下落。

（1）动作要领 击法用力要快速而短暂，垂直叩击体表，无拖拉动作，速度要均匀而有节奏。

（2）临床应用 拳背击法常用于腰背部，掌根击法常用于头项、腰臀及四肢部；侧击法常用于头项、腰背及四肢部。风湿痹痛、局部感觉迟钝、肌肉痉挛或头痛等，可用本法配合它法使用。

11. 摇法

用一手握住或扶住关节近端的肢体，另一手握住关节远端的肢体，做被动的环转运动。

颈项部摇法：用一手扶住患者头顶后部，另一手托住下颏，做左右环转摇动。

肩关节摇法：用一手扶住患者肩部，另一手握住腕部或托住肘部，做环转摇动。

髋关节摇法：患者仰卧，医者一手托住患者足跟，另一手扶住膝部，做髋关节环转摇动。

踝关节摇法：患者仰卧，医者一手托住患者足跟，另一手握住大踇趾部，做踝关节环转摇动。

(1)动作要领　动作要缓和,用力要稳,摇动的方向及幅度须在生理许可范围内进行,由小到大,由轻到重,由慢到快。

(2)临床应用　本法适用于四肢关节及颈项、腰部等。对运动功能障碍、关节强硬、屈伸不利等症,常用本法。

12.搓法

用两手掌面夹住患者肢体一定部位,相对用力做往返的快速揉搓。

(1)动作要领　双手用力要对称、均匀,搓动要快,移动要缓,动作自然流畅。

(2)临床应用　适用于四肢部,上肢最为常用。

13.抖法

用双手握住患者上肢或下肢远端,微微用力做连续的小幅度的上下振动,使关节有松动感。

(1)动作要领　操作时抖动幅度要小,频率要快。

(2)临床应用　常用于四肢部,尤其常用于上肢。

(二)适应证

推拿疗法可以治疗骨伤科、外科、内科、妇科、儿科等不同类型的疾病。如伤科中的腰椎间盘突出症、颈椎病、软组织急性扭挫伤、慢性劳损、骨质增生、骨折及关节脱位的恢复期等,外科手术后的粘连,内科中的感冒、哮喘、胃痛、腹泻、便秘、失眠、瘫痪等,妇科中的痛经等,儿科中的消化不良、小儿麻痹后遗症、泄泻、遗尿等。

(三)护理及注意事项

1.护士的双手

要保持清洁和温暖,勿戴戒指和饰品,指甲要经常修剪。

2.操作要领

操作用力要均匀、柔和、持久、有力,禁用暴力,根据具体情况随时调整手法与力度。

3.下列情况不宜施术

(1)各种血液病、恶性肿瘤、传染病患者。

(2)各种感染性疾病:如丹毒、脓肿、骨髓炎、骨结核、蜂窝组织炎、化脓性关节炎等。

(3)皮肤病的病变部位:如溃疡性皮炎等。

(4)有严重心、脑、肺疾病的患者和精神病患者。

（5）正在出血的部位，或内脏器质性病变。

（6）骨折、脱位或有严重的骨质疏松症者。

（7）妇女经期或妊娠期时，腹部和腰骶部不宜推拿。

（8）过饱或过饥、极度疲劳或酒醉后的患者。

此外，耳穴压豆法、热熨法、贴敷法、熏洗法、中药保留灌肠法均属于中医护理适宜技术，作为社区护士均应学习、掌握、运用。

第四节　社区常见病证的中医护理

一、内科常见病证的护理要点

内科病证范围很广，可分为外感热病和内伤杂病两大类。外感病证是指感受外邪所引起的一系列疾病，常见有感冒、中暑、风湿、秋燥等。由于肺开窍于鼻，外合皮毛，因此外邪袭人，首先犯肺，可见咳嗽、气喘等证。内伤病以脏腑、经络、气血津液的病变为主，病种甚广。限于教材篇幅，结合社区护理实际，本节以外感及肺系病证的护理要点为例作一介绍。

（一）观察要点

1.发热

恶寒发热为外感病的主要证候，恶寒发热伴有咳嗽为风寒犯肺；发热微恶风寒伴咳嗽为风热犯肺；恶寒发热转为高热口渴，伴呼吸困难，或痰黄质稠为热毒内侵。夏季身热，微恶风寒，伴胸闷口腻，肢体酸重应考虑为暑湿感冒；高热、晕厥甚则抽搐为中暑。

2.咳嗽

外感咳嗽起病较急，病程短，伴有恶寒发热；内伤咳嗽起病缓慢，病程长，常反复发作，伴有其他脏腑病证，但无表证。咳声重浊属实证，咳声低微属虚证，干咳无痰属燥证。咳逆上气，引痛胸胁为肝火。

3.痰

咳痰稀薄色白为风寒，咳痰黏稠色黄为风热，痰色白黏稠量多易咯为湿痰，干咳少痰或痰中带血为燥痰。咯吐腥臭浊痰，甚则脓血相兼为肺痈。

4.气喘

气喘咳嗽，胸闷痰多，伴恶寒发热，苔薄脉浮为寒喘；喘促气粗，甚则鼻翼翕动，咳嗽痰黄，身热便秘为热喘；咳喘痰多，咯出不爽，恶心纳呆为痰喘；喘促短气,声低气怯,自汗畏风,动则喘甚为虚喘;气逆喘促,呼吸深长有余,气粗声高,伴痰鸣咳嗽,脉数有力为实喘。

此外,观察诱发疾病的相关因素:如气候、情绪、花粉、饮食及个体素质等。

（二）施护要点

1. 生活起居护理

保持空气新鲜,注意避风保暖,寒温适宜,环境安静。轻者多休息,重者则卧床休息。时行感冒则注意呼吸道隔离,可用食醋等熏蒸消毒,每立方米用食醋 5～10mL,加水 1～2 倍稀释,加热熏蒸。病室温度、湿度适宜,寒证室温宜稍高,热证室温宜稍低,燥证湿度宜稍高,湿痰阻肺者湿度宜稍低。

指导患者随气候变化增减衣服,劝导患者戒烟酒,加强通风换气。

2. 病情护理

定时测量体温、脉搏、呼吸,记录患者咳嗽情况和排痰能力,观察和记录痰的量、色、质及有无咯血等,以便随时调整护理措施。如为患者安置舒适体位,保持室内适当通风,给予雾化吸入疗法,给予吸氧疗法,保持呼吸道通畅,给予吸痰,清除呼吸道分泌物等。

3. 情志护理

评估和记录患者焦虑程度,帮助找出引起焦虑的原因。通过以下护理方式减少患者心理负担:认真倾听患者诉说引起焦虑的原因,以真诚的态度安慰患者,并采取相应的心理护理措施;为患者提供一个宽松的环境,使其心情舒畅,增加信心;帮助患者正确对待疾病,树立战胜疾病的信心;定时询问观察病情变化,及时调整护理计划。

4. 用药护理

指导患者注意煎煮和服用汤药,掌握服用的温度、时间和方法,如感冒药宜武火急煎热服,服药后稍加衣被,使其微微出汗。及时报告服药后的不良反应,以便及时调整护理措施。

咳喘重者,可用中药雾化吸入,或给少量止咳平喘药,或遵医嘱给低流量氧吸入,必要时使用呼吸机。

5. 饮食护理

评估患者饮食习惯,指导患者及家属制作清淡、易消化而营养丰富的食物,少用生硬、固体、刺激性食物,忌辛香燥烈、油腻、烟酒之品。避免进食引发疾病的食物,如鱼虾等。同时根据病证择食:肺气虚者宜进温补肺气之品,如牛奶、胡桃仁等;肺阴虚者宜进养肺生津之品,如百合、梨等。

6. 病后调护

指导患者根据时令变化,增减衣服,预防感冒;教育患者养成良好的生活习惯,戒烟酒,勿劳累;避免接触呼吸道刺激物对身体的影响,控制或消除应激原;加强锻炼身体,提高抗病能力。

二、外科常见病证的护理要点

外科病证是各种致病因素侵袭人体后引起的体表感染性疾病。包括疮疡、皮肤病、肛肠病等,如痈、疽、疔、癣、丹毒、痔等,都属外科范畴。中医外科具有自身独立诊断、治疗和护理的理论体系。在疾病的发生和发展上强调邪气与正气的关系,在诊断上重视辨证与辨病相结合,在治疗和护理上要求局部与整体相并重。

(一)观察要点

1. 观察发病原因

注意是外感六淫邪毒而致病,还是感受特殊毒邪,如蛇毒、疫毒等而致病;或跌打损伤,烫伤,烧伤直接损害;或七情内伤,导致脏腑功能失调,经络气血壅滞;或恣食肥甘辛辣刺激之品,损伤脾胃、化火、生毒。

2. 观察阴阳虚实

肿疡来势较急,红肿热痛,根盘收束,属实属热。来势较缓,皮色不变,肿势平坦或不肿不高,属虚属寒。有时肿块红肿不明显,疼痛不甚,则介于阴证与阳证之间。

3. 观察脓液

脓液黄稠,色泽鲜明,略带腥味,表示气血充盛,则疮口易于收口,易于生肌长肉。如先出黄稠脓液,次出黄稠色水,为疮口收敛将愈。脓液稀薄如污水,或夹有败絮样物,腥秽恶臭,表示气血两亏,难以愈合。

4. 体温

一般体温有不同程度升高,体温越高,热毒越重。如果经治疗体温下降接近正常,一般情况好转,患者安静,为病情向愈的表现。如果高热突然下降至36℃以下,伴四肢厥冷,大汗出,烦躁,神情恍惚,为阳气虚脱之危象。年老体弱者,体温不高,患者一般情况差,可能是病情严重的表现。

5. 神态

患者表现面红,气粗,烦躁,或剧痛拒按,喜冷,得热痛剧,则属热证、实证居多。患者表现面白无华,少气懒言,或疼痛缠绵、喜按,得热则减,则寒证、虚证居多,说明抗病力较弱。

6.各类排泄物

观察各种呕吐物、胃管抽吸液及各种引液、大便、小便等的出量,以及输液、服药等入量,为治疗和护理提供可靠依据。

(二)施护要点

1.生活起居护理

为患者创造整齐、清洁、安静、舒适、安全的疗养环境。室内温度合适,空气新鲜,定时消毒。妥善处理分泌物、排泄物,防止一切并发症的发生。病重者应卧床休息,恢复期可适当活动。

2.病情护理

严密观察生命体征如体温、呼吸、脉搏、血压的变化。指导患者或患者家属认识感染的症状和体征,包括体温升高、伤口发红、发热、触痛、呼吸气粗、脉搏增快等。如发现出血症状和体征及手术指征,要及时报告医生。

评估患者皮肤弹性及黏膜情况,避免受损部位的皮肤温度过高或过低,保持局部清洁干燥。观察突出部位的皮肤受压情况,合理使用保护措施,如气圈、气垫等。

评估患者腹胀、排便、排气情况,记录大、小便的性状及量,注意保持二便通畅。

评估疮疡面的大小、深浅、有无窦道。换药时严格无菌操作,先换清洁创面,后换感染创面。动作轻巧,避免不必要的暴露。保持创面及皮肤的清洁,敷料干燥、更换及时。注意个人卫生,以防交叉感染。注意伤口渗出物或脓液的性质,有无臭味等情况,告诉患者,疮疡不能随意挤压或搔抓。

3.情志护理

评估和记录患者焦虑程度,识别问题来源。对需要手术治疗者,应与患者亲切交谈,介绍手术的程序和优点及治愈的病例,使其放心,以消除患者的恐惧和烦躁。让患者了解有关疾病的知识,如常见诱因、饮食禁忌、服药方法、皮肤护理等,减少各种精神刺激,稳定情绪,增强信心。

4.用药护理

评估疼痛部位、时间、原因及与疼痛发作的有关因素,合理使用解除疼痛的方法。在未明确诊断之前,不宜大剂量使用止痛药和镇静剂。

肿疡早期未成脓,以清解毒邪、消肿散结的药物为主;疮疡已成脓,宜根据病情切开排脓,并选用补益气血、透脓外达的药物,扶助正气,托毒外出,以免毒邪内陷;肿疡后期,应用补养药物恢复正气,促使伤口早日愈合。外用药大多有毒,应严格按规范炮制,而后慎重使用。

5.饮食护理

饮食宜清淡、易消化,多食蔬菜、水果,忌食辛辣动风的发物及助热生痰之品。制订合理的饮食计划,包括进食次数、质、量等,注意饮食的色香味和适宜温度,了解患者对食物的喜恶。如果病情允许,可进食高蛋白、高热量、高维生素食物,促使伤口愈合,增强机体抗病能力。但不宜过饱、过量,以免"食复"。

6.病后调护

病后一般有体弱、气血亏虚的表现,故应注意饮食清淡,保证足够的营养,不宜过量,以免损伤脾胃。适当休息,不可持续屏气用力,避免伤口崩裂。保持皮肤清洁,防止感染。伤口愈合时,避免搔抓,适当地进行功能锻炼。

三、妇科常见病证的护理要点

妇女由于在解剖上有胞宫,所以生理上的经、带、胎、产,都是脏腑、经络、气血生理功能作用于胞宫的具体表现。辨证施护以胞宫为基础,以脏腑、经络、气血为核心,围绕经、带、胎、产等四方面的病证进行。

(一)观察要点

1.观察病因

妇科病的病因在六淫中以寒、热、湿多见,七情中以思、怒、恐为主。脏腑功能失常(以肾、脾、肝为主),气血亏损,冲、任、督、带失调,是导致妇科病的内在原因。此外,先天不足,早婚多产,房事不节,劳逸过度,饮食失调等也是妇科病不可忽视的因素。

2.观察月经

月经周期一般为 28～30 天,但也因人而异。月经异常可分为周期异常、经量异常和经质异常。周期异常有月经先期,以实证、热证为主;月经后期以虚证、寒证为主;月经先后无定期以肝郁和肝肾阴虚较多。经量异常有月经过多,以实证、热证为主;月经过少,以虚证、寒证为多。经质异常,色红质稠多属血热;血色淡红质稀,多属气虚或虚寒;色紫暗有血块,多属瘀血。

3.观察白带

白带为阴道分泌的少量无色、无臭、透明的黏液。不同病因所致的带下性状不同,如带下色白,质稀无味,伴便溏乏力属脾虚;带下量多,质稀如水,伴腰膝酸软为肾虚;带下黄绿如脓或带血,质稠味臭,属湿热。

4.观察妊娠

妊娠早期(5～12 周)出现恶心呕吐,头晕厌食,称"恶阻",多为冲气上逆,胃失和降所致。如妊娠期阴道少量流血,时下时止而无腰腹痛者为"胎漏";出现腰酸腹痛下坠或阴道少量出血为"胎动不安",是冲任气血失调,胎元不固所致,应立即安胎止血。

5.产后观察

产后注意有否恶露不绝、小腹疼痛,大便通畅与否,乳汁的多少及排泄是否通畅,产妇饮食情况等。

(二)施护要点

1.月经期

避免进食生冷酸辣食物和服用行气破血药物;避风寒、水湿、剧烈运动和过度疲劳;讲究经期卫生,避免坐浴,不行房事,月经棉垫要干净消毒;根据月经的期、量、色、质、气味等变化进行评估,并指导患者服药,或运动或按摩等。

2.带下

指导患者保持外阴清洁,局部瘙痒者,可用中药煎水坐浴熏洗;内裤宜棉质柔软宽松,每日更换,并清洁消毒,防止交叉感染;指导患者使用阴道栓剂和涂敷中药的方法;多食健脾利湿食物,如薏苡仁粥等,忌食辛辣肥甘之品。

3.崩漏

患者应卧床休息,严密观察血压、脉搏变化,围绕"塞流、澄源、复旧"三法进行治疗护理。根据失血程度,可予以输血,增强抵抗力。

4.妊娠期

饮食护理:受孕后要注意调理脾胃,加强营养,多食新鲜水果、蔬菜和含钙、铁、蛋白高的食品。情志护理:妊娠期出现各种生理病理变化,孕妇常产生情绪紧张,焦虑不安,医护人员要向孕妇耐心讲解引起这些变化的原因及对健康的影响和防治措施,以消除其思想顾虑,静心养性,情绪稳定,精神舒畅。保证足够的睡眠,做到劳逸结合。乳房护理:注意保持乳头的清洁卫生,指导孕妇每日用温水清洗乳头,若乳头内陷者,应每日轻轻向外拉揉乳头,以防产后乳汁淤积发生乳痈。用药护理:用药以调补养血,健脾和胃,补肾疏肝为原则,注意妊娠禁忌,凡峻下滑利、祛瘀破血、辛燥温热之药应禁用或慎用,以免损伤胎元。

此外,还应定期检查,评估胎儿发育情况,发现异常及早处理。

5.产后

生活护理:营造安静舒适的休息环境,保持室内空气流通,切忌产后遭受风寒,室内温度适宜、光线柔和。产后24h应卧床休息,恶露未尽者取半卧位,以利恶露排出。密切观察体温、出汗、腹痛,以及恶露性状、颜色、气味等,加强乳房护理,定时人工挤奶防止乳汁淤积。饮食护理:宜营养丰富、易消化,一天多餐。乳汁少的产妇,宜多服鲫鱼汤、猪蹄汤、鸡肉汤等生乳之品。健康宣教:解释产后

6h 内排尿的意义,说明膀胱过度充盈对子宫收缩不利,鼓励患者及时排便。产后 2h 要注意观察产妇脉搏、血压情况,以及阴道流血的性质及量、注意产后血晕的发生。每天按时测子宫高度,以观察子宫复旧情况。如分娩后阵发性腹痛,小腹按之有硬块(收缩之子宫)为正常情况,无须处理。痛甚者,可针刺大肠俞、血海穴或灸神阙穴止痛,或适当服用当归流浸膏。

四、儿科常见病证的护理要点

儿科病证多由先天禀赋不足,感受外邪,或饮食喂养不当而引起。包括新生儿疾病,小儿传染病,小儿常见病等方面。小儿具有脏腑娇嫩,形气未充,生机蓬勃,发育迅速,脏气清灵的生理特点,而且有发病容易,传变迅速,易虚易实,易寒易热的病理特点。所以小儿在感受疾病和病理变化方面与成人有明显不同,且年龄越小,差别越为突出。因此,要灵活运用辨证施护规律,才能收到良好效果。

(一)观察要点

1. 观察形体

大致可了解患儿身体强弱,疾病虚实,病情轻重。如筋骨坚强,肌肉丰满,形态活泼,虽病亦轻,易从热化,实证居多。如形瘦发枯,筋骨软弱,颅囟日久不合,则形气虚弱,病后多难在短期内康复。

2. 观察神色

患儿目光有神,表情活泼,面有笑容,是神气充沛之表现,其病情多轻。双目干涩,表情痴呆,思睡不语,不笑不哭,是失神之表现,其病情多重。

小儿病后面部表现比成人明显,一般有热则赤,惊风则青,气血虚弱则白,胃肠积滞、中焦蓄湿则黄,腹痛则青灰。

3. 观察饮食、睡眠、二便

患儿欲吸乳而食不多,乃有食积;频频吸乳,渴欲凉饮,为胃热。嗜睡倦怠,不欲饮食多为脾湿;睡中啮齿、无热多为虫积,有热慎防动风抽搐;白天安睡,夜则躁扰不寐多为心脾有热。小便量多、色白属寒,量少色黄属热,小便淋漓不断,多为膀胱湿热。大便暴注下迫为热,清稀无恶臭为寒。

4. 观察苗窍

目赤、眵多是肝经郁火,目淡青为体弱;目眶深陷为缺津少液;白膜遮睛多为疳积上眼,睡时露眼多为脾虚。鼻流清涕为外感风寒,鼻流浊涕为外感风热;鼻翼翕动多见肺热咳喘。唇焦色红为心脾有热;唇色淡白为脾虚血弱。病初男孩阴囊紧缩为风寒,阴囊松弛为风热;女孩前阴赤而潮湿多为膀胱湿热;

外阴或肛门瘙痒，多是蛲虫病引起。

5.观察哭声

患儿饥饿啼哭，声音多绵长无力，有吮吸动作，给予食物或吮奶则止。哭声高而尖锐，忽缓忽急，时作时止，哭而多泪，多为疼痛；哭声突然有惊吓状，无泪，病因多为惊恐；嚎叫状哭是急惊风，病入肝、心；哭而涕泪俱无，兼鼻翼翕动为肺闭之象；哭声轻而带呻吟多为疳积。总之，患儿哭声以响亮有节奏者为顺，表示正气充足；哭声低微表示正气虚弱，哭声尖锐细弱而无泪多属危重证候。

（二）施护要点

1.生活起居护理

病室空气新鲜、流通、安静、清洁卫生，避免穿堂风。室温保持在 22℃左右，相对湿度保持在 50%～60%。保证患儿充分休息，不受干扰、惊吓。注意消毒隔离，防止交叉感染。

2.病情护理

评估患儿生命体征的变化，定时测量体温、呼吸、脉搏、心率、心律。检查皮肤弹性，准确记录液体的出入量，观察有无脱水，维持水、电解质平衡。发现鼻翼翕动、气急喘促、发绀，应及时给氧。指导家长做好皮肤护理，勤换尿布，卧床期间勤翻身，做局部按摩，促进血液循环。

3.情志护理

尽可能提供亲切的环境，如给患儿讲故事，摆放儿童玩具，贴儿童图片等。护理人员要面带微笑，声音温和，多使用鼓励性语言和给予轻轻地抚摸或拥抱等，减轻患儿恐惧心理。

4.饮食护理

制订饮食计划时，既要满足患儿生理需要，补偿疾病的消耗，又要针对疾病的特点，通过饮食调理达到治疗的目的。进食应定量定时，多少适中，禁止饭前吃零食，督促患儿饭前洗手，养成良好的生活习惯。指导患儿家长制做细软、易消化、营养丰富、味道可口的食物。

5.用药护理

小儿疾病变化迅速，故处理要及时果断，用药做到疗效快，用药准，剂量适宜。注意调理脾胃，切忌多服、乱服药。一般 4 岁以下儿童，服成人量的 1/4；5～7 岁儿童服成人量的 1/3；8～12 岁儿童服成人量的 2/3；12 岁以上的儿童服成人的量。对大苦、大寒、大热、大辛、有毒、攻伐之品，应中病即止，以免损伤正气。

6.病后调护

病后不宜乱补,以饮食调理为主。宜选择营养丰富易消化的饮食,以增强体质。纠正病后饮食偏嗜、吃零食等不良习惯。多进行户外活动,积极防治婴幼儿时期的各种病证,接触新鲜空气和充足的阳光,提高抗病能力。

（章冬瑛）

第四章　社区康复护理

学习目标

1. 说出社区康复护理的定义,理解全面康复的内涵。

2. 简述社区康复护理的发展概况,明确社区康复护理的对象和工作内容。

3. 简述社区常用康复护理评定的方法和内容。

4. 熟记肌力评定的分级标准,关节活动范围的测量方法及异常步态的机理分析等。

5. 能运用 Barthel 指数评定和 FIM 量表对社区病伤残者进行 ADL 评估和护理。

6. 叙述常用康复护理方法的适应证和操作方法。

7. 社区能合理采用运动疗法、作业疗法、心理康复等为患者提供康复性服务。

8. 熟悉常见疾病,如脑卒中,慢性阻塞性肺病,冠心病,颈、肩、腰腿痛的社区康复护理目标,并能运用康复护理方法对其进行康复护理。

第一节　社区康复护理概述

康复护理学是一门以康复为目的的新兴学科,它是康复医学的重要组成部分,伴随着康复医学的发展而发展。我国社区康复医学事业从 20 世纪 80 年代开始起步,目前已迈进了一个快速发展的时期。康复医学的发展促进了医学的整体发展,形成了由基础医学、预防医学、临床医学、康复医学共同组成的全面医学(comprehensive medicine)。作为一个护理工作者,了解康复医学的知识和进展,掌握社区康复护理的基本技能,运用所学的康复知识使患者在社区内得到康复服务是非常必要的。

一、社区康复与护理

(一)康复

康复(rehabilitation)主要是指身心功能、职业能力和社会生活能力的恢复,即综合地、协调地应用医学的、社会的、教育的、职业的措施以减轻病、伤、残者的身心和社会功能障碍,使其得到整体康复而重返社会。可见,康复工作的重点是减轻病、伤、残者的身心和社会功能障碍,最终目标是使病、伤、残者得到全面康复,重新回归社会。

(二)社区康复

1981 年,世界卫生组织专家委员会对社区康复的定义是:"社区康复(community based rehabilitation,CBR)是指在社区的层次上采取的康复措施,这些措施是利用和依靠社区的人力资源而进行的,包括依靠有残损、残疾、残障的人员本身,以及他们的家庭和社区工作者的共同参与。"1994 年,联合国教科文组织、世界卫生组织、国际劳工组织联合发表了一份关于社区康复的意见书,对社区康复作了以下解释:"社区康复是属于社区发展范畴内的一项战略性计划,目的是促进所有残疾人得到康复,享受均等的机会,成为社会平等的一员。"在我国,1988 年 7 月经国务院批准正式颁布了《中国残疾人事业五年工作纲要》,明确规定我国残疾人事业的宗旨和目标是:"创造良好的物质条件和精神条件,使残疾人在事实上成为社会平等的一员,享有全面参与社会生活的权利,履行公民义务,共享由于劳动和社会经济发展所带来的物质文化成果。"社区康复的内涵,也相应地解释为:"社区康复是指依靠社区本身的人力资源,建设一个有社区领导、卫生人员、民政人员、志愿人员、社团、残疾者本人及其家属参加的社区康复系统,在社区进行残疾普查、预防和康复工作,使分散在社区的残疾者得到基本的康复服务。"社区康复服务顺应了病、伤、残者全面康复,重新回归社会的康复需求,是我国残疾人康复工作的基础。

(三)社区康复护理

康复护理是一门研究病、伤、残者身体、精神康复的护理理论、知识和技能的科学。根据总的康复医疗计划,围绕全面(躯体的、精神的、职业的和社会的)康复的目标,通过护理工作,与康复医师和其他康复专业人员的紧密配合,以帮助残疾者或患者达到康复或减轻残疾和预防继发性残疾的目的,它是社区康复十分重要的组成部分。

《护士伦理学国际法》(1953 年)明确指出:"护士护理患者,担负着建立有助于康复的(包括躯体的、精神的和社会的)环境,并着重用讲授和示范的方法,预防疾病,促进健康。"护士的基本职责包括四个方面:促进健康,预防疾病,维持健康,减轻痛苦。这不但阐明了护理工作在康复中的重要职责,而且清楚地说明了护理工作在康复中的重要地位。康复护理对个人、家庭和社区提供服务,依据患者个别差异和健康需要的不同而发现护理问题,制订护理计划,实施护理措施,进行护理评估,并将整体护理贯穿于整个疾病诊治、机体康复的全过程,使患者达到全面康复。在现代医学时代,康复护理发挥着其他医疗活动不可替代的作用。

社区康复护理就是将现代整体护理融入社区康复,在康复护理人员指导下,在社区的层次上,依靠社区内的护理人员、残疾人及其家属对社区的残疾人进行家庭护理。社区康复护理的康复目标是使残疾人的身心得到康复,通过康复训练和给予辅助用具用品,使残疾人生活能够自理,能够在周围活动(包括步行或用轮椅代步),能够与人互相沟通和交流,使残疾人同常人一样,在下述方面能享受均等的机会:①平等地享受入学和就业的机会,学龄残疾儿童能够上学,壮年残疾人在力所能及范围内能够就业;②残疾人能成为社会平等的一员,融入社会,不受歧视,不受孤立和隔离,不与社会分开,残疾人能得到必要的方便条件和支持以参加社会生活。

社区康复护理计划的拟订和实施主要依靠社区的领导和组织、依靠社区的群众和团体,也要依靠有关的政府部门(包括卫生、教育、劳动人事、民政和社会服务等部门),还要依靠残疾者本人和他们的家庭。各种力量联合起来,通力合作,社区康复护理的任务才能完成。

(四)社区康复护理特点

1.采取社区适宜的康复技术

社区康复应立足于使用社区内部资源,康复护理中涉及的人力、物力、网络、设备等都需要考虑社区的基本条件和现有资源。康复护理中所采用的康复技术也应简单易行,康复对象和家属经过训练后可以掌握操作或自己使用设备,如偏瘫病人的肢体训练、慢性腰背痛的腰背肌锻炼、日常生活活动训练等。

2.强调康复对象及其家属的主动性

在社区康复中,病人自身及其家属的主动性起重要的作用,社区康复技术人员起培训、指导和评估等作用。由于康复活动的日常性和频繁性,日常的康复活动需要病人及其家属主动按计划训练,而不是始终等待他人上门服务。

3.各部门协调

社区康复涉及的人力、物力与社区各个部门有关,卫生、民政、教育、劳动保障、财政、残联、妇联等部门都多多少少涉及社区康复。只有发挥政府各部门在社区康复管理中的作用,各部门协调,统筹安排与实施,营造良好的社区康复气氛,才能使伤病残者在社区得到最好的康复治疗和护理。

二、社区康复护理发展概况

社区康复服务自 1976 年由世界卫生组织倡导,至今已在百余个国家和地区开展,使几千万残疾人享受到了社区康复服务。社区康复服务顺应了全球残疾人的需求,它不仅适合于发达国家,而且适合于发展中国家。

我国是一个人口众多的发展中国家,6000 万残疾人中约有 80% 生活在社区,迫切需要康复服务。在各种形式的康复服务中,社区康复服务就近就地,经济有效,适应了我国残疾人数量大、分布广、经济条件有限的状况。社区康复服务在我国正式开展是在 1986 年,在二十余年的发展中经历了三个阶段。

(一)起步阶段(1986—1990 年)

1986 年,世界卫生组织在香港和菲律宾举办了"现代康复原则、计划和管理"研讨班,为我国培养了十余名社区康复人员;同年,卫生部在山东、吉林、广东、内蒙古四省(区)城乡开展了社区康复试点,取得了示范性的经验。与此同时,国家民政部倡导在城市开展社区卫生服务,在促进残疾人职业康复和社会康复方面做了很多工作。

中国残疾人联合会认识到,社区康复服务是使我国绝大多数残疾人享有康复服务的最佳途径,残联与各部门积极协作,对社区康复试点地区进行考察,召开研讨会,培训社区康复专门人才。1988 年我国开始实施《中国残疾人事业五年工作纲要》,开展了白内障手术复明、小儿麻痹后遗症手术矫治、聋儿听力语言训练,即抢救性的三项康复,为开展社区康复奠定了基础。

(二)试点阶段(1991—1995 年)

国家制定了《中国康复医学事业"八五"规划要点》和《中国残疾人事业"八五"计划纲要》,明确规定逐步推广社区康复,把康复医疗落实到基层,并在全国 62 个县(区)进行了社区康复示范工作,示范地区残疾人康复服务覆盖率超过 75%,社区康复内容除"老三项"外,还增加了低视力康复、精神病防治康复、智力残疾预防和康复、残疾人用品用具供应服务等。国家民政部在"八五"期间开展了社区康复,使福利机构从封闭型、救济型、供养型向开放型与福利型发展。特别是 1991 年颁布实施了《中华人民共和国残疾人保障法》,使社区康复有了法律保障。

（三）推广阶段(1996—2000 年)

国家制定了《中国残疾人事业"九五"纲要》,确定康复工作的目标是:建立社会化的康复服务体系,以社区和家庭为重点,广泛开展康复训练,使残疾人普遍得到康复服务,同时实施一批重点工程,使 300 万残疾人得到不同程度的康复,还明确规定要系统训练肢体残疾者 10 万名、聋儿 6 万名、智残儿童 6 万名,并使 120 万名重症精神患者得到综合康复。"九五"计划的实施,为社区康复在我国的可持续发展创造了条件:使社区康复有了法律保障,社区康复纳入了国家计划,试点范围不断扩大,残疾人受益逐渐增多;社区康复取得了有益的经验,康复工作队伍整体素质得到了提高。2000 年以来,我国的康复事业进入了一个崭新的腾飞阶段。

在整个社区康复过程中,社区护理人员发挥着不可低估的作用。我国是发展中国家,残疾人康复工作仍面临着严峻的任务。残疾人康复需求量大,但财力有限,康复机构缺乏,康复专业人才不足。要实现"人人享有卫生保健"的目标,开展社区康复护理势在必行,并将成为社区康复的重要内容之一。

三、社区康复护理的对象

社区康复护理的对象十分广泛,主要有以下四种人群。

（一）残疾者

残疾者是指心理、生理、人体形态结构上及某种组织不同程度的功能丧失或者不正常,造成部分或全部失去正常个人或社会生活能力的人。包括肢体、脏器等损害所引起的各类残疾者,有肢体残疾、视力残疾、听力残疾、语言残疾、智力残疾、精神残疾、脏器残疾等。全世界约有残疾者 5 亿多,占全球人口的 10% 左右。每年残疾者的总数还有增加趋势。

（二）急性伤病后及手术后的患者

近年来,康复护理手段普遍用于急性病患者和手术后患者,对提高疗效起到了良好的作用。急性伤病后及手术后的患者,无论是处在早期还是恢复期或后遗症期,只要存在功能障碍,就是康复护理的对象。早期康复主要在专科医院或综合性医院住院期间进行。早期康复既能加速功能恢复,增强体质,减少并发症,又能预防后遗症。恢复期和后遗症期康复则主要是出院以后在康复中心或以社区康复方式进行。

（三）慢性病患者

很多慢性病患者病程缓慢进展或反复发作,致使相应的脏器与器官出现功能障碍,而功能障碍又加重了原发病的病情,形成恶性循环。及早在社区对慢性病患者进行康复治疗和护理可预防功能障碍,促进功能恢复,从而防止原发病的进一步发展。

（四）年老体弱者

按照自然规律,老年人经历着一个自然衰弱的过程。其机体的脏器和器官出现功能逐渐衰退,其中年老体弱者的功能障碍会严重影响他们的健康,需要康复护理的帮助。康复护理的措施有利于延缓衰老的过程,提高年老体弱者的生活质量。随着当今社会人口老龄化的出现,年老体弱者的社区康复护理显得更为重要。

四、社区康复护理的工作内容

社区康复应当贯彻全面康复的原则,为病、伤、残者提供医疗康复、教育康复、职业康复和社会康复服务,根据世界卫生组织提供的模式和我国试点的经验,主要有以下六个方面。

（一）社区残疾预防

依靠社区力量,落实有关残疾预防的措施,进行残疾预防工作,如给儿童服用预防小儿麻痹症的糖丸、开展预防接种、环境卫生、保健咨询、营养卫生、安全防范措施及健康教育等。

（二）社区普查残疾

依靠社区的力量,在社区内挨家挨户调查,普查本社区残疾发生情况及残疾人数、分布、残疾种类、致残原因和残疾严重程度等。客观、准确地评估,及时记录和报告,为制订预防和社区康复护理计划提供依据。

（三）开展康复技能培训

在家庭或社区康复中心,对需要进行功能训练的伤残人,开展必要的、可行的康复功能训练,培训家属掌握与日常生活活动密切相关的康复训练方法,对残疾人进行以家庭为基地（或以乡镇街道为基地）的康复功能训练。如日常生活活动能力训练、步行训练、儿童游戏活动训练、简单的语言沟通训练等。

（四）预防继发性残疾和并发症

在社区内,协助指导下肢瘫痪和长期卧床患者的康复尤其重要,主要护理措施有:变更体位和姿势,协助体疗师进行关节活动度训练,如被动运动、主动运动、助力运动、抗阻力运动,避免因长期不动而引起的功能性衰退和僵硬;摆好良姿位,预防关节畸形、肌肉挛缩;预防压疮等并发症的发生,尽最大的努力减轻残疾的程度,减少残疾的数量。

(五)促进日常生活活动能力的恢复

对躯体残疾者,社区护理人员应学习掌握与日常生活活动有密切联系的运动疗法、作业疗法,采取各种措施指导患者及培训家属,协助患者最大限度地提高日常生活自理能力。这包括日常生活活动能力的训练和步行训练。在日常生活活动能力的训练方面,主要是指导残疾者进行床上活动、就餐、穿衣、沐浴、排便、使用家庭用具、移动体位等训练。在步行训练方面的步骤是:使用倾斜床,训练适应和学会平稳站立;训练动作移位,指导使用轮椅或持拐杖、手杖步行。

(六)指导残疾者独立生活

在社区支持残疾人参加社会活动与娱乐,组织独立生活互助中心,提供残疾人独立生活的咨询与指导。要求康复护理人员掌握各类假肢和矫形支具的性能、使用方法及注意事项,根据残疾者的不同情况选择假肢和矫形支具,并指导患者训练和使用,尽力提高残疾者的生活质量。

第二节   康复护理评估

一、评估的目的和方法

评估(assessment)也称评价或评定。康复护理评估是对残疾者的功能状况及潜在能力进行评估,采用一定的方法有效和正确地评定患者功能障碍的种类、性质、部位、范围、严重程度和预后,是康复护理工作的重要内容。此项工作从初期评估开始,至末期评估结束,始终贯穿于康复护理工作中。

(一)评估目的

(1)明确康复护理诊断。对患者的身体功能、家庭状况、社会环境等方面进行搜集分析,掌握其存在的和潜在的护理问题,确定其功能障碍的部位、范围、性质程度,以及应该达到的康复护理目标,使护理工作能有的放矢。

(2)分析功能障碍程度与正常标准的差别,为制订康复护理措施提供依据。

(3)拟订康复护理方案,为康复护理效果提供客观的观察指标。

(4)观察护理效果,康复护理评估要在康复护理的前期、中期、后期分别进行,通过评估指标的前后对比,可以观察护理效果,并予以反馈调整。

(5)判断预后,为回归社会提供依据。对患者功能障碍情况进行预测,使患者和家属有一个合理的长期计划。

(二)评估过程

康复护理评估过程一般分三个阶段。

1.收集资料

收集与护理有关的资料,包括主观资料和客观资料。通过与患者谈话和阅读病例,了解病史、治疗经过和目前状态。具体包括:①一般情况,如姓名、性别、年龄、职业、民族、婚姻、文化程度、工作单位、入院日期等。②临床资料,包括发病时间、治疗方法、治疗效果、入院方式、个人生活史、家族史等。③日常生活能力,包括床上动作、下床活动、家务劳动。④身体功能,包括肌力、协调性、关节活动度、生命体征、重要内脏器官的功能。⑤精神状态,包括感知、认知、思维能力、情感、行为等。

2.分析资料

设定目标,将收集的病史进行归纳整理,找出存在的护理问题及其产生原因,并逐项进行分析和讨论,研究其改善的可能性,提出明确的护理目标。

3.制订康复护理计划

根据康复护理评定的结果和不同的预期目标,制订护理计划和措施,并对护理计划进行可行性分析。

(三)评估方法

评估方法通常有以下四种:

1.交谈

交谈可获取患者的主诉、过去史、家族史、文化程度及社会情况等,了解患者的健康现状、情绪和心理特点、思维和语言表达能力;并向患者介绍康复护理的内容及特点,交代治疗和护理中的注意事项,与患者建立良好的感情,取得患者信任,使患者坚定信心,积极主动地参与康复护理活动。

2.观察

观察可在交谈或护理活动中进行。系统性的观察方法是按照一定顺序、有计划进行的观察,它可保证观察的全面性,避免遗漏不易察觉的重要内容,对于评定的全面性和护理问题的发现、护理诊断和鉴别诊断具有十分重要的意义。

3.身体检查

护士进行身体检查的目的是为了收集与护理有关的生理资料,以增进护理诊断的正确性和可靠性,使护理活动更切合患者需求。

4.阅读病历和诊断报告

包括病历、各种护理记录、既往健康记录、各种实验检查报告等。

(四)评估的注意事项

评估是康复护理工作科学有序进行的根本保证,只有正确掌握评估方法,适时地进行评估,才有较大价值。在评估时,应注意以下事项:

(1)根据疾病障碍的不同特点,选择合适的评估方法。

(2)熟练掌握评估技术,保证评估的准确性。

(3)尽可能自始至终一人评估,避免发生误差。

(4)评估动作要迅速,以免时间太长引起患者疲劳。

(5)进行评估的仪器必须处于良好的工作状态。

(6)选择适宜的环境,减少干扰以减轻患者心理负担。

(7)健侧和患侧要进行对比。

(8)检查或测定应做三次,取平均值,保证其正确性。

二、残疾评估

残疾是指各种原因造成的躯体、心理、社会适应等方面的功能缺陷,经过临床治疗无法克服,并将长期、持续、永久存在的一种状态。残疾包括肢体残缺、感知认知障碍、情感与言语障碍、内脏功能不全、智能障碍、精神情绪与行为异常等。残疾评定是通过对残疾人功能状况进行全面、综合的分析,了解残疾的类别、严重程度、残存功能,为制订和调整全面的康复治疗方案、评估治疗效果、判断预后,以及回归社会的计划提供依据。

(一)WHO 关于残疾的分类

世界卫生组织有关"国际病损、失能、残障分类"(international classification of impairments,disabilities and handicaps,ICIDH)颁布于 1980 年。它根据残疾的性质、程度和影响,将残疾分为病损、失能、残障三类。

1.残损(impairment)

为残疾的第一水平,患者在解剖形态或生理、心理功能上存在着不同程度异常或结构功能缺失,但不影响日常生活自理能力。

2.失能(disability)

为残疾的第二水平,由功能、形态残疾所致,是个体水平上的残疾,导致患者的生理能力发生不同程度和范围的限制和丧失,影响日常生活自理能力。

3.残障(handicap)

残障是残疾人的第三水平,是社会水平上的障碍。患者的功能和能力障碍不仅影响日常生活活动能力,而且导致个体参与社会活动的受限,影响和限制个体在社会上的交往,工作、学习和社交不能独立进行,不能完成正常人能完成的社会作用。

基于20年的实践应用和经验,WTO采纳了众多使用者、专家、世界卫生组织合作中心的建议,2001年推出了《国际功能、残疾和健康分类》(international classification of functioning,disability and health,ICF,又称为ICIDH-2)。这一分类提出了一个全新的有关"功能"、"残疾"和"健康"概念的新模式。

(二)我国关于残疾的分类

我国第二次全国残疾人抽样调查残疾标准将残疾分为六类(1995年修订为六类残疾,将听力语言残疾分为听力残疾和语言残疾),各类再依据残疾对功能影响的严重程度进一步分级。具体分类分级如下。

1.视力残疾

视力残疾是指由于各种原因导致双眼视力障碍或视野缩小,而难能从事一般的工作、学习或其他活动。视力残疾包括盲(一级盲、二级盲)和低视力(一级、二级)两类。

2.听力残疾

听力残疾是指人由于各种原因导致双耳不同程度的永久性听力障碍,听不到或听不清周围环境声及言语声,以致影响日常生活能力和社会参与度。听力残疾包括聋(一级聋、二级聋)和重听(一级重听、二级重听)两类。

3.言语残疾

言语残疾是指由于各种原因导致的不同程度的言语障碍(经治疗一年以上不愈或病程超过两年者),不能或难以进行正常的言语交往活动(3岁以下不定残)。言语残疾包括失语、运动性构音障碍、器官结构异常所致的构音障碍、发声障碍(嗓音障碍)、儿童言语发育迟滞、听力障碍所致的语言障碍和口吃。依据语音清晰度和言语表达能力由重到轻分为四级:言语残疾一级、言语残疾二级、言语残疾三级和言语残疾四级。

4.智力残疾

智力残疾是指智力显著低于一般人水平,并伴有适应行为的障碍。智力残疾包括:在智力发育期间(18岁之前),由于各种有害因素导致的精神发育不全或智力迟滞;或者智力发育成熟以后,由于各种有害因素导致原有智力损害或智力明显衰退,如老年性痴呆。根据智商(IQ)及社会适应能力分为一级(极重度)、二级(重度)、三级(中度)和四级(轻度)。

5.肢体残疾

肢体残疾是指人体运动系统的结构、功能损伤造成四肢残缺或四肢、躯干麻痹(瘫痪)、畸形等而致人体运动功能不同程度的丧失及活动受限或参与的局限。肢体残疾包括:①上肢或下肢因伤、病或发育异常所致的缺失、畸形或功能障碍;②脊柱因伤、病或发育异常所致的畸形或功能障碍;③中枢、周围神经因伤、病或发育异常造成躯干或四肢的功能障碍。从人体运动系统有几处残疾、致残部位高低和功能障碍程度综合考虑,并以功能障碍为主来划分肢体残疾的等级,肢体残疾由重到轻可分为四级。

6.精神残疾

精神残疾是指精神疾病持续一年以上未愈者。按照世界卫生组织提供的《社会功能缺陷筛选表》的评分来划分精神残疾,精神残疾可分为一级(极重度),二级(重度),三级(中度)和四级(轻度)。

三、运动功能评估

在进行康复治疗和护理之前及在康复护理的过程中,应当对患者的运动功能进行评估,以便了解其身体功能障碍的情况和程度,选择康复治疗和护理的内容,评估康复治疗和护理的效果。

运动功能涉及诸多方面,如感觉功能、肌力、关节活动范围、平衡与协调功能等,本部分根据社区康复工作的特点,重点介绍躯体运动功能及其评估的内容和方法。

(一)肌力测定

肌力即指做主动运动时肌肉收缩的力量。肌力测定是评定受试者主动运动时肌肉或肌群产生的最大收缩力量。肌力测定是对神经肌肉功能状态的一种检查方法,也是评估被检神经、肌肉损害程度和范围的一种重要手段。主要用于周围神经和中枢神经系统疾病的诊断、鉴别诊断和功能评估。肌力测定分手法测定和器械测定。手法测定便捷、易行,临床常用;器械测定数值精确、便于比较。

1.手法测定

(1)K. W. Lovett 徒手肌力分级手法　国际上普遍应用的徒手肌力分级法是 Lovett 6 级分级法。此法将肌力分成 0～5 级,5 级为正常肌力。各级肌力的具体标准见表 4-1。

表 4-1　肌力分级标准

级别	名　称	标　准	相当正常肌力的百分比(%)
0	零(zero,Z)	肌肉无任何收缩	0
1	微缩(trace,T)	有轻微收缩,但不能引起关节运动	10
2	差(poor,P)	不能抵抗地心引力,关节能作水平方向活动	25
3	可(fair,F)	能抵抗重力作关节运动,但不能抵抗阻力	50
4	良好(good,G)	抵抗部分阻力运动	75
5	正常(normal,N)	完全抵抗阻力运动	100

在对肌力进行评估时,为了更加准确仔细,可在 2～5 级别之间进行加减,如测得某肌力比 3 级要好一些,但是又达不到 4 级,那么评估时可用"3＋"或者"4－"表示,这样在综合评估全身躯干的运动功能时,可以更加准确、全面。

(2)肌力在维持机体正常功能上的重要性　肌力大小和人体的正常生活及生命功能的维持有着密切的关系。例如:心肌具有足够的力量才能维持血液循环;呼吸肌有适宜的力量才能维持正常呼吸;骨骼肌具有一定的肌力才能克服重力,维持身体的正常姿势,移动肢体。只有在肌力达到一定程度时,才能克服外界阻力,维持日常生活动作,从事各种劳动和运动。同时,肌肉的耐力也是非常重要的,它是保证人体多次重复,或长时间维持某一动作所必需的条件,是躯体功能的重要组成部分。

肌力降低可因损伤和疾病造成,可分为神经源性(如脑、脊髓、周围神经疾病和损伤)、肌源性(如肌营养不良等)和肢体长期废用性(废用性肌萎缩)。

2.器械检查

在肌力较强(超过 3 级)时,为了作进一步的较准确的定量评估,可利用专门器械作肌力测试。常用的肌力测试器械有握力计、捏力计、拉力计及等速测力器等。

(1)握力测试　握力主要反映手内肌和屈指肌群的肌力。用握力计测定,以握力指数评定。

握力指数＝握力(kg)/体重(kg)×100

高于 50 为正常。

(2)捏力测试　用捏力计测定,其数值约为握力的 30％。捏力主要反映拇对掌肌和其他四指屈肌的肌力。

（3）背肌力测试　　用拉力计测定，以拉力指数评定。正常标准为：男150～200，女100～150。此法易使腰背痛者症状加重或复发，故此类患者禁用。

$$拉力指数＝拉力(kg)/体重(kg)×100$$

（4）四肢各组肌群的肌力测定　　在标准姿势下通过钢丝绳及滑车装置牵拉固定测力计，可测定四肢各组肌群（如腕、肩、踝的屈伸肌群及肩外展肌群）的肌力。

（二）主要关节活动范围的测定

关节活动范围（range of motion，ROM）是指关节活动时所通过的运动弧度，即远端骨所移动的度数。关节活动范围评定是测量远端骨运动时达到的最佳位置与开始位置之间的夹角。通过关节活动范围的测定，可以了解关节活动受限的程度。还可以分析活动受限的原因，是主动活动受限，还是被动活动受限。以便选择改善的方法，并为康复护理的效果和肢体功能的预后评估提供依据。

关节活动范围的测定要用测角工具进行，通常使用的测角工具有关节量角器（图4-1）和方盘量角器（图4-2）。

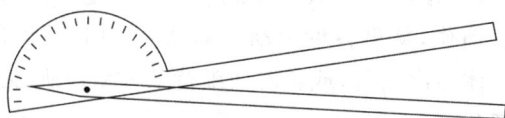 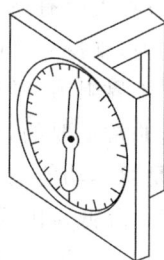

图 4-1　关节量角器　　　　　　　图 4-2　方盘
量角器

1.测量方式

180°方式，使用这一方式时，对所有关节来说，0°位是开始位置。对大多数运动来说，解剖位就是开始位，180°是重叠在发生运动的人体一个平面上的半圆。关节的运动轴心就是这个半圆周或运动弧的轴心，所有关节运动均是在0°开始并向180°方向增加。

2.主要关节的测量方法

（1）上肢主要关节活动范围的测量方法（180°方式）见表4-2。

表 4-2　上肢主要关节活动范围测量方法

肩关节	运动	受检查体位	测角计放置方法			正常活动范围
			轴心	固定臂	移动臂	
肩关节	屈、伸	坐或立位，臂置于体侧，肘伸直	肩峰	与腋中线平行	与肱骨纵轴平行	屈：0°～180° 伸：0°～50°
	外展 内收	坐或站位，臂置于体侧，肘伸直	肩峰	与身体中线（脊柱）平行	与肱骨纵轴平行	外展 0°～180° 内收 0°～45°
	内、外旋	仰卧，肩外展 90°，肘屈 90°	鹰嘴	与腋中线平行	与前臂纵轴平行	各 0°～90°
肘关节	屈、伸	仰卧或坐或立位，臂取解剖位	肱骨外上髁	与肱骨纵轴平行	与桡骨纵轴平行	屈 0°～150° 伸 0°
腕关节	屈、伸	坐或站位，前臂完全旋前	尺骨茎突	与前臂纵轴平行	与第二掌骨纵轴平行	屈：0°～60° 伸：0°～60°
	尺、桡侧偏（尺、桡侧外展）	坐位，屈肘，前臂旋前，腕中立位	腕背侧中点	前臂背侧中线	与第三掌骨纵轴平行	桡偏：0°～25° 尺偏：0°～40°

（2）下肢主要关节活动范围的测量方法（180°方式）见表 4-3。

表 4-3　下肢主要关节活动范围测量方法

关节	运动	受检查体位	测角计放置方法			正常活动范围
			轴　心	固定臂	移动臂	
髋关节	屈	仰卧或侧卧，对侧下肢伸直	股骨大转子	与身体纵轴平行	与股骨纵轴平行	屈：0°～130°
	伸	侧卧，被测下肢在上	股骨大转子	与身体纵轴平行	与股骨纵轴平行	伸：0°～10°
	内收、外展	仰卧	髂前上棘	左右髂前上棘连线的垂直线	与股骨纵轴平行	各 0°～30°
	内旋 外旋	仰卧，两小腿于床缘外下垂	髌骨下端	与地面垂直	与胫骨纵轴平行	各 0°～45°
膝关节	屈、伸	俯卧或仰卧或坐在椅子边缘	股骨外髁	与股骨纵轴平行	与胫骨纵轴平行	屈：0°～135° 伸：0°～5°
踝关节	背屈	仰卧，膝关节屈曲	腓骨纵轴线与足外缘交叉处	与腓骨纵轴平行	与第五跖骨纵轴平行	背屈：0°～20°
	跖屈	踝处于中立位				跖屈：0°～45°

3.影响正常关节活动范围的原因

关节活动范围是评估肢体运动功能的重要指标,关节活动范围减少,必将影响肢体的运动功能。影响关节活动范围的重要因素如下:

(1)关节本身结构是否正常,骨质增生、骨性强直、关节囊及韧带挛缩等均可影响正常关节的活动范围。

(2)原动肌肌力是否正常,肌力弱或肌肉肌腱断裂均影响正常关节活动的范围。

(3)对抗肌有无发生痉挛和挛缩情况。

(4)关节本身有无疼痛及肿胀,皮肤软组织有无瘢痕挛缩。

4.关节活动范围测量注意事项

(1)患者与检查者的体位应正确,以提高检查结果的准确性。

(2)充分暴露受检关节,注意保暖。

(3)先测量关节的主动活动范围,后查被动活动范围。

(4)健、患侧关节应对比测量。

(5)避免在按摩、运动及其康复治疗后立即进行检查。

(三)平衡与协调功能评估

人体进行各种正常的活动时需要有良好的姿势控制,即人体的平衡能力,而要使活动达到平稳、准确、协调,则需要有良好的协调功能。因此,人体的平衡与协调功能相互影响,密切相关。

平衡(balance)是指在不同的环境和情况下保持体位的稳定和身体直立的能力。当平衡改变时,机体恢复原有平衡或建立新平衡的过程称为平衡反应。当各种原因导致维持姿势稳定的感觉运动器官受到损害时,平衡功能即出现障碍。协调(coordination)是指人体进行平稳、准确、有控制的运动的能力。中枢神经系统中参与协调控制的部位主要有小脑、基底节、脊髓后索。协调功能障碍又称为共济失调。

1.平衡功能评估方法

平衡功能评估方法包括主观评估(以观察和量表为主)和客观评估(通过平衡测试仪测试)。

(1)观察法　一是观察患者在静止状态下能否保持平衡。主要包括睁、闭眼坐,睁、闭眼站立(即 Romberg's 征),双脚并立站立,双脚脚跟碰脚尖站立,单脚交替站立等。二是观察患者在活动状态下能否保持平衡。主要包括坐、站立时移动身体,在不同条件下行走,包括脚跟碰脚尖、足跟行走、足尖行走、走直线、侧方走、倒退走、走圆圈、绕过障碍物行走等。

（2）量表 临床应用比较普遍的平衡评定量表有 Berg 平衡量表和 Tinetti 量表，既可以评估患者在静态和动态状态下的平衡功能，又可以用来预测正常情况下摔倒的可能性。

（3）平衡测试仪 平衡测试系统现多称为姿势图（posturography）。通过系统控制和分离各种感觉信息的输入来评定躯体感觉、视觉和前庭系统对于平衡及姿势控制的作用与影响，其结果以数据与图的形式显示。平衡测试仪也可用作平衡训练。

2.协调功能评估方法

临床上判断有无协调障碍主要是观察患者在完成指定的动作中有无异常，如果出现异常即为共济失调。

（1）指鼻试验 患者肩外展 90°，肘伸展，用自己的示指指尖触自己的鼻尖。并分别在睁眼、闭眼、不同方向及不同速度的条件下反复检查，并注意与对侧对照。

（2）指—指试验 检查者与患者相对而坐，将食指放在患者面前，让其用示指去接触检查者的食指。检查者通过改变食指的位置，来评定患者对方向、距离改变的应变能力。

（3）示指对指试验 患者双肩外展 90°，伸肘，再向中线运动，双手示指相对。

（4）拇指对指试验 患者拇指尖依次与其他四指尖相对，速度可以由慢渐快。

（5）握拳试验 患者双手握拳、伸开，可以同时进行或交替进行（一手握拳，一手伸开），速度可以逐渐增加。

（6）轮替试验 患者双手张开，一手向上，一手向下，交替转动；也可以一侧手在对侧手背上交替转动。

（7）旋转试验 患者上肢在身体一侧屈肘 90°，紧贴于身体，前臂交替作旋前、旋后运动。

（8）拍膝试验 患者一侧用手掌，对侧握拳拍膝；或一侧手掌在同侧膝关节上做前后移动，对侧握拳在膝盖上做上下运动。

（9）跟—膝—胫试验 患者仰卧，抬起一侧下肢，先将足跟放在对侧下肢的膝关节上，再沿着胫骨前缘向下推移。

（10）拍地试验 患者足跟触地，脚尖抬起做拍地动作，可以双脚同时做或分别做。

(四)步态分析

步态分析采用生物力学的研究方法,是人体运动功能评定的重要手段。步态分析对于正确科学地评估患者的运动功能,选择合适的治疗和康复护理手段及判断医疗和康复护理效果都具有重要的价值。

1.正常步态

(1)步长　　是指步行时,一侧足跟着地到另一侧足跟着地之间的距离。正常人双侧下肢的步长差不多,男性步长约为 55～77cm,女性步长约为 50～70cm。步长的差异主要和身高及步频有关。

(2)步频　　行走中每分钟步数为步频。正常人一般为 100～120 步/min,女性稍大于男性。

(3)步态周期　　行走时,一侧足跟着地到该足跟再次着地所用的时间或过程,称为一个步态周期。每一步态周期可分为不同的步相和分期。在一个步态周期,有站立相和摆动相两个步相。常速行走时,站立相约占整个步态周期的 60%～65%,而摆动相约占 35%～40%,因此,当一侧下肢进入站立相时,另一侧下肢仍处在站立相,这时出现双下肢同时负重,这时称双肢负重期。在每一个步态周期中,会出现两次双肢负重期,每次双肢负重期约占一个步态周期的 10%～15%。

为了对步态进行更详细的分析,将一个步态划为 7 个分期,即足跟着地期、站立中期、推离期、加速期、摆动前期、摆动中期和摆动后期。

各步相和分期在一个步态周期中所占的百分比不是固定不变的,主要和行走速度有关,行走速度越快,双下肢负重期越短,跑步时则没有双下肢负重期。

2.异常步态

因肌力下降,协调功能障碍,双下肢不等长、疼痛、关节活动受限等,可引起不同的异常步态,常见有:

(1)跛行步态　　双下肢不等长,若在 3cm 以内者,则可通过代偿进行弥补,无明显跛行改变。若双下肢不等长超过 3cm 以上,行走时可见短腿着地时同侧骨盆下降,同侧肩峰下斜,并用足尖着地进行代偿。对侧摆动腿、膝、髋关节过度屈曲。

(2)偏瘫步态　　因下肢肌力下降,伸肌张力增加,下肢挺直,呈轻度内翻和下垂。行走时患腿向外摆,划半圈,故也称划圈步态。患侧上肢屈曲,多见脑血管病。

(3)蹒跚步态　　行走时摇晃不稳,躯干左右倾斜,步态长短不一,步基增宽,不能走直线,多见小脑或前庭病变。

（4）慌张步态　起步困难，一旦行走则身体前倾，步小且快，不易随意停步，呈前冲状，也称前冲步态。多见震颤麻痹或脑基底节区病变。

（5）痉挛步态　由于两下肢肌张力明显增强，膝关节伸直，足尖着地，大腿内侧肌群痉挛，故行走时双膝内侧摩擦碰撞，足向对侧交叉，也称为剪刀步态。多见脑性瘫痪患者。

（6）减痛步态　因患肢负重出现疼痛，为避免疼痛，重心由患肢迅速移向健肢，以缩短患肢的支撑期，出现短促步。为避免震动引起疼痛，患者常用足尖行走，避免足跟着地。多见脊椎、椎间盘、髋关节、膝关节病变。

（7）跨跃步态　足下垂，行走时为避免足尖踢地，患侧下肢抬高，髋关节过度屈曲，呈迈门槛状。见于胫前肌麻痹或腓总神经损伤的患者。

（8）摇摆步态　由于骨盆带肌肉及腰肌无力，步行时不能固定骨盆，身体向两侧摇摆。为维持身体重心的平衡，脊柱前凸，行走时状如鸭步。多见于肌营养不良症患者。

3.步态分析的主要用途

（1）评估患者行走时残疾的程度，为制订康复护理计划提供依据。

（2）分析行走功能异常及其机理，使治疗和康复护理方案更具针对性、科学性。

（3）评估康复效果。

（4）为康复治疗和训练用器具及假肢、矫形器的设计、性能评估提供科学客观的资料。

四、日常生活活动能力评估

日常生活活动（activities of daily living，ADL）是指人们为维持独立生活而每天所必须反复进行的、最基本的一系列身体动作，即进行衣、食、住、行、个人卫生等的基本活动。可分为基础性日常生活活动和工具性日常生活活动两类。日常生活活动能力评估是康复护理诊断及功能评估的重要组成部分。

（一）评估内容

ADL 包括运动、自理、交流及家务活动等。

1.运动方面

床上运动、轮椅上运动和转移、室内或室外行走、公共或私人交通工具的使用等。

2.自理方面

更衣、进食、如厕、洗漱、梳头、修饰等。

3.交流方面

打电话、阅读、书写、使用电脑、识别环境标志等。

4.家务劳动方面

购物、备餐、洗衣、使用家具及电源开关、钥匙等。

（二）评估方法

日常生活活动能力分级的组织和设计方式有许多种，以下介绍常用的评估量表。

1.Barthel 指数分级法

Barthel 指数分级法是 1965 年美国 Barthel 提出的，较为常用，见表 4-4。Barthel 指数评估简单，可信度高，灵敏度也高，是目前临床应用最广、研究最多的一种 ADL 评估方法。后有学者在 Barthel 指数的基础上进行了改良，称为改良 Barthel 指数（modified barthel index，MBI）。改良 Barthel 指数评定项目与每项的满分值不变，每一项的评定等级进一步细化，见表 4-5。

表 4-4　Barthel 指数 ADL 评估方法

项　目	分 类 和 评 分	评 定 时 间		
		初	中	后
		年/月/日	年/月/日	年/月/日
大便	0＝失禁			
	5＝偶尔失禁（每周＜1 次）			
	10＝能控制			
小便	0＝失禁			
	5＝偶尔失禁（每 24h＜1 次，每周＞1 次）			
	10＝控制			
修饰	0＝需帮助			
	5＝独立洗脸、梳头、刷牙、剃须			
用厕	0＝依赖别人			
	5＝需部分帮助			
	10＝自理			
进食	0＝依赖别人			
	5＝需部分帮助（切面包、抹黄油）			
	10＝全面自理			
转移（床←→椅）	0＝完全依赖别人，不能坐			
	5＝需大量帮助（2 人），能坐			
	10＝需少量帮助（1 人）或指导			

续表

项　目	分类和评分	评定时间		
		初	中	后
		年/月/日	年/月/日	年/月/日
活动（步行）	15＝自理			
	0＝不能动			
	5＝在轮椅上独立行动			
	10＝需1人帮助步行			
	15＝独立步行（可用辅助器）			
穿衣	0＝依赖			
	5＝需一半帮助			
	10＝自理（系、解纽扣，关、开拉锁和穿鞋等）			
上楼梯	0＝不能			
	5＝需帮助（体力或语言指导）			
	10＝自理			
洗澡	0＝依赖			
	5＝自理			
总计				

表 4-5　改良 Barthel 指数 ADL 评估方法

项目	完全独立	较小依赖	中等依赖	较大依赖	完全依赖
大便控制	10	8	5	2	0
膀胱控制	10	8	5	2	0
进食	10	8	5	2	0
穿衣	10	8	5	2	0
如厕	10	8	5	2	0
修饰	5	4	3	1	0
洗澡	5	4	3	1	0
床椅转移	15	12	8	3	0
平地行走	15	12	8	3	0
上下楼梯	10	8	5	2	0

评分结果：＜20 分，生活完全需要依赖；20～40 分，生活需要很大帮助；40～60 分，生活需要帮助；＞60 分，生活基本自理。Barthel 指数得分 40 分以上者康复治疗的效益最大。得分越高，独立性越强，依赖性越小。若达到 100

分,这并不意味着患者能独立生活,他可能不能烹饪、料理家务和与他人接触。

Barthel 指数分级是 ADL 测定的有效方法,可以敏感地反映病情的变化,即功能的进展,适于做疗效观察及预后评估。

2.功能独立性评估

功能独立性评估(function independence measure,FIM)能全面、客观地反映残疾者日常生活活动能力。FIM 评估在描述残疾水平和功能独立程度上比 Barthel 指数等评估方法更敏感、更精确,且适用于所有残疾患者。FIM 评估包括六个方面共 18 项功能(见表 4-6)。每项分 7 级,最高得 7 分,最低得 1 分,总积分最高 126 分,最低 18 分,得分越高,独立水平越好,反之越差。得分的高低以患者是否独立和是否需要他人帮助或使用辅助设备的程度来决定。

表 4-6　FIM 评估记录表

项　目	评 定 时 间		
	初	中	后
	年/月/日	年/月/日	年/月/日
Ⅰ 自理活动			
1.进食			
2.梳洗修饰			
3.沐浴			
4.穿上身衣服			
5.穿下身衣服			
6.上厕所			
Ⅱ 括约肌控制			
7.膀胱管理			
8.大肠管理			
Ⅲ 转移			
9.床、椅、轮椅			
10.如厕			
11.浴盆、浴室			
Ⅳ 行走			
12.步行/轮椅			
13.上下楼梯			
Ⅴ 交流			
14.理解			
15.表达			
Ⅵ 社会认知			
16.社会交往			
17.解决问题			
18.记忆			
总计			

FIM 的功能独立分级,126 分:完全独立;108～125 分:基本独立;90～107 分:极轻度依赖或有条件的独立;72～89 分:轻度依赖;54～71 分:中度依赖;36～53 分:重度依赖;19～35 分:极重度依赖;18 分及以下:完全依赖。

五、心理测量与评估

心理测量是指运用标准化的心理测量工具对残疾者或患者的心理状态、心理特征和心理活动及行为等进行定性与定量描述的过程。

心理评估则是在心理测量的基础上,对测量对象有关心理状态、心理特征及心理活动水平进行评判的过程。

（一）主要目标

(1)了解患者的心理、行为状态,确定其正常或异常、损伤的程度和对患者日常生活及社会参与性的影响,从而为制订综合性的康复护理计划提供科学依据。

(2)确定患者的心理与行为活动水平,在此基础上,对患者康复的可能性及预后作出科学的预测。

(3)分析患者的人格特点与情绪活动特点,为心理康复和其他方面康复的实施打下基础。

(4)跟踪评估患者的心理变化过程,掌握患者心理的动态变化规律,以利于及时调整康复护理方案,满足患者康复的特殊需要。

（二）测评对象

心理评估主要集中于患者的心理活动状态,例如情绪状态,患者对自己状况的认知与接受程度,患者的智力发展水平及有关的人际交往和社会生活等方面的问题。

1.精神功能障碍者

包括智力发育延缓者、有精神症状者及精神病患者,如弱智患者、精神分裂症患者等。评估主要集中于其智力发展水平和精神活动水平方面,要求确定患者智力发展的水平、患者的心理与精神活动是否正常,如果不正常,其典型的异常行为表现是什么,性质如何,到何种程度等等。

2.病伤所致的心理功能障碍者

如脑卒中、脑外伤、脊髓损伤后认知、智力损害或情绪、行为障碍者。

（三）主要方法与注意事项

1.心理测量与评估的主要方法

心理评估的方法众多,有传统的医学检查方法,也有心理测量学的技术,还有社会学及其他学科的检测手段，要求使用者根据患者的心理特点与状态、患者对测量方式的适应性、患者的文化水平及对测量方式的可接受性进行选择。在进行心理测量与评估时，在条件允许的情况下，最好用多种方法结合使用，以便收集更为全面系统的资料，使评估结果更具科学性，对实际工作也更有价值。

(1)观察法　分为直接观察与间接观察两种。如对残疾适应的心理过程进行临床观察，观察法要求观察者掌握系统的观察知识，对于被观察的情景要有充分的认识。

(2)心理测验法　运用标准化工具，由经专门训练的人员严格按照测试规范对评估对象进行测量与评估，并在此基础上对所获资料做出科学、客观的分析解释。

2.心理测量与评估应注意的问题

(1)实施过程的标准化　心理测量与评估要求严格按照标准的实施程序进行，以确保结果的准确。

(2)评估结果的解释　在以口头或文字的方式对心理评估的结果进行报告时，要求解释合理、用语准确，并且具有较高的科学性与针对性。

(3)评估人员必须接受专业化的训练　评估人员的专业素质是保证评估结果可靠的一个重要方面。因此，要求从事心理评估工作的人员必须接受专业性培训，掌握心理评估的基本内容与方法，同时，也要求与患者建立一种可信赖的合作关系。

六、生命质量和社会生活能力评估

生命质量(quality of life, QOL)，又称为生活质量、生存质量，是一个内涵十分复杂的概念。WHO认为，生命质量是指生活于不同文化和价值体系中的个人对于其目标、期望、标准及与所关注问题有关联的生存状况的体验。它包括了个体的生理健康、心理状态、独立能力、社会关系、个人信仰及与周围环境的关系。生命质量在一个人的日常生活中，主要是由社会生活能力来体现和展示的。

社会生活能力是指一个人在社会生活中生存、创造和发展的能力，或者说是获得并支配人类所创造的一切物质财富和精神财富的能力。物质财富是通过物质生活来体现的，通常包括衣、食、住、行等方面；精神财富是通过精神生活来体现的，主要以看、听、说、写、表情、行为举止等来表达。在社会生活中的"能力"，则包括个人角色的表现能力和社会交往的活动能力两个方面。

（一）社会角色与社会交往

社会角色也称为社会职能,是指一个人作为社会上某一类人物所应有的表现和行为,这些表现和行为符合社会对于这一类人物相应的期望或应有的规范。例如作为父亲或者母亲,应负起对家庭的责任和对子女的抚养义务,并在孩子面前表现出应有的道德规范。一个人在社会生活中一般来说同时具有几个角色。例如一个中年男人,他的社会角色可能是父亲、丈夫、儿子,也可能同时是工程师、处长或者经理,而这些角色又因为时间和空间的变化,发生转变。

社会交往是人与人之间的联系和相互影响的关系,包括自己与别人接触,同别人一起与社会有关方面接触,参与各种社会活动,等等。这种社会交往是人们社会生活的重要方面。

（二）社会生活能力的内涵

构成社会生活能力的成分包括生活基本技巧、交往能力、环境适应能力和对社会生活的意识。

所谓生活基本技巧,是一个人参与社会生活能力的基础,包括与别人打招呼和应酬的能力,保持社会交往中应有的仪表的能力,表现言谈举止礼貌的能力,言语(包括文字)的沟通能力;与别人交往的能力,包括意识到自己和别人的身份与需要的能力,表达自己的感受和意愿的能力,理解别人的反应和对别人施加影响的能力;环境适应能力,指一个人对家庭、社区、人际关系、学习、生活和工作环境的适应能力;社会生活的意识是一个人意识到家庭对自己的期望、社会对自己的期望,并能做出相应的反应,也能意识到自己对家庭和社会负有的责任,并能采取相应的行动。

由于病、伤、残者参与社会生活的能力存在不同程度的困难,其能力是由智能、心理、体质、精神和情绪状态所决定的,因此社会生活能力测定是"心理—社会"诊断的一个重要组成部分。

（三）生命质量和社会生活能力的评估

1. 功能活动问卷(functional activities questionnaire,FAQ)

其内容和评分见表4-7。

表 4-7　社会功能活动问卷(FAQ)(问患者家属)

内　　容	正常或从未做过,但能做(0分)	困难,但可单独完成或从未做过(1分)	需要帮助(2分)	完全依赖他人(3分)
1.每月平衡收支的能力,算账的能力				
2.患者的工作能力				
3.能否到商店买衣服、杂货和家庭用品				
4.有无爱好? 会不会下棋和打扑克				
5.会不会做简单的事,如点燃煤气、泡茶等				
6.会不会准备饭菜				
7.能否了解最近发生的事件(时事)				
8.能否参加讨论和了解电视、书和杂志的内容				
9.能否记住约会时间、家庭节目和吃药				
10.能否拜访邻居、自己乘公共汽车				

≤5 分为正常;≥5 分表示该患者在家庭和社区中不可能独立。

2.生活满意指数 A 问卷(life satisfaction index-A,LSIA)

见表 4-8。

表 4-8　生活满意指数 A 问卷(LSIA)

项　　目	同意	不同意	其他
(1) 当我年纪变大时,事情似乎会比我想象的更好些	2	0	1
(2) 在生活中,和大多数我熟悉的人相比,我已得到较多的休息时间	2	0	1
(3) 这是我生活中最使人意气消沉的时间	0	2	1
(4) 我现在和我年轻的时候一样快活	2	0	1
(5) 我以后的生活将比现在更快活	2	0	1
(6) 这是我生活中最佳的几年	2	0	1
(7) 我做的大多数事情都是烦人和单调的	0	2	1
(8) 我希望将来发生一件使我感兴趣和愉快的事情	2	0	1
(9) 我所做的事情和以往一样使我感兴趣	2	0	1
(10) 我觉得衰老和有些疲倦	0	2	1
(11) 我感到我年纪已大,但他不会使我麻烦	2	0	1

续表

项　目	同意	不同意	其他
(12) 当我回首往事时,我相当满意	2	0	1
(13) 即使我能够,我也不会改变我过去的生活	2	0	1
(14) 和与我年龄相当的人比,在我生活中我已做了许多愚蠢的决定	0	2	1
(15) 和其他与我同年龄的人相比,我的外表很好	2	0	1
(16) 我已做出从现在起 1 个月或 1 年以后将要做的事的计划	2	0	1
(17) 当我回首人生往事时,我没有获得大多数我想要的重要东西	0	2	1
(18) 和他人相比,我常常沮丧	0	2	1
(19) 我已得到很多从生活中我所希望的愉快事情	2	0	1
(20) 不管人怎么说,大多数普通人都变得越来越坏而不是好些	0	2	1

正常者为 12.4＋4.4 分,评分越高,生活质量越佳。

第三节　常用康复护理方法

康复护理方法是以患者身心障碍的康复为主要目标,康复护理方法各种各样,如物理疗法、作业疗法、听力语言矫治、心理疗法、假肢矫形器配置等。上述多种疗法是康复护理的基本方法,必须熟练掌握。

一、物理疗法及护理

物理疗法(physical therapy,PT)是应用力、电、光、声、磁、温热等物理因素来治疗患者的方法。物理疗法包括运动疗法和其他物理因子疗法。

(一)运动疗法及护理

运动疗法是以预防残疾和提高功能障碍者日常生活活动能力为目的,利用物理学的力学原理,应用各种方式的手法治疗或借助不同形式的器械,最大限度地提高或改善障碍者生存能力,使之回归家庭或社会的一种特殊治疗方法。运动疗法是康复护理方法中最常用的手段。

1.运动疗法的作用

(1)促进血液循环,维持和改善运动器官的形态和功能。

(2)加快人体新陈代谢,增强心肺功能。

（3）通过对健侧肢体或非损伤组织的训练，形成和发展代偿功能，以弥补丧失的功能。

（4）调节、保持神经系统的兴奋性、反应性、灵活性和协调性。

（5）增强人体的内分泌、消化系统的调节能力，提高人体的免疫功能。

2.常用的运动疗法

（1）关节功能训练　关节在人体运动中起"轴"的作用，因而关节活动范围的维持和改善是运动功能恢复的前提和关键，是恢复肌力、耐力、协调性、平衡等运动要素的基础，也是进行日常生活活动训练、职业训练、使用各种矫形器、假肢、轮椅的必需条件。

关节功能训练的常用方法：

1）被动 ROM 训练。是指运动时患者完全不用力，肌肉不收缩，肢体处于放松状态，由外力完成整个运动的过程。用于不能进行主动性 ROM 练习的患者，由医护人员或家属进行训练作用较明显，但必须根据疼痛感觉控制被动运动幅度，以免引起新的损伤。

2）主动辅助 ROM 训练。是指部分借助外力的辅助，部分由患者主动收缩肌肉来完成的运动。用于患肢不能充分完成主动运动者，先做主动辅助 ROM 训练，逐步过渡到主动性训练。护理人员在协助患者训练的过程中，逐渐减少辅助作用，鼓励患者自己进行；或用器械给予一定帮助，也可由患者健肢协助患肢进行训练。训练时应遵循缓慢、逐渐增量的原则。

3）主动 ROM 训练。是指不需要辅助也不给予任何阻力全部由患者主动独立完成的运动。主要为徒手体操。也可借助一些设备进行运动。如采用肩肘关节活动器或者墙拉力器训练肩肘关节 ROM，用分指板训练手指，用固定自行车、爬山器等训练膝关节 ROM 等。此项训练对早期或轻度关节挛缩效果较好，但对后期较严重的关节挛缩效果不够理想。

4）牵引疗法。脊椎牵引疗法是通过加在脊柱长轴上的拉力增大椎间隙和椎间孔，降低椎间盘内压，改善椎关节内的微循环障碍等机制，治疗某些脊椎及周围组织的病变的方法。同样，该法也可以用在某些四肢关节病变、骨折复位等治疗上。它能使可逆性僵直关节松动，改善活动度，抑制传入神经对疼痛的传入，缓解疼痛，减少肌痉挛，促进血液循环。

适用于急慢性颈椎病、腰椎间盘突出症、退行性脊椎病变、椎关节紊乱症（含错位、滑脱）、脊柱旁肌筋膜炎、纠正四肢关节僵直和肌痉挛、骨折复位等。

对于脊椎旁软组织急性损伤期、脊柱结核、肿瘤、骨质疏松、不稳定的慢性风湿症、孕妇慎用或禁用。

方法：

A.颈椎牵引。通常取坐位，将下颌带固定好，一般与躯干轴成 20°～30° 夹角向前上方牵拉。对于伴有眩晕者，可取仰卧位牵引。关于颈椎的生理弯曲和牵引方向也可因人而异。

间歇性牵引。重量 5～10kg，逐渐增加重量，牵引 7s 后松弛 5s，每次 20～30min。每日 1 次，10 日为 1 疗程。

持续性牵引。重量 3～10kg，宜逐渐增加重量，每次时间 30～60min。每日 1～2 次，10 天为 1 个疗程。

B.腰椎牵引。一般患者取仰卧位，用牵引床上固定带在患者腋下或肋弓部作固定，用牵引床上固定带在患者骨盆上缘作固定，牵引角度与床面成 20°～30°向上方牵拉，患者可采用俯卧位，牵引角度应做相应调整，以临床症状缓解为准。髋及膝关节可呈屈曲松弛状态放置。

间歇牵引。重量 20～50kg，牵拉 10s 后松弛 10s，每次 20～30min。每日 1 次，10 日为 1 个疗程。

持续牵引。重量 10～40kg，每次时间 20～30min。每日 1 次，10 日为 1 个疗程。

（2）增加肌力的训练

1）肌力训练方法选择的原则。进行肌力训练时要根据肌力测定的结果来选择不同的方法。

①被动运动。用于 0 级肌力的患者。方法同"被动性 ROM 训练"，但训练的目的是为了强化患者对运动的感觉，所以动作要慢，要求患者的意识集中于运动的肢体。

②主动辅助运动。用于 1 级及 2 级肌力的患者。方法是在患者进行自发肌肉收缩的同时，由护理人员辅助或借助器具引起关节活动。与上文中"主动辅助 ROM 训练"方法相同，只是重点不同，前者着重于 ROM 的维持和改善；后者着重于训练肌力、感受肌肉收缩的感觉，要求患者及护理人员的体位、肢位准确，避免其他肌肉的代偿运动。还应注意遵循在患者能够运动的范围内尽量减少辅助，缓慢进行运动，让患者精神集中等原则。

③主动运动。用于 3 级肌力，一般心肺功能得到改善、全身状况有一定恢复的患者。由患者自己进行运动，护理人员给以适当的指示和必要的监督。要使主要训练的肌肉置于抗重力位，其运动的速度、次数、间隔时间均需根据患者的具体情况进行。其方法与主动性 ROM 训练也基本相同，只是重点在于练习肌力，还包括挛缩肌群的牵引和放松训练、呼吸训练、平衡协调训练以

及增强心肺功能的有氧耐力训练等。

④抗阻运动。用于4级及5级肌力的患者，多用砂袋、哑铃、弹簧或橡皮条给予一定负荷，或由护理人员或患者本人徒手施加抵抗，使患者主动作肌肉收缩，抵抗负荷，以增强肌力。其特点是负荷大，重复次数少，即为通常所说的"肌力增强训练"。

2）肌力训练的常用方法。康复护理中肌力训练的对象为制动所造成的失用性肌萎缩，肌肉本身病变及周围神经损伤引起的肌力低下。

①等长抵抗训练。训练时让肌肉在对抗阻力的情况下作等长收缩，不产生关节运动，只产生较大的张力以改善肌力。训练中肌肉全力收缩维持5～10s，重复20次，每次间隔20s，这种训练是短期内最有效地获得肌力增强效果的办法。

②等张抗阻运动训练时让肌肉在对抗相应阻力的情况下作等张收缩，产生关节运动，肌肉完成向心性收缩（缩短）或离心性收缩（拉长）从而增强肌力。训练中应选取适当的体位，并固定近端肢体，以防止其他肌肉收缩的代偿，训练过程宜缓慢。

③渐进抗阻训练。其特点是逐步增加负荷量，直至最大的等张抵抗。这种训练对于提高肌力和耐力均有效。训练时用滑轮、重锤施加负荷，先测出某一肌群的10 RM负荷量（指能重复做10次的最大负荷），以此为训练基数，分组进行练习。第一组取其量的1/2，重复练10次；第二组取其量的3/4，重复练10次；第三组取全量，重复练10次。每组相隔1min，每天1次。其中前两组可视为最后一组的准备活动，上述训练1周后复查，重复10次的最大负荷量，作为下周训练的基数。全疗程为5～10周，一般在第5周出现效果。

④短暂最大负荷训练。给肢体以从0.5kg起达到最大抵抗，使肌肉先完成关节运动（等张收缩），继而即刻维持等长收缩5～10s，只练一遍，每天1次。每天可稍增加负荷量，使所获肌力保持较长时间。

⑤等速训练。采用等速训练器（Cybex或Biodex）进行训练，可达到用力愈大，阻力愈大；用力愈小，阻力也愈小，始终保持运动的角速度相等。可以防止肌肉损伤，取得较好的训练效果。但由于这种仪器价格较高，不能普遍用于临床治疗，多用在科研上。

（3）增加耐力的训练　耐力指肌肉持续完成某种静止的或动力的任务的能力。

1）耐力训练的原则。耐力训练的原则是中等负荷量、多次重复，并与肌力增强训练同时进行。耐力训练的强度约为最大耗氧量的40%～70%（为中等强度),此时体内能量代谢主要以有氧形式进行,故又称为有氧训练法。

2)耐力训练的方法。耐力训练的项目有行走、健身跑、游泳、划船、骑车、爬楼梯等,这种训练以肢体的周期性运动为主,约有75%的肌群参与运动,对加强心肺功能和改善糖与脂肪代谢功能有较明显的作用,既可强身健体,促进心血管、呼吸、代谢等系统疾患的康复,又可防止疾病。

(4)平衡能力的训练　平衡能力训练是为提高患者维持身体平衡能力所采取的各种训练措施。通过特定的训练方法,从最稳定的体位逐步过渡到最不稳定的体位;从静态平衡过渡到动态平衡;从睁眼平衡训练逐步过渡到闭眼平衡训练;身体支撑面由大过渡到小,逐步加大平衡难度;他动态训练时在注意下保持平衡到不注意下保持平衡。训练顺序包括坐位平衡训练、跪位平衡训练、立位平衡训练、侧方持重平衡训练、平衡板上平衡训练等。

(5)呼吸训练　呼吸训练是以呼吸运动为基本内容的康复护理方法。常用于慢性限制性和阻塞性肺疾患及胸腹部手术患者,以便改善通气功能,防止胸膜粘连、肺不张等。

1)呼吸训练。

①腹式呼吸训练。它的好处在于:一方面可以使呼吸变得更加轻松,提高肺底部的呼吸能力,另一方面可训练对呼吸频率的控制。具体方法:患者坐卧于床上,腹肌充分放松,一手或双手放于胸骨下角,头、双肩及上肢放松,用鼻吸气,用口呼气。注意:吸气时,双手应随腹部膨胀而上升,呼气时,双手随腹部缩小而降低。另外,应尽可能地把呼气的时间延长,这样,肺底部的残余气体才可能被排到体外。

②胸廓扩张训练。它不仅能帮助肺内残余气体和痰液排出,还能对个别肺叶进行内部扩张。具体操作方法:医护人员的手或患者的手摆放于所需训练肺叶的体表位置。如肺尖的扩张训练,手应摆放在同侧锁骨下方;外侧肺底部的扩张训练,手应沿着该侧腋部纵轴,放在第8和第9节肋骨外侧;后方肺部扩张训练时,应借助于一宽幅绷带,一头由外向内放置于大腿下部予以固定,另一头从身体的前方沿着剑突的水平,由前向后绕过躯干,用对侧手握住。当手的位置放好以后,一均衡的阻力应从呼气末端开始,一路施加于吸气的过程,并在吸气末端时阻力突然消失,完成一次完整的呼吸胸部扩张训练。

2)排痰训练。

①体位排痰训练方法。根据肺叶的不同位置,选定不同的体位,摆放10~20min,就可使淤积于该处的痰沿着支气管,像水由高处流向低处一样,排出体外。如图4-3所示为双侧肺上叶部排痰的体位。肺中叶排痰的体位是患者身体

的右侧呈 45°角抬起，下方放置一枕头支撑，床由地面抬起约 35cm（图 4-4）；双侧肺下叶部排痰的体位是患者呈右侧卧位，骨盆处放一枕头，床由地面抬起约 46cm（图 4-5）。

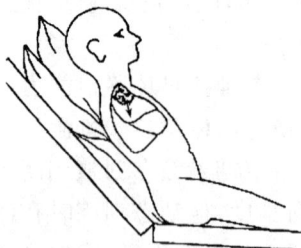

图 4-3　肺上叶排痰体位　　　　　　　图 4-4　肺中叶排痰体位

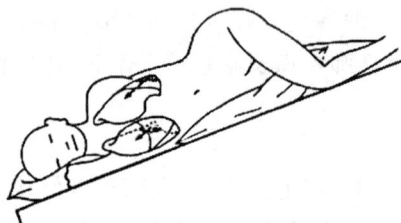

图 4-5　肺下叶排痰体位

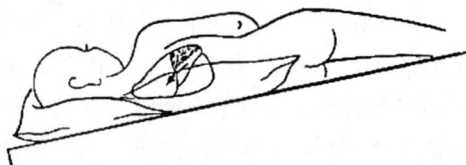

②叩打法。患者侧卧位，护理人员手指合拢，使手呈窝形，双手轻轻地轮换着拍打于肺的侧面和后部，力的释放由肩带动肘，肘带动腕，所发出的声音就像马蹄奔跑的声音。

③震颤法。护理人员双手放于患者外侧胸部，当患者吸气时，双手不施加压力；当患者呼气时，双手给予一颤动频率相当的、均衡的、逐渐向内的力，直至呼气过程终止。以上两种方法可加速黏液物质由支气管壁分离出来，再加以体位排痰或诱导患者咳嗽，淤积于肺内的痰，就可排出体外。

（6）神经肌肉易化技术　生物的进化是由低等动物发展到高等动物的，神经的发育由低级控制逐步向高级控制、从原始反射向具有皮层控制能力的方向发展。当上位神经元或神经中枢病损时，会出现上述发育停滞或控制能力下降，表现出原始的、低级的反射活动释放或活跃。神经易化技术（facilitation techniques）是根据神经生理与神经发育的规律，应用促进或抑制方法改善中枢神经病损者功能障碍的系列康复技术，易化技术不仅广泛应用在物理疗法中，其原理也运用在作业治疗中。

1）适应证及应用原则。该技术适用于小儿脑性瘫痪、成人脑卒中等引起的运动和感觉知觉方面障碍的治疗。应用原则如下：①基本动作的练习应按照运动发育的顺序进行。②强调运用人类正常运动模式反复训练患者。③主张肢体训练由躯体近端向远端的原则。④多种感觉刺激（躯体的、语言的、听觉的、视觉的）并用。⑤以日常生活的功能性动作为主的目标训练原则。

2）常用技术。

①Bobath 技术。该技术主张按照正常个体发育顺序，利用姿势反射和平衡反应调节肌张力，克服病理性活动，使患者获得正常的运动感觉，达到改善或恢复对运动的控制能力，实现各种生活动作的自理。

②Brunnstrom 技术。该技术的原理是病损后的中枢神经系统失去了对正常运动的控制能力，出现肢体控制运动，原始姿势反射和联合反应等病理现象，可视为个体动作发育早期的正常过程或作为疾病正常恢复顺序的一部分给予利用。主张早期利用病理性运动模式诱发肢体运动反应，达到脱离异常的运动模式，逐渐向正常、功能性运动模式过度，实现中枢神经系统的重新组合。该技术主要适用于成人偏瘫、小儿脑瘫的康复治疗。

③Bood 技术。本方法强调应用有控制性的感觉刺激，使肌肉能力正常化，并诱发所需要的运动反应。患者的治疗应按照发育顺序的水平进行。感觉运动控制是发育的基础，各种刺激效应有明确的目的性，需反复进行。适用于任何有运动控制障碍的患者，如脑瘫、偏瘫等疾病。

④神经肌肉本体促进技术（PNF）。该技术是利用牵张、关节压缩和牵引、施加阻力等方法刺激本体感受器和应用螺旋、对角线状运动模式来促进运动功能恢复的一种治疗方法。

（7）步行训练　步行训练主要用于步行障碍，如脑卒中偏瘫、脊髓损伤截瘫、小儿脑瘫、脑外伤及骨科术后行走困难等。此外，在糖尿病和心脏病等治疗上也采用步行训练，其主要是有氧训练而非步行能力的学习和重建。步行训练之前要进行步行的评价。主要围绕神经（高级功能、运动、感觉、痉挛、姿势控制等障碍）、骨科（痉挛、变形、疼痛）、内科（心、肺、肝、肾等功能障碍、糖尿病）等问题做出正确评价。在施行步态分析时，耐久性和安全性的评价也是十分重要的。耐久性的评价可以测定 2min 的最大步行距离，正常人平均 60～75m/min。安全性评价包括对障碍物的注意力、步行的稳定性，以及血压、脉搏、呼吸等心血管系统反应，此外，也应检查血糖水平，了解头晕等自觉症状，以及支具、手杖等的应用状况。

1）一般步行训练顺序。站立训练→平衡杠内起立和步行训练（必要时使用下肢支具）→平地步行训练→实用步行训练。

2)步行训练的方法。

①平行杠内训练。

A.此项训练与患肢治疗同步进行,宜尽早开始步行和动态站立平衡训练,站立位能促进下肢抗重力肌的收缩。

B.为避免急剧的血液循环变化,姿势变换要缓慢进行。

C.用健侧手握住平行杠,必要时可在助力下保持左右对称,反复训练从椅坐位到站立位的动作。

D.平行杠内步行训练,从患肢站立相开始,一般认为站立相迈出患肢时,髋关节屈肌需用较大力气,容易强化弧形步等不适当的代偿动作。保持患肢伸展位将健肢稍向前方迈出,并将身体移向健肢上方,同时向前下方转动患侧骨盆,促进髋关节伸展。

E.患肢摆动相的训练,应将足趾蹬地的膝屈曲作为重点(图4-6)。

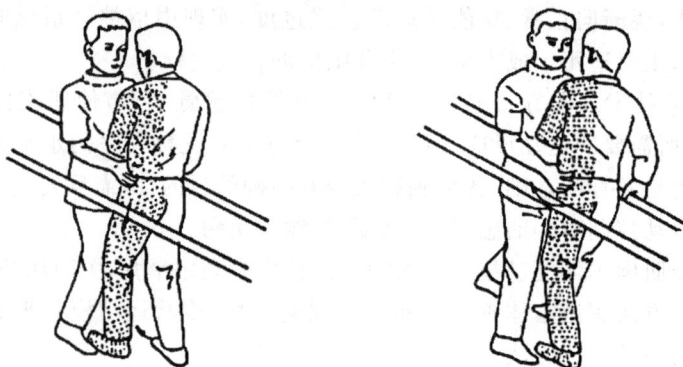

图4-6　患肢支撑下的迈步训练

②持拐步行训练。步行训练分摆至步、摆过步、四点步、两点步、三点步几种。指导患者步行前先活动好双手,迈步姿势要准确,脚负重时双手才能在每个步行周期里得到放松,行走时要挺胸,避免下肢被过度拉向前方。为了掌握持杖步行能力,必须学好平行杠内的步行。

A.摆至步。首先,患者双手或双拐先平行摆放于双足的前方,然后,双手同时用力向下撑,把双下肢上提后,再向前摆至与双手或双拐平行或后方的地方。

B.摆过步。它与摆至步不同之处在于双下肢上提后,摆过至双手或双拐平行的前方落地。

C.四点步。先伸左拐,迈右腿,再伸右拐,迈左腿。

D.两点步。一侧拐与对侧腿同时迈出、着地,然后另一侧拐和对侧腿同时迈出、着地。

E.三点步。先迈出双拐,再迈出患足,最后迈出健足。

(8)轮椅训练　轮椅主要适用于行走困难或暂时性运动障碍者,如下肢骨折、截瘫、截肢、慢性类风湿性关节炎及部分中枢神经损伤不能步行者,尤其是脊髓损伤的患者,多数可以使用轮椅。

①轮椅的选择。由于障碍类型不同,选择轮椅的种类亦不同,常用轮椅分为标准型、三轮型、靠背型(可调整靠背的角度)、电动型、简易轮椅等。

②使用训练。偏瘫主要用于早期向前步行过渡阶段,也可用于长途旅行和重症者的移乘。

床→轮椅的移动(图 4-7)。

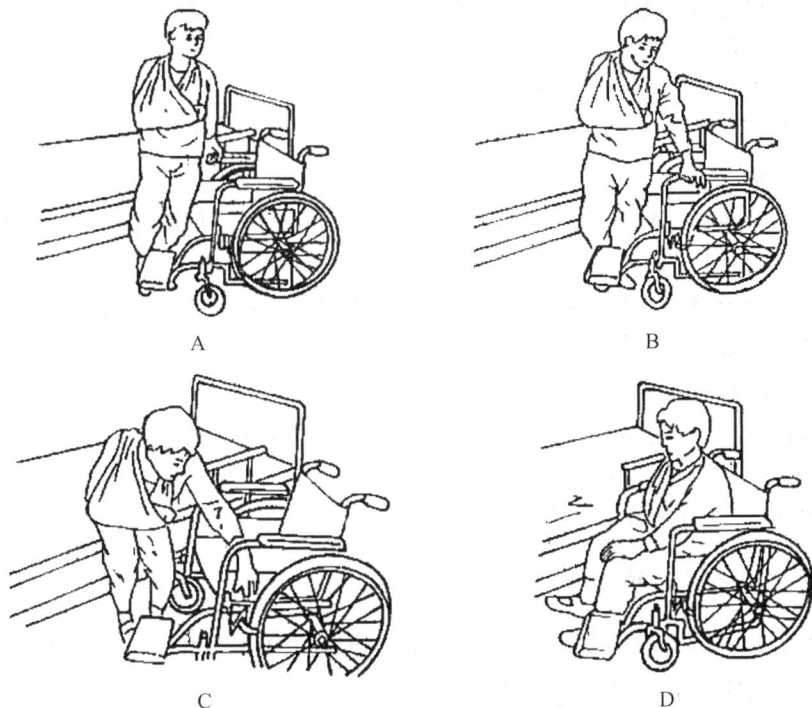

图 4-7　床→轮椅的移动

A.把轮椅放在健侧,轮椅与床夹角不超过 45°,挂好车闸,健侧手扶床站起;

B.用健侧手握持轮椅对侧的扶杆;

C.以健侧下肢为轴,转动身体约 145°,弯腰;

D.坐在轮椅上。

轮椅→床的移动(参照图 4-7 床→轮椅移动的相反动作顺序):

A.将身体健侧方面的轮椅靠近床边,挂好车闸;

B.把健侧手伸向床边,支撑身体,站立起来;

C.以健侧下肢为轴,转动身体 90°,弯腰;

D.坐在床上。

③轮椅的驱动。把患侧足放在脚踏板上,用健侧后蹬地前进;平地上运动时,大部分依赖下肢进行,上肢多在启动或转换运动方向时配合运用。

3.运动疗法的护理要点

1)选择好训练场所,要有防护措施,训练时要注意安全,避免跌倒损伤。

2)对患有肢体瘫痪性疾病如偏瘫、截瘫等患者,一般采取"一对一"训练,运动内容应由少到多,程度由易到难,运动量由小到大,遵循循序渐进原则。

3)大多数运动项目需要经过一段时间训练后,才能逐渐显示疗效,神经系统损害尤其如此,应不断给予鼓励或采取激励方法,帮助树立起与疾病作斗争的信心和勇气。

4)由于运动治疗处方因人而异,因病而异,所以在护理时也应因人施护,因病施护,严格控制运动量,使患者乐于接受运动康复训练。

5)仔细观察运动情况,了解运动处方是否合适,定时评估疗效,及时向康复医师汇报患者训练情况,以便及时调整治疗方案。

(二)物理疗法

应用电、光、声、磁、温热等物理因子的疗法,在我国常称为理疗。具有无痛苦、不良反应少、操作简便等特点。对某些急性炎症和许多慢性疾病的康复疗效较好,常与其他疗法联合应用。

二、作业疗法及护理

作业治疗(occupational therapy,OT)是根据患者的情况,应用有目的的、经过选择的作业活动,使患者在作业活动中获得功能锻炼,以最大限度地促进躯体、心理和社会等方面功能恢复的一种治疗方法。作业疗法着眼于帮助患者掌握良好的活动技能和职业能力,预防病残发展,保持健康,是康复护理的重要手段之一。

（一）作业治疗的作用

1.促进机体功能的恢复

如肌力、耐力、ROM、感觉与运动系统的协调有助于改进 ADL。

2.促进残余功能最大限度地发挥

发挥其残存功能,改善生活质量,使其尽可能在生活上、经济上独立。

3.促进工作能力的恢复

作业活动由于其实用性、创造性的特点可使患者精神和注意力集中,提高生活自理能力和解决问题的能力,正确认识视觉与空间的关系。

4.改善精神状况

可减轻残疾者或患者的抑郁、恐惧、愤怒、依赖等心理异常和行为改变。

5.患者就业前功能评测

为评估患者康复后能否从事原工作,或需改换工作,或不能工作,提供科学根据。

6.作为预防措施

维持患者一般健康状态,减轻苦闷情绪,减少各种并发症的发生。

（二）作业治疗的种类及方法选择

1.作业疗法的种类

（1）功能性作业治疗　将作业活动运用于实际生活中,进行功能和运动能力的训练。如训练上肢肌力的砂板磨、刨木板、锯木、钉小木箱及锯、锉铁条等活动;训练关节活动度的桌面推拉滚筒、插片、手工织布机等;训练坐位平衡的单、双手进行躯干双侧的木钉板摆放作业;训练上下肢的协调性和立位平衡的套圈动作、抛球动作等及训练耐力的粘贴磁片的活动。

（2）日常生活动作训练　一般日常生活活动可分三大类:①身边活动,包括进食、如厕、整容、更衣、洗澡。②移动活动,包括起居动作、爬行、轮椅、步行和交通工具的使用。③家务劳动,包括做饭、整理房间、洗衣服。根据评估结果制定出计划,有步骤地进行训练。

（3）假手的装配、操作训练及利手交换训练　前者包括假手的适合性检查、自行装卸训练、基本动作的学习、应用动作的训练;后者为训练健侧手的灵活性,使之成为利手。

（4）矫形具、生活辅助用具的制作、装配。

（5）职业前评价和职业前训练。

（6）心理性作业治疗。

（7）对家属的指导和居室的评价与改造。

2.作业疗法的选择方法

（1）按运动功能训练的需要选择　①肩肘屈伸功能训练,选择木工、篮球运动等。②腕指关节功能训练,选择油彩、绘画、乒乓球等。③手指精细活动功能训练,选择编织、泥塑、刺绣、弹琴、书法等。④髋膝屈伸训练,选择自行车运动、上下楼梯等。⑤足踝活动训练,选择缝纫（脚踏）、自行车等。

（2）按心理及精神状况调整的需要选择　①为转移注意力,选择下棋、玩牌、游戏、社交等趣味性活动。②为镇静、减少烦躁,选择绘画、刺绣、编织等简单且重复性强的作业。③为提高自信心,选择书法、雕塑、制陶等艺术性作业及手工艺作业。④为宣泄过激情绪,选择锤打作业及重体力劳动等作业。⑤为减轻罪责感,选择清洁、保养、打结等简单手工劳动。

（3）按社会生活技能和素质训练的需要选择　①培养集体生活习惯和合群性,选择集体性活动。②培养时间观念、计划性和责任感,选择计件作业、计划工作等。③在选择作业活动时,还要因地制宜,因人而异。

（三）作业疗法的护理要点

（1）安排作业疗法内容时,应依据患者的体力、病情、兴趣、生活与工作的需要,如在实施过程中,发现患者主动性不足,甚至产生厌烦情绪时,应及时分析原因,上报康复医师,暂停作业活动或调整治疗处方。

（2）如偏瘫、脑瘫等患者进行作业活动时,必须有医护人员或家属给予监护或指导,以免因活动不便而带来滑倒损伤。

（3）仔细观察作业量、作业强度是否适合患者,如不相适应时,上报作业治疗师、康复医师,以便及时调整。

（4）有部分患者遇到困难易产生畏难情绪,缺乏信心,应不断鼓励他们,耐心指导,培养他们坚强的意志、顽强的毅力。

（5）要根据患者的具体情况和循序渐进的原则安排作业活动,难度、作业量可不断递加,一般每次 20～40min,每日 1 次。

三、言语疗法及护理

（一）概述

言语疗法是通过对语言障碍的患者进行矫治,以恢复和改善其言语能力的方法。言语障碍是指组成言语行为的听、说、读、写四个主要方面受到损伤而出现的各种病理现象,是人类极为严重的功能缺陷,严重影响日常生活能力。

据 1987 年调查统计,我国仅听力、智力残疾导致的交流障碍者就有 2787

万人,此外脑血管病、脑外伤、脑瘫等各种原因导致的失语和构音障碍等患者也有相当大的数量。交流障碍对患者的日常生活、工作有相当大的不利影响,而言语治疗可不同程度地改善患者的交流能力,提高生活质量。

(二)言语治疗的常用方法

因言语治疗所涉及的交流障碍的种类很多,限于篇幅,在此只介绍临床上常见的失语症的治疗方法。

1. 失语症的治疗

(1)失语症语言训练的时机　一般认为正规的语言训练应在急性期过后,患者身体及精神状态稳定,至少能耐受集中训练30min以上时开始。

全身状态不佳、重度痴呆、意识障碍、无训练欲望而难以配合训练者及已停止进一步恢复者,不宜训练。

失语症恢复随着时间的推移呈负性加速,恢复最明显的时期为发病后3～6个月,某些患者在更长时间内仍继续有改善。因此,尽管早期语言训练可获得较好的效果,但发病2～4年的患者也不可轻易放弃治疗。据报道,有的患者在发病数年后仍可有不同程度的恢复。

(2)失语症训练目标的制定　依据失语症评估的结果,结合患者的欲望等条件制订训练目标和计划。首先根据评估的结果进行预后预测,设定长期目标,如轻度失语者通过改善语言障碍而恢复工作;中度失语者通过充分利用残存功能,促进实用交流能力的提高达到日常生活自理;重度失语者尽可能发挥残存功能,可进行最简单的日常交流以便回归家庭。为实现长期目标,可根据患者失语症的类型与程度等设定短期目标,并制订相应护理治疗计划。

(3)失语症的训练方式　①个人训练。即在一个安静稳定的环境中由医护人员以刺激法为中心内容有针对性地进行一对一的训练。这种训练有利于患者注意力集中、心理稳定且可以控制刺激条件。②自主训练。通过个人训练,在患者已充分了解语言训练的方法与要求后进行。训练内容由医护人员设计制订,可选择图片、文字、卡片、书写练习,利用录音机复述、听写及电脑训练系统等。③集体训练。是个人训练效果实用化的训练。医护人员可根据患者的不同情况把患者分成小组,开展有针对性的多种活动。④家庭训练:即医护人员把有关的治疗计划、训练技术等教会患者家属,在家属帮助下,在家庭进行训练,医护人员定期进行评估指导。

(4)失语症训练方法　①听理解训练。包括词语听觉辨认、执行指令、记忆力训练、注意力训练。②阅读理解训练。包括视知觉训练、语句理解训练、短文理解训练。③言语表达训练。包括词语表达训练、语句表达训练、旋律吟诵疗法、视觉动作疗法、阅读训练。④书写练习。这是训练的最高阶段,目的是使患者能够逐渐将语义与书写练习联系起来,并最终达到自发书写的水平。包括抄写阶段、随意书写和默写阶段、自发书写阶段。⑤其他。如计算力训练、头部脉冲磁疗、负氧离子吸入治疗、吸入氧气等一般脑功能康复技术等。也可配合中医针灸、药物、按摩等手段。

(三)言语疗法的护理要点

(1)尽早对有言语障碍者进行言语训练,开展得愈早,效果愈好。

(2)训练时应坚持反复练习、循序渐进原则,每次训练开始应从对患者容易的课题入手,训练中选择的课题应设计在成功率为70%～90%的水平上。

(3)最初的训练时间应限制在30min以内,超过30min可安排为上下午各一次,短时间、多频率训练比长时间、少频率效果要好。

(4)训练时及时反馈信息给患者,让其明白正确与否、进展如何。

(5)训练时可采用一对一训练、自主训练、家庭训练和集体训练相结合。

四、心理康复及护理

(一)概述

心理康复学是运用心理学的理论和技术,研究康复护理中各种心理问题,包括情绪、认知与行为等问题。目的在于解决患者所面对的心理障碍,减少焦虑、抑郁、恐慌等精神症状,改善患者不适应社会的行为,建立良好的人际关系,促进人格的正常发展,能较好地面对生活和社会。

病损、残疾和心理行为问题之间存在着相互作用、相互影响的交叉因果关系。许多心理行为问题可以是病损或残疾的原因;反之,病损和残疾也会使个体产生各种心理问题;这里的病损与残疾也并非平行关系,同样的病损、致残程度可有轻有重;而残疾作为结果,若在治疗中处理不当或缺乏一定的保健措施,也可以反过来影响病损的转归,甚至发生新的病损。

(二)病伤残者的心理康复过程

伤残后的心理反应特征:在创伤致残后,患者的心理变化大致经历以下几个阶段。

1.震惊阶段

震惊是人对创伤的即刻反应,是对于突如其来的严重打击还来不及整合的心理阶段。意外事故突然发生时,患者往往处于休克或精神麻木状态,常表现出情感麻木、惊呆状,对巨大的打击表现沉默或无明显反应。这种情况可持续数小时或几天。

2.否定阶段

创伤致残的打击往往超出患者的心理承受能力,患者必然要动员自身的心理防御机制。由于对病情和可能残疾的后果无法认识,认为自己能完全恢复并可像以前一样生活。这是一种否定性心理防御,是把令人悲痛的现实和预后完全否定,以缓解心理压力。此阶段可持续数周甚至数月。

3.抑郁反应阶段

随着治疗和康复的进行,患者逐渐领悟到自己的创伤或疾病将造成长期或终生残疾,如偏瘫、截瘫、截肢等,可能在轮椅上度过一生;有的大小便失禁,生育能力丧失,或语言、听力障碍。此外,社会地位、家庭角色会发生变化,经济状况恶化等,从而感到自己是一个废人,成为家庭和社会的包袱,心理波动加大。有的可表现为责怪怨恨他人,易冲动,攻击性增强;有的则表现为心情压抑,极度痛苦,悲观失望,或感到孤独无助,抑郁沉默,有自杀念头和行为。

4.对抗独立阶段

患者认识到自身残疾后,有时会出现心理和行为倒退,表现出对别人的过多的依赖,生活上本可自理的事,如吃东西、上下床等,也依赖陪护或护士。参加康复训练不积极,不愿意出院,即使出院也过多地依赖家庭和社会,缺乏积极独立生活的心理和行为。

5.适应阶段

经过上述几个阶段,逐渐认识到残疾这一现实,并从心理到行为逐渐开始适应,表现为情绪开始好转,积极参加康复训练,努力争取生活自理,想办法回归社会,参加部分工作。

上述各期多数无法截然划分,往往存在交叉。在康复过程中如何使患者尽快进入适应期是一大关键,只有承认和适应了残疾所带来的一系列问题,才会面对生活,重新开始新的生活。

(三)心理康复的常用方法

心理治疗是应用各种心理学技术和方法使残疾人心理功能得以不同程度的补偿,以减轻或消除症状,改善心理状态。下面主要介绍康复治疗中常用的几种心理治疗方法。

1.心理疗法

支持心理疗法是通过心理医生的解释、鼓励、指导及环境的改造,给患者以精神上的支持,克服因病而导致的焦虑、恐惧、悲观心理。可用于缓解致残后的心理危机,改善康复过程中出现的压抑、悲观、内心矛盾等心理。治疗方式可采取个别交谈或集体治疗形式。主要治疗程序如下。

(1)倾听　医护人员一定要善于倾听患者的陈述。一方面是为了了解患者的痛苦和症结所在;另一方面可使患者体会到医护人员在严肃认真地关心他们的疾苦,有助于患者树立战胜疾病的信心。

(2)解释　医护人员在恰当的时机,对患者进行解释是重要的。这种解释有助于在医患之间建立起充分信任的关系,在此基础上认真了解患者的心理问题、潜在能力和解决问题的条件,有的放矢地向患者解释,对问题做出透彻的分析,提出解决问题的方法与劝告,使患者慢慢领悟。

(3)指导　指导和调动患者自己内在的积极性,共同分析问题的焦点所在,让患者逐渐领略出解决问题的某些方法,并树立信心去解决。

(4)保证　医护人员应充分利用自己的社会角色和在患者中的影响,以充分的事实为根据,向患者做出有关方面的保证,口气要坚定,以使患者建立信心,解除疑虑。

2.认知疗法

认知疗法是通过改变人的认识过程及在这个过程中产生的观念来纠正人的心理障碍,矫正不良的情绪和行为。治疗者帮助患者调节、纠正错误的认知,安排特定的学习过程,改变和重建认知过程。认知疗法可用于消除患者的自觉症状和慢性疼痛,改善患者的社会交往与生活障碍。治疗过程应注意以下几点。

(1)确定治疗目标　帮助患者发现错误观念和赖以形成的认知过程,在此基础上帮助患者建立正确的认知过程,形成正确的观念。

(2)治疗途经　让患者通过学习,调整自己的认识,挖掘自己的潜能来解决问题。

(3)客观化　治疗的关键是要求患者对待自己和外部世界采取一种较为客观的态度。

3.合理情绪疗法

合理情绪疗法是改变人们认识和对事件所持的不合理的信念,用合理的信念取而代之,从而有效地指导工作、生活,最大限度地减少患者的自毁观念,使其获得一个更现实、更远大的生活目标。其治疗过程分为三个阶段。

(1)心理诊断阶段　主要是了解诱发事件(伤残、疾病、家庭与社会因素等)及患者目前不合理的信念和情绪反应。

(2)领悟与沟通阶段　首先让患者知道自己存在的不合理信念,继而与患者开展辩论,使其认识到不合理信念是不对的、消极的,必须以合理的信念代替。

（3）再教育阶段　除了继续帮助患者摆脱不合理信念外，使患者学会以合理的思维方式看待问题、分析问题，并应用到实践中去，分析和解决目前存在的问题，也包括以后可能发生的问题。

4.集体治疗

残疾人心理方面存在某些共性，集体疗法是由心理专业工作者组织有共同问题的残疾人一起进行治疗，给他们提供帮助别人、与人交往的机会，使他们能说出苦恼，改变不良行为，克服孤独和隔离感，锻炼合群心理，培养社会生活能力。另外，也可以互相交流经验，共同鼓励，增强信心。

5.社区与家庭心理治疗

一方面要消除社会上对残疾人的偏见，营造一个关心、爱护残疾人的社区环境与氛围；另一方面应帮助残疾人培养自立、自强意识，形成良好的行为习惯和行为规范，以正确的心态面对社会，提高他们的社会适应能力。

家庭内突然出现了残疾人，会给家庭带来一系列问题，需要重新调整，医护人员要经常与患者的家属及亲友取得联系，通过家庭成员了解和护理患者。

（四）心理康复的护理要点

（1）精心设计病房布局及心理治疗环境，宜清净、整洁、幽雅、光线柔和，营造一个适合医患沟通的良好环境。

（2）建立良好的医患关系，同情患者的疾苦，态度诚恳和蔼，给予更多的人性关怀，使他们对你产生信任，服从你的安排。

（3）在护理过程中，应注意因人而异、因病而异，多了解患者的发病诱因、病情特点、性格爱好、人际关系、家庭角色、社交能力等，制定合理的心理护理计划，及时解决心理障碍问题。

（4）掌握病伤残者心理变化和康复规律，在不同阶段采取内容不同的心理护理。要特别关注患者在抑郁反应阶段的情绪反应，工作上尽量细致入微，告知患者家属应严密监守，以防出现自杀行为。

（5）充分调动患者的积极性，鼓励他们战胜困难，帮助树立起生活的信心和勇气，争取最大限度地康复，可定期邀请一些康复得很好且有所作为的自强者现身说法，也可观摩有关身残志坚者感人事迹的电视录像等，使他们对未来充满希望。

五、假肢、矫形器、助步器在康复护理中的应用

(一)假肢

假肢是为截肢者恢复原有肢体的形态和功能,弥补肢体缺损,代偿已失去肢体的部分功能而装配的人工肢体。现代康复观点认为,截肢手术后所留残端呈现圆锥形的,术后一个月左右或是在伤口愈合良好的情况下,即装假肢,能促使患者早期下地行走,可预防并发症的发生,减少患者的心理负担以及使患者得到最大限度的康复。

1.假肢分类

(1)按结构分　分为壳式假肢(亦称外骨骼假肢)与骨骼式假肢(亦称内骨骼假肢)。

(2)按安装时间分　分临时假肢和永久性假肢。

(3)按部位分　上肢假肢(补缺假肢、前臂假肢、上臂假肢、肩关节离断假肢)、功能性假肢(功能假手、工具手、装饰性假手、外部动力手)、下肢假肢(大腿假肢、小腿假肢、踝部假肢、膝部假肢)等(图 4-8,图 4-9)。

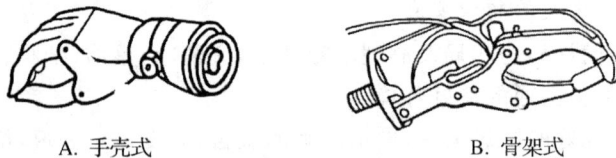

A. 手壳式　　　　　　　　　B. 骨架式

图 4-8　假手

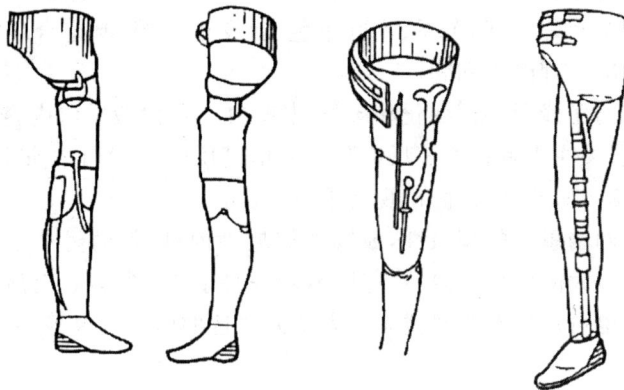

图 4-9　髋部各种假肢

2.假肢使用功能训练

（1）上肢假肢使用功能训练

1）穿脱假肢。假肢装配后，教会患者自行穿脱假肢，才能发挥其替代作用。

2）假肢基本功能操作训练。使前臂截肢者能在不同的屈肘位控制开手和闭手；上臂截肢者能熟练地通过牵引索控制屈肘、伸肘、开手、闭手。

3）进行日常生活和工作能力训练。训练机械手接近物件和握紧物件，常用海绵块、纸杯、橡皮块、木块等，逐渐将块形换成圆形。进行日常生活中必需的活动训练，如穿脱衣服、洗漱修饰、个人有兴趣的动作，如打电话、开关电器等。训练假手配合健手工作，逐步扩大假肢的使用范围。

（2）下肢假肢使用功能训练

1）正确穿戴假肢。大腿截肢者应注意使残肢穿入接受腔后站立时能使坐骨结节部位承重，然后再固定悬吊装置。小腿截肢者应注意残肢穿入接受腔后使股骨内髁中心与膝关节铰链中心相对应，残肢的承重部位和接受腔相符合。

2）站立平衡训练。从扶着双杠或双拐练习假肢与健肢均衡承重开始，然后练习身体重心移动和单侧肢体站立平衡。站立时要求患者的坐骨结节恰在接受腔的坐骨支持面上，体重均匀地分散到双下肢，单侧、双侧支撑交替进行，直至一侧假肢能够稳定地站立。

3）起立和迈步动作。单侧大腿假肢起立时用健肢支撑，双侧大腿假肢起立时采取侧方起立姿势，一手用拐杖支撑，另一手用力支撑椅子，同时假肢用力伸膝。迈步前检查假肢长度是否合适（两侧髂嵴高度相差＜2cm），悬吊装置是否可靠；患者进行两侧交替练习，直线行走，开始时速度要慢，步幅要小，但要相等。根据步态分析异常原因。

4）各种不同地面上的步行训练。如上下台阶与楼梯、上下公共汽车等。上阶梯时用健肢先迈上一级，下阶梯时用假肢先迈下一级。

（二）矫形器

矫形器是一种减轻四肢、躯干等骨骼肌肉系统功能障碍为目的的体外支撑、保护、矫正装置。应用于人体脊柱、四肢和其他部位，其目的是预防、矫正畸形，治疗骨关节和神经肌肉疾患，并代偿他们的功能。理想的矫形器能控制异常和不适当的运动，并发挥正常功能。

1.矫形器分类

矫形器约有30多种类型，分类方法也不相同，一般按矫形器使用部位不同而分为上肢矫形器（固定性上肢矫形器、手部制动器、可动性上肢矫形器）；

下肢矫形器(踝足矫形器、膝踝足矫形器、膝关节矫形器、髋关节矫形器、矫形鞋);脊柱矫形器(颈椎矫形器、胸腰椎矫形器、固定式脊柱矫形器)。

2.矫形器的功能

矫形器是利用穿戴在身上的这种装置,在体外持续地对残疾部位施加机体耐受限度允许的机械力,以减轻肢体的结构和功能障碍,弥补或改善异常的生物力学功能。其基本功能是:

(1)稳定功能　通过矫形器的作用,有效地制止四肢关节的异常运动,保持和恢复躯干各关节的稳定性。

(2)支撑功能　通过矫形器的稳定作用,重建躯干、四肢关节的支撑承重功能。

(3)补偿功能　采用某种装置,如弹性装置或其他外部动力装置,通过气动、电动、索控,代偿失去的肌肉功能,使麻痹的肢体产生运动。

(4)矫正功能　运用三点力的矫正原理,矫正肢体的畸形和防止畸形加重。

(5)保护功能　通过矫形器对容易受伤和病变部位给予保护,防止关节、肌腱的过伸和拉伤,使病变部位维持正常的生理姿势和生物力学关系,为躯体康复创造条件。

3.矫形器使用方法举例

(1)颈椎矫形器　颈托,用塑料或皮革制成,常用于颈椎病,以限制颈椎的活动,减轻肌肉痉挛,维持和固定颈椎的生理曲线。

操作步骤:

①向患者解释佩戴颈托(围领)的目的及注意事项。如颈部转动时动作不可太猛,因视野受限,行走时要注意地面安全,应躺在床上卸下颈托。

②协助患者侧卧,摊开颈托(围领),沿颈部与肩部的屈曲度套上。

③调整颈托,使其上缘顶住下颌部,下缘平贴于锁骨上缘,骨突处垫上棉垫。

④询问患者的感受及松紧感,扣上固定带。

⑤协助患者滚圆木式翻身至平卧位。

⑥摇高床头,协助患者坐在床边,观察有无头昏、恶心等不适,才可下床活动。

颈椎支架:用于颈椎骨折脱位、颈椎结核、颈椎手术后、先天性颈椎不稳定和颈椎病等,以达到限制颈椎的活动,维持颈部过度伸展位,避免神经根受压之目的。

操作配合步骤：基本同颈托佩戴法，但必须提醒患者穿戴及去除颈椎支架均需卧床操作，穿戴妥当，协助患者坐床边后，无头昏、无异常压迫或任何不适感后方可下床。

（2）胸腰椎矫形器　铝质胸椎支架，运用于下胸椎和腰椎骨折、结核和手术后的固定。

蝶式支架：适用于静止期的脊柱结核和强直性脊柱炎，固定脊柱伸直位，防止畸形发展。

胸腰椎（伸展）支架：适用于胸腰段脊柱压缩性骨折，强直性脊柱炎，缓解疼痛，防止畸形发展。

操作步骤：

①向患者解释使用胸腰背矫形器的目的和方法。

②协助患者穿上柔软的棉制内衣。

③以滚圆木式翻身法协助患者侧卧。

④将背部支架的双纵轴置于脊柱两侧，避免压迫脊柱，背架下缘靠近尾骨。

⑤背架放置合适后，再协助患者平躺，调适，然后扣妥所有的扣带及粘贴带。其程序应先扣腹部扣带，再扣近心脏的扣带，最后才扣中央的扣带。

⑥指导患者双手钩住护士或家属的颈部，协助其坐在床边；指导患者闭眼、晃动双小腿，以使血液在体内重新分布，预防直立性低血压。坐床边15min后，患者无头昏、面色苍白、脉搏快速、恶心时，可下床活动。

（三）助行器

是辅助人体稳定站立和行走的工具和设备。根据其工作原理和功能可分为三类。无动力式助行器（拐杖、手杖、腋杖、臂杖、移动式助行器），动力式助行器，功能性电刺激助行器。

助行器的使用和护理：

（1）助行器不如平行杠杆稳定安全，要指导患者在平地使用，不宜上下楼梯。

（2）调整拐杖长度与高度，检查有无橡皮垫或破损，为患者选择合适的拐杖。同时指导患者正确使用拐杖，预防姿势不良、步态不稳和腋窝臂神经受压。

（3）示范拐杖行走步态时，动作宜慢，讲解清楚注意事项和重点，为患者选择适当的行走步态。

（4）休息时要选择有扶手的座椅，将拐杖由腋下合并到一只手中，另一只手则握座椅扶手，屈肘，使身体慢慢座入椅内。

（5）上楼梯时健肢先上，拐杖和患肢留在原阶；下楼梯时，患肢和拐杖先下，再跟上健肢。同时一手握栏杆，一手持拐杖上下楼梯会更安全。

第四节　社区常见病的康复护理

一、脑卒中的康复护理

(一)概述

脑卒中是各种血管性病因引起的脑部局灶性损害的综合征,包括脑梗死、脑出血和蛛网膜下腔出血。脑卒中并发症常比卒中更具破坏性。卒中可激发体内凝固机制,导致卒中急性期或康复期并发静脉血栓栓塞和心肌梗死。根据流行病学调查结果推算,我国每年新发脑卒中约 150 万人,每年死于脑卒中者约 100 万人,我国现有幸存者约 500 万~600 万人,幸存者中约 70%~80% 遗留有不同程度的残疾,生活不能自理者高达 42.3%。可见,脑血管病不仅危害患者本人,而且需要相当数量的人来照顾这些残疾者。随着我国疾病谱的变化及老龄人数的增加,对脑血管病的防治和康复护理已成为一个亟待研究和解决的课题。

(二)康复护理评估

在对脑卒中进行康复护理之前、护理期间和护理结束后都要进行必要的康复评估,即对脑卒中患者各种障碍的性质、部位、范围、程度做出正确的评估。评估内容包括运动功能评估、感觉功能评估、认知功能评估、言语功能评估、情感状态评估等。

(三)康复护理目标

脑卒中的康复采取以功能训练为主的综合措施,最大限度地促进患者的功能康复,同时防治并发症,并充分发挥其残余功能,以争取患者达到生活自理,重返社会的目的。

(四)康复护理措施

1. 良姿位的摆放

所谓良姿位,是指为防止或对抗痉挛姿势的出现,保护肩关节及早期诱发分离运动而设计的一种治疗性体位。急性期卧床阶段正确姿势的摆放,有利于预防压疮、预防关节变形和挛缩,同时也有利于防治异常的痉挛。

(1)仰卧位　头下置一枕头,但枕头不宜过高,面部朝向患侧。患侧肩胛下放一枕头,将伸展的上肢置于枕上,防止肩胛骨后缩。前臂旋后,手掌心向上,手指伸展、张开。在患侧大腿下垫枕或毛巾卷,以防止患下肢外旋。

(2)健侧卧位　健侧在下,患侧在上,头部枕头不宜过高。患侧上肢垫一枕头,肩前屈 $90°\sim130°$ 、肘和腕伸展、前臂旋前、腕关节背伸。患侧骨盆旋前,髋、膝关节呈自然半屈曲位,置于枕上。足不能悬在枕头边缘。健侧下肢平放在床上,取舒适的体位。

(3)患侧卧位　患侧在下,健侧在上。头部稍前屈,躯干稍向后倾,后背用枕头稳固支持;患侧上肢前伸与躯干的角度不小于 $90°$,手心向上,手腕被动背伸;患侧下肢伸展,膝关节稍屈曲,注意保持患侧肩胛骨前伸。

2.帮助患者定时翻身

脑卒中患者患侧肢体无自主活动,翻身很困难,如果在床上固定于一种姿势,容易出现压疮,也不利排痰,久之可能造成肺部感染,所以应每两小时翻身一次,以防止并发症。同时使用有弹性、充气的垫子,特别要保护骨突部位的皮肤完整无破损。

(1)向健侧翻身　患者仰卧位,用健侧腿插入患肢下方;患者双手叉握(Bobath 式握手),向上伸展上肢,左右摆动,逐步加大幅度,当摆至健侧时,顺势将身体带至健侧,同时以健侧腿带动患侧腿翻向健侧。

(2)向患侧翻身　患者仰卧位,双手 Bobath 式握手,向上伸展上肢,健侧下肢屈曲;双上肢摆动,当摆至患侧时,顺势将身体翻向患侧。

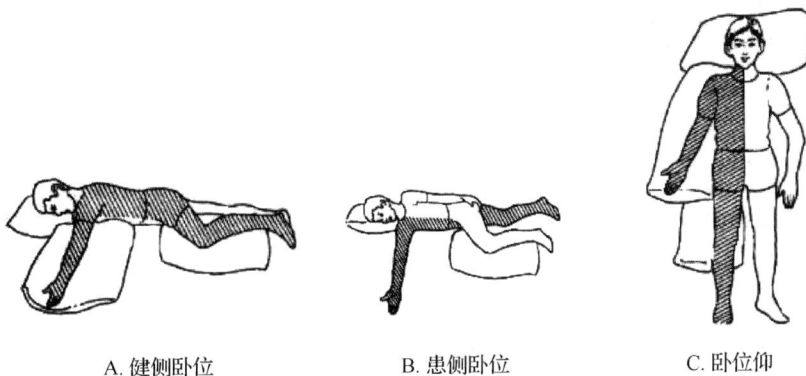

A.健侧卧位　　　　B.患侧卧位　　　　C.卧位仰

图 4-10　偏瘫患者的卧位

3.关节被动活动

康复早期,患侧肢体弛缓时,就应开始关节的被动活动。先从健侧开始,然后参照健侧关节活动范围做患侧关节被动活动。一般从肢体近端到远端的顺序进行,动作要轻柔缓慢,在无痛范围内进行,活动范围逐步扩大。重点进行肩关节外旋、外展和屈曲,肘关节伸展,髋关节外展和伸展,膝关节伸展,足背屈和外翻。在急性期每天做二次,以后每天做三次。患者意识清醒后尽早开始做自助被动运动。

4. 桥式运动

在床上进行翻身训练的同时,必须加强患侧伸髋屈膝肌的练习。这对避免患者今后行走时出现偏瘫步态十分重要。

(1)双侧桥式运动　帮助患者将两腿屈曲,双足在臀下平踏床面,让患者伸髋将臀抬离床面。如患髋外旋外展不能支持时,则帮助将患膝稳定位(图4-11)。

(2)单侧桥式运动　当患者能完成双桥动作后,可让患者伸展健腿,患腿完成屈膝、伸髋、抬臀的动作(图4-11)。

(3)动态桥式运动:为了获得下肢内收和外展控制能力,患者仰卧屈膝,双足踏住床面,双膝平行并拢,健腿保持不动,患腿作交替的幅度较小的内收和外展动作,并学会控制动作的幅度和速度。然后患腿保持中立位,健腿作内收外展练习。

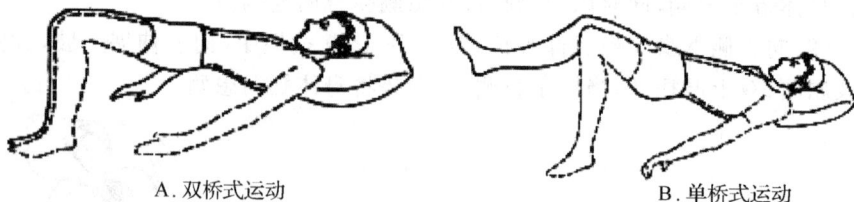

A. 双桥式运动　　　　　　　　　　B. 单桥式运动

图 4-11　偏瘫患者的桥式运动

5. 实用性动作训练

大体按照运动发育的顺序和不同姿势反射水平进行,如翻身→坐→坐位平衡→站→站立平衡→步行。

(1)坐位躯干平衡训练　在医护人员的监护下,应尽早协助患者下床活动。偏瘫会严重影响患者的平衡感,当患者第一次坐起时,可将床头摇高,支托患者患侧,尤其是患者的背部和头部,要慢慢抬高,避免直立性低血压。然后扶患者坐在床沿,将脚踏在椅子或脚凳上,以后再练习慢慢地独自坐起;将患侧手伸直,掌面撑在床上,以保持身体的平衡。护士或家属要保持耐心,给予协助,提供患者的定向感和安全,帮助患者学习恢复平衡。

当患者能坐起,并使用患侧手时,应鼓励其逐渐完成所有能做的自我照顾活动;如床上移动、翻身、改变体位、坐起、梳洗、吃饭、洗澡等。通过锻炼,手的功能除灵巧度外,基本可恢复到发病前。

(2)站立平衡训练 让患者立位,重心逐渐移向患侧,训练患肢的承重能力;嘱患者转头向躯干后方看,然后回到中立位,再从另一侧向后看;或是嘱患者分别从前方、侧方及后方的桌子上取物品,随着功能的改善,可让患者一手或双手从地上拾起大小不同的物品,或嘱患者接住护理人员从前方、侧方抛来的球。

(3)步行训练 指导患者用患腿站立,骨盆呈水平位,将健足放在患腿前面与患足成直角,或健足放在患腿足跟后面并与之成直角,随着患侧下肢负重能力的提高,即可进行迈步训练。一方面指导患者借助平行杠练习站立,缓慢地站立或转身,以免眩晕,躯体可保持前倾和略偏向健侧;另一方面鼓励患者借助拐杖或助步器慢慢地行走,患侧下肢跨步要小,上下楼梯时遵循"健肢上、患肢下"的原则。给予充分的时间和足够的光线。

6.日常生活动作的训练

无论脑卒中患者肢体功能恢复程度如何,日常生活动作的训练都是非常重要的。自理生活将有利于患者恢复生活的信心,提高生活质量。包括进食,整容动作,大小便,穿脱衣服和鞋袜,床椅转移,洗澡。

7.补充营养

维持足够的营养和水分的摄入,评估患者呕吐反射与吞咽的功能。对口腔咽喉部有部分瘫痪的患者,要耐心地喂饭,让患者采取半卧位,将食物由患者健侧放入口中,避免呛咳或吸入。患者常因害怕呛入或进食困难,感到窘迫与挫折,减少进食,无法获得足够的营养。因此,应尽量鼓励患者自行进食,如果无法吞咽,则应协助及鼓励鼻饲。

8.避免膀胱过度充盈,尽量不采取留置导尿

偏瘫不是造成大小便失禁的病理性因素,一旦出现肠道或膀胱失禁,其原因往往是注意力不集中、记忆力缺失或情绪无法沟通等因素,要进行大小便训练。如每两小时给患者使用便盆或尿壶一次,增加饮食中纤维素,给予通便剂预防便秘等。

(五)健康教育

(1)教导患者预防再卒中,应在医生指导下坚持长期控制高血压、糖尿病、治疗心脏病、冠心病、心律失常和肾脏病,定期监测血脂水平,治疗高脂血症。

(2)教导患者早期控制危险因素,包括戒烟(尼古丁可能会引起末梢血管的收缩)、降低体重,控制饮食,减少脂肪胆固醇的摄入量,限制钠的摄入,保证充分的钾,避免精神紧张和身体过度劳累等。

（3）让患者/家属理解,良好的居家护理使患者再次获得正常而积极的生活是完全可能的。

二、慢性阻塞性肺疾病的康复护理

（一）概述

慢性阻塞性肺疾病（COPD）是一种具有气流受限特征的肺部疾病,气流受限不完全可逆,呈慢性进行性发展。慢性终末肺泡的不可逆性扩大,伴有组织结构破坏性改变的,简称"慢阻肺",包括慢性支气管炎、肺气肿、支气管哮喘等。病程迁延可达 30～40 年。为慢性的、进行性的肺疾患。

当慢性支气管炎和肺气肿患者出现气流受阻且不能完全可逆时,诊断为COPD。COPD 是我国常见致残致死性疾病之一,严重限制了患者的活动能力,降低了生活质量。因此,患者的康复治疗及护理宜及早进行。

（二）康复护理评估

1. 呼吸功能评估

（1）气短气急症状分级　根据 Borg 量表改进（南京医科大学）:1 级,无气短气急;2 级,稍感气短气急;3 级,轻度气短气急;4 级,明显气短气急;5 级,气短气急严重,不能耐受。

（2）肺功能测试　①肺活量,尽力吸气后缓慢而完全呼出的最大空气量是最常用的指标之一,随病情严重性的增加而下降。②第一秒用力呼气量（FEV_1）,尽力吸气后尽最大强力快速呼气,第一秒所能呼出的气体量,其占用肺活量比值与慢性阻塞性肺病的严重程度及预后有很好的相关关系。Ⅰ级（轻）,$FEV_1 \% VC \geq 70$;Ⅱ级（中）,$FEV_1 \% VC$ 50～69;Ⅲ级（重）$FEV_1 \% VC \leq 50$。

2. 运动能力评估

（1）平板或功率车运动试验　通过活动平板或功率车进行运动试验获得最大吸氧量、最大心率、最大 MET 值、运动时间等相关量化指标来评估患者运动能力,也可通过平板或功率车运动试验中患者的主观劳累程度分级（Borg 计分）等半定量指标来评估患者运动能力。

（2）6min 或 12min 行走距离测定　让患者步行 6min 或 12min,记录其所能行走的最长距离。试验与上述分级运动试验有良好相关性。对于不能进行活动平板运动试验的患者可行 6min 或 12min 行走距离测定,以判断患者的运动能力及运动中发生低氧血症的可能性。

3.日常生活能力评估(表4-9)

表 4-9 日常生活能力评估

分级	表现
0 级	虽存在不同程度的肺气肿,但活动如常人,对日常生活无影响,活动时无气短
1 级	一般劳动时出现气短
2 级	平地步行无气短,速度较快或蹬楼、上坡时气短
3 级	慢走不及百步即有气短
4 级	讲话或穿衣等轻微动作时即有气短
5 级	安静时出现气短、无法平卧

(三)康复护理目标

(1)阻止或延缓肺部疾患的进展,充分利用残存的肺功能。

(2)增进胸腔活动,获得正常、轻松的呼吸方式,教育、引导形成有效的呼吸模式。

(3)改善呼吸协调控制,减少呼吸时气管、肺泡塌陷,指导呼吸与日常活动相协调。

(4)改善通气功能,增加肺活量。

(5)帮助相关呼吸肌群,提高呼吸效率。

(6)帮助清除呼吸道分泌物。

(7)提高患者体力活动能力,改善心理状态。

(四)康复护理措施

1.呼吸训练

见本章第三节呼吸训练。

2.保持改善呼吸道的通畅

(1)气雾剂吸入疗法 可用手球气雾器、原动力雾化器或超声雾化器等,气雾剂有黏液溶解剂、支气管扩张剂,也可用抗生素类。使水分充分到达气道并减少痰的黏稠性,使痰易咳出。气雾吸入治疗时应鼓励患者咳痰。

(2)体位排痰法 根据肺部解剖,利用重力使液体流向低处的原理,指导、帮助患者采取各种体位,以达到消耗少量能量而高效率地排痰。方法:见本章第三节体位排痰训练。

(3)吸氧疗法 慢性阻塞性肺疾患时,持续低流量吸氧,适用于有低氧血症,即休息时 $PaO_2 < 6.7kPa(50mmHg)$,或伴有下列情况之一项者,如肺动脉高压、肺心病、右心衰、大脑皮层受损、频发性心绞痛、用力性呼吸困难及因

PaO_2 降低加重而导致的夜间失眠、噩梦等。吸氧疗法可在家中进行。

3. 运动训练

运动训练是肺康复的重要组成部分，包括呼吸肌训练、下肢训练及上肢训练。

（1）下肢训练　下肢训练可明显增加 COPD 患者的活动耐量，减轻呼吸困难症状，改善精神状态。通常采用有氧训练方法如快走、划船、骑车、登山等。

对于有条件的 COPD 患者可以先进行活动平板或功率车运动试验，得到实际最大心率及最大 MET 值确定运动强度。除以心率控制外，还应增加呼吸症状控制，即运动后不应出现明显气短、气促（即以仅有轻度至中度气短、气急为宜）或剧烈咳嗽。

训练频率可从每天 1 次至每周 2 次不等，达到靶强度的时间为 10～45min，一个训练计划所持续的时间通常为 4～10 周，为保持训练效果，患者应在家继续训练。

（2）上肢训练　上肢肩带部很多肌群既为上肢活动肌，又为辅助呼吸肌群。COPD 患者在上肢活动时，由于这些肌群减少了对胸廓的辅助活动而易于产生气短气促，从而对上肢活动不能耐受。为了加强患者对上肢活动的耐受性，COPD 的康复应包括上肢训练。

上肢训练包括高于肩部的提重物训练及体操棒训练、高过头部的上肢套圈训练、手摇车训练。如提重物训练：患者手持重物（0.5～3kg），作高于肩部的各个方向活动，每活动 1～2min，休息 2～3min，每天 2 次，监测以出现轻微的呼吸急促及上臂疲劳为度。

（3）呼吸肌训练　呼吸肌训练可以增强呼吸肌肌力或耐力，改善呼吸肌功能，缓解呼吸困难症状。

1）增强吸气肌练习。用抗阻呼吸器（具有不同粗细直径的内管）使在吸气时产生阻力，呼气时没有阻力。呼吸频率 10～20 次/min，开始练习 3～5min，每天 3～5 次，以后练习时间可增加至 20～30min，以增加吸气肌耐力，还可不断减少吸气管直径以增强吸气肌肌力。

2）增强腹肌练习。COPD 患者常因腹肌无力使腹腔失去有效的压力，从而减少膈肌的支托及减少外展下胸廓的能力。患者取仰卧位，腹部放置矿袋作挺腹练习，开始为 1.5～2.5kg，以后可以逐步增加至 5～10kg，每次练习 5min；也可仰卧位作两下肢屈髋屈膝，两膝尽量贴近胸壁的练习，以增强腹肌。

4.ADL 指导

能量节省技术:活动前先做好计划安排,工作节拍快慢适度,轻重工作交替进行,活动中间歇息,以尽量节省体力,避免不必要的耗氧。这样可以减轻或避免呼吸困难。原则如下:①事先准备好日常家务杂事或活动所需的物品或资料,并放在一处。②把特定工作所需的物品放在紧靠活动开始就要用的地方。③尽量坐位,并使工作场合利于减少不必要的伸手或弯腰。④移动物品时用双手,搬动笨重物体时用推车。⑤工作中尽量只左右活动,避免不必要的前后活动。⑥活动要缓慢而连贯地进行。⑦工作时要经常休息,至少每工作 1h 休息 10min,轻重工作要交替进行。⑧工作中,缩唇并缓慢呼气。

5.补充营养

营养状态是慢性阻塞性肺病患者症状、残疾及预后的重要决定因子,包括肥胖及消瘦两个方面。消瘦原因包括不充分的食物摄入,食物产热作用,休息时能量消耗增加等。大约 25% 的慢性阻塞性肺病患者有体重指数下降,而体重指数下降是慢性阻塞性肺病患者死亡的危险因素。改善营养状态在肺康复中可增强呼吸肌力量,最大限度改善患者的整体健康状态。

肥胖对呼吸功能也是有害的,因为增加的脂肪可增加呼吸系统做功,尤其在那些需要承载身体重量的活动中,如走路、跑步等。因此应当鼓励患者减肥。对于消瘦的患者来说,应当增加热卡的摄入,每天摄入的热卡应是休息时能量消耗的 1.7 倍,其中蛋白质应当每天至少摄入 1.7g/kg。如果患者病情较重,进食时出现呼吸困难,应强调少量多次进食。

(五)健康教育

教育是肺康复的重要组成部分,教育内容除了一般知识如呼吸道的解剖生理、病理生理,药物的作用和副作用、剂量及正确使用以及症状的正确评估等,还应包括以下内容:

(1)氧气的正确及安全使用　长期低流量吸氧(小于 5L/min)可提高患者生活质量,使慢性阻塞性肺病患者的生存率提高 2 倍。在氧气使用过程中主要应防止火灾及爆炸,在吸氧过程中应禁止吸烟。

(2)感冒的预防　慢性阻塞性肺病患者易患感冒,继发细菌感染后使支气管炎症状加重。可采用防感冒按摩,冷水洗脸,摩擦鼻部,按压迎香、合谷穴,食醋熏蒸,增强体质等方法来预防感冒。

(3)戒烟　烟是呼吸道最大的敌人,各种年龄及各期的慢性阻塞性肺病患者均应戒烟。戒烟有助于减少呼吸道黏液的分泌,降低感染的危险性,减轻支气管壁的炎症,使支气管扩张剂发挥更有效的作用。

三、冠心病的康复护理

（一）概述

冠状动脉粥样硬化性心脏病（冠心病）是以冠状动脉血管狭窄或闭塞，导致心肌缺血甚至坏死的心血管疾病，是最常见的导致死亡和残疾的心血管疾病之一。临床分型：心绞痛型、心肌梗死型、无症状型（隐匿型）、心力衰竭和心律失常型、心源性猝死。

在欧美国家，冠心病死亡者占病死总数的 1/2，我国冠心病发病率、死亡率随着经济的发展和饮食生活习惯的改变呈逐年上升趋势，成为影响生活质量，威胁生命的重要因素。冠心病康复是指综合采用主动积极的身体、心理、行为和社会活动的训练与再训练，帮助患者缓解症状，改善心血管功能，在生理、心理、社会、职业和娱乐等方面达到理想状态，提高生活质量。

（二）康复护理评估

患者在急性期住院康复期间，主要通过血常规、血沉、心肌酶谱检查、血压监测、安静心电图、24 h 动态心电图、超声心电图等观察病情变化，了解患者心功能状况，评估其日常生活活动能力，作为进行康复护理措施的指标。随着患者活动能力的改善，可接受低水平心电运动试验；进入到 Ⅱ～Ⅲ 期康复期，应定期进行症状限制心电运动试验，作为制订运动处方、疗效观察的依据。

（三）康复护理目标

（1）减轻绝对卧床对肌肉和心血管调节的不利影响。

（2）防止静脉血栓、肺血栓、肩手综合征和体位性低血压。

（3）减轻压抑和焦虑情绪。

（4）促进体力恢复。

（四）康复护理措施

1. Ⅰ 期康复

（1）康复目标　达到低水平运动试验阴性，也可以按正常节奏连续行走 100～200 m 或上下 1～2 层楼而无症状和体征。运动能力达到 2～3 代谢当量（METs），能够适应家庭生活。使患者理解冠心病的危险因素及注意事项，在心理上适应疾病的发作和处理生活中的相关问题。

（2）护理措施　以循序渐进地增加活动量为原则，生命体征一旦稳定，无并发症时即可开始。康复护理措施根据患者的自我感觉，尽量进行可以耐受的日常活动。

1)床上活动:活动一般从床上肢体活动开始,肢体活动从远端肢体的小关节活动开始,从不抗地心引力的活动开始,强调活动时呼吸自然、平稳。没有任何憋气和用力的现象。

2)呼吸训练:呼吸训练主要指腹式呼吸。腹式呼吸的要点是在吸气时腹部浮起,使膈肌尽量下降;呼气时腹部收缩,把肺的气体尽量排出。

3)坐位训练:坐位是重要的康复起始点,应该从第一天就开始。开始坐时可以有依托,例如把枕头或被子放在背后,或将床头抬高。在有依托坐适应之后,患者可以逐步过渡到无依托独立坐。

4)步行训练:步行训练从床边站立开始,先克服体位性低血压。在站立无问题之后,开始床边步行,以便在疲劳或不适时能够及时上床休息。此阶段开始时最好进行若干次心电监护活动。此阶段患者的活动范围明显增大,因此监护需要加强。要特别注意避免上肢高于心脏水平的活动,例如患者自己手举盐水瓶上厕所。此类活动的心脏负荷增加很大,常是诱发意外的原因。

5)大便:患者大便务必保持通畅。在床边放置简易的坐便器,让患者坐位大便,其心脏负荷和能量消耗均小于卧床大便,也比较容易排便。因此应该尽早让患者坐位大便,但是禁忌蹲位大便或在大便时过分用力。

6)上下楼:上下楼的活动是保证患者出院后在家庭活动安全的重要环节。下楼的运动负荷不大,而上楼的运动负荷主要取决于上楼的速度。必须保持非常缓慢的上楼速度。一般每上一级要求稍事休息片刻,以保证呼吸平稳,没有任何症状。

2.Ⅱ期康复

(1)康复目标　逐步恢复一般日常生活活动能力,包括轻度家务劳动、娱乐活动等。运动能力达到 4～6 代谢当量,提高生活质量。

(2)护理措施　室内外散步,医疗体操(如降压舒心操、太极拳等),气功(以静功为主),家庭卫生,厨房活动,园艺活动或在邻近区域购物,作业治疗。活动强度为 40%～50% HR_{max},活动时主观劳累程度不超过 13～15。一般活动无须医务监测。在进行较大强度活动时可采用远程心电图监护系统监测,或由有经验的康复治疗人员观察数次康复治疗过程,以确立安全性。出院后的家庭活动可以分为以下 6 个阶段。

第一阶段　①活动:可以缓慢上下楼,但要避免任何疲劳。②个人卫生:可以自己洗澡,但要避免洗澡水过热,也要避免过冷过热的环境。③家务:可以洗碗筷、蔬菜、铺床、提 2kg 左右的重物,短时间园艺工作。④娱乐:可以打扑克、下棋、看电视、阅读、针织、缝纫、短时间乘车。⑤需要避免的活动:提举超过 2kg 的重物、过度弯腰、情绪沮丧、过度兴奋、应激。

第二阶段　①个人卫生：可以外出理发。②家务活动：可以洗小件衣服或使用洗衣机（但不可洗大件衣物），晾衣服，坐位熨小件衣物，使用缝纫机，掸尘，擦桌子，梳头，简单烹饪，提 4kg 左右的重物。③娱乐活动：可以进行有轻微的体力活动的娱乐。④性生活：在患者可以上下两层楼或可以步行 1 公里而无任何不适时，可以恢复性生活。⑤需要避免的活动：长时间活动，烫发之类的高温环境，提举超过 4kg 的重物，参与涉及经济或法律问题的活动。

第三阶段　①家务活动：可以长时间熨烫衣物，铺床，提 4.5kg 左右的重物。②娱乐活动：轻度园艺工作，在家练习打高尔夫球、桌球、室内游戏（放松性），短距离公共交通，短距离开车，探亲访友。③步行活动：连续步行 1km，每次 10～15min，每天 1～2 次。④需要避免的活动：提举过重的物体、活动时间过长。

第四阶段　①家务活动：可以与他人一起外出购物，正常烹饪，提 5kg 左右的重物。②娱乐活动：小型油画或木工制作、家庭小修理、室外打扫。③步行活动：连续步行每次 20～25 分钟，每天两次。④需要避免的活动：提举过重的物体，使用电动工具，如电钻、电锯等。

第五阶段　①家务活动：可以独立外出购物，短时间吸尘或拖地，提 5.5kg 左右的重物。②娱乐活动：家庭修理性活动，钓鱼，保龄球类活动。③步行活动：连续步行每次 25～30min，每天两次。④需要避免的活动：提举过重的物体，过强的等长收缩运动。

第六阶段　①家务活动：清洗浴缸、窗户，可以提 9kg 左右的重物（如果没有任何不适）。②娱乐活动：慢节奏跳舞，外出野餐，去影院和剧场。③步行活动：可列为日常生活活动，每次 30min，每天两次。④需要避免的活动：剧烈运动，如举重、锯木、开大卡车、攀高、挖掘等，以及竞技性活动，如各种比赛。

3. Ⅲ期康复

（1）康复目标　巩固Ⅱ期康复成果，控制危险因素，改善或提高体力活动能力和心血管功能，恢复发病前的生活和工作。

（2）护理措施　运动是确保冠心病患者恢复的主要护理方法，而有氧运动的安全、有效，关键是运动方式、运动量及实施的具体方法。①运动方式：包括有氧训练、力量训练、柔韧性训练、作业训练、医疗体操、气功等。运动形式可以分为间断性和连续性运动。②运动量：运动量要达到一定的阈值才能产生训练效应。每周的总运动量（以热卡表达）应在 700～2000kJ（约相当于步行或慢跑 10～32km）。合适运动量的主要标志：运动时稍出汗，轻度呼吸加快但不影响对话,早晨起床时感舒适,无持续的疲劳感和其他不适感。③主要注意事项:首先要选择适当的运动,避免竞技性运动。其次,只在感觉良好时运动。感冒或发热后要在症状和体征消失两天以上才能恢复运动。另外,要注意周围环境因素对运动反应的影响及警惕运动时的症状,如发现下列症状,应停止运动,及时就医:上身不适(包括胸、臂、颈或下颌,可表现为酸痛、烧灼感、缩窄感或胀痛)、无力、气短、骨关节不适(关节痛或背痛)。④训练实施:每次训练都必须包括准备活动、训练活动和结束活动。

（五）康复教育

(1)指导患者正确认识冠心病的各种危险因素,积极预防高血压、高血脂、糖尿病。

(2)控制体重,培养良好的饮食习惯,合理营养,戒烟酒,合理及有规律地安排生活、学习和工作。

(3)适当进行有氧健身活动,消除紧张心理,以乐观的态度对待周围事物。

(4)定期到医院接受体格检查,对于已患冠心病的患者,早期应注意控制病情的发展,积极参加康复治疗。

(5)患者及家属对冠心病的有关知识进一步了解;能描述心前区疼痛性质、部位、能知晓预防及缓解心前区疼痛及躯体不适的方法(非药物治疗的正确使用)。

(6)家庭必备硝酸酯类镇痛药并熟知药物作用、使用方法、有效期和贮存方法,建议有条件的家庭购氧气袋以备用。

四、颈、肩、腰腿痛的康复护理

颈椎病的康复护理

（一）概述

颈椎病是指颈椎间盘退行性变及其继发性椎间关节退行性变,所致脊髓、神经、血管损害而表现的相应症状和体征,好发于中年以上人群。根据受压和受刺激的不同组织,颈椎病可分为神经根型、脊髓型、椎动脉型、交感神经型四种类型。其中神经根型发病率最高,占 50％～60％。

（二）康复护理评估

对颈椎病患者的生理、精神心理、ADL、营养、环境进行康复护理评估。还需进行颈椎的感觉、运动、反射功能的康复护理评估。

（三）康复护理目标

(1)缓解疼痛等临床症状,预防复发。

（2）熟悉预防颈椎病的相关知识。

（四）康复治疗护理措施

1.保持正确体位

（1）纠正与改变工作中的不良体位　不良的颈部工作姿势，使颈椎长时间处于屈曲位或某一特定的位置，以至于颈椎间隙内压力增高引起一系列病变。

①定时改变头颈部位置：因工作或其他需要头颈部固定于某一体位时，需定时改变体位。②调整桌面高度：桌面高度原则上以能够使头、颈、胸保持正常生理曲线为准。③工间活动：每天上下午均需全身活动 5～10min，根据各人自身情况选择工间操、慢跑、散步等。

（2）纠正睡眠时的不良体位　睡眠姿势不当，易加剧或诱发颈椎病，故应注意调整颈部在睡眠时的位置。

①适宜的枕高：适宜的枕高为 10～12cm，可确保在仰卧及侧卧均能保持颈椎正常生理弯曲。②良好的睡姿：良好的睡姿应使头颈部保持自然仰伸位，胸、腰部保持自然屈度，双髋及双膝呈屈曲状，使全身肌肉、韧带及关节获得最大限度的放松与休息。③合适的床铺：首选是木板床，因其有利于保持颈椎、腰椎的生理曲线，可维持脊柱的平衡状态。

2.颈围（托）的护理

颈围或颈托的作用是固定颈椎于适宜的位置，支撑头部重量，减轻其对颈椎的压力，限制颈椎过度活动，减少关节面间的相互摩擦，有利于炎症反应的恢复，预防颈段脊髓或神经根的进一步损伤，适用于颈椎病急性发作的患者。患者起床活动时佩戴颈围或颈托，有助于组织的修复和症状的缓解，卧床时则不需要。应指导患者挑选合适型号的颈围或颈托，教会患者怎样使用，注意预防局部压伤。目前常用的是充气式颈托，既有固定作用，又有牵引作用。急性期过后应及时去除颈围，以免长期应用导致颈部肌肉萎缩或关节僵硬。

3.颈椎牵引的护理

颈椎牵引简单有效，可解除颈部肌肉痉挛，增大椎间隙，减小椎间盘等对神经根的压迫，减轻疼痛，可用于脊髓型以外的各型颈椎病，神经根型效果尤佳，治疗有效率可达 70％～80％。一般采用枕颌吊带牵引，患者坐卧位均可进行牵引，坐式牵引适用于门诊及患者在家中进行，卧式牵引多适用于住院患者。方法见本章第三节颈椎牵引疗法。

4.物理治疗的护理

理疗可促进局部血液循环，消除神经根及周围组织的炎症、水肿，缓解颈部肌肉痉挛,减轻疼痛,延缓颈部骨关节的退行性变。颈椎病患者常用的理疗方法是高频电疗、石蜡传导热疗、低频脉冲、低频磁疗等,可根据病情选择适宜的理疗方法。高频电疗患者身上不能携带金属物,颈椎手术后有内固定钢板和人工心脏起搏器者禁用此法。

5.按摩

按摩对消除肌肉紧张、改善血液循环和松解局部硬结作用显著。可采用推摩、揉捏、擦法等手法按摩颈背肩臂等部位,并配合穴位按摩,以舒筋活络,减轻疼痛。应用推拿手法治疗颈椎病能使某些患者取得迅速和明显的效果,尤其适用于有后关节紊乱和颈椎关节细微错位的患者。脊髓型颈椎病患者严禁推拿按摩,以防加重脊髓损伤。

(五)健康指导

1.颈部肌肉的功能锻炼

调整颈部肌肉与韧带的舒缩功能,增加颈部肌肉弹力。方法是先慢慢向一侧转头,至最大屈伸、旋转度数,停留数秒钟,然后缓慢转至中立位,再转向对侧,每日重复数十次,活动时避免猛烈转头。

2.保暖

颈背部保暖很重要,尤其在睡眠休息的时候,人体抗风寒的能力下降,尤应注意保暖。

3.颈椎病康复操

颈椎病康复操可改善患者颈部的血液循环,松解粘连和痉挛的软组织,对颈椎病有独特预防作用。

准备姿势:两脚分开与肩同宽,两臂自然下垂,全身放松,两眼平视,均匀呼吸,站坐均可。

(1)双掌擦颈　十指交叉贴于后颈部,左右来回摩擦100次。

(2)左顾右盼　头先向左后向右转动,幅度宜大,以自觉酸胀为好,30次。

(3)前后点头　头先前再后,前俯时颈项尽量前伸拉长,30次。

(4)旋肩舒颈　双手置两侧肩部,掌心向下,两臂先由后向前旋转20～30次,再由前向后旋转20～30次。

(5)颈项争力　两手紧贴大腿两侧,两腿不动,头转向左侧时,上身旋向右侧,头转向右侧时,上身旋向左侧,10次。

(6)摇头晃脑　头向左一前一右一后旋转5次,再反方向旋转5次。

(7)头手相抗　双手交叉紧贴后颈部,用力顶头颈,头颈向后用力,互相抵抗5次。

(8)翘首望月　头用力左旋、并尽量后仰,眼看左上方 5s,复原后,再旋向右,看右上方 5s。

(9)双手托天　双手上举过头,掌心向上,仰视手背 5s。

(10)放眼观景　手收回胸前,右手在外,劳宫穴相叠,虚按膻中,眼看前方 5s,收操。

肩关节周围炎的康复护理

(一)概述

肩周炎是肩关节周围炎的简称,俗称冻结肩、凝肩、五十肩等,多见于中、老年人,50 岁左右易患,主要表现为肩关节疼痛和功能障碍,女多于男,左肩多于右肩。根据病理变化可将病程分为 3 个阶段,即早期、冻结期和恢复期。本病有自愈趋势,一般在 2 年内逐渐自行缓解,但有时可遗留某种程度的功能障碍。

(二)康复护理评估

对肩周炎患者的生理、精神心理、ADL、营养、环境进行康复护理评估,还需评估肩部的感觉、运动功能。

(三)康复护理目标

(1)改善局部血液循环,缓解疼痛

(2)逐渐恢复肩关节的运动功能和日常生活活动能力。

(3)熟悉肩周炎康复护理相关知识。

(四)康复治疗护理措施

1.缓解疼痛

早期疼痛较重时,尽量减少使用患侧上肢提举重物或过多活动肩关节,睡眠时避免患侧卧位,以减少对患肩的挤压,注意肩部保暖。疼痛影响日常生活、工作时,可服用非甾体类消炎镇痛药物,或舒筋活血药物,也可外用止痛喷雾剂、红花油等,活动前和睡前服药疗效明显,同时注意观察药物的疗效和副作用。理疗、按摩推拿、针灸等疗法可改善血循、解除肌肉痉挛、减轻粘连,有较好的止痛作用。护理人员应通过改变患者对疼痛的认知和处理过程来帮助患者学习自我控制和自我处理疼痛的能力,教会患者肌肉放松运动和局部自我按摩、湿热敷等止痛疗法。

2.康复训练

(1)早期、冻结期训练　早期按摩时采用轻手法进行肩关节被动活动,以减轻粘连,保持关节活动功能,常用推拿手法为推摩、揉捏、拿法、弹拨法。待疼痛减轻后可增加肩关节主动运动,以牵伸挛缩组织、松解粘连、刺激萎缩肌肉。患侧肩关节只允许在无痛或轻痛范围内活动,以免疼痛加重患肩肌痉挛。患肩活动受限明显者可试行肩关节松动术,治疗时患者身体完全放松,实施者抓握和推动患肩进行渐进性上举或向前后滑动,作完后嘱患者立即进行患肩主动活动。操作时切忌手法粗暴,避免引起骨折、脱位等并发症。

(2)恢复期训练　尽快恢复肩关节功能的关键是坚持自我锻炼,日常生活中逐步使用患侧,坚持正确有效的运动。每日锻炼 3～5 次,每次 15～30min,持之以恒才能有明显效果。锻炼内容应包括肩部 ROM 练习与增强肩胛带肌肉的练习,常用如下方法。

①仰卧位,患肢外展并屈肘,作肩内旋和外旋主动运动,或用健侧上肢协助进行患侧肩关节各轴位运动。②立位作爬墙运动,或体前屈,上肢放松下垂,作画圈和摆臂运动。③利用体操棒或绳索滑轮装置作患肩各轴位运动练习。④双手攀住木档下蹲,利用躯干重心下移作肩部软组织牵伸练习。⑤利用哑铃作增强肩带肌肉的抗阻运动。

(五)健康指导

1. 舒适体位

日常生活工作中避免同一体位过长时间,以免引起肩关节慢性劳损。卧位时合理选择枕头,枕高适宜,与卧床者拳头等高,使肩部肌肉、韧带及关节获得最大限度的放松。避免俯卧位,因俯卧位不利于保持颈肩部的平衡和生理曲度。

2. 避免受寒

保护肩部不受风寒,睡眠时注意肩部保暖,夏季夜晚不要在窗口、屋顶睡觉,避免电扇长时间吹肩部。

3. 坚持锻炼

中老年人应坚持体育锻炼,如乒乓球、游泳、体操、太极拳等。

腰椎间盘突出症的康复护理

(一)概述

腰椎间盘突出症是指腰椎间盘变性,纤维环破裂和髓核组织突出,刺激和压迫神经根、马尾神经所引起的一种综合征。以 20～50 岁为多发年龄,男性多于女性。下腰椎负重大,活动范围也大,故椎间盘突出最易发生部位是 $L_4～L_5$ 或 $L_5～S_1$ 之间,占 90% 以上。根据腰椎间盘突出的位置不同,分为侧突型、中央型和外侧型。其典型症状主要表现为腰痛和腿部放射性疼痛。

（二）康复护理评估

对腰椎间盘突出症患者的生理、精神心理、ADL、营养、环境进行康复护理评估,还需评估腰部和患侧下肢的感觉、运动功能和影像学检查征象等。

（三）康复护理目标

(1)急性期康复　　目的是解除神经根受压,减轻炎性水肿,松解粘连。

(2)恢复期康复　　则是增强脊柱的稳定性,恢复脊柱各轴位的运动功能。

(3)熟悉有关此类疾病康复方面的保健知识。

（四）康复治疗护理措施

1.卧床休息

急性期绝对卧床两周以上,卧于加垫子的硬板床上,可减除腰椎的机械性负荷,减轻椎间盘和神经根的炎性水肿和脊柱旁肌肉痉挛所引起的疼痛,有利于突出物的还纳和椎间盘的修复。平卧位在床上大小便,切忌在床上坐起大便,因腰部过度前屈会加重椎间盘后突。牵引、推拿后均应卧床休息,离床时需用腰围保护腰部,以巩固疗效。

2.骨盆牵引

骨盆牵引可使椎间隙增宽,减少椎间盘内压,同时减轻肌肉痉挛引起的疼痛。卧位持续牵引应用最广,患者取仰卧或俯卧位,用两个牵引套分别固定于骨盆和胸腰部进行对抗牵引。牵引重量一般相当于患者自身体重,每日牵引1～2次,每次20～30min。牵引时患者应自觉疼痛减轻或有舒适感,若患者诉疼痛加重难以忍受,应及时检查牵引方法是否正确,牵引重量是否合适。

3.推拿疗法

正确的推拿可促进局部血液循环,减轻肌肉痉挛,缓解疼痛。推拿时患者先取俯卧位,推拿者在患侧腰腿部进行推、揉、搓等手法,同时配合穴位按摩,待肌肉放松后再行手法对抗牵引或颤抖手法;然后改取健侧卧位,作斜搬和引伸手法;最后在俯卧位或仰卧位下作放松手法。每次15～20min,每日或隔日进行1次。中央型椎间盘突出患者不宜推拿,以免损伤脊髓。

4.腰背肌锻炼

腰椎间盘突出症患者常常因腰腹肌无力而影响腰椎稳定性,急性期2周症状初步缓解后即应开始进行腰背肌锻炼,如仰卧位屈膝抬臀、俯卧位抬头挺胸等,增强肌力和脊柱稳定性。腰背肌锻炼动作应由简及繁、由轻及重,视患者的年龄、体力而定,持之以恒才能见效。

5.术后康复

椎间盘切除术是切除一个或多个椎板和突出的椎间盘;植骨融合术是先切除突出的椎间盘,然后进行椎体间植骨,以稳定脊柱。

术后卧硬板床休息,术后 3 天开始直腿抬高功能练习,拆线后开始进行腰肌、臀肌的等长收缩锻炼,逐渐增加活动量和范围,预防肌肉萎缩和神经根粘连。术后 4~6 周带腰围下床活动,半年内不作弯腰持重物的动作。植骨融合术患者卧床 3 个月后下床活动。显微镜下手术和经皮穿刺术等微创手术患者,术后平卧 24h 即可下床活动,48h 后开始锻炼腰背肌。

（五）健康指导

(1)指导患者使用硬床垫或木板床,预防椎间盘突出加重。采取正确卧位,抬高床头 20°,膝关节屈曲,放松背部肌肉,增加舒适感。床上翻身时,指导患者做深呼吸,以放松腰部肌肉。注意腰部保暖,以免风寒加重肌肉痉挛。

(2)教会患者在日常生活中采取符合人体力学要求的体位,选择合适的坐具,采取辅助性措施,如腰部加靠垫,下肢垫脚凳。在坐、立、行时应采取正确姿势,避免可能会诱发或增加疼痛的活动。经常改变体位,避免用同一姿势站立或坐过长时间。平时穿低跟鞋,勿穿拖鞋或高跟鞋,以保持身体重心平衡。

(3)腰椎间盘突出急性发作后 3 个月内不作弯腰持物动作,如下蹲及举重物时,背部应伸直勿弯。必须搬运重物时,宁推勿拉。搬抬重物时,应腰背伸直位下蹲,主要应用股四头肌力量,用力抬起重物再行走。

(4)参加剧烈体育活动时,注意运动前的准备活动和运动中的保护措施。运动中,应合理安排腰部运动量和运动姿势,尽量保持腰部自然体位。参加举重锻炼或平时腰部劳动强度大者,应带宽腰带保护腰部。

(5)积极参加体育锻炼,坚持进行腰背肌功能锻炼,以增加脊柱的稳定性和减缓机体组织和器官的退行性变。

（陶月仙　章冬瑛）

第五章 社区传染病的预防及护理

学习目标

1. 讨论感染过程的表现。

2. 举例说明流行过程的基本条件和影响因素。

3. 叙述传染病的基本特征和临床特点。

4. 结合工作实际，归纳传染病的护理评估要点。

5. 能针对社区传染病特点，制订相应的护理措施。

6. 说出传染病的分类和报告时间。

7. 举例说明传染病的访视内容。

8. 针对社区传染病特点，制订相应的预防措施。

9. 简述计划免疫程序和计划免疫的实施方法。

10. 具有在社区开展计划免疫的能力，并能及时发现和处理常见的接种反应。

11. 简述艾滋病、病毒性肝炎、肺结核的病因病理。

12. 分析比较艾滋病、病毒性肝炎、肺结核、流行性感冒、细菌性痢疾的感染途径并制订相应的预防措施。

13. 归纳传染性非典型肺炎等传染病的流行病学特点和预防方法。

14. 能收集艾滋病、病毒性肝炎、肺结核、流行性感冒、细菌性痢疾患者的护理评估资料并对患者采取相应的护理。

15. 具有高度的责任感和同情心为社区居民提供传染病的预防和护理工作。

社区是传染病管理、传染病预防和护理传染病患者的最基层单位。社区中的传染病患者或病原携带者存在于家庭、单位（包括托幼、学校、机关团体、饮食服务行业等）或公共场所（如娱乐、健身、洗浴、美容等）。鉴于传染病具有传染性和流行性的特点，为保证社区传染病患者的康复和健康人群、非传染患者不被周围传染源的传染，社区护士应具备对常见传染病的管理、预防和护理能力。

第一节　传染病护理概述

一、感染与免疫

（一）感染的概念及其表现

1.感染的概念

感染是人体同入侵的病原体相互作用、相互斗争的过程。构成感染的必备条件是病原体、人体和所处的环境三个因素。

2.感染过程的表现

由于病原体与人体之间适应程度不同,双方斗争的结果也各异,临床上症状明显的传染病,只是感染过程的一种表现形式。感染过程的表现有:

（1）病原体被清除　病原体侵袭人体后,由于人体非特异性或特异性免疫的作用,将病原体消灭或排除,不产生病理变化,也不引起任何临床症状。

（2）病原体携带状态　病原体进入人体后,可在入侵部位或某脏器内生长繁殖,并不断排出体外,而人体不出现任何临床症状。根据携带病原体的不同可分为带病毒者、带菌者与带虫者。

（3）隐性感染　又称亚临床感染或不显性感染。病原体进入人体后,仅引起机体发生特异性免疫应答,而不引起或只引起轻微的组织损伤,因而临床上不显出任何症状、体征,只有通过免疫学检查才能发现。

（4）潜伏性感染　病原体进入人体后,双方暂时保持平衡状态,机体的免疫功能使病原体局限在某一部位,可长期潜伏不排出体外,也不出现临床症状。当人体免疫功能一旦降低,平衡遭到破坏时,潜伏的病原体乘机活跃,引起疾病。

（5）显性感染　又称临床感染。病原体进入人体后,不但引起机体发生免疫应答,而且通过病原体本身的作用或机体的变态反应,导致组织损伤,引起病理改变并出现临床特有的症状和体征。

（二）感染过程中机体的免疫应答作用

免疫应答包括非特异性免疫应答和特异性免疫应答。保护性免疫应答,可识别和排除异己物质,保护机体抵抗病原体的入侵;变态反应,可促进病理生理过程及组织损伤,对机体有害。病原体入侵机体后是否发病,取决于病原体的致病能力和机体免疫应答的综合作用。

1.非特异性免疫

非特异性免疫是机体对进入体内异物的一种清除机理,是人类在长期进化过程中,不断地与病原体相互作用而形成的防御感染的免疫力,可以遗传给后代,因而是人类于出生时即具有的免疫功能。包括:

(1)天然屏障　外部屏障即皮肤、黏膜的屏障作用,除机械地阻止病原体的入侵外,还能分泌抑菌或杀菌物质如唾液中的溶菌酶、胃液的胃酸、汗液的乳酸等。内部屏障为血脑屏障与胎盘屏障等,可分别保护脑组织免受血液中病原体及其毒素的伤害和胎儿免受母体的病毒感染。

(2)吞噬作用　起吞噬作用的主要是单核—巨噬细胞系统,包括血液中游走的大单核细胞和肝、脾、淋巴结及骨髓中固定的巨噬细胞及各种粒细胞(尤其是中性粒细胞),这些细胞都具有非特异性吞噬功能,细胞内含有大量溶酶体,可吞噬并清除体液中的颗粒状病原体。

(3)体液作用　存在于体内的补体、溶菌酶、各种细胞因子、干扰素等,都能直接或通过免疫调节作用而清除病原体。

2.特异性免疫

特异性免疫是人体与病原体相互作用后产生的有针对性的免疫能力。其特异性严格,通常只针对某一种传染病而言。感染后的免疫均属于特异性免疫,是人类出生后形成的。包括:

(1)细胞免疫　致敏 T 淋巴细胞与相应抗原再次相遇时,通过细胞毒性和淋巴因子杀伤病原体及其所寄生的细胞。细胞免疫在病毒、真菌、原虫和少数细胞内寄生的细菌如结核杆菌、麻风杆菌、伤寒杆菌等的感染中起重要的作用。T 淋巴细胞还有调节体液免疫的作用。

(2)体液免疫　致敏 B 淋巴细胞与相应抗原再次相遇时,转化为浆细胞并产生能与相应抗原结合的抗体,即各种免疫球蛋白。由于不同抗原而产生不同的免疫应答,抗体可分为抗毒素、抗菌性抗体、中和抗体、促进杀伤细胞的抗体等。按化学结构的不同,免疫球蛋白又可分为 IgG 、IgA 、IgM、IgD 和 IgE。一般在感染早期,IgM 首先出现,持续时间不长,为急性期感染的标志,对早期诊断有重要意义。IgG 出现较晚,持续时间较长,为感染恢复期或既往感染的标志。IgA 主要是呼吸道和消化道黏膜上的局部抗体。IgE 与 IgD 的作用与过敏反应有关,主要作用于原虫和蠕虫。

(三)感染过程中病原体的致病作用

1.侵袭力

侵袭力是指病原体侵入机体,并在机体内扩散的能力。如侵袭力、溶组织能力、穿透力等。

2.毒力

包括外毒素、内毒素及毒力因子等。

3.数量

在同一传染病中,入侵病原体的数量一般与致病能力成正比,但在不同传染病中,引起患者发病的最低病原体的数量差别较大。

4.变异

病原体可因环境或遗传等因素的作用发生变异,通过抗原变异而抵抗机体的特异性免疫,引起疾病发生或促使疾病的慢性过程。

二、传染病的流行过程及影响因素

（一）流行过程的基本条件

传染病在人群中发生、发展和转归的过程称为流行过程。构成流行过程的三个基本条件为传染源、传播途径和易感人群。

1.传染源

传染源是指体内有病原体生长、繁殖,并能将其排出体外的人或动物。

（1）病人　是重要的传染源,不同类型的病人作为传染源其流行病学意义不同。传染性疾病病人排出病原体的整个时期称为传染期,是制订隔离期限的依据。

（2）病原携带者　病原携带者能排出病原体成为传染源,对某些传染病的流行有重要意义。

（3）隐性感染者　隐性感染者由于无任何症状、体征而不易被发现,是某些传染病的重要传染源。

（4）受感染的动物　某些动物间的传染性疾病也能传给人类而引起感染,这类疾病称为动物源传染病。

2.传播途径

指病原体从传染源体内排出后,通过一定的方式再侵入易感者体内所经过的途径。

（1）空气、飞沫、尘埃　主要传播呼吸道传染病。

（2）水、食物　主要传播消化道传染病。

（3）手、用具、玩具　可传播消化道和呼吸道传染病。

（4）媒介昆虫　生物性传播如蚊传播乙脑、虱传播斑疹伤寒等;机械性传播如苍蝇、蟑螂传播伤寒、痢疾等。

(5)血液、血制品、体液　通过输血、血制品、体液等传播引起相应的传染病。

(6)土壤　病原体的芽孢、蚴虫、虫卵通过污染土壤,经口、皮肤和伤口进入人体引起相应的传染病。

3.易感人群

易感人群指对某一传染病缺乏特异性免疫力的人群。人群对某种传染性疾病容易感染的程度,称为人群易感性。人群对某种传染性疾病的易感性明显影响疾病的发生和传播,如果易感人群多,一旦有传染源侵入则发病率增高;反之,如果易感人群少,即便有传染源侵入,传染性疾病也不易发生或发病率较低。

(二)影响流行过程的因素

1.自然因素

自然因素包括地理、气候和生态环境等,对流行过程的发生和发展起着重要作用。

2.社会因素

社会因素包括社会制度、文化水平、居住条件、风俗习惯、经济和生活条件等,对传染病的流行有重要的影响。

三、传染病的基本特征和临床特点

(一)基本特征

1.有病原体

每种传染性疾病都是由特异的病原体感染所引起,临床上检出病原体是确诊传染病的依据。

2.有传染性

病原体从一个宿主排出体外,经一定的途径传给另一个宿主,这种特性称为传染性。每种传染病都有一定的传染性,不同传染病其传染病性强弱不等。

3.有流行性

传染性疾病在人群中传播蔓延的特性称为流行性,按流行强度的不同可分为:暴发、散发、流行和大流行。

4.有免疫性

人体受病原体感染后,在一定时间内能产生针对病原体及其产物(如毒素)的特异性免疫。不同传染性疾病和不同个体,病后获得免疫力水平不同,持续时间长短也有很大差别。

（二）临床特点

1.病程发展的阶段性

传染病的发生、发展和转归具有一定的阶段性，一般可分为 4 个阶段，以急性传染病较为明显。

（1）潜伏期　从病原体入侵开始到出现最初的临床症状之前的这段时间称为潜伏期。各种传染病的潜伏期长短不一，即使同一种疾病亦有一定范围内的波动。了解各种传染性疾病的潜伏期有助于护理评估、确定检疫期限和协助流行病学调查。

（2）前驱期　从起病至症状明显开始为止的时期称为前驱期。多数传染病在该期有较强传染性。

（3）症状明显期　前驱期过后，该病特有的症状和体征相继出现。本期传染性较强，并发症的发生率也较高。

（4）恢复期　机体免疫力达到一定程度，体内病理生理过程基本终止，临床症状和体征基本消失，临床上称恢复期。某些传染性疾病在恢复期结束后，机体功能仍长期未能恢复正常，称为后遗症。

2.常见症状与体征

（1）发热与热型　发热是许多传染性疾病共有的最常见、最突出的症状。热型是传染性疾病的重要特征之一，具有鉴别诊断的意义。常见热型有稽留热、弛张热、间歇热、回归热、波状热、双峰热和不规则热等。

（2）发疹　包括皮疹（外疹）和黏膜疹（内疹）。常见的皮疹形态有斑丘疹、出血疹、疱疹和荨麻疹等。皮疹出现的时间、分布、出疹的先后顺序、形态对发疹性传染病的诊断和鉴别诊断有重要意义。

（3）中毒症状　病原体的代谢产物、内外毒素等可引起发热、全身不适、疲乏、头痛、纳差等各种中毒症状。严重者出现意识障碍、谵妄、呼吸和循环衰竭等。

四、传染病的护理评估

（一）健康史

流行病学资料是评估传染性疾病病人的重要参考资料。注意收集患者的居住和旅居地区、接触史、预防接种史、家庭或集体发病情况及既往传染病病史等。

（二）身体状况

详细询问病史和认真细致地全面护理体格检查，是正确评估传染性疾病病人的基本方法。注意传染病所特有的基本特征和临床特点及某些传染性疾病特殊阳性体征和症候群。

（三）实验室和其他检查

1. 一般检查

它包括血液、粪尿常规检查和血液生化检查。血液常规检查以白细胞计数和分类最常用。细菌感染时白细胞计数增多，化脓性细菌感染时白细胞计数显著增高。粪便常规检查对蠕虫感染及感染性腹泻的诊断有鉴别意义。尿液检查对肾综合征出血热、钩端螺旋体病等的诊断有重要价值。血液生化检查有助于病毒性肝炎、肾综合征出血热等疾病的诊断。

2. 病原学检查

病原学检查是确诊传染病的重要依据，通过显微镜或肉眼直接检出病原体而明确诊断。采用光学显微镜可从外周血中直接检出疟原虫、微丝蚴；从大便中检出寄生虫卵和阿米巴滋养体；骨髓涂片可检出疟原虫。大便孵化法可检查血吸虫毛蚴。人工培养基可用来分离培养细菌、螺旋体、真菌等，组织培养用于病毒分离，立克次体分离可用动物接种和组织培养的方法。

3. 分子生物学检测

通过分子杂交方法或聚合酶链反应（PCR）技术可检出特异性病原体核酸，如检测肝炎病毒的 DNA 和 RNA。

4. 免疫学检查

已知抗原或抗体检测血清或体液中的相应抗体或抗原是目前用于传染病诊断最常用的免疫学检查方法。特异性抗体检测通常在急性期和恢复期采双份血清检测其抗体，抗体由阴性转为阳性或抗体滴度升高 4 倍以上时有重要意义。病原体特异性抗原检测可提供病原体存在的直接证据，在病原体直接分离培养阴性的情况下，诊断意义比抗体检测更为可靠，有助于早期诊断。

5. 其他检查

根据需要可选用内窥检查、影像学检查、活组织检查等。

五、传染病的护理措施

传染病护理工作是传染病防治的重要组成部分。社区中的传染病患者以轻型、慢性、恢复期较多，由于病情较轻，不易引起患者和家人的重视，大多和健康人群共同生活和工作。有的传染病如乙型肝炎，在社区人群中病原携带者比例较高，因此做好社区传染病的护理工作不仅关系到传染病患者的康复，更重要的是能预防传染病在社区人群中的蔓延和扩散。

社区传染病护理措施包括：

1. 隔离消毒

隔离消毒是传染病护理的特殊要求，是避免交叉感染、防止传染病扩散的重要措施。社区护士必须了解常见病原体的特性、常见传染病的传播途径，根据不同的病原体及传播途径采取相应的消毒隔离措施。

2. 报告疫情

护士是传染病的法定报告人。如在社区发现传染病病人或疑似病人时，应立即向当地防疫部门进行疫情报告，并立即采取措施进行疫源地消毒，以控制传染源。

3. 心理护理

传染病患者由于对疾病及隔离要求的不理解，易产生恐惧、孤独、自卑、绝望、自尊紊乱等心理反应。护士应及时发现并解除患者的各种心理变化，并根据不同反应做出相应的护理措施。对情绪反应激烈、甚至失去生活信心的患者，要特别加强观察，防止发生意外事件。

4. 休息和活动

急性期患者应卧床休息，以减低机体消耗，减轻病损器官的负担，防止并发症。慢性和恢复期患者根据病情可适当活动，做一些力所能及的家务劳动或照顾轻便工作。病原体携带者可照常工作和生活，但要注意劳逸结合，定期复查。

5. 饮食护理

传染病患者大多因发热致新陈代谢增加，而食欲往往减退。应给予高热量、高蛋白、高维生素、易消化的食物，鼓励多饮水，不能进食者应静脉补液。

6. 观察病情

传染病病情多变，社区护士必须熟悉常见传染病各个时期的特征及容易出现的并发症。密切观察病情变化、药物副反应及检查治疗结果，准确、及时地做好病情记录，发现异常情况及时报告医生。

7. 健康教育

社区护士应向患者及家属进行传染病疾病知识、预防方法及常见隔离消毒技能的健康教育，使他们主动配合医护人员做好传染病的管理工作。

第二节　传染病的访视管理

一、传染病的分类与报告

加强对各种传染病的管理和预防，必须对患者做到"五早"，即早发现、早诊断、早报告、早隔离、早治疗，其中传染病报告又是预防和控制相应传染性的重要措施，必须严格遵守。根据《中华人民共和国传染病防治法》及其实施细则，所有医护人员都是法定报告人，对确诊或疑似传染性疾病必须在规定的时间内及时向有关防疫部门报告。截至到 2014 年，我国法定传染病，分甲、乙、丙三类共 39 种。其中甲类传染病共 2 种为强制管理的传染病，乙类传染病共 26 种为严格管理的传染病，丙类传染病共 11 种为监测管理的传染病。常见传染性疾病的分类与管理见表 5-1。

表 5-1　传染性疾病的分类与管理

类别	疾　　病	管理方法
甲类	鼠疫、霍乱	当发现甲类传染病（及乙类传染性疾病中的肺炭疽、传染性非典型肺炎）患者和疑似患者时，于 2h 内，以最快的速度向发病地卫生防疫机构报告
乙类	传染性非典型肺炎、人感染高致病性禽流感、病毒性肝炎、细菌性和阿米巴痢疾、伤寒和副伤寒、艾滋病、淋病、梅毒、脊髓灰质炎、麻疹、百日咳、白喉、流行性脑脊髓膜炎、猩红热、肾综合征出血热、狂犬病、钩端螺旋体病、布氏菌病、炭疽、流行性乙型脑炎、疟疾、登革热、肺结核、新生儿破伤风、血吸虫病、人感染 H7N9 禽流感	发现乙类传染性疾病及疑似患者时，于 24h 内向发病地卫生防疫机构报告
丙类	丝虫病、包虫病、麻风病、流行性和地方性斑疹伤寒、黑热病、流行性感冒（包括甲型 H1N1 流感）、流行性腮腺炎、风疹、急性出血性结膜炎、传染性腹泻病（除霍乱、痢疾、伤寒和副伤寒以外）、手足口病	发现丙类传染性疾病患者及疑似患者应于 24h 内向发病地卫生防疫机构报告疫情

各级医务人员在就诊患者中发现传染病后,应立即填报"传染病报告卡"(甲类传染病发现后应立即先用电话上报),由医院保健科收集后,送往发病地县(区)级防疫机构,由县(区)疾病预防控制中心(或防疫站)会同社区护士进行防疫处理,并在一定的时间内进行初防和复防。

二、传染病的访视管理

(一)初访

传染病初访的基本内容包括:

1.核实诊断

社区护士在获得本社区传染病发病的信息后,首先应根据患者的健康史、身体状况、实验室及其他检查结果对诊断进行核实。

2.调查传染来源

根据传染病的性质,调查传染来源,如呼吸道传染病,儿童发病率高,传染源多来源于人口较密集的场所,特别是少年儿童集中的中小学、幼儿园等集体机构;肠道传染病大多在发病前接触过同类病人,或有不洁饮食史。调查患者周围人群的发病情况,判断疫情性质,了解疾病的蔓延程度,特别注意与患者有密切接触史的家庭人员和同一班级和年级学生的发病情况。

3.采取切实可行的防疫措施

根据传染病流行的三个环节(传染源、传播途径、易感人群),采取相应的防疫措施。重点做好隔离、消毒工作。

4.做好疫情调查记录

认真填写《传染病调查表》或《流行病学访视表》,以备分析、总结之用。

(二)复访

初访后,社区护士应根据不同的传染病,在一定的时间内对患者及家庭进行复访。复访内容包括:

(1)了解患者病情的发展或痊愈情况,进一步确诊或对原诊断提出修正。

(2)了解患者周围的继发情况,并对继发患者立案管理。

(3)了解防疫措施落实情况,进一步进行卫生宣传教育。

(4)填写《流行病复访表》。患者痊愈或死亡即结束本案管理。

三、传染病的预防

做好社区传染病的预防工作,对减少传染病在社区的发生及流行具有重要意义。预防工作要针对传染病流行过程的三个环节,并根据各种传染病的特点采取相应的预防措施。

(一)管理传染源

1.对病人的管理

传染病病人可以借助一切症状向外界排出病原体,因此是很重要的传染源。对传染病病人应尽量做到早发现、早诊断、早报告、早隔离、早治疗。

2.对接触者的管理

接触者是指曾经和传染源发生过接触的人,可能受到感染而处于疾病的潜伏期。对接触者采取的措施叫检疫,可根据具体情况分别采取医学观察、留验或卫生处理,也可给予免疫接种或药物预防。

3.对病原体携带者的管理

对从事特殊服务行业(如饮食服务行业、托幼机构,食品的生产、运输、储存、营销等)的工作人员应定期进行体格检查,发现病原体携带者应做好登记、加强管理,督促其养成良好的卫生、生活习惯,并随访观察,必要时调整工作岗位、隔离治疗。

4.对动物传染源的管理

根据患病动物的病种和经济价值,分别给予隔离、治疗或杀灭。如属有经济价值而又非烈性传染病的动物,应分开饲养,并给予治疗;无经济价值或危害大的动物,应给予杀灭并焚毁。

(二)切断传播途径

1.一般性卫生措施

根据不同传播途径采取不同措施。针对消化道传染病应做好水源管理、饮食管理与粪便管理,搞好环境卫生和个人卫生。对呼吸道传染病应着重保持室内空气流通,必要时进行空气消毒,提倡外出时戴口罩。

2.消毒

消毒是指用化学、物理、生物等方法消除或杀灭环境中的病原体。是切断传播途径的重要手段。

3.杀虫

杀虫是指杀灭传播传染病的媒介昆虫,如蚊子、苍蝇、跳蚤等。

(三)保护易感人群

1.增强非特异性免疫力

主要措施包括:加强体育锻炼,保持良好的生活规律,合理调配膳食,改善居住条件,保持良好的心态等。

2.增强特异性免疫力

主要措施是预防接种,包括:

(1)人工主动免疫 将减毒或灭活的病原体、纯化的抗原和类毒素制成菌(疫)苗接种到人体内,使人体于接种后1～4周产生抗体,免疫力可保持数月至数年,是预防和消灭相应传染病的主要措施。

(2)人工被动免疫 将制备好的含抗体的血清或抗毒素注入易感者体内,使机体迅速获得免疫力,但免疫时间仅能持续2～3周,主要用于治疗和对接触者的紧急预防。

3.药物预防

对尚无特异性免疫方法或免疫效果不理想的传染病,在流行期间可给易感者口服药物预防,如服用磺胺药预防流行性脑脊髓膜炎、乙胺嘧啶预防疟疾、金刚烷胺预防流行性感冒等。

附:计划免疫

计划免疫工作面对千家万户,是一项科学性强、管理水平高的技术工作,是各级医疗机构预防保健及社区保健中工作量最大、衡量工作质量最具体的任务之一。社区护士立足社区、面向社区,是计划免疫的执行者、管理者和监督者,因此必须掌握计划免疫的程序及操作技术,努力做好计划免疫工作,为社区传染病的预防、管理和最终消灭相应传染病做出贡献。

(一)计划免疫程序

计划免疫是根据国家和地方对消灭传染病的要求,结合有关的流行病学资料和国内通用的免疫程序,对易感人群有计划地进行有关生物制品的预防接种。我国卫生部于1992年颁发的《全国计划免疫工作条例》规定,应在易感人群中有计划地进行各种生物制品的预防接种。

1.儿童基础免疫

儿童基础免疫是计划免疫程序的重要环节,要求对所有适龄儿童全部接种卡介苗、百白破联合疫苗、麻疹疫苗、脊髓灰质炎疫苗和乙肝疫苗,并在适当的时候予以加强,以预防相应的七种传染病。常见传染病预防接种的对象、方法及其生物制品的保存及有效期见表5-2。

表5-2 常用预防接种表

制品名称	接种对象	初种剂量和方法	免疫期与复种	保存与有效期
卡介苗	新生儿及PPD(一)者	出生后24～48h内皮内注射0.1mL	免疫期5～10年,每3～4年查PPD,阴性复种	2～10℃有效期液体疫苗6个月,冻干1年

续表

制品名称	接种对象	初种剂量和方法	免疫期与复种	保存与有效期
百白破混合制剂	3 个月至 7 岁	3、4、5 个月各肌肉注射 1 次，第 2 年 1 次，均为 0.5mL	7 岁用百破二联制剂加强	2～10℃ 有效期 1.5 年
脊髓灰质炎糖丸活疫苗	2 个月至 4 岁	2、3、4 各口服 1 次，温开水送服	免疫期 3～5 年，4 岁加强	2～10℃ 有效期 5 个月
麻疹疫苗	8 个月以上易感者	三角肌附着处皮下注射 0.2mL	免疫期 4～6 年，7 岁加强	2～10℃ 有效期液体疫苗 2 个月，冻干 1 年，开封后 1h 用完
乙型肝炎疫苗	新生儿及易感者	出生后 24h 内、1、6 个月肌肉注射 10μg	免疫期 5 年，每 5 年加强 1 次	2～10℃ 暗处保存 有效期 2 年
甲型肝炎减毒活疫苗	1 岁以上儿童及成人	上臂皮下注射 1mL	免疫期 5 年	2～10℃ 暗处保存 有效期 3 个月
乙脑疫苗	6 个月至 10 岁	皮下注射 2 次，间隔 7～10 日，每次 0.5mL，7～15 岁，每次 1mL	免疫期 1 年，以后每年加强 1 次	2～10℃ 暗处保存有效期液体疫苗 3 个月，冻干 1 年
流脑 A 群多糖菌苗	重点 6 个月至 15 岁、成人	皮下注射 2 次，间隔 3～4 周，0.5mL、1mL	免疫期 1 年，以后每年加强 1 次	2～10℃ 暗处保存有效期 1 年
狂犬疫苗	狂犬病毒受染者	咬伤当日和 3、7、14、30 日各注射 2mL，5 岁以下 1mL，2 岁以下 0.5mL	免疫期 3 个月	2～10℃ 有效期液体疫苗 6 个月，冻干 1 年
人丙种球蛋白	丙种球蛋白缺乏症、麻疹、甲型肝炎密切接触者	丙种球蛋白缺乏症每次肌注 0.5mL/kg，预防麻疹、甲肝 1 次肌注 0.05～0.1mL/kg	免疫期 3 周	2～10℃ 有效期 2 年

注：本表选自高职高专教育改革教材《成人护理》下册，高等教育出版社，2005 年 1 月。

2. 预防接种的补种

随着市场经济的不断深化，城乡流动人口逐年增加，外来人口中由于各种原因未按规定接种或漏种的儿童都要进行免疫补种，具体要求为：

（1）脊髓灰质炎疫苗　4 岁以下儿童补满 3 次，4 岁时再加强 1 次；4～6 岁儿童未服满 3 次者，补满 3 次不再复种；7 岁以上儿童不再补服。

（2）百白破联合疫苗　1～3 岁从未接种者，需进行基础免疫 3 针；曾接种过且不超过半年者，补足 3 针；4～6 岁从未接种者，补种 2 针；曾接种过 1 针且不超过半年者，补种 1 针，否则补种 2 针。

（3）麻疹疫苗　1～6 岁儿童在 1 岁以内初种后未再接种或从未接种者，可补种 1 次，7 岁时复种；7 岁以上儿童曾在 6～7 岁以前接种过，而 6～7 岁时未接种，可补种 1 次，不再复种。

3.重点人群按需预防接种

对那些人群免疫水平低、人口稠密、流动性大和发病率高的地区,以及由于职业关系受感染威胁大的人群,应作为预防接种的重点,通过预防接种以提高整个地区和人群的免疫水平,降低传染病的发病率。

(1)托幼机构　包括托儿所和幼儿园。这些场所是易感者集中的地点,日常接触又极为密切,易发生水痘、麻疹、腮腺炎等呼吸道传染病和细菌性痢疾及病毒性肝炎等肠道传染病的传播流行。

(2)大工程如水利、道路等建设场所　在这些集体野外作业区,因参加人员在短时间内大量聚集,生活条件及医疗设施相对较差,一旦有传染源传入,很容易引起如肾综合征出血热、钩端螺旋体病等传染病的流行。

(3)医疗机构　是病人聚集的场所,其中有各种传染病的传染源,加上病人的抵抗力又低,导致易感人群的增加,故容易发生医院内感染。

因此应对以上所述的托幼机构、集体野外作业区及医疗机构开展有计划的预防接种,否则容易发生传染病的暴发或流行。

(二)计划免疫的实施

1.接种前的准备

(1)确定接种对象　根据卫生部和浙江省卫生厅颁布的儿童免疫程序,确定社区内应接种的对象。填写预防接种通知单并及时送交家长。同时搜索本地区流动人口和计划外生育儿童中的接种对象。

(2)准备接种器械和药品　按接种对象人数的 1～2 倍准备好必要的物质和器械,如一次性注射器、消毒小口杯或药匙,做到一人一针一管或一人一杯(匙)。同时备好 1∶1000 肾上腺素、听诊器、血压计及体温表等急救药品和器械。

(3)准备好疫苗　根据本次各种疫苗的接种人数计算领取疫苗数量。生物制品应仔细检查,注意有无破损、变质、过期及摇不散的凝块或异物等情况,登记领取疫苗的日期、疫苗种类、数量、生产厂家、批号、失效期、领苗单位及经手人等。疫苗在冷藏包中保存的,使用时间不得超过 48h,在冷藏瓶中保存的,使用时间不得超过 12h。

(4)布置接种现场　接种室应宽敞清洁、光线明亮、通风保暖,门口应有醒目的标记。室内要布置有关儿童保健和计划免疫内容的健康教育和宣传资料。

2.接种时的工作

(1)核实接种对象　接待受接种的儿童和家长,回收预防接种通知单,核实接种对象。

(2)评估儿童健康状况　了解儿童近期健康状况、既往过敏史及接种副反应史,进行必要的体格检查。严格掌握禁忌证,如发热和急性传染病、严重或失代偿心血管疾病、活动性肺结核、肝肾疾病等,应禁忌或暂缓接种,并做好记录。如果传染病的危险性大于接种反应时,可在严密观察下进行。

(3)接种操作　按不同注射方法的技术要求进行皮肤消毒及注射疫苗,严格执行无菌操作,剂量、部位均应按说明书及上级预防部门的规定执行。常用的接种技术包括皮内接种法、皮下接种法、肌肉注射法和口服法等。严格按照制剂要求选用适当的接种技术。安瓿启开后要按规定温度存放,活疫苗半小时内用完,死疫苗1h内用完。百白破、白破、乙肝疫苗应充分摇匀后使用。

3.接种后的工作

(1)及时做好记录　接种完毕,应及时在预防接种证、卡上填写所接种疫苗的年月日及疫苗批号、接种者签名等。

(2)注意观察接种者反应　接种后请儿童不要离开现场,观察15～20min。向家长或监护人交代接种后可能出现的反应和应注意的事项,并预约下次接种的时间、地点和种类。

(3)清理现场　清理器械和药品,及时增补损坏和报废的器材,添加消耗的药品。统计、登记疫苗的使用及废弃数量。清理核对接种通知单和预防接种卡,对未能及时来接种的对象再补发通知。

(三)预防接种的反应和处理

绝大多数人接种后不引起反应或反应轻微,个别会出现较严重的反应。

1.局部反应

接种后局部出现红、肿、热、痛等,发生于接种后24h左右,红肿直径在2.5cm以内的称弱反应,2.6～5.0cm的称中反应,5.0cm以上的则称强反应,强反应常伴有淋巴结肿大。一般反应无须特殊处理,经适当休息后可恢复。中反应以上局部可以冷敷。

2.全身反应

主要表现为发热、头痛、全身不适、恶心、呕吐等。体温在37.5℃以下者,称为弱反应,37.6～38.5℃为中反应,高于38.6℃为强反应。反应严重,体温高于39℃以上时,给予对症处理,可口服解热镇痛药及卧床休息。

3.异常反应

主要为晕厥和过敏性休克,一般少见。晕厥多在空腹、疲劳及精神紧张状态下发生,是一种精神性反应,表现为心慌、虚弱感、胃部不适或恶心、手心发麻等,在接种时或接种数分钟内发生。因此,接种前应做好宣传解释工作,解除紧张心理。一旦发生晕厥,立即让病人平卧,注意保暖,喝些热水或糖水,重者可皮下注射肾上腺素。如发生面色苍白、手足冰凉、出冷汗、恶心呕吐、血压下降等过敏性休克时,应迅速报告医生,同时可静脉注射高渗葡萄糖或1:1000肾上腺素0.5~1.0mL(儿童0.01~0.03mL/kg)。

　　各种生物制品均可引起其特有的异常反应,如麻疹疫苗可引起发热和皮疹;百白破混合制剂可引起过敏性休克、皮疹和神经系统并发症;脊髓灰质炎口服活疫苗有引起麻痹的危险等,虽罕见,但在大规模接种时仍需警惕。在预防接种中遇到异常反应,要及时处理并填写"异常反应调查表",对严重异常反应除积极处理外,还应及时向区一级防疫部门报告。对重大的或原因不明的反应或事故应上报市一级卫生防疫部门。

第三节　社区常见传染病的预防和护理

一、艾滋病的护理及预防

　　艾滋病,又称获得性免疫缺陷综合征(acquired immune deficiency syndrome,AIDS),是由人类免疫缺陷病毒(human immunodeficiency virus,HIV)所引起的致命性的慢性传染病。临床上主要表现为后天获得性免疫缺陷,以发生各种严重的机会感染及恶性肿瘤为特征,病死率极高。

　　(一)病因病理

　　1.病原学

　　HIV属反转录病毒科慢病毒亚科,目前已知HIV有两个型,即HIV-1和HIV-2,两者均为单链RNA病毒,均可引起艾滋病。病毒抵抗力不强,对热及化学消毒剂敏感,加热56℃30min及一般消毒剂均可使其灭活,但对紫外线抵抗力较强。

　　2.病理

　　HIV通过各种途径进入人体后,有选择地侵犯CD_4^+T淋巴细胞,病毒在细胞内大量复制导致细胞溶解或破裂,使CD_4^+T细胞数量大为减少,导致细胞免疫功能受损,引起机会性感染及恶性肿瘤。由于单核-巨噬细胞也属CD_4^+细胞,因此也可被HIV侵袭,虽然很少发生病变,但可成为病毒的贮存场所,并携带病毒进入中枢神经系统,造成神经系统损害。

　　艾滋病的病理变化呈多样性、非特异性。尽管艾滋病存在多种机会性病原体感染,但由于存在免疫缺陷,组织炎症反应轻,而病原体繁殖多。免疫器官的病变包括淋巴结和胸腺。淋巴结病变有两种类型:一类为反应性病变,如滤泡增殖性淋巴结肿;另一类为肿瘤性病变,如卡氏肉瘤和其他淋巴瘤。胸腺的病变可有萎缩、退行性或炎症性病变。中枢神经系统病变包括神经胶质细胞的灶性坏死、血管周围炎性浸润和脱髓鞘改变等。

　　(二)护理评估

　　1.流行病学资料

　　(1)传染源　　患者和无症状携带者是本病的传染源,特别是后者。病毒主要存在于血液、精液、子宫及阴道分泌液中,其他体液如唾液、眼泪和乳汁也有传染性。

　　(2)传播途径　　性接触传染是本病的主要传播途径,以同性恋为主,异性恋也可互相传染。经血液及血制品传染也是重要的传播途径,静脉吸毒及药瘾者通过共用被污染的注射器和针头而感染,输入被 HIV 污染的血液及血制品也可以引起艾滋病的感染。感染本病的孕妇可以通过妊娠期间、产程中及产后传染给婴儿。此外,应用 HIV 感染者的器官移植或人工授精、被污染的针头刺伤或破损皮肤受污染等都有可能受感染。

　　(3)人群易感性　　人群对本病普遍易感,但多发生于青壮年。

　　(4)高危人群　　男同性恋者、多个性伴侣者、静脉药物依赖者、血制品使用者、HIV 感染的母亲所生的婴儿及其他性病患者为本病的高危人群。

　　2.身体状况

　　本病潜伏期较长,一般认为 2~10 年可发展为艾滋病。从 HIV 侵入人体到发病可分为以下 4 期:

　　(1)急性感染期(Ⅰ期)　　HIV 感染后 2~6 周,部分患者可出现血清病样症状如发热、全身不适、头痛、食欲减退、肌肉关节疼痛、淋巴结肿大等,一般持续 3~14 天后自然消失。因症状轻微,无特异性,易被忽略。此时检查可发现血小板减少,因 CD_8 增高而致 CD_4/CD_8 的比例倒置,HIV 抗原阳性,病毒感染后约 5 周左右抗-HIV 可呈阳性。

　　(2)无症状感染期(Ⅱ期)　　本期可由原发感染 HIV 或急性感染症状消失后延伸而来。临床上没有任何症状,但血清中能检出 HIV 及 HIV 抗体。此期可持续 2~10 年或更长,具有传染性。

　　(3)持续性全身淋巴结肿大综合征期(PGL)(Ⅲ期)　　主要表现为除腹股沟淋巴结肿大外,全身其他部位两处或两处以上淋巴结肿大。淋巴结肿大直径在 1cm 以上,质地柔韧,无压痛,无粘连,能自由活动,活检为淋巴结反应性增生,一般持续肿大 3 个月以上。部分患者淋巴结肿大 1 年多后逐步消散,也有再次肿大者 。

(4)艾滋病期(Ⅳ期)　本期可出现下列 5 种表现:

1)体质性疾病,即发热、乏力、不适、盗汗、体重减轻、厌食、慢性腹泻及肝脾肿大等症状。

2)神经系统症状,包括头痛、癫痫、进行性痴呆、下肢瘫痪等。

3)机会性感染,如卡氏肺孢子虫、隐孢子虫、弓形虫、念珠菌、隐球菌、结核杆菌、巨细胞病毒、EB 病毒等是引起感染的常见病原体。其中以卡氏肺孢子虫所引起的肺炎最为常见,占艾滋病机会性感染的 $70\%\sim80\%$,在艾滋病患者因机会性感染而死亡的病例中,约占一半左右。其主要的临床表现是慢性咳嗽、短期发热、渐进性呼吸困难、发绀和动脉血氧分压降低等,仅少数病人能闻及录音,X 线表现为间质性肺炎,但无特异性。

4)继发肿瘤如卡氏肉瘤、非霍奇金淋巴瘤等,其中约 1/3 以上的病人可发生卡氏肉瘤。肉瘤呈多灶性,常侵犯下肢皮肤和口腔黏膜,表现为紫红色或深蓝色浸润斑或结节,可融合成大片,表面出现溃疡并向四周扩散。

5)继发其他疾病,如慢性淋巴性间质性肺炎。

3.辅助检查

(1)血液检查　有不同程度的贫血,白细胞计数降低,血小板减少和血沉加快。

(2)免疫学检查　T 淋巴细胞亚群检查,T 淋巴细胞绝对计数下降,CD_4^+ T 淋巴细胞计数也下降,$CD_4/CD_8<1.0$。

(3)血清学检查　用酶联免疫吸附试验检测抗-HIV 作初筛,如连续 2 次阳性,再经免疫印迹法或固相放射免疫沉淀法等特异性较高的方法检测,如果是阳性,则诊断可以确立。

(4)HIV RNA 检测　可用免疫印迹法或 RT-PCR 法,定量检测既有助于诊断,又可判断治疗效果及预后。

4.心理、社会状况

艾滋病目前尚无特效的治疗药物,一旦从病毒携带者发展为艾滋病患者,预后就极差;同时本病为性传播性疾病,由于社会对艾滋病相关知识的缺乏,往往"谈艾色变",患者一旦暴露身份,会受到社会的歧视,因此,艾滋病患者精神上的痛苦远远大于疾病本身。因此患者一旦知道自己感染了艾滋病毒,往往表现为情绪低落、焦虑不安,随着病情加重和恶化,表现为沮丧、烦躁易怒、自卑自弃。因害怕将疾病传给家人或遭到家人遗弃而产生犯罪感、绝望感甚至轻生念头。部分患者由于孤独无助、恐惧还会对社会产生报复心理。因患者怕暴露身份,不敢享受应有的医疗保险,也不敢到正规的医疗单位就诊,给家庭造成很大的经济负担。

5.治疗要点

对本病目前尚无特别有效的治疗方法,许多疗法和药物尚在研究和探索之中。治疗措施主要包括抗病毒治疗、免疫治疗、并发症治疗、支持及对症治疗和预防性治疗等。目前认为早期抗病毒治疗,既可缓解病情,又能减少机会性感染和肿瘤的发生,是艾滋病治疗的关键。由于在抗病毒治疗过程中,HIV易发生突变,从而产生耐药性,因此目前多主张联合用药。常用抗 HIV 的药物有 3 大类:

(1)核苷类似物反转录酶抑制剂　主要作用是选择性的与 HIV 反转录酶结合,并渗入正在延长的链中,使 DNA 链中止,起到抑制 HIV 复制和转录的作用。常用药物有齐多夫定、双脱氧胞苷、双脱氧肌苷、拉米夫定等。

(2)非核苷类似物反转录酶抑制剂　同样作用于 HIV 反转录酶,起到抑制 HIV 复制的作用。抗病毒作用迅速,但易产生耐药株。代表药物为奈非雷平。

(3)蛋白酶抑制剂　此类药物能抑制蛋白酶,阻断 HIV 复制和成熟过程中所必需的蛋白合成,从而抑制病毒的复制,包括利托那韦、沙奎那韦、英地那韦等药物。

(三)护理措施

1.对病人提供关爱和社会支持

(1)护士首先要以正确的态度对待患者,真正关心体贴患者。发扬人道主义精神,不能嫌弃耻笑患者,不能采取歧视和惩罚性态度,应尊重患者人格,在患者前面不应流露出惧怕传染的表情。

(2)做好卫生宣教,普及艾滋病知识,让患者认识到艾滋病的流行是当前社会问题而不完全是患者个人的问题,理解和同情患者,使患者消除犯罪感,从自责、后悔等不良情绪中解脱出来。

(3)多与患者沟通,鼓励患者表述自己的感受,如担心把病传给亲人、社会歧视、经济问题、对未来的恐惧与绝望等,在掌握患者心理状态的前提下,开展有针对性的心理疏导工作。

(4)为患者提供优质护理,及时解除身心痛苦,增强患者战胜疾病的信心。同时,鼓励患者尽可能进行自我护理,增加生活信念。

（5）动员亲属朋友给患者以关怀、同情、支持，给病人提供生活上、经济上和精神上最大限度的帮助。

2．摄入足够的营养

（1）给予高热量、高蛋白、高维生素、易消化饮食，以改善营养。结合患者原有的饮食习惯，调节食物的色、香、味，设法增进患者的食欲。

（2）若有呕吐，可暂禁食两小时后再饮水，病情好转后供给清淡易消化的流质半流质，做到少食多餐。严重者，在饭前 30min 给止吐药。

（3）若有腹泻者，应鼓励患者多饮水或给肉汁、水果汁等。

（4）提供细心的口腔护理，预防病毒性、霉菌性口腔炎所致的疼痛或继发感染，以改善食欲。

（5）定时评估患者的营养状况，如体重、血红蛋白量等，必要时静脉补充所需的营养和水分，防止水、电解质紊乱。

3．改善换气功能

（1）评估患者呼吸情况如呼吸频率、节律，有无呼吸困难、有无皮肤色泽和意识状态的改变。

（2）病室应阳光充足、空气新鲜和保持一定的湿度，必要时可向地面洒水或用湿布擦地。

（3）指导患者采取一些对症措施以改善呼吸，如根据病情适当调整体位，协助患者半卧位或让患者坐起，以增强肺通气量，减轻呼吸困难。指导有效的咳嗽技巧，协助排痰，如拍背、雾化吸入、应用祛痰剂等。

（4）气急发绀者，应给予氧气吸入，以提高血氧饱和度，纠正组织缺氧，改善呼吸困难。

（5）遵医嘱早期应用足量、有效抗生素治疗肺部感染，并注意观察疗效及毒副作用，发现异常及时报告医生。

4．预防感染

（1）对艾滋病病人实施保护性隔离，防止继发感染。

（2）保持皮肤清洁干燥，床铺干燥、平整、清洁，勤换衣被。每天用温盐水或复方硼酸溶液含漱 3～4 次，食后刷牙以减少食物残渣滞留。流质软食，食物避免过热过硬，防止局部刺激。不能进食、吞饮困难者，予以鼻饲或静脉补充液体和营养成分。

（3）对卧床不起的病人应每两小时翻身 1 次，评估皮肤受压处有无红肿，及时发现破损先兆，密切观察皮肤受损处的病情变化。用按摩方式改善骨隆部位皮肤的血液循环。

(4)及时发现皮肤、口腔及肺部等部位的机会性感染,遵医嘱选用敏感抗生素控制感染。

5.用药护理

本病主要的抗病毒治疗药物是逆转录酶抑制剂,此类药物可减少病毒复制,但不能杀灭病毒,故只能延迟 HIV 感染者进展为艾滋病,延长患者的存活时间。使用齐多夫定(ZDV)治疗者,要注意药物对其骨髓的抑制作用,注意观察贫血、中性粒细胞和血小板减少,及恶心、呕吐、头痛等症状,用药过程中定期检查血象。

6.健康指导

(1)进行有关艾滋病的知识教育,帮助患者及其家属获得他们必须具备和了解的与艾滋病有关的知识,如本病的发病原因、主要临床症状、诊治方法、病程和预后等,提高患者对疾病的正确认识,增强战胜疾病的信心。本病目前尚无特效的病因治疗药物,控制本病的关键是做好预防工作。

(2)开展艾滋病预防知识的卫生宣教工作,采取以切断传播途径为主的预防措施。

1)建立艾滋病监测网络,加强对高危人群的监测,及时发现和合理管理患者和无症状携带者。对新发现的患者及 HIV 感染者应依法报告疫情。采用血液体液隔离、治疗患者,对感染者可根据病情分别给予留验、医学观察或定期访视。禁止感染者献血、献精液、献器官。患者的血液、排泄物及分泌物要进行彻底消毒。

2)加强性道德教育,严禁卖淫、嫖娼等性乱交活动。严禁毒品注射。加强血液和血制品的检验工作,限制和严格管理一切进口的血液制品。加强医疗器械的消毒,推广应用一次性医疗用品,防止医源性传播。做好美容、理发、公共浴池、宾馆、饭店等行业的卫生监督工作。已感染 HIV 的育龄妇女应避免妊娠,已受孕者应中止妊娠。

3)对密切接触者和医护人员应加强自身防护,并作定期检查。医疗机构要建立完善的制度与有效的隔离消毒措施,以保障医护人员的安全。

(3)发现 HIV 感染后有很长一段时间可能无症状,要尽量为患者提供正常的生活,注意卫生,防止继发感染。对一般性感染要积极治疗,以免产生严重并发症。感染者要自觉遵守社会公德,避免传染他人,增加营养,保证休息,提高机体抵抗力。感染者外出时应请假并讲明去向,定点看病,如去其他医院就诊,应表明身份。

二、病毒性肝炎的护理及预防

病毒性肝炎（viral hepatitis）是由多种肝炎病毒引起的，以肝脏病变为主的一组传染病。包括甲型肝炎（hepatitis A）、乙型肝炎（hepatitis B）、丙型肝炎（hepatitis C）、丁型肝炎（hepatitis D）和戊型肝炎（hepatitis E）。肝炎主要通过粪—口、血液或体液而传播。各型肝炎其临床表现相似，主要为乏力、食欲减退、肝肿大、肝功能异常，部分病例可出现黄疸。其中甲型和戊型肝炎主要表现为急性肝炎，而乙型、丙型、丁型肝炎易变成慢性，少数可发展成肝硬化，甚至肝细胞癌。

（一）病因病理

1. 病原学

（1）甲型肝炎　由甲型肝炎病毒（HAV）引起。HAV属嗜肝RNA病毒科，感染后在肝细胞内复制。HAV直径为27～32nm，无包膜，在电镜下可见充实或中空两种球形颗粒，前者内含RNA基因，具有感染性，后者为病毒的缺陷型。HAV只有一个抗原抗体系统和一个血清型，感染后早期出现IgM型抗体，一般持续8～12周，是确诊甲型肝炎最主要的标记物；IgG型抗体可长期存在，为保护性抗体，见于甲型肝炎疫苗接种后或既往感染HAV的患者。HAV抵抗力较强，加热100℃ 5min、余氯10～15ppm 30min、3%福尔马林溶液5min及紫外线照射均能使其灭活。

（2）乙型肝炎　由乙型肝炎病毒（HBV）引起。HBV属嗜肝DNA病毒科。在电镜下可见3种病毒颗粒：Dane颗粒、小球形颗粒和管形颗粒。Dane颗粒又称大球形颗粒，是完整的HBV颗粒，直径42 nm，分为胞膜和核心两部分，包膜蛋白质为乙型肝炎表面抗原（HBsAg），本身无传染性，但有抗原性，能刺激机体产生相应的抗体。核心部分含有环状双股DNA、DNA聚合酶（DNAP）、核心抗原（HBcAg）和e抗原（HBeAg），是病毒复制的主体。而小球形颗粒和管形颗粒是不完整的病毒颗粒，只含有包膜蛋白（HBsAg），为制备血源性乙肝疫苗的理想成分。HBV抵抗力很强，能耐受低温、干燥、紫外线和一般浓度的消毒剂，在30～32℃的血清中能保存6个月，－20℃中可保存15年。煮沸10min、高压蒸汽消毒、环氧乙环气体消毒可将其灭活，化学消毒剂0.5%过氧乙酸、2%戊二醛和含氯消毒剂也可使其灭活。

HBV的抗原抗体系统：

1）表面抗原（HBsAg）与表面抗体（抗-HBs）：人体感染HBV后最早1～2周，最迟11～12周血中首先出现HBsAg。在急性HBV感染表现为自限性，血中持续时间大多 1～6 周,最长可达 20 周。在慢性患者和无症状携带者中可持续存在多年,HBsAg 阳性是 HBV 存在的间接指标。除血液外,HBsAg 还存在于各种体液和分泌物中,如唾液、尿液、精液等。抗-HBs 出现于 HBsAg 转阴后一段时间,是一种保护性抗体,可在体内保持多年。抗-HBs 阳性见于预防接种乙型肝炎后或既往感染 HBV,说明目前已产生对 HBV 的免疫力。

2)核心抗原(HBcAg)与核心抗体(抗-HBc):HBcAg 主要存在于受感染的肝细胞核内,血液中的 HBV 颗粒,需经特殊处理,才能检出 HBcAg,HBcAg 是 HBV 复制的标记。血清中抗-HBc 出现于 HBsAg 后 3～5 周,这时 HBsAg 已消失,而抗-HBs 尚未出现,只检出抗-HBc,此阶段称为窗口期。血液中的抗-HBc 有 2 型,即抗-HBc IgM 和抗-HBc IgG,前者只存在于乙型肝炎急性期或慢性乙型肝炎急性发作期;后者低滴度时,是 HBV 既往感染的标志,高滴度时提示 HBV 有活动性复制。低水平的 HBV 感染时,血清中可出现单独的抗-HBc 阳性。

3)e 抗原(HBeAg)与 e 抗体(抗-HBe):HBeAg 一般仅见于 HBsAg 阳性的血清中,在血清中出现的时间稍后于 HBsAg,而消失又早于 HBsAg,是 HBV 活动性复制和有传染性的重要标记。抗-HBe 在 HBeAg 转阴后,与抗-HBs 同时出现,表示病毒复制减少和传染性减低,一般在血清中持续 1～2 年。

4)HBV 分子生物学标记:HBV DNA 聚合酶(HBV DNAP)位于 HBV 核心,具有逆转录酶活性,是直接反映 HBV 复制能力的指标,但由于操作复杂,一般不作为临床常规检查。HBV DNA 也位于 HBV 核心,血液中出现游离 HBV DNA 是 HBV 感染最直接、特异和灵敏的指标。

(3)丙型肝炎。由丙型肝炎病毒(HCV)引起。HCV 属黄病毒科丙型肝炎病毒属,其基因组为线状单股正链 RNA,在电镜下 HCV 的形态为直径 55nm 球形颗粒。HCV 是多变异的病毒,在同型各菌株间,甚至同一患者不同时期即可出现变异。人感染后可在肝细胞和血液中检出 HCV RNA、HCAg 和抗-HCV。加热 100℃ 5min、20% 次氯酸和紫外线照射均可使其灭活。

(4)丁型肝炎 由丁型肝炎病毒(HDV)引起。HDV 又名 δ 因子,为环状负链 RNA 病毒,定位于肝细胞核内,直径 36nm。HDV 是必须与 HBV 共存才能复制的一种缺陷病毒,在血液中由 HBsAg 组成其外壳。HDAg 有较强的抗原性,能刺激机体产生抗-HD IgM 和抗-HD IgG。抗-HD 不是中和抗体,阳性时体内仍可有 HDV。HDV 对外界的抵抗力与 HBV 相似。

（5）戊型肝炎　由戊型肝炎病毒（HEV）引起。本病毒归属于萼状病毒科,目前已知有 2 个亚型。免疫电镜下为球形颗粒,直径 35～37nm,无包膜。基因组为单股正链 RNA。HEV 主要在肝细胞内复制,通过胆道排出,可在戊型肝炎患者潜伏期末和急性期之初的粪便中检出 HEV,在 HEV 感染者血中检出抗-HEV。HEV 在碱性环境中比较稳定,加热 56℃持续 1h 或用乙醚处理 5min 均不能破坏其抗原性,但在 4℃时不稳定,易裂解。

2. 病理

HAV 经口感染后可能先在肠道内增殖,然后经一较短的病毒血症后定位于肝脏。HAV 引起细胞损伤的机制尚未完全阐明,可能通过免疫介导引起细胞损伤。HBV 侵入人体后,迅速通过血流到达肝脏和其他器官,HBV 虽能在肝细胞内复制,但目前认为 HBV 并不引起明显的肝细胞损伤,而主要由免疫病理引起,即机体的免疫功能在清除 HBV 的过程中造成肝细胞损伤,其慢性化趋势机制至今尚未完成阐明,可能与免疫耐受有关。HCV 和 HBV 感染相似,主要是病毒诱发人体免疫反应导致对肝细胞的免疫损伤。HDV 的发病机制类似 HBV,但一般认为 HDV 对肝细胞有直接致病性。HEV 的发病机制推测可能与 HAV 类似。

急性肝炎最常见和最早期的变化为气球样变,其次为嗜酸性变,最后为肝细胞灶性坏死与再生。汇管区可见炎症细胞浸润。病变在黄疸消退后 1～2 个月才恢复正常。无黄疸性肝炎病变和黄疸性肝炎相似,但程度较轻。慢性肝炎病变主要为肝细胞坏死,可有肝小叶及汇管区胶原及纤维组织增生。急性重型肝炎以大量肝细胞坏死、肝脏缩小及淤胆为特征;亚急性重型肝炎在急性重型肝炎的基础上,伴有肝细胞再生、胶原及纤维组织增生,形成再生结节,幸存者易发展成坏死后肝硬化;慢性重型肝炎是在慢性活动性肝炎的基础上出现亚急性重型肝炎的病理改变。淤胆型肝炎主要表现为毛细胆管内胆栓形成,肝细胞内胆色素滞留,肝细胞内出现小点状色素颗粒,而肝细胞病变较轻。

（二）护理评估

1. 流行病学资料

（1）传染源　患者、亚临床感染者和病毒携带者是本病的传染源。

1）甲型与戊型肝炎　传染源为急性肝炎患者和亚临床感染者。慢性患者和病毒携带者未见报道,作为传染源的可能性极少。甲型肝炎患者在起病前 2 周和起病后 1 周从粪便中排出 HAV 的数量最多,传染性最强,但至起病后 30 日后仍有少数患者从粪便中排出 HAV;亚临床感染者由于数量多,又不易识别,是最重要的传染源。戊型肝炎以急性患者为主。

2)乙型、丙型、丁型肝炎。传染源为急、慢性肝炎患者和病毒携带者。急性乙型肝炎患者的传染期从起病前数周开始,并持续于整个急性期;慢性患者和病毒携带者是乙型肝炎的主要传染源,其传染性贯穿整个病程,传染性的大小与病毒复制指标(HBeAg、HBV DNA、DNAP)是否阳性有关。急性丙型肝炎患者症状轻,有黄疸者仅占 25%,因此无黄疸型急性患者的流行病学意义大于黄疸型,患者起病前 12 日即有传染性,起病后血中 HCV RNA 阳性代表有传染性;急性丙型肝炎患者中 50% 以上转为慢性,因而慢性患者是丙型肝炎的主要传染源,抗-HCV 阳性代表有传染性;HCV 携带者在我国相对较少,但献血员中比例高达 10% 甚至 20% 以上,是重要传染源之一。丁型肝炎患者发生于 HBV 感染的基础上,也是以慢性患者与携带者为主。

(2)传播途径　不同的肝炎病毒其传播途径不同,即使同一病毒也可以有数种不同的传播途径。各型病毒性肝炎的传播途径主要有以下类型。

1)粪—口传播是甲型与戊型肝炎的主要传播途径。其传播方式有:①日常生活接触传播,是散发性发病的主要传播方式,主要通过污染的手、用具、玩具等污染食物或直接与口接触而传播,因此在集体单位中如托幼机构、学校和部队中甲型肝炎的发病率特别高;②水和食物的传播,特别是水生贝类如毛蚶等被粪便污染是甲型肝炎暴发流行的主要方式,而饮用水被污染则是戊型肝炎暴发流行的主要方式;③媒介昆虫的传播,由苍蝇和蟑螂等媒介昆虫造成食物污染而引起传播。

2)血液和体液传播是乙型、丙型、丁型肝炎的主要传播途径。主要通过:①注射传播。含有肝炎病毒的体液或血液可通过输血及血制品、集体预防接种、药物注射和针刺等方式而传播。丙型肝炎主要通过输血而感染,占输血后肝炎的 90%。随着献血员的筛选、血制品的净化和一次性注射器和针灸针的推广,经注射传播所占的比重目前有所下降,但由于筛选方法灵敏度的限制及注射毒品的传播方式不易在短期内消灭,因此,经注射传播仍将是今后乙型、丙型、丁型肝炎主要的传播方式。②体液传播。除血液外,HBV、HCV、HDV还存在在感染者的各种体液和分泌物中如唾液、汗液、精液和阴道分泌物中,因此,日常生活密切接触、性接触也是常见的传播途径。

3)母婴传播,包括经胎盘、分娩、哺乳、喂养等方式,所引起的 HBV 感染。是婴幼儿感染 HBV 的重要传播途径。

(3)易感性和免疫力　人类对各型肝炎普遍易感。

1)甲型肝炎。以幼儿、学龄前儿童发病最多。随着年龄的增长,由于隐性感染,血中检出抗-HAV的人数逐渐增多,易感性也随之下降,成人抗-HAV阳性率达90%,故甲型肝炎的发病率随着年龄的增长逐渐下降。但遇到暴发流行时,各年龄组均可发病。感染后免疫力可维持终身。

2)乙型肝炎。新生儿因不具有来自母体的先天性抗-HBs,因而普遍易感。随着年龄的增长,我国30岁以上的成人抗-HBs阳性率达半数,发病率也随之下降,故HBV感染多发生于婴幼儿及青少年。

3)丙型肝炎。各个年龄组均普遍易感。由于抗-HCV抗体并非保护性抗体,到目前为止,对丙型肝炎的免疫情况还不甚明了。

4)丁型肝炎。各个年龄组均普遍易感。目前仍未发现对HDV的保护性抗体。

5)戊型肝炎。凡未感染过HEV的人均对HEV易感,各年龄组均可发病。随着年龄增长,人群易感性下降,病后免疫不持久。

(4)流行特征　甲型肝炎以秋、冬季为发病高峰。戊型肝炎也有明显的季节性,流行多发生于雨季或洪水后,如水源和食物被污染,可引起甲型肝炎和戊型肝炎的暴发流行。乙型、丙型、丁型肝炎无明显季节性,我国是乙型肝炎的高发区,一般人群无症状携带者占10%～15%,发病以散发性为主,具有家庭聚集现象,表明母婴传播及日常生活接触传播在乙型肝炎发病中的作用。

2.身体状况

不同类型的肝炎其潜伏期长短不一。甲型肝炎15～45天,平均30天;乙型肝炎30～180天,平均70天;丙型肝炎15～150天,平均50天;丁型肝炎同乙型肝炎;戊型肝炎10～70天,平均40天。

临床上病毒性肝炎常可分为以下类型。

(1)急性肝炎　各型肝炎病毒均可引起急性肝炎。甲型、戊型肝炎主要表现为急性肝炎。乙型、丙型、丁型肝炎除引起急性肝炎外,更容易变成慢性。急性肝炎分为两种类型:急性黄疸型肝炎和急性无黄疸型肝炎。

1)急性黄疸型肝炎。其临床表现阶段性较明显,可分为下列3期:①黄疸前期。甲型、戊型肝炎起病较急,有畏寒、发热。乙型、丙型、丁型肝炎多起病缓慢,常无发热。本期最常见的症状是显著乏力和明显的消化道症状,如食欲减退、厌油、恶心、呕吐、腹胀、腹泻和便秘等,患者常感右季肋部疼痛。尿色逐渐加深,至本期期末呈浓茶样。少数病例以发热、头痛、上呼吸道感染症状等为主要表现。本期平均持续5～7日。②黄疸期。尿色更黄,巩膜、皮肤也出现黄染,而黄疸前期的症状好转。黄疸逐渐加深,约2周达高峰。部分患者可有大便颜色变浅、皮肤瘙痒等肝内梗阻性黄疸的表现。护理体检常可发现肝脏肿大,质地软,有压痛及叩击痛。脾脏也可有轻度肿大。本期平均持续 2～6 周。③恢复期。黄疸逐渐消退,症状减轻以至消失,肿大的肝脾逐渐回缩,肝功能逐渐恢复正常。本期持续 2 周至 4 个月,平均 1 个月。

2)急性无黄疸型肝炎　较黄疸型肝炎多见,主要表现为消化道症状。由于症状轻且无特异性,一般不易被发现,而成为重要的传染源。

(2)慢性肝炎　是指急性肝炎病程超过半年未愈或发病日期不明、无肝炎病史,但影像学或肝活检病理学检查符合慢性肝炎表现者,多见于乙型、丙型、丁型肝炎。根据病情轻重可分为以下 3 种:①轻度。病情较轻,症状不明显,或虽有症状但生化指标仅 1～2 项轻度异常者。②中度。症状、体征、实验室检查介于轻度和重度之间。③重度。乏力、纳差、腹胀等症状明显,伴有面色灰暗、蜘蛛痣、肝掌及肝脾肿大等体征,实验室检查有明显的肝功能异常、ALT 反复或持续升高、A/G 比值异常、胆红素增高、凝血酶原活动度降低等。

(3)重型肝炎　各型肝炎均可引起重型肝炎,一旦发病,病死率极高。主要的临床表现为:发病初类似急性黄疸型肝炎,但病情发展迅速,短期内黄疸进行性加深,肝脏进行性缩小,肝臭,出血倾向,出现腹水和中毒性鼓肠,精神神经系统症状,如定时、定向障碍,计算力下降,严重者出现肝昏迷,功能性肾衰竭。发病诱因为:起病后未适当休息、合并各种感染、嗜酒、服用对肝脏有损害的药物及妊娠等。根据起病缓急、病情及预后可将重型肝炎分为急性重型肝炎、亚急性重型肝炎和慢性重型肝炎。

(4)淤胆型肝炎　本型病程持续时间较长,主要表现为肝内梗阻性黄疸,如全身皮肤瘙痒、粪便颜色变浅或灰白色、肝大及相应梗阻性黄疸的化验结果。

3.辅助检查

(1)肝功能检查

1)血清酶的检测:以血清丙氨酸转氨酶(ALT),又称谷丙转氨酶(GPT)为最常用,是判定肝细胞损害的重要指标。急性肝炎常明显增高,慢性肝炎在病情活动时升高;重型肝炎由于大量肝细胞坏死,ALT 随黄疸迅速加深反而下降,呈酶—胆分离现象。门冬氨酸转氨酶(AST),又称谷草转氨酶(GOT),其升高的临床意义同 ALT 相同,但特异性较 ALT 为低。血清胆碱酯酶(CHE)活性明显减低常提示肝损害严重。

2)血清蛋白的检测:慢性肝炎及肝硬化的患者可出现白蛋白下降,球蛋白升高,形成白/球(A/G)比值下降,甚至倒置。

3)血清和尿胆色素检测:黄疸型肝炎血清直接和间接胆红素均升高,但前者升高幅度高于后者;尿胆原和尿胆红素明显增加。淤胆型肝炎尿胆红素强阳性而尿胆原可阴性。

4)凝血酶原时间和凝血酶原活动度检测:凝血酶原主要由肝脏合成,肝脏损害时凝血酶原时间延长,并与损害程度呈正比。重型肝炎时凝血酶原活动度<40%。

5)血氨浓度检测:肝性脑病的病人血氨升高。

(2)肝炎病毒标记物检测(见病原学)

(3)其他实验室检查

1)血液常规检查:急性肝炎初期白细胞总数正常或略高,黄疸期白细胞总数减少。

2)尿常规检查:深度黄疸或发热者,尿中可出现蛋白,红、白细胞或管形。

4. 心理、社会状况

本病病程较长,且有传染性,患者常因担心传染家人、同事而心情焦虑;又因食欲不佳、全身皮肤黄染、乏力及肝区疼痛不适等症状,害怕转为慢性肝炎、肝硬化而精神紧张、抑郁;目前社会上对乙肝患者及病毒携带者,在就业方面存在一定的歧视和限制,患者往往担心病后就业困难、失去工作或受到同事的嫌弃;本病特别是乙型、丙型肝炎住院时间较长、医疗费用较高,加上病后需休养较长的时间,需要一定的营养支持,给家庭带来一定的经济负担。

5. 治疗要点

病毒性肝炎目前还缺乏可靠的特效治疗,各型肝炎的治疗原则均以足够的休息、营养为主,辅以适当的药物治疗,避免饮酒、过劳及损害肝脏的药物。临床各类型肝炎的治疗重点则有所不同。

(1)急性肝炎　以一般及支持疗法为主。应强调早期卧床休息,至症状明显减退后可逐渐增加活动量。给予适合患者口味的清淡饮食,适当补充维生素 B 族和维生素 C。急性乙型肝炎和丙型肝炎可适当采用抗病毒治疗,如山豆根注射液、干扰素等,而急性甲型、戊型肝炎为自限性疾病,不需要抗病毒治疗。必要时可用中医中药治疗。

(2)慢性肝炎　除一般及支持疗法外,慢性肝炎的治疗可用:①保肝药,如各种维生素、肝太乐等;②降转氨酶药,如垂盆草制剂、五味子制剂等;③抗病毒药,如干扰素等;④免疫调节药,如胸腺肽;⑤中医中药。

(3)重型肝炎　包括:①一般及支持疗法,患者应绝对卧床休息,密切观察病情变化,尽可能减少饮食中的蛋白质,以控制肠内氨的来源;②对出血、肝性脑病、继发感染及肝肾综合征等的对症处理;③阻断肝坏死、促进肝细胞再生,可应用促肝细胞生长因子等;④免疫调节疗法可应用胸腺肽。

(4)淤胆型肝炎　可使用强的松口服或静脉滴注地塞米松,血清胆红素下降后逐步减量。

(三)护理措施

1.合理安排休息和活动

(1)护理人员应向患者及家属解释导致乏力的原因、卧床休息的重要性,以取得患者的合作,并根据患者的具体情况与患者及家属共同制订休息和活动计划。提供安静、整洁、舒适的病室环境,以利于患者的休息。

(2)由于卧床休息可增加肝脏血流量,降低机体代谢率,有利于炎症病变的恢复,因此急性肝炎、重型肝炎、慢性肝炎活动期、ALT升高者均应卧床休息。急性肝炎在发病1个月内,除进食、洗漱、排便外,其余时间均应卧床休息,其他体力、脑力活动均应停止。当症状好转、黄疸消退、肝功能改善后,可每日轻微活动1~2h,以患者不感觉疲劳为度。以后随病情进一步好转,可逐渐增加活动量。肝功能正常1~3个月后可恢复日常活动及工作,但仍应避免过劳及重体力劳动。重度慢性肝炎患者应酌情卧床休息,轻度慢性肝炎患者不需要绝对卧床休息,可动静结合,避免过劳,保证充足的睡眠和休息时间。重型肝炎患者应绝对卧床休息。

(3)了解患者的生活习惯,提供良好生活护理,协助患者进餐、沐浴、如厕等。保证足够的营养摄入,遵医嘱给予护肝药物,如多种B族维生素、维生素C等。卧床期间鼓励患者床上缓慢活动肢体,以保持肌张力。

2.提供合理的营养

(1)合理的饮食可以改善患者的营养状况,促进肝细胞再生及修复,有利于肝脏功能恢复。因此,应根据各型肝炎的不同情况,合理安排饮食,保证热量摄入,给予适当的营养支持。

(2)急性肝炎患者宜用清淡饮食,热量以能维持身体需要为度,少量多餐,食欲好转后,给予营养丰富的饮食,多食新鲜水果蔬菜;慢性肝炎有肝硬化倾向时,应保证蛋白质摄入,有腹水者,给予低盐饮食;重型肝炎患者给以低脂、低盐、高糖、高维生素、易消化流食或半流食,限制蛋白质摄入量,进食不足者静脉补足液体。

(3)各型肝炎患者均不宜长期高糖高热量饮食,尤其有糖尿病倾向和肥胖者,以防诱发糖尿病和脂肪肝。腹胀者,减少产气食品如牛奶、豆制品等的摄入。

(4)因酒精能严重损害肝脏,使肝炎加重或使病程迁延变成慢性;烟草中含有多种有害物质,能损害肝功能,抑制肝细胞再生和修复,因此,各型肝炎患者均应戒烟、禁酒。

3.加强皮肤护理

(1)向患者解释皮肤瘙痒的原因是因为胆盐刺激皮肤神经末梢所引起的,只要黄疸消退,瘙痒症状会自然减轻,要求患者能配合做好皮肤护理。

(2)保持床褥干燥、清洁、平整,内衣柔软宽松,经常换洗,使皮肤有舒适感,以减轻瘙痒。及时修剪指甲,避免搔抓,防止皮肤破损,已有破损者应注意保持局部清洁、干燥,防止感染。

(3)每日用温水擦拭全身皮肤1次,不用有刺激性的肥皂和化妆品,瘙痒严重者可局部涂擦止痒剂,也可口服抗组胺药。

4.给予心理支持

(1)改善患者的不良心理状态,做好咨询工作,耐心回答患者及其家属提出的有关肝炎防治的问题,如肝炎的治疗问题、如何预防急性肝炎变成慢性肝炎的问题、乙肝病毒携带者的工作和家庭生活问题等。护士应以自己的语言、神态和举止消除患者的误解,从而解除焦虑,调整因隔离带来的孤独、紧张等不良心理反应,使患者以积极乐观的心态配合治疗和护理。

(2)患者有不同程度的担心害怕,焦虑忧愁,承受较大的心理压力,护士应多与患者沟通,鼓励患者表述自己的感受,如担心疾病传给亲人、经济困难、对未来就业及工作等问题,在掌握患者心理状态的前提下,开展有针对性的心理疏导工作。

(3)与家属取得配合,安排时间让亲友探视,使患者生活、心情变得愉快。同时,为患者提供优质护理,及时解除身心痛苦,增强患者战胜疾病的信心。鼓励患者尽可能进行自我护理,增加生活信念。

5.并发症的预防和护理

(1)肝性脑病　肝性脑病是重症肝炎的主要死亡原因,护理时应:①避免各种肝性脑病的诱因,如消化道出血、感染、大剂量利尿剂、高蛋白质饮食、过度疲劳等;②密切观察患者的精神、神经症状,定期检查患者的瞳孔与血压变化,及时发现肝昏迷先兆;③如发生昏迷则协助医生进行抢救并给以相应的护理。

(2)出血　重型肝炎由于肝细胞大量坏死,导致肝合成的多种凝血因子缺乏、血小板减少,再加上 DIC 导致的凝血因子和血小板的消耗,患者可因严重的出血而危及生命。护理时应:①密切观察出血的表现,如注射部位有无大片瘀斑、牙龈出血、呕血、便血等,并注意观察生命体征、出血程度等;②及时送检血常规、血型、血小板及凝血酶原时间等,并配血备用;③嘱患者注意避免碰撞、损伤,不要用手挖鼻、不用牙签剔牙、不用硬牙刷刷牙等,刷牙后出血可改用漱口或棉棒擦洗,鼻出血可用 0.1‰肾上腺素棉球压迫止血或用吸收性明胶海绵填塞鼻道止血,注射后局部至少压迫 10～15min,以避免出血;④若发生出血,按不同部位给以相应处理。

(3)肾功能衰竭 肝肾综合征也是重症肝炎的主要死亡原因,护士要注意:①密切观察患者的尿量,记录 24h 出入量,及时检查尿常规、尿比重、血尿素氮、肌酐及血清钾、钠等,发现异常及时报告医生;②消除诱因,如上消化道出血、严重感染、大量利尿、多次及大量放腹水、使用肾毒性药物等;③遵医嘱使用扩容、扩血管药物,注意观察药物的疗效及副反应,如发生肾功能衰竭按肾衰常规护理。

6.健康指导

(1)进行有关病毒性肝炎的知识教育,帮助患者及其家属获得他们必须具备和了解的与病毒性肝炎有关的知识,如本病的发病原因、主要临床症状、诊治方法、病程和预后,提高患者对疾病的正确认识,增强战胜疾病的信心。本病目前尚无特效的病因治疗药物,控制本病的关键是做好预防工作。

(2)开展病毒性肝炎预防知识的卫生宣教工作,采取综合性的预防措施。

1)管理传染源 做好疫情报告和各类患者的隔离消毒工作。①甲型、戊型肝炎自发病日起隔离 3 周,乙型、丙型、丁型肝炎由急性期隔离至病毒消失。饮食、托幼、自来水等特殊行业工作人员应定期体检,发现患者及时隔离治疗,慢性患者和病毒携带者暂停原工作。②接触甲型、戊型肝炎患者的儿童应检疫 45 天,密切接触乙型、丙型、丁型肝炎者也应进行医学观察。③献血员每次献血前应进行体检,肝功能异常、HBsAg 或抗-HCV 阳性者不得献血。

2)切断传播途径 根据不同的传播途径采取相应的预防措施。①甲型、戊型肝炎重点做好"三管一灭"即管理好饮食、水源、粪便,消灭媒介节肢动物如苍蝇、蟑螂等。②乙型、丙型、丁型肝炎重点在于防止通过血液和体液传播。加强血源管理,保证血液、血制品及生物制品的安全生产与供应。提倡使用一次性注射用具和针灸针,重复使用的器械必须用高压蒸汽或煮沸消毒,不耐热的器械可用 2‰戊二醛浸泡 2h 消毒。加强托幼和理发、美容等服务行业的卫生管理。

3)保护易感人群 最近几年,通过对易感人群普遍接种甲肝、乙肝疫苗,儿童的甲肝、乙肝新发病例已得到有效控制。特别是乙肝疫苗,目前已作为儿童基础免疫,从 2002 年起浙江省卫生厅已拨出专项经费,用于新生儿乙肝疫苗的免费接种,从根本上预防乙型肝炎的发生和传播。①主动免疫:在甲型肝炎流行期间,易感人群包括婴幼儿、儿童和血清抗-HAV IgG 阴性者均可接种甲型肝炎减毒活疫苗。对于血清 HBsAg 和抗-HBs 阴性的易感者,可接种乙肝疫苗。HBsAg 阳性母亲生下的新生儿在分娩后应立即接种乙肝疫苗,全程接种后的保护率约为 80%。②被动免疫:丙种球蛋白对甲型肝炎易感儿有一定的保护作用,应于接触后 14 天内使用,剂量为 0.02～0.05mL/kg。乙型肝炎高效价免疫球蛋白(HBIG)适用于已暴露于 HBV 的易感者,主要是 HBsAg 阳性母亲生下的新生儿,如与乙肝疫苗联合使用,保护率可达 95%。

(3)社区慢性肝炎患者的家庭护理及病毒携带者的自我保健

1)慢性患者的家庭护理。我国是肝炎的高发区,乙型、丙型、丁型肝炎易转为慢性。慢性患者病程长、病情反复,为节约医疗费用,大部分患者采取家庭隔离的方式,因此社区人群中慢性肝炎患者的比例很高。社区护士应指导患者及家属进行下列家庭护理:①休息。患者应适当休息,采取动静结合疗养措施。症状较重的患者以静养为主,轻度患者可适当从事力所能及的轻型工作,症状消失、肝功能正常 3 个月以上者,可恢复原工作,但仍需随访 1～2 年。②营养。慢性患者应适当增加蛋白质摄入,避免摄入过高的热量,防止脂肪肝、糖尿病,禁忌饮酒。③心理护理。做好患者的心理护理,让患者保持良好的心理状态,增强战胜疾病的信心和决心。④隔离。慢性乙型、丙型、丁型肝炎患者多为血液、体液传播。家中应做好生活接触隔离,食具、剃须刀、盥洗用品应单独使用,防止唾液、血液和其他排泄物、分泌物污染环境。⑤定期复查。坚持按医嘱合理用药,并定期到医院复查,严禁滥用药物,以免增加肝脏负担。

2)病毒携带者的自我保健。在我国,人群 HBsAg 携带率达 8%～20%,持续时间可达几年甚至几十年,其中一部分人可变成急、慢性肝炎。因此,为防止肝脏病变加重及引起周围人群的感染,社区护士应指导病毒携带者做好自我保健:①正确对待疾病,坚持正常工作和学习,但不能献血和从事饮食、托幼及管水等工作;②加强体育锻炼,合理营养,保持良好的生活规律,以提高机体免疫功能;③定期随访,一旦发病,及时隔离治疗。

三、肺结核的护理及预防

肺结核(pulmonary tuberculosis)是由结核杆菌侵入人体所引起的慢性呼吸道传染病。结核菌可侵犯多个脏器,其中以肺部受侵犯为最常见。临床常有低热、乏力等全身中毒症状和咳嗽、咯血等呼吸系统表现。本病多呈慢性经过,若能及时诊断并给予合理治疗,大多预后良好。

（一）病因病理

1.病原学

结核菌属分枝杆菌，具有抗酸染色的特性。使人类致病的主要是人型结核杆菌，牛型少见。结核菌在外界抵抗力较强，在阴湿环境中能生存5个月以上，但在烈日下曝晒2h，70％乙醇接触2min或煮沸1min，均能被杀灭。将痰吐在纸上直接焚烧是最简单的灭菌方法。结核菌的耐药性可分为两类：原发耐药和继发耐药，前者指结核菌在自然繁殖过程中，由于基因突变而出现的极少量天然耐药菌；后者则为结核菌与抗结核药物接触一定的时间后逐渐产生的耐药。

2.病理

感染结核菌后，是否发病及发病后的临床类型取决于结核菌的数量、毒力以及机体的免疫力和变态反应。人体对结核菌的免疫力分先天性的非特异性免疫力和后天性的特异性免疫力，后者是通过接种卡介苗或感染结核菌所获得的免疫力，其免疫力强于先天免疫，但两者对保护机体免受结核菌感染的作用是相对的。当侵入的细菌数量少、毒力弱，而人体的免疫力较强时，机体就能把入侵的病原体清除或使病变趋于局限；反之，当侵入的细菌数量多、毒力强，再加上机体全身或局部抵抗力下降时，则入侵的病原体就在体内生长繁殖、产生病变，引起症状的发作。结核菌侵入人体4～8周后机体对结核菌及其代谢产物所产生的一种过敏反应称变态反应，属Ⅳ型（迟发性）变态反应，与获得性免疫力同时存在。

肺结核的病理变化比较复杂，机体的免疫力和细菌的致病力都直接影响病变的性质和转归，因而多种形态的病理改变是结核病的重要特征，但其基本的病变主要有渗出、变质和增生三个方面，可同时存在，但往往以某一方面病变为主。在机体抵抗力低下或未经适当治疗时，病变进展、恶化，主要可发生以下病变：干酪样坏死、液化及空洞形成、播散等，随着机体抵抗力增强或及时、合理的治疗，其病变可以愈合。

（二）护理评估

1.流行病学资料

（1）传染源　排菌的肺结核患者，尤其是痰涂片阳性、未经治疗者是主要的传染源，细菌主要存在在患者鼻咽部的分泌物中。

（2）传播途径　易感者吸入患者通过咳嗽、打喷嚏等方式排到外界环境中的病原体，经呼吸道传播是肺结核的主要传播途径。由于结核菌在外界环境中的抵抗力较强，患者随地吐痰，痰液干燥后细菌随尘埃飞扬也可引起结核感染。此外还可通过与患者共餐或食用患者的剩余食物而引起肠道感染。

（3）人群易感性　人体对结核菌普遍易感，感染后既可以获得对细菌的免疫力，又可以产生对机体不利的变态反应。

自20世纪50年代以来，随着抗结核药物的研制成功和临床应用，加上党和政府的高度重视，我国结核病防治工作取得了显著成绩，总的疫情明显下降。但由于我国人口众多，各地区经济状况和疫情控制不平衡，特别是近年来，随着城市流动人口的剧增，结核病疫情呈上升趋势，成为危害外来民工身体健康的重要传染病。

2. 身体状况

（1）主要症状

1）全身中毒症状。多数患者起病缓慢，常有午后低热、盗汗、乏力、食欲不振、体重下降等。当肺部病变急剧进展播散时，可有不规则高热，女性患者可有月经失调或闭经等自主神经功能紊乱的症状。

2）呼吸道症状。主要包括：①咳嗽、咳痰。一般为干咳或带少量黏液痰，继发感染时痰液呈黏液脓性且量增多。②咯血。约1/3患者有不同程度的咯血。根据咯血量的多少可分为：少量咯血，24h咯血量在100mL以内或仅痰中带血，主要因炎症病变的毛细血管扩张引起；中等量咯血，24h咯血量在100～500mL，可因小血管损伤或来自空洞的血管瘤破裂；大量出血，24h咯血量在500mL以上，或一次咯血量大于300mL，大咯血时可发生失血性休克，有时血块阻塞大气道可引起窒息。③胸痛。因炎症波及壁层胸膜，可有相应部位胸痛，且随呼吸和咳嗽而加重。④呼吸困难。慢性重症肺结核时，呼吸功能减退，常出现渐进性呼吸困难，甚至发绀，如并发气胸或大量胸腔积液可急骤出现呼吸困难。

（2）护理体检　早期病灶小或位于肺组织深部一般无明显体征。病变范围较大时，患侧呼吸运动减弱，叩诊浊音，可闻及支气管呼吸音或湿啰音。锁骨上下、肩胛区于咳嗽后闻及湿啰音，对肺结核的诊断具有重要参考意义。病变广泛纤维化或胸膜增厚粘连时，可发现患侧胸廓塌陷、肋间隙变窄、气管向病侧移位，健侧有代偿性肺气肿。

（3）临床类型　绝大多数人因机体免疫功能健全，感染结核菌后并不发病，称为结核感染。根据感染结核菌的来源，可分为原发性肺结核和继发性肺结核。原发性肺结核即初次感染所致的肺结核，多见于儿童；继发性肺结核多数为内源性感染，即潜伏在体内的结核菌在机体免疫力下降时，重新活动、再次繁殖而发病，也可因外源性感染（再感染）而发病。此时，机体已有相当的免疫力,结核菌一般不侵犯局部淋巴结,血行播散也少见,但肺内局部变态反应剧烈,容易发生干酪样坏死和形成空洞。临床上将肺结核分为五个类型:

Ⅰ型　原发性肺结核,即初次感染所致的肺结核,多见于儿童或边远山区、农村初次进城的成人。症状轻、病程短,主要表现为微热、咳嗽、食欲不振、体重减轻等,数周好转。绝大多数患病儿童和青少年,病灶逐渐自行吸收或钙化,少数肺门淋巴结炎可经久不愈,甚至蔓延至附近纵隔淋巴结。肺部原发病灶的少量结核菌常可进入血循环播散到身体各脏器,因人体抵抗力强,仅产生肺尖等部位的孤立性病灶而逐渐愈合。但由于病灶内的结核菌可存活数年,当机体抵抗力下降时,可潜伏再发而发展为继发性肺结核。X线表现为原发病灶—淋巴管炎—淋巴结炎三者组成的哑铃状双极征象。

Ⅱ型　血行播散性肺结核,包括急性、慢性或亚急性血行播散性肺结核。儿童多由原发性肺结核发展而来,成人多继发于肺或肺外结核病灶破溃至血管而引起。急性血行播散性肺结核儿童多见,当机体免疫力下降时,结核菌一次性或短期大量进入血液循环引起肺内广泛播散,常伴结核性脑膜炎和其他脏器结核。发病急骤,全身中毒症状严重,X线胸片见粟粒样大小的病灶,其分布和密度十分均匀。慢性或亚急性血行播散性肺结核系少量结核菌在较长时间内反复多次进入血流形成肺部播散。由于机体免疫力较强,病灶多以增殖为主,因此病情发展较缓慢,病程长,全身毒血症状轻,有些患者常无自觉症状,偶于X线检查时才被发现,X线可见两中上肺野粟粒状阴影,病灶可融合,密度不一,大小不等。

Ⅲ型　浸润型肺结核。本型为临床上最常见的继发性肺结核,多见于成人。当人体免疫力下降时,潜伏在肺部病灶内的结核菌重新繁殖,引起以渗出和细胞浸润为主的肺部病变,可伴有不同程度的干酪样坏死。症状随病灶性质、范围及机体反应性而不同,轻者可无明显症状,或仅有低热、盗汗等;重者可有明显全身毒血症状和呼吸道症状,如发热、咳嗽、咳痰、咳血及呼吸困难等。X线胸片表现多种多样,多在肺尖、锁骨下区或下叶背段出现片状、絮状阴影,边缘较模糊。

Ⅳ型　慢性纤维空洞性肺结核。由于浸润型肺结核未及时发现或治疗不及时、不彻底,或由于病情随机体免疫力的高低波动,病灶吸收、修复与恶化交替出现而导致空洞长期不愈、病灶出现广泛纤维化。本型病程长,患者可出现慢性咳嗽、咳痰、反复咯血和呼吸困难,严重者可发生呼吸困难。X线可见一侧或两侧有单个或多个厚壁空洞,伴有支气管播散病灶及明显的胸膜增厚,肺门向上牵拉,纵隔向患侧移位,肺纹理呈垂柳状,健侧呈代偿性肺气肿。

Ⅴ型 结核性胸膜炎。当机体处于高敏状态时,结核杆菌侵入胸膜腔可引起渗出性胸膜炎。除全身中毒症状外,有胸痛和呼吸困难。早期出现局限性胸膜摩擦音,随着积液增多出现胸腔积液体征。X 线检查可见中下肺野呈现一片均匀致密影,上缘呈外高内低凹面向上的弧形曲线。

(4)并发症 有自发性气胸、脓气胸、支气管扩张、肺心病等。结核菌随血行播散可并发脑膜、心包、泌尿生殖系统及骨结核。

3.辅助检查

(1)结核菌检查 痰中找到结核菌是确诊肺结核的主要依据。可直接涂片、厚涂片、荧光显微镜检查等,能快速找到结核菌。必要时留取 24h 痰做浓缩细菌检查,应连续多次送检。痰菌阳性,说明病灶是开放性的,具有较强的传染性。如临床上高度怀疑肺结核,而细菌涂片检查又连续多次阴性者,宜取痰液标本进行细菌培养,不但可以提高阳性率,还可以鉴定菌型,作药物敏感试验。聚合酶链反应(PCR)法检查阳性率高,标本中有少量细菌即可获得阳性结果。

(2)影像学检查 胸部 X 线检查不但可早期发现肺结核,而且对确定病灶部位、范围、性质、了解其演变过程及考核治疗效果都具有重要价值。胸部 CT 检查能发现微小或隐蔽性病变,有助于了解病变范围及组成,为早期诊断提供依据。

(3)结核菌素(简称结素)试验 旧结素(OT)是结核菌的代谢产物,主要成分为结核蛋白,因抗原不纯可引起非特异性反应。目前多采用结素的纯蛋白衍生物(纯结素,PPD),通常取 1∶2000 结素稀释液 0.1mL(5IU)在前臂掌侧作皮内注射,注射后 48～72h 测皮肤硬结直径,如小于 5mm 为阴性(一),5～9mm 为弱阳性(＋),10～19mm 为阳性(＋＋),20mm 以上或局部有水泡、坏死为强阳性(＋＋＋)。结素试验主要用于流行病学调查。我国城市中成年居民结核菌感染率高,用 5IU 结素进行试验,阳性仅表示有结核菌感染;但如果用 1IU 结素试验呈强阳性,则常提示体内有活动性结核病灶。结素试验对婴幼儿的诊断价值比成人高,因年龄越小,自然感染率越低。结素试验阴性除表明机体尚未感染结核菌外,还可见于:①结核菌感染尚未达到 4～8 周;②应用糖皮质激素、免疫抑制剂、营养不良及年老体弱者;③严重结核病和危重患者。

(4)其他检查 慢性重症肺结核的外周血象可有继发性贫血,活动性肺结核血沉增快,胸水检查呈渗出性改变,必要时还可采用纤维支气管镜和浅表淋巴结活检做鉴别诊断。

4.心理社会状况

肺结核临床上多呈慢性经过,病程较长,同时因具有传染性,活动期需隔离治疗,导致患者较长时间不能与家人、朋友密切接触,情感交流受到影响,加上疾病带来的痛苦,因此患者常感到孤独、抑郁。因担心疾病传染给家人、同事或害怕家人、同事因自己感染肺结核遭受嫌弃,多数患者在患病期间十分关注亲友、同事对其的态度,对人际交往有自卑、紧张、恐惧心理。当出现咯血或大咯血时,患者会因此感到心情焦虑、紧张、恐惧,无所适从,从而导致出血的加重。恢复期,由于症状改善,一般情况好转,患者有时会对自己的疾病掉以轻心,不注意休息、不遵守医嘱,从而引起疾病反复,变成慢性或加重病情。本病住院及抗结核化疗时间均较长、医疗费用较高加上病后需休养较长的时间,需要一定的营养支持,给家庭带来一定的经济负担。

5.治疗要点

肺结核的治疗主要包括抗结核化学药物的治疗(简称化疗)和对症治疗。其中抗结核药物的合理运用对结核病的控制起决定作用。凡是活动性肺结核(有结核毒性症状、痰菌阳性、X线显示病灶进展或好转阶段)的患者,均需进行抗结核药物治疗。抗结核化疗的原则是早期、联合、适量、规律和全程治疗。

(三)护理措施

1.合理安排患者的休息和活动

(1)制订合理的休息与活动计划。护理人员应向患者及家属解释导致乏力的原因、休息的重要性,以取得患者的合作,并根据患者的具体情况与患者及家属共同制订休息和活动计划。

(2)督促患者严格执行休息与活动计划,并根据患者体能恢复情况及时加以调整。活动性肺结核患者或患者有咯血时,以卧床休息为主,可适当离床活动;大咯血患者应取患侧卧位,绝对卧床;恢复期可适当增加户外活动,如散步、打太极拳、做保健操等,加强体质锻炼,提高机体耐力和抗病能力。轻症患者在坚持化疗的同时,可进行正常工作和学习,但应避免劳累和重体力劳动。

(3)提供安静、整洁、舒适的病室环境,以利于患者的休息。了解患者的生活习惯,提供良好的生活护理,协助患者进餐、沐浴、如厕等。长期卧床患者应鼓励其在床上缓慢活动肢体,以保持肌张力。

2.制订合理的饮食计划,保证足够的营养

(1)评估患者全身营养状况和进食情况,制订较全面的饮食营养摄入计划。向患者及家属解释宣传饮食营养与人体健康及疾病康复的关系,以取得患者和家属的合作。

（2）肺结核是一种慢性消耗性疾病，体内分解代谢加速及抗结核药的毒副反应，常使患者食欲减退、胃肠吸收功能紊乱，最终导致机体营养代谢的失衡和抵抗力的下降。饮食计划首先要保证蛋白质的摄入，适当增加鱼、肉、蛋、牛奶、豆制品等优质动植物食品，成人每日蛋白质总量为90～120g，以增加机体的抗病能力及修复能力。同时每天要摄入一定量的新鲜蔬菜和水果，满足机体对维生素和矿物质的需要。注意食物的合理搭配，保证色、香、味俱全，以增加进食的兴趣和促进消化液的分泌。

（3）由于发热、盗汗导致机体代谢增加、体内水分消耗过多，应鼓励患者多饮水，成人每日不少于1500～2000mL。提供足够量的水分，既能保证机体代谢的需要，又有利于体内毒素的排泄。

（4）提供安静、整洁、舒适的就餐环境。每周测体重1次，评估患者营养改善状况和进食情况，及时调整饮食营养摄入计划。

3.保持呼吸道通畅

（1）密切观察病情，及时发现咯血先兆 定时监测患者的生命体征，密切观察患者的病情变化，如发现患者出现面色苍白、心悸、气急、大汗淋漓、烦躁不安等咯血先兆症状，应立即通知医生，并做好抢救准备。

（2）心理护理 患者一旦出现咯血先兆，要做好心理护理，消除患者紧张情绪。少量咯血经静卧休息、有效处理后大多能自行停止。必要时遵医嘱使用小剂量镇静剂、止咳剂。但年老体弱、肺功能不全者要慎用强止咳药，以免抑制咳嗽反射和呼吸中枢，使血块不能咳出而发生窒息。向患者解释咯血时绝对不能屏气，以免诱发喉头痉挛、血液引流不畅形成血块，导致窒息。

（3）大咯血的护理

1）评估患者咯血的量、颜色、性质及出血的速度。

2）嘱患者绝对卧床休息，协助患者取平卧位，头偏向一侧，尽量将血轻轻咯出，或取患侧卧位，以减少患侧活动度，防止病灶向健侧扩散，同时有利于健侧肺的通气功能。

3）大咯血时暂禁食，咯血停止后宜进少量凉或温的流汁饮食，多饮水，多食含纤维素的食物，以保持大便通畅，避免排便时腹压增大而引起再度咯血。

4）遵医嘱使用止血药物，密切观察止血效果和药物不良反应。可用垂体后叶素5U加入50%葡萄糖40mL中，在15～20min内缓慢静脉注射，或将垂体后叶素10U加入5%葡萄糖500mL中，静脉点滴。垂体后叶素的作用机理为收缩小动脉和毛细血管，降低肺循环血压，使肺血流减少而促进止血，但由于该药能同时收缩冠状动脉及子宫、肠道平滑肌，故高血压、冠心病及哺乳期妇女禁用此药。如滴速过快会出现头痛、恶心、心悸、面色苍白、便意等不良反应,应加以注意。

5)根据医嘱酌情给予输血,补充血容量,但速度不宜过快,以免肺循环压力增高,再次引起血管破裂而咯血。

(4)窒息的抢救配合:如患者有窒息征象,应立即置患者于头低脚高位,轻拍背部,以便血块排出,并尽快用吸引器吸出或用手指裹上纱布清除口、咽、鼻部血块。气管血块清除后,若患者自主呼吸仍未恢复,应立即进行人工呼吸,给高流量吸氧或按医嘱应用呼吸中枢兴奋剂。

4.用药护理

(1)患者必须每日按时、按量规律服药 不管患者有无症状或体征,社区护士都要督促患者严格按化疗方案用药,不遗漏、不中断,直至全程结束。加强访视宣传,取得患者合作。不规律服药是肺结核治疗失败的主要原因。只有全程治疗才能尽可能杀灭顽固的结核菌群,防止复发。

(2)用药剂量要适当 病人不能盲目加大药量,否则不但造成浪费,且使毒副作用增加,因为抗结核药物对肝、肾、胃肠道都有一定的毒副作用,有的还会引起皮肤过敏性反应。

(3)注意不良反应 服药期间应向病人说明用药过程中可能出现的不良反应,如发现巩膜黄染、肝区疼痛及胃肠道反应等异常情况要及时报告医生。

(4)服药期间做到

1)每月做1次痰液涂片(有条件的医院可在第2、4月加痰液培养)至6个月治疗结束。

2)服药后每月做1次肝功能、血象及尿常规化验,以掌握药物的毒副作用。

3)治疗后每2个月拍1次胸片,以观察病灶变化情况,停药后半年、1年均需拍片复查。

5.健康指导

根据患者及家属对结核病知识认识程度及接受知识的能力,进行卫生宣教,帮助患者及其家属获得他们必须具备和了解的与肺结核有关的知识。要做好肺结核以下几点预防工作:

(1)早期发现患者并进行登记管理,及时给予合理化疗和良好护理,以控制传染源。

(2)指导患者及家属采取有效的消毒、隔离措施。①患者咳嗽、喷嚏时要用手绢捂住口鼻,不大声喧哗,以免细菌扩散;有条件的病人在家中可单居一室,或用布帘隔开分床睡眠;饮食用具、衣服、卧具、手绢等要分开独用。②患者的痰要吐在专用有盖的能煮沸的容器内,可使用比痰量多一倍的消毒液浸泡至少两小时后再倒掉;痰量不多时,也可吐在纸内,将有痰的纸放在塑料袋内焚烧;食具要单独使用、单独洗刷消毒;日用品能煮沸的用煮沸消毒,不能煮沸的,可用日光曝晒,每次两小时以上,连晒 2~5 日,并要经常翻动;室内保持良好通风,每日用紫外线照射消毒,或用 1% 过氧乙酸 1~2mL 加入空气清洁剂内作空气喷雾消毒。

(3)接触者的检测预防。①家庭成员的检测及预防:肺结核病的家庭成员都应检查,儿童少年是重点。15 岁以下儿童都要做结核菌素试验,强阳性者需服抗结核药物预防;15 岁以上少年及成人做 X 线透视或拍片检查,以期早期发现患者。如果肺结核患者长期不愈、持续痰菌阳性,其家庭成员应每半年至 1 年做 1 次胸部透视,以便及时发现,早期治疗。②学校、幼儿园等集体机构如发现结核患者,应在患者班内或年级内对全体学生做结素试验,对强阳性者也要用药物预防。

(4)对未受结核菌感染的新生儿、儿童及青少年及时接种卡介苗(BCG),使人体对结核菌产生获得性免疫力。我国规定新生儿出生 3 个月内接种 BCG,每隔 5 年左右对结素反应转阴者补种,直至 15 岁。对边远结核低发地区进入高发地区的学生和新兵等结素阴性者必须接种 BCG。已感染肺结核或急性传染病痊愈未满 1 个月者,禁忌接种。

四、流行性感冒的护理及预防

流行性感冒(influenza)简称流感,是由流感病毒引起的急性呼吸道传染病。临床主要表现为急起高热、乏力、全身酸痛等全身中毒症状和相对较轻的呼吸道症状。由于该病起病急,容易经呼吸道飞沫传播,再加上目前国际交往频繁,交通运输便捷,使该病的传播速度极快。另外由于流感病毒容易发生抗原性变异,人群对变异株普遍易感,因此流行常具有周期性,并容易迅速导致世界性的大流行。流行性感冒按丙类传染病进行防治管理。

(一)病因病理

1.病原学

流感病毒属正粘病毒科成员,病毒颗粒结构由外至内分为包膜、基质蛋白和核心三层,包膜层有两种表面抗原,即血凝素(H)抗原和神经氨酸酶(N)抗原,基质蛋白构成病毒外壳骨架,核心部分含核蛋白(NP)。流感病毒根据其 NP 抗原性可分为甲、乙、丙三型。甲型流感病毒按 H 与 N 抗原特异性的不同,分为若干个亚型,其抗原变异性最强,常引起世界性大流行;乙型次之;丙型流感病毒的抗原性非常稳定。流感病毒不耐热,56℃ 30min 即可将其灭活,对酸、乙醚、乙醇、甲醛及紫外线均敏感。

2.病理

病毒侵入呼吸道表面纤毛柱状上皮细胞并进行复制。被感染的宿主细胞发生变性、坏死、溶解或脱落,产生炎症反应,引起发热、全身酸痛、头痛等症状。

(二)护理评估

1.流行病学资料

(1)传染源　流感患者和隐性感染者是主要传染源。潜伏期内就有传染性,发病 3 日以内传染性最强,病毒可从鼻涕、口水、痰液等分泌物排出。学龄儿童是流感发病率最高的人群,易将病毒从学校带回家中,造成流感的蔓延与扩散。

(2)传播途径　主要经空气飞沫传播。流感患者和隐性感染者的呼吸道分泌物中均有大量的流感病毒,随说话、咳嗽和打喷嚏喷出的飞沫散布在空气中,其传染性可保持 30min,也可通过污染的食具、茶杯或玩具而传播。

(3)易感人群　人对流感病毒普遍易感。感染后获得同型病毒免疫力,各型和亚型间无交叉免疫性,病毒变异后人群无免疫力。

(4)流行特征　流行以冬春季节为主。大流行主要由甲型流感病毒引起,乙型流感以局部流行为主,丙型流感则为散发性为主。

2.身体状况

流感:潜伏期通常为 1～3 天,其主要症状如下。

典型流感:起病急,全身症状有高热、寒战、头痛、全身酸痛、乏力等。查体可见结膜及咽部充血,肺部可闻及干啰音。病程一般 4～7 天。

肺炎型流感:可见高热、全身衰竭、烦躁不安、剧烈咳嗽、呼吸困难、发绀等,可伴心、肝、肾功能衰竭。查体可闻及双肺布满湿啰音、哮鸣音,但无肺实变体征。预后较差。

轻型流感:急性起病,轻中度发热,全身及呼吸道症状轻。病程 2～3 天。

其他类型:胃肠型伴消化道症状,脑膜脑炎型伴神经系统症状,较少见。

并发症:主要有急性鼻窦炎、急性化脓性扁桃体炎、继发性细菌性气管炎和继发性细菌性肺炎等。

3.辅助检查

(1)血常规　白细胞计数大多减少,中性粒细胞减少,淋巴细胞相对增多。

（2）病毒分离　　患者的上呼吸道分泌物接种于鸡胚或组织培养中进行病毒分离。

（3）血清学检查　　进行血凝抑制试验或补体结合试验，抗体滴度4倍以上增长为阳性。

4.治疗要点　　要坚持预防隔离与药物治疗并重、对因治疗与对症治疗并重的原则。基本原则包括及早应用抗流感病毒药物，避免盲目或不恰当使用抗菌药物，加强支持治疗，预防和治疗并发症，以及合理应用对症治疗药物等。

（三）护理措施

1.一般护理

（1）隔离措施　　流感爆发时，应及时向疾控部门报告。采取呼吸道隔离，按要求隔离患者1周或至主要症状消失。隔离期避免外出，外出时需戴口罩。急性期应卧床休息，协助患者做好生活护理。

（2）饮食护理　　发热期宜多饮水，给予易消化、富含维生素的流质或半流质饮食。伴呕吐或严重腹泻者，可适当增加静脉营养的供给。

2.严密观察患者的生命体征，注意有无高热不退、咳嗽、咳痰、呼吸急促、发绀等症状。

3.用药护理　　遵医嘱应用抗病毒及抗生素。若无充分证据提示细菌感染无需使用抗生素。出现下列情况可考虑应用抗生素：①继发细菌感染；②有风湿病史；③抵抗力差的幼儿、老人，尤其是慢性心、肺疾病患者。

4.对症护理　　高热者可采用物理降温，必要时给予解热镇痛剂；咳嗽者给予止咳剂、吸氧等；中毒症状较重者，可适当用抗病毒药物，酌情输液。

5.预防措施

（1）做好疫情监测，做到"早发现、早诊断、早报告"。

（2）流感流行期间应减少公众集会，尤其是减少室内活动，以减少相互接触的机会。居室要加强通风换气，或用食醋熏蒸。注意体育锻炼，劳逸结合，注意营养。养成良好的个人卫生习惯，增强机体免疫力。

（3）对流感患者要实行早隔离、早治疗。

（4）接种流感疫苗，这是预防流感的基本措施，采用与流行一致的灭活流感疫苗进行接种。

附：人禽流行性感冒

人禽流行性感冒（human avian influenza）简称人禽流感，是由甲型流感病毒引起某些禽类感染的亚型所引起的人类急性呼吸道传染病。目前由禽鸟传人的禽流感病毒有3种亚型：H_5N_1、H_7N_7、H_9N_2，其中感染H_5N_1病情重，病死率高。禽流感的主要表现为高热、咳嗽、呼吸急促等。

本病的传染源是患禽流感或携带禽流感病毒的鸡、鸭、鹅等禽类,特别是鸡。病毒可通过呼吸道和消化道传播,人类直接接触受禽流感病毒感染的家禽、粪便或被病毒污染的物品也可以被感染,目前尚无确切的证据能说明人与人之间的直接传播。人类对禽流感病毒并不易感,从事家禽养殖、销售、宰杀者及接触禽流感病毒的实验室工作人员为本病的高危人群。

根据《中华人民共和国传染病防治法》规定,人禽流行性感冒是乙类传染病,采取甲类预防和管理措施的传染病。当发生人禽流行性感冒疫情时,应严格封锁疫区,疫点周围 3km 内捕杀病禽,疫点 5km 内对禽类进行强制性免疫接种。对与病禽或死禽密切接触者、人禽流行性感冒疑似病例、确诊病例的密切接触者均应医学观察 7 天,观察期间活动范围在动物禽流感疫区范围内。对出现发热、咳嗽、咽痛等症状者,应进行流行病学调查,并进行诊断治疗。尽量减少与禽类接触,接触病禽时,应戴口罩、护目镜和橡胶手套,穿隔离衣,接触病禽或分泌物后应立即洗手。加强卫生宣教,注意卫生,不吃未经煮熟的禽肉及蛋类食品。

五、细菌性痢疾的护理及预防

细菌性痢疾(bacillary dysentery)简称菌痢,是由痢疾杆菌引起的肠道传染性疾病。临床上以发热、腹痛、腹泻、里急后重及黏液脓血便为特征,是我国的常见病、多发病。

细菌性痢疾按乙类传染病进行管理。患者消化道隔离至症状消失后 1 周或两次粪便培养阴性。从事饮食业、自来水厂和保育工作人员应定期作粪便细菌培养,若发现带菌者则调离工作,并进行彻底治疗,接触者医学观察 1 周;加强对饮水、食品和粪便的管理。灭蝇灭蛆,改善环境卫生。注意个人卫生,饭前便后洗手,不喝生水,不吃腐败与变质的食物;对易感人群可口服多价痢疾活菌苗,免疫力可维持 6～12 个月。流行期间,口服大蒜、马齿苋、地锦等,也有一定的预防效果。

(一)病因病理

1.病原学

痢疾杆菌是革兰阴性短杆菌,有菌毛。根据抗原结构不同,痢疾杆菌分为志贺、福氏、鲍氏和宋内 4 群,我国以福氏和宋内两群多见。各群和各型之间多无交叉免疫。各型痢疾杆菌均可释放内毒素,但产生外毒素的能力则有很大差异,志贺痢疾杆菌产生外毒素的能力很强,故临床症状常较重。阳光直射对痢疾杆菌有杀灭作用，加热 60℃10min 即死，一般消毒剂能将其迅速杀灭。

2.病理

菌痢的病变部位以乙状结肠及直肠为主，严重者则整个结肠、回盲部及回肠末端均可累及。急性期基本病变为弥漫性纤维蛋白渗出性炎症，渗出物与坏死的肠黏膜上皮细胞融合成灰白色伪膜，伪膜脱落后形成深浅不一的溃疡。此种病变常止于黏膜固有层，很少进入黏膜下层，故绝少穿孔和大出血。慢性菌痢时，肠黏膜水肿、增厚，常发生溃疡，亦可形成囊肿及息肉，偶可因肠壁瘢痕组织收缩而引起肠腔狭窄。中毒型菌痢其结肠病变很轻，突出的病变为全身小血管内皮细胞肿胀、血浆渗出，周围组织水肿，脑部特别是脑干部有神经细胞变性及点状出血，肾上腺皮质萎缩和出血，肾小管上皮细胞变性和坏死。

（二）护理评估

1.流行病学资料

（1）传染源　为患者和带菌者。不典型患者、慢性患者及无症状带菌者，由于症状不典型因而不易被发现，故临床意义更大。

（2）传播途径　主要通过粪—口途径传播。病原菌污染食物、水、生活用品或手，经口使人感染；也可通过苍蝇污染食物而传播。

（3）易感人群　人群普遍易感，病后仅有短暂和不稳定的免疫力，而且不同菌群、血清型之间多无交叉免疫，故可反复感染。

（4）流行特征　菌痢为最常见的肠道传染病之一，终年均有发病，但以夏秋季最多，这可能与夏秋季节痢疾杆菌和苍蝇易于繁殖，人们生吃瓜果、蔬菜较多等因素有关。各年龄组均可发病，但以儿童最常见，青壮年次之。主要集中在发展中国家。

2.身体状况

潜伏期大多为 1～4 日，短者可数小时，长者可至 7 日。患者潜伏期长短和临床表现的轻重取决于患者的年龄、抵抗力、感染细菌的数量、毒力及菌型等。

（1）急性菌痢　分为四型。

1）普通型（典型）　起病急，常有高热、畏寒、全身不适，恶心、呕吐、阵发性腹痛、腹泻和里急后重（腹痛欲便而不爽，便时肛管有沉重下坠感）。大便初为稀便，1～2 日内可转为黏液脓血便。每日排便可达 10 次以上，病程持续 1～2 周后可缓解或自愈，亦可转为慢性。

2）轻型　多无全身毒血症状，体温正常或低热。主要表现为腹泻，稀便可有黏液，常无脓血，每日排便 3～5 次，肠道症状较轻。病程 3～7 日，常可不治而愈。

3)中毒型　多见于2～7岁儿童,成人少见。起病急骤、突然高热、反复惊厥、嗜睡、昏迷,迅速发生循环衰竭和(或)呼吸衰竭。肠道症状很轻或缺如,常需经灌肠或肛拭取粪便检查才能发现异常。根据表现可分为3型:休克型,较多见,表现为精神萎靡、面色苍白、四肢冷、脉细数、呼吸急促、血压下降、脉压小、眼底动脉痉挛,严重时发绀、皮肤明显花纹、血压明显下降或测不出、脉细微难触及、少尿或无尿等;脑水肿型(呼吸衰竭型),最严重,表现为剧烈头痛、反复呕吐、血压偏高,继之呼吸节律不齐、深浅不一,呈双吸气、叹息样呼吸、呼吸暂停等,瞳孔忽大忽小、两侧大小不等、对光反应迟钝或消失等;混合型,以上两型的表现同时出现,最为凶险,病死率高。

(2)慢性菌痢　菌痢病程反复发作或迁延不愈超过2个月者为慢性菌痢。急性期治疗不及时和(或)不彻底、全身或局部抵抗力低下、福氏菌感染等因素,均与菌痢转为慢性有关。

1)慢性隐匿型　1年内有菌痢史,现无症状,但大便培养或乙状结肠镜检查有菌痢表现,为菌痢的重要传染源。

2)慢性迁延型　急性发作后迁延不愈,持续有轻重不等的痢疾症状,大便成形或较稀,带黏液或少量脓血,腹部可有压痛。也可腹泻与便秘交替出现。此型最为多见。

3)急性发作型　半年内有急性菌痢史,常因某种因素如饮食不当、受凉、劳累而诱发急性发作,可出现腹痛、腹泻、脓血便,急性期后症状不明显,常较急性菌痢轻。

3.辅助检查

(1)血常规　急性期白细胞计数及中性粒细胞有中等程度升高。慢性期可有轻度贫血。

(2)粪便检查　典型菌痢粪便中无粪质,量少,脓血(鲜血)黏液便。显微镜下有大量脓细胞、红细胞及巨噬细胞。细菌培养可检出致病菌。标本应取脓血或黏液部分,尽量新鲜,最好在应用抗菌药物之前送检。

(3)免疫学检查　如免疫荧光抗体法、玻片固相抗体吸附免疫荧光技术等,这些方法具有简便、快速、敏感性高等优点,具有早期快速诊断的优点,但可出现假阳性。

4.治疗要点

(1)急性菌痢　一般治疗,包括隔离、饮食及水电解质平衡;病原治疗,可用喹诺酮类、磺胺类等;对症处理。

（2）慢性菌痢　包括全身治疗、病原治疗（通过药敏实验选择有效抗生素、联合两种以上抗生素、保留灌肠）、对症治疗。

（3）中毒型痢疾

1）一般治疗　除按急性菌痢处理外，加强护理，密切观察生命体征、意识及瞳孔变化。

2）病原治疗　选择有效抗生素静脉用药。

3）对症治疗　降温镇静、抗休克、脑水肿及呼吸衰竭的防治等。

（三）护理措施

1.急性菌痢患者的护理

（1）隔离措施　采用消化道隔离，直至临床症状消失、粪便培养2次阴性。急性期患者要卧床休息，室内温湿度适宜，经常通风换气。

（2）饮食护理　初期以流质为主，病情好转，可逐渐增加稀饭、面条等，避免食用生冷、刺激性、多渣、多纤维的食物。

（3）保护肛门　由于大便次数增多，尤其是老人和小孩肛门受多次排便的刺激，皮肤容易溃破。因此，每次便后可用软卫生纸轻轻擦拭后用温水清洗，涂上凡士林油膏或抗生素类油膏。

（4）按时服药　要坚持按照医嘱服药7～10天，不要刚停止腹泻就停止服药，这样容易使细菌产生抗药性，易转为慢性痢疾。

2.慢性痢疾患者的护理

（1）饮食上注意少吃生冷食物，病情较重者应食用少油、少渣、高蛋白、高维生素食物，如豆浆、蛋汤、瘦肉末、菜泥等，设法改善全身营养状况。

（2）不要过于劳累，腹部要注意保暖，防止着凉感冒，因降低身体抵抗力会加重病情。要进行力所能及的体育锻练如散步、气功、打太极拳等，增强体质。

（3）可采用中西医结合的方法治疗。为提高疗效，也可采取保留灌肠的方法给药，每天治疗一次。

六、其他传染病

（一）传染性非典型肺炎

传染性非典型肺炎（infectious atypical pneumonia），又称严重急性呼吸综合征（severe acute respiratory syndromes，SARS），是一种因感染SARS相关冠状病毒而导致的急性传染病。病毒入侵机体后，造成肺部损害。主要症状为发热、干咳、胸闷，严重者出现快速进展的呼吸功能衰竭，表现为呼吸困难、低氧血症，甚至休克、急性呼吸窘迫综合征和多器官功能障碍综合征。本病的主要特点是传染性极强、病情进展快速。

现症病人为本病的重要传染源，发生呼吸衰竭进行气管插管时传染性最强。通过飞沫近距离传播是最主要的传播途径，也可通过密切接触病人的呼吸道、消化道分泌物而传播。人群对 SARS 病毒普遍易感，与病人的密切接触者、从事 SARS 相关研究的实验室工作人员具有较高的危险性。本病冬春季发病，青壮年发病为主，家庭和医院有聚集现象，医务人员为高发人群。

传染性非典型肺炎属乙类传染病范畴，按甲类传染病进行隔离治疗和管理。通过设立发热门诊，建立专门通道对发热病人进行预检、筛查。一旦发现疫情，应尽快向卫生防疫机构报告。做到早发现、早隔离、早治疗。住院病人需严密隔离，病人的呕吐物、分泌物、排泄物需严格消毒后方可排入下水道。必须符合下列条件病人方可出院：未用退热药物，体温正常 7 天以上；呼吸系统症状明显改善；胸部影像学检查显示有明显吸收。密切接触者隔离观察 14 天，每天测体温，避免与家人密切接触。如发现符合疑似或临床诊断标准时，立即以专门交通工具送往指定医院。注意环境卫生，保持室内通风，流行季节外出时戴口罩，尽量避免去人多拥挤的公共场所。平时应注意勤洗手，养成良好的卫生习惯，加强个人防护，锻炼身体，加强营养，提高机体对传染性非典型肺炎的抵抗能力。

（二）麻疹

麻疹（measles）是由麻疹病毒引起的急性呼吸道传染病。临床上以发热、咳嗽、流涕、眼结膜充血、口腔黏膜斑（koplik spots）及皮肤出现斑丘疹为特征。本病传染性强，易造成流行。在麻疹减毒活疫苗普遍应用后，不但存在症状典型的麻疹，而且存在症状不典型的患者，前者可根据临床表现结合流行病学做出诊断，后者需根据血清麻疹抗体的检测或麻疹病毒的分离结果做出诊断。

患者是麻疹的唯一传染源，在发病前 2 天至出疹后 5 天内均有传染性，眼结膜分泌物、鼻、口咽、气管的分泌物中均含有病毒，具有传染性；麻疹主要经空气飞沫直接传播；未患过麻疹者均易感，与患者接触后绝大多数发病，病后有持久的免疫力；发病以冬春季为多，好发年龄为 6 个月至 5 岁，自麻疹疫苗接种以来，发病率已明显下降，但青少年和成人发病率上升。

麻疹按乙类传染病进行防视管理。发现疑似或诊断病例，应立即呼吸道隔离，隔离期至出疹后 5 天，并发肺炎者延长至出疹后 10 天，对密切接触麻疹的易感儿应检疫 3 周，已做被动免疫者应延长至 4 周；流行期间易感儿避免到公共场所，无并发症者可以在家隔离，以减少传播和医院内交叉感染；对患者周围未发病的易感人群可实施麻疹减毒活疫苗的应急接种,接种覆盖面宜广,实施时间要尽早,应在接触患者的 3 天内接种。对年幼、体弱或对麻疹减毒活疫苗接种禁忌的密切接触者,可注射含高价麻疹抗体的人丙种(血浆或胎盘)球蛋白作被动免疫。

麻疹的免疫预防(见第二节儿童基础免疫)。

(三)水痘

水痘(chickenpox)是由水痘—带状疱疹病毒所引起的儿童常见的急性传染病。临床上以全身分批出现不同形态的皮疹为特点。皮疹以斑丘疹→疱疹→脓疱→结痂为其演变过程,一般预后良好,不留瘢痕。水痘痊愈后,病毒继续潜伏在感觉神经节内,经再激活即可引起带状疱疹。

水痘及带状疱疹患者为主要传染源。出疹前 1~2 天至疱疹结痂均有传染性,易感儿接触后 90% 发病,故传染性很强;水痘以呼吸道飞沫和直接接触为主要传播途径;人群普遍易感,以 1~5 岁儿童发病为多,患病后可获得持久免疫力,发病季节以冬、春季多见。

患者须采取呼吸道和接触隔离,隔离期为出疹后 7 天或全部疱疹干燥结痂为止,易感儿童接触患者后,须医学观察 21 天;病室加强通风换气,幼托机构宜采用紫外线消毒,流行期间水痘易感儿尽量不去公共场所;对水痘高危易感儿可接种水痘—带状疱疹减毒活疫苗。

(四)流行性腮腺炎

流行性腮腺炎(mumps)是由腮腺炎病毒引起的急性呼吸道传染病。主要表现为腮腺的非化脓性炎性肿胀、疼痛、发热等。除腮腺外,还可累及其他腺体组织或脏器,引起脑膜炎、脑膜脑炎、睾丸炎、卵巢炎、胰腺炎等。本病为自限性疾病,大多预后良好,极少死亡。

流行性腮腺炎的传染源为早期患者和隐性感染者,自腮腺肿大前 7 天至肿大后 9 天均有传染性;腮腺炎病毒存在于唾液、鼻、咽分泌物中,主要通过空气飞沫传播;人群普遍易感,以 5~15 岁儿童发病为多,患病后可获持久免疫力,发病季节以冬、春季多见。

流行性腮腺炎按丙类传染病进行管理。患者按呼吸道隔离至腮腺肿胀完全消退,儿童接触者医学观察 3 周;在流行期间,对易感者较多的机构应注意勤通风、勤晒被褥及空气消毒,易感儿不串门,外出戴口罩;对易感儿应用腮腺炎减毒活疫苗预防接种,有效率可达 95% 以上,易感接触者 5 天内注射特异性高价免疫球蛋白可预防本病发生。

（五）流行性脑脊髓膜炎

流行性脑脊髓膜炎（epidemic cerebrospinal meningitis），简称流脑，是由脑膜炎球菌引起的化脓性脑膜炎，主要经呼吸道传播。临床上以突发高热、头痛、呕吐、皮肤黏膜瘀点、瘀斑和脑膜刺激征为特征。

流行性脑脊髓膜炎的传染源以带菌者为主，直接由患者传播的较少见，患者在潜伏期末及发病的 10 天内均有传染性，流行期间人群带菌率高达 50％以上；本病主要经空气飞沫传播，其次密切接触如同睡、怀抱、喂乳、接吻等，对婴幼儿的传播具有重要意义；人群普遍易感，发病年龄以 15 岁以下儿童居多，尤以 6 个月至 2 岁儿童发病率最高，病后对本群病原菌产生持久免疫力，各群间虽有交叉免疫，但不持久；本病一年四季可散发，以冬春季为多，3～4 月份为发病高峰。

流行性脑脊髓膜炎按乙类传染病进行管理。患者就地进行呼吸道隔离与治疗，隔离至症状消失后 3 天，或自发病后 7 天。加强疫情监测，接触者医学观察 7 天；流行季节，做好卫生保健工作，托幼儿童和中小学生避免到公共场所，提倡少集会，少走亲访友，外出戴口罩，注意公共场所及室内的通风，勤晒衣被；对 15 岁以下易感儿童可接种 A 群荚膜多糖菌苗，接种后的保护率达90％以上，副作用极少。对 A 群流脑密切接触者，可肌注头孢噻肟三嗪，有一定效果。也可口服利福平、乙酰螺旋霉素或 SMZ-TMP 等。

（六）伤寒

伤寒（typhoid fever）是由伤寒杆菌引起的急性肠道传染性疾病。临床上以持续发热、特殊中毒症状、相对缓脉、玫瑰疹、肝脾肿大、白细胞减少等为特征。主要并发症为肠出血和肠穿孔。

伤寒的传染源为患者和带菌者，在潜伏期内即由粪便排菌，发病后 2～4周排菌最多，恢复期排菌渐少，但少数病人可持续排菌 3 个月以上，成为慢性带菌者，个别甚至可终身带菌。慢性带菌者是引起伤寒不断传播流行的重要传染源。伤寒杆菌可通过水、食物、日常接触、苍蝇等媒介而传播，水源污染是传播本病的重要途径，常是引起暴发流行的主要原因。散发病例大多与日常生活接触传播有关。人群普遍易感，病后可产生持久免疫力。本病主要发生于夏秋季，以儿童与青壮年为多。

伤寒按乙类传染病进行管理。患者按消化道隔离至体温正常后 15 天或每隔 5 天作粪便培养 1 次，连续 2 次阴性。接触者医学观察 2 周。重点检查饮食行业人员，及时发现带菌者。对病人的呕吐物、排泄物及污染物品应进行严格消毒。加强公共饮食卫生的管理，搞好粪便、水源和个人卫生管理，做到餐前、便后洗手，消灭苍蝇、蟑螂等媒介节肢动物。接种伤寒菌苗，因保护效果不理想，现已很少应用。口服伤寒菌苗正在研制中，尚未推广应用。

（七）细菌性痢疾

细菌性痢疾（bacillary dysentery）简称菌痢，是由痢疾杆菌引起的肠道传染性疾病。临床上以发热、腹痛、腹泻、里急后重及黏液脓血便为特征。

细菌性痢疾的传染源为患者及带菌者，其中轻型、慢性患者及带菌者，由于症状轻或无症状，不易被发现，故作为传染源的意义更大；本病主要通过消化道传播，带有细菌的粪便通过污染食物、饮水、食具，或通过苍蝇、蟑螂作为媒介污染食物、食具，经口感染。夏秋季节如果食物或水源被严重污染，可引起暴发或流行；人群普遍易感，病后有一定免疫力，但不持久，各菌群和各菌型之间无交叉免疫，故易再感染；全年均可发生，但以夏秋季为多见，一般农村高于城市，儿童发病率较高。

细菌性痢疾按乙类传染病进行管理。患者消化道隔离至症状消失后1周或两次粪便培养阴性。从事饮食业、自来水厂和保育工作人员应定期作粪便细菌培养，发现带菌者调离工作，并进行彻底治疗，接触者医学观察1周；加强对饮水、食品和粪便的管理。灭蝇灭蛹，改善环境卫生。注意个人卫生，饭前便后洗手，不喝生水，不吃腐败与变质的食物；对易感人群 可口服多价痢疾活菌苗，免疫力可维持6～12个月。流行期间，口服大蒜、马齿苋、地锦等，也有一定预防效果。

（八）霍乱

霍乱（cholera）是由霍乱弧菌引起的烈性肠道传染病。发病急、传播快，多数患者仅有轻度腹泻，少数重症者表现为剧烈泻、吐，引起脱水与循环衰竭，如治疗不及时可导致死亡。

霍乱的传染源为患者和带菌者。患者的排泄物中含有大量的病原体，传染性强；轻型患者因不易发现，活动范围广，作为传染源比典型患者意义更大；带菌者数量多，难以发现管理，且呈间隙排菌，是重要传染源；本病主要经粪—口途径及日常生活接触传播，亦可借助现代化的交通工具远程传播，水源传播是最主要的途径；人群普遍易感，感染后有一定免疫力，但不巩固，有再次感染的可能；霍乱在我国的流行高峰期为7～8月。

霍乱属甲类传染病，应采取强制管理措施。及早发现患者及带菌者，按消化道严密隔离至症状消失后6天，并大便培养每天1次，连续2次阴性方可解除隔离。密切接触者应严格检疫5天，并给予诺氟沙星等预防性用药；做好"三管一灭"（即管理粪便、水源、饮食，消灭苍蝇）以切断传播途径，对患者及带菌者的粪便及排泄物进行严格消毒；接种霍乱菌苗在一定程度上可提高人群的免疫力，目前应用的是全菌体死菌苗，保护率50％～90％，保护期3～6个月。应用基因工程技术研制的口服菌苗正在研究中。

（九）狂犬病

狂犬病（rabies）又称恐水病（hydrophobia），是由狂犬病毒引起的以侵犯中枢神经系统为主的急性传染性疾病。人因被病兽咬伤而感染。临床表现以特有的恐水、怕风、恐惧不安、咽肌痉挛、进行性瘫痪为特征。病死率几乎100％。

狂犬病的主要传染源为狂犬，人狂犬病由其传染者占80％～90％，其次为猫、猪及牛、马等家畜和野兽等温血动物。患者唾液中含有少量病毒，但人传人例子甚少。近年国内报告外观健康家犬带毒平均为14.9％（8％～25％），因此有多起报道，人被"健康"的犬、猫抓咬后而患狂犬病。病毒主要通过咬伤传播，也可由带病毒唾液经各种伤口和抓伤、舔伤的黏膜和皮肤而入侵。偶可通过剥病兽皮、进食被病毒污染的肉类及吸入带病毒的尘埃而发病。人群普遍易感，被狂犬咬伤而未预防接种者，发病率为15％～30％，若伤口及时处理和接种疫苗，发病率可降为0.15％左右。发病与否与咬伤部位、创伤程度、伤口局部处理情况、衣着厚薄、病兽种类及是否及时注射疫苗有关。该病全年均可发生，以春夏或夏秋季稍多，中小城市、农村、牧区发病率高，兽医、捕捉或饲养野生动物者易受感染。

狂犬病按乙类传染病进行管理。捕杀野犬、管理和免疫家犬是预防狂犬病最有效的措施。狂犬、狂猫及其他狂兽应立即击毙并焚毁或深埋。同时对患者要严格加以管理。及时、有效的处理伤口可明显降低狂犬病的发病率。伤口应尽快用20％肥皂水或0.1％新洁尔灭反复冲洗半小时（注意两者不能同时合用），力求去除狗涎，挤出污血。冲洗后用75％乙醇或浓碘酒反复涂拭。伤口一般不予缝合或包扎，以便排血引流。若咬伤部位为头、颈部或严重咬伤者还需用抗狂犬病免疫血清，在伤口及其周围局部浸润注射，酌情使用破伤风抗毒素和抗生素。凡被动物咬伤、抓伤以及某些高危人群，如暴露于狂犬病的工作人员，均应进行疫苗接种。目前多采用地鼠肾疫苗5针免疫方案，即咬伤后0、3、7、14和30天各肌肉注射1针（2mL）。严重咬伤者如头面部或颈部受伤、多处或深部受伤，疫苗可加用，全程10针，即当天至第6天每天1针，后分别于10、14、30、90天再各注射1针。

（钱　英　朱碧华）

参考文献

［1］陈璇.传染病护理学.北京:人民卫生出版社,2012.

［2］林菊英.社区护理.北京:科学出版社,2001.

［3］尤黎明,吴瑛.内科护理学.北京:人民卫生出版社,2012.

［4］倪国华,汪娩南.成人护理.北京:高等教育出版社,2009.

［5］梁立.护理人文修养.杭州:浙江科技出版社,2004.

［6］曾金然,梁浩材.社区家庭病床.北京:科学出版社,2006.

［7］刘革新.中医护理学.2版.北京:人民卫生出版社,2011.

［8］黎祖琼.中医护理概要.长沙:湖南科学技术出版社,2000.

［9］周菊芝.康复护理学.杭州:浙江科学技术出版社,2004.

［10］邢爱红.康复护理学.北京:人民军医出版社,2007.

［11］任小英.社区康复护理.北京:人民卫生出版社,2002.

［12］吴光煜.传染病护理学.北京:北京医科大学出版社,2000.

［13］章冬瑛,陈雪萍.老年慢性病康复护理.杭州:浙江大学出版社,2013.

［14］李小寒.护理中的人际沟通学.上海:上海科学技术出版社,2010.

［15］［美］瑞丽.护理人际沟通.隋树杰,董国忠,译.北京:人民工业出版社,2010.